普通高等教育案例版系列教材

案例版

供医学影像学、医学影像技术、生物医学工程等专业使用

放射物理与辐射防护学

主　　编　牛延涛　胡鹏志　曹国全

副 主 编　王晓艳　李祥林　暴云锋　徐春环　何玉圣　朱高红

编　　委（按姓名汉语拼音排序）

暴云锋　河北省人民医院　　　　　　　　牛延涛　首都医科大学附属北京同仁医院

曹国全　温州医科大学附属第一医院　　　彭　松　中南大学湘雅三医院

冯泽臣　北京市疾病预防控制中心　　　　王晓敏　天津医科大学

高　杨　牡丹江医学院　　　　　　　　　王晓艳　山东第一医科大学

何玉圣　中国科学技术大学附属第一医院　王智廷　温州医科大学附属第一医院

洪　浩　中国医学科学院肿瘤医院　　　　肖江洪　四川大学华西医院

侯立霞　山东第一医科大学　　　　　　　徐春环　牡丹江医学院

胡鹏志　中南大学湘雅三医院　　　　　　殷志杰　滨州医学院附属医院

黄妙云　福建医科大学附属协和医院　　　张永县　首都医科大学附属北京同仁医院

李祥林　滨州医学院　　　　　　　　　　朱高红　昆明医科大学第一附属医院

刘小明　华中科技大学同济医学院附属协和医院

科学出版社

北　京

郑 重 声 明

为顺应教学改革潮流和改进现有的教学模式，适应目前高等医学院校的教育现状，提高医学教育质量，培养具有创新精神和创新能力的医学人才，科学出版社在充分调研的基础上，首创案例与教学内容相结合的编写形式，组织编写案例版系列教材。案例教学在医学教育中，是培养高素质、创新型和实用型医学人才的有效途径。

案例版教材版权所有，其内容和引用案例的编写模式受法律保护，一切抄袭、模仿和盗版等侵权行为及不正当竞争行为，将被追究法律责任。

图书在版编目（CIP）数据

放射物理与辐射防护学 / 牛延涛，胡鹏志，曹国全主编. —北京：科学出版社，2022.1

ISBN 978-7-03-064157-1

Ⅰ. ①放… Ⅱ. ①牛… ②胡… ③曹…Ⅲ. ①放射医学—物理学—高等学校—教材②放射医学—辐射防护—高等学校—教材 Ⅳ. ①R811.1②R14

中国版本图书馆 CIP 数据核字（2020）第 003313 号

责任编辑：王锞韫　朱　华 / 责任校对：郭瑞芝
责任印制：李　彤 / 封面设计：陈　敬

科学出版社 出版
北京东黄城根北街 16 号
邮政编码：100717
http://www.sciencep.com

北京建宏印刷有限公司 印刷
科学出版社发行　各地新华书店经销

*

2022 年 1 月第 一 版　　开本：787×1092　1/16
2023 年 1 月第二次印刷　　印张：20　1/2
字数：606 000

定价：98.00 元
（如有印装质量问题，我社负责调换）

高等院校医学影像学、医学影像技术案例版系列教材

编审委员会

前　　言

　　本教材是科学出版社为顺应深化教育改革、推进创新教育、加强教材建设、改进教学模式的要求，统一部署出版的案例版系列教材之一。本教材遵循医学影像等专业的培养目标，适合特定专业的学生，适应特定的学制和学时要求，强调教材的基本理论、基本知识和基本技能，体现教材的思想性、科学性、先进性、启发性和适用性原则，以临床实用性为重点。

　　本教材分为十三章，第一章导论，第二章放射物理学基础，第三章 X 射线的产生，第四章 X 射线的本质及与物质相互作用，第五章常用辐射量及其单位，第六章辐射探测与测量，第七章放射防护的生物学基础，第八章医疗照射防护的基本原则和方法，第九章医用 X 射线诊断的放射防护，第十章核医学诊疗中的放射防护，第十一章放射治疗中的放射防护，第十二章介入放射学的放射防护，第十三章放射防护法规与标准。本教材全面介绍了放射物理学基础知识和辐射防护学体系的基本知识，既包含辐射量、辐射探测、生物学基础，也包括诊断 X 射线、核医学、放射治疗及介入放射学中的放射防护，还涵盖了国内外的放射防护法规与标准。

　　本教材内容设置前后连贯，为一个完整的知识体系。辐射防护学的概念和发展历程、天然辐射和人工辐射的概念与区别，以及医用辐射的分类和特点等，使学生对辐射和医用辐射有较为全面的了解；放射物理学基础知识的掌握对于射线产生、射线与物质相互作用、放射生物学效应的理解具有承上启下的作用；对常用辐射量及其测量方法的了解，可有助于理解和掌握临床放射防护的方法和措施；放射诊断、核医学、放射治疗、介入放射学四个领域的放射防护知识，可让学生综合掌握各种放射诊疗活动中的防护技能；国内外放射防护法规和标准的介绍，有助于学生了解辐射防护领域的现状和进展。

　　本教材的一个鲜明特点是与临床紧密结合，既包括了基础理论讲解，也包括了各种辐射类型、辐射量的定义和测量方法，设备、场所和人员的放射防护要求；既有最为常见的 X 线检查，也有介入放射学、核医学和放射治疗的相关章节，均根据临床实践中放射工作人员应该了解和掌握的知识为目标编写相关内容，有助于放射工作人员全面掌握相关的放射防护知识，对其操作具有指导性。

　　本教材的另一个特点是实用性强。书中包含了辐射量的测量工具和测量方法，各种放射诊断成像方式如 X 射线摄影、透视、乳腺摄影、计算机体层成像等的剂量学表征和防护要求，介入放射学中针对患者和近台操作人员放射防护的一些数据和操作指导，以及国内外放射防护组织和相关标准、出版物等的介绍，既可作为在校学生的教材，也可作为临床放射工作人员的参考书和工具书。

　　本教材在编写过程中，得到了国内设立医学影像类专业的多所知名高校的大力支持，也得到了我国医学影像类专业多名临床专家的指导和帮助。在全体编委共同努力下，从编制框架到逐步成型、形成终稿，所有参与者都做出了很大贡献，在此表示衷心感谢！

由于本版教材为第 1 版，编写者学术水平和编写风格各异，存在不足之处在所难免，竭诚欢迎各院校同仁、读者批评指正。

牛延涛　胡鹏志　曹国全

2020 年 10 月

目　　录

第一章 导 论

【学习要求】
　　记忆：天然辐射的类别；辐射防护学的发展历程。
　　理解：辐射防护学的概念；辐射和放射的概念；电离辐射与非电离辐射的概念和区别；人工辐射的分类和特点；医用辐射的应用范畴。
　　运用：天然辐射与人工辐射的概念和区别；人工辐射源的照射分类及特点；医疗照射与职业照射的区别和特点。

　　人类生活在地球上，每时每刻都会受到各种辐射。自然界中的一切物体，都以电磁波和粒子的形式不停地向外传送热量，这种传送能量的方式称为辐射。辐射是指热、光、声、电磁波等向四周传播的一种状态。物体通过辐射所放出的能量，称为辐射能。辐射有一个重要的特点，它是"对等的"。不论物体（气体）温度高低都向外辐射，甲物体可以向乙物体辐射，同时乙物体也可向甲物体辐射。辐射本身是中性词，但某些物质的辐射可能会带来危害。在日常生活中，我们晒太阳、看电视、戴夜光表、乘飞机、做 X 射线检查等，都会受到一定的辐射。常见的辐射包括太阳辐射、热辐射、电磁辐射等。生活中的辐射一般都是微量的，不会对人体造成伤害，所以人们也感觉不到它的存在。而大量的辐射对人体是有害的，因此我们应该通过采取一些相应的保护措施来防止和减少辐射的伤害。放射性是指某些元素的原子通过核衰变自发地放出射线（如 α 射线、β 射线、γ 射线等）的性质。衰变时放出的能量称为衰变能量。原子序数在 83（铋）或以上的元素都具有放射性，但某些原子序数在 83 以下的元素（如锝）也具有放射性。

　　辐射防护（radiation protection）学，又称为放射防护（radiological protection）学，是研究保护人员免受或少受电离辐射照射的影响和达到这一目标所用方法的学科。其主要内容包括放射防护体系、放射防护标准、辐射监测、防护评价及实施管理等。作为应用性学科，其涉及的相关学科包括辐射剂量学、放射生物学、放射流行病学、放射毒理学和辐射探测及屏蔽等。放射物理学（radiological physics）是研究电离辐射的原理、概念、与物质相互作用规律及其应用的学科，它被广泛地应用于医学、工业、农业和科学研究等领域。

第一节　辐射的分类及特点

一、辐射的分类

（一）电离辐射与非电离辐射

　　电磁辐射按照频率分类，从低频率到高频率，包括无线电波、微波、红外线、可见光、紫外线、X 射线和 γ 射线等。人眼可接收到的电磁辐射，波长为 380～780nm，称为可见光。只要是本身温度大于绝对零度的物体，都可以发射电磁辐射，而世界上并不存在温度等于或低于绝对零度的物体。因此，人们周边所有的物体时刻都在进行电磁辐射。电磁波不需要依靠介质传播，各种电磁波在真空中速率固定，速度为光速。

　　按照射能量的高低和作用于物质时电离物质的能力分为电离辐射（ionizing radiation）和非电离辐射（non-ionizing radiation）。电离辐射是指拥有足够高能量的辐射，能引起物质原子和分子发生电离，包括能直接引起物质电离的高速带电粒子（如 α 粒子、β 粒子、质子、重离子等），以及不带电的中子和光子（如能量大于 10eV 的 γ 射线、X 射线等），它们通过与物质的相互作用产生带电的次级粒子而间接引起物质电离。

一般而言，电离是指电子被电离辐射从电子层中击出，使原子带正电。由于细胞由原子组成，电离作用可以引发癌症。电离辐射引发癌症的概率取决于辐射剂量及接受辐射的生物的敏感性。非电离辐射是指不能够引起电离，但会改变分子或原子的旋转、振动或价层电子轨道状态，如波长大于100nm、能量较低、不能引起物质电离的电磁波，能量小于10eV的紫外线、可见光、红外线、微波和高频电磁场等。一般来说，非电离辐射的能量较低，不足以改变物质的化学性质。相反，电离辐射有足够的能量使原子中的电子游离而产生带电离子，这个电离过程通常会引致生物组织产生化学变化，因而可能会对生物构成一定程度的伤害。

（二）天然辐射与人工辐射

电离辐射通过各种各样的途径进入我们的生活。有的来自天然的过程，如地球上的铀的衰变，有的来自人类活动，如医学中使用的 X 射线。因此，按照辐射的来源将它们分为天然辐射和人工辐射。

二、天然辐射的种类及特点

自然界中放射性是到处存在的，自从人类在地球上出现以来，就一直受到天然存在的辐射源照射，这种辐射称为天然辐射或本底辐射。天然的放射性物质广泛地分布于整个环境中，就连我们的身体内，也存在着放射性核素。地球上的所有生命，都是在此类辐射的背景下不断进化而来的。天然辐射是人类不可缺少的一种生存环境。有实验证明，生物如果在完全没有天然辐射源照射的条件下，是无法生存的。天然电离辐射（natural ionizing radiation）是自地球存在以来就存在的电离辐射。天然辐射的"本底"有两个来源：一个是高能粒子形式的辐射，它来自外层空间，统称宇宙射线；另一个是天然放射性核素，即天然存在于普通物质（如空气、水、泥土和岩石，室内外环境中的氡甚至食物等）中。我国居民天然辐射造成的人均年有效剂量约为 2.3mSv，全球居民所受天然照射的年平均有效剂量约为 2.4mSv。

（一）宇宙射线

天文学家最早发现宇宙射线（cosmic ray）大约是在1912年。宇宙射线是来自宇宙外层空间的高能粒子辐射，是许多种辐射的混合物，包括质子、粒子、电子及其他各种高能粒子。所有这些高能粒子都与地球的大气层发生强烈的作用，宇宙辐射到达地面时，主要成分变为各种介子、中子、电子、正电子和光子。其中，有些宇宙射线与太阳的活动有关，但是绝大多数宇宙射线来自太阳系之外，或许来自银河系之外。宇宙射线（也称大气圈外的辐射）有两个组成部分，根据其来源可以划分为银河系宇宙射线和太阳辐射。

银河系宇宙射线：来自太阳系以外，主要由质子（约86%）、α粒子（约11%）、高能电子（2%）及原子序数 Z>3 的重原子核（约1%）组成，能量范围为 $10^2 \sim 10^{14}$MeV。

太阳辐射：是由电磁射线（无线电、X 射线和 γ 射线）及微粒辐射（主要为质子）组成，源自太阳大气，形成了非常稳定的太阳风。在太阳爆发时，它们的强度会极大地增加，导致磁暴（影响无线电短波通信）和北极光。在太阳活动活跃期间，每月都有中等程度的太阳爆发发生，而高强度的太阳爆发平均每 3 年一次。

从宇宙空间发射而来的高能粒子流，由初级宇宙射线和次级宇宙射线组成。初级宇宙射线有较强的贯穿能力，在射向地球时，与大气层中原子核相互作用，发生级联效应或次级核反应等多种类型的反应，产生次级宇宙射线。大气层的屏蔽作用，大大减少了到达地球表面的宇宙辐射的总量，为人类阻挡了许多高能的宇宙射线。

宇宙射线直接导致电离剂量值受很多因素的影响，其中主要是海拔和地磁纬度。在赤道海平面处测得的平均剂量率为 0.23mSv/年，而在海拔 3050m 处的剂量率则为 0.56mSv/年。在中纬度不同高度剂量率的典型值：在海拔 4km 处约为 0.2μSv/h，在海拔 12km 处约为 7μSv/h，在海拔 16km 处为 10～15μSv/h。宇宙射线产生的剂量率随海拔的增加而增大，开始呈缓慢增加，2km 之后迅速上升，至 50km 处上升到一个高峰值，宇宙射线剂量率不再随高度变化，这表明此高度时全为初级宇宙射线。因此，高原地区的人群受到的宇宙射线照射剂量比平原地区的人群高，人们在高原旅行或乘坐飞机时，会受到更多宇宙射线的照射。在海平面上，宇宙射线对人体的年平均照射剂量约为 0.3mSv。而居住在海拔相当高的地方，如中国拉萨市，居民接受的年平均剂量是居住在海平面高度的人的数倍。在飞机飞行的高度，宇宙射线的强度比地面高得多，在洲际航线的巡航高度上，剂量率可以达到地面值的 100 多倍，如图 1-1 所示。

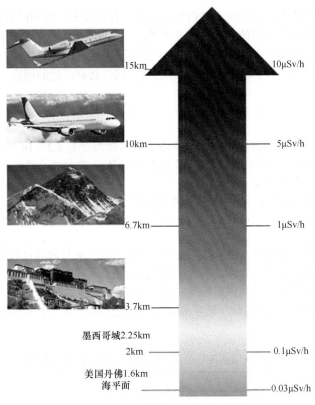

图 1-1　宇宙辐射与海拔关系示意图

（二）陆地上的辐射源

地球上的天然放射性核素分为宇生放射性核素和原生放射性核素。宇生放射性核素主要是由于宇宙射线与大气层和地球表层原子核相互作用而产生，如宇生放射性核素 H、Be、C、Na 等。原生放射性核素是自地球存在以来就存在于地壳里的放射性核素，陆地表面的土壤、岩石、水、大气乃至包括人体在内的生物组织和植物组织中，都存在天然的原生放射性核素，对人体照射影响较大的主要原生放射性核素有铀系、钍系、锕系核素及钾-40、铷-87 等。世界上的某些地区放射性本底比较高，如印度的喀拉拉邦为 13mSv/年，法国的纽曼岛约为 2.65mSv/年，我国某地约为 2.49mSv/年。当然，世界大部分地区都属低本底地区。

（三）空气中的放射性

放射性气体在空气中的数量随本地区的铀和钍的含量而定。在同一地区，气候条件将大大地影响这些气体的浓度。通常室内的水平比室外高，室内水平由建筑材料和通风率决定。放射性气体在矿山和地下洞穴浓度都很高。氡和钍射气及其衰变产物的放射性对人体将产生内、外照射。从某些建筑材料中释放出来的氡使有些地区室内尤其是地下室内氡气含量过高，已引起人们的关注。

（四）水中的放射性

水中的放射性产物随水源的类型而定。例如，海水中含有大量的钾-40。许多天然泉水中含有相当数量的铀、钍和镭等放射性元素。雨水可以从空气中收集放射性物质，地面水可以收集存在于岩石和土壤中的放射性物质，因此可以说几乎所有的水多少都含有放射性物质。

（五）人体内的天然放射性核素

钾是活细胞的必要成分，钾也是人体内常量元素，含量较多。钾-40是钾元素的一种天然存在的放射性同位素，是人体受天然核辐射的主要来源之一。钾-40原子核不稳定，可以自发通过β衰变生成氩-40和钙-40，放出β射线和γ射线，β射线的最大能量为1.31MeV，γ射线有1460.8keV和2.958keV两种。该反应是地质学上钾氩测年法的依据，具有广泛的用途。地球上的氩气也有很多来自它的衰变。

案例 1-1

人体平均含有体重的0.2%的天然钾，而每克天然钾约含有8.2×10^{-10}居里。备注：Ci（居里）和Bq（贝可）为放射性活度单位，$1Ci = 3.7 \times 10^{10}Bq$。放射性元素每秒有一个原子发生衰变时，其放射性活度即为1Bq。

问题：一个体重为60kg的人，体内钾-40的放射性活度为多少？

分析：$8.2 \times 10^{-10} \times 3.7 \times 10^{10} \times 60 \times 10^3 \times 2 \times 10^{-3} = 3640.8（Bq）\approx 3.64（kBq）$

自古以来人类就生活在充满天然电离辐射照射的环境中，而且随着社会的进步，人们接受天然电离辐射照射的平均量还会因人为活动的时空变化而变化（表1-1、表1-2）。例如，越来越多的人乘坐飞机，增加了接受宇宙射线的照射机会；地下空间的开发利用增加了地壳γ辐射和氡的照射；建筑材料、室内装修材料（天然石材）及室内滞留时间的增加也加大了人类接受氡和其他原生放射性核素照射的份额。

表 1-1 我国居民接受天然辐射造成的年平均有效剂量

照射类型	辐射源	平均年有效剂量（mSv）
外照射	宇宙射线	0.317
	陆生辐射	0.54
内照射	氡及其短寿命子体	0.916
	钍射气及其短寿命子体	0.185
	钾-40	0.170
	其他核素	0.170
总计		2.298

表 1-2 全球居民接受天然辐射所致年平均有效剂量

照射类型	辐射源	平均年有效剂量（mSv）	典型范围（mSv）
外照射			
	宇宙射线	0.39	0.30~1.00
	陆地辐射（室内和室外）	0.48	0.30~1.00
内照射			
	吸入（主要为氡）	1.26	0.20~10.00
	食入（食品和饮用水）	0.29	0.20~1.00
总计		2.42	1.00~13.00

三、人工辐射的种类及特点

来源于人类的实践活动而产生的辐射被称为人工电离辐射（artificial ionizing radiation）。近一个多世纪以来，随着科学技术的发展，人类陆续在科学研究、医学诊断与治疗、能源、工业（工业探伤等）、农业、地质、考古、采矿、核动力生产、核武器等军事行业乃至国民经济中民用产品（显像管电视机、烟雾探测器）及装饰性建筑材料等日常生活中不断开发利用电离辐射技术，随着放射性物质向环境的释放，人类接受的人工电离辐射照射大幅度增加。

人工辐射包括放射性诊断和放射性治疗辐射、放射性药物、放射性废物、核爆炸的放射性产物、核能生产中产生的或消费品中含有的辐射等。

联合国原子辐射效应科学委员会（United Nations Scientific Committee on the Effects of Atomic Radiation，UNSCEAR）统计，人工电离辐射中的医疗照射是全球公众接受各种电离辐射照射的最大来源，并且还在不断增加。因此，诊断放射学、介入放射学、核医学、放射肿瘤学等医用辐射所致患者的医疗照射防护越来越引起全社会的关注。

据 UNSCEAR 2008 年估算，环境中各种辐射来源所致的全球人均年有效剂量约为 3.1mSv，其中大部分来自天然辐射，诊断性检查产生的人均年有效剂量约为 0.66mSv。医疗照射对全球公众人均年有效剂量贡献率超过 20%。每个人所受剂量的大小可能差别很大，这主要由其居住地、日常饮食偏好及其他生活方式而定。个人辐射剂量也可因所受医疗照射和职业照射而不同。医疗照射来源中，每年约有 31 亿人次接受放射诊断（人均年有效剂量 0.62mSv），4.8 亿人次接受牙科放射学检查（人均年有效剂量 0.0018mSv），3270 万人次接受核医学检查（人均年有效剂量 0.031mSv），510 万人次接受治疗性照射。表 1-3 显示全球天然和人工电离辐射源所致公众的人均年有效剂量及其典型范围。人类在天然辐射环境中世代生存，已经适应且无法改变。随着科学技术的发展，人类又创造出了一些原来没有的人工辐射。在人工电离辐射中，医疗照射所占份额最大，而天然辐射中氡的吸入所占份额最大。

表 1-3　全球天然和人工电离辐射源所致公众的人均年有效剂量及其典型范围

照射来源	人均年有效剂量（mSv）	范围
天然本底辐射	2.42	典型范围 1~13mSv，高本底地区可达 10~20mSv，天然本底辐射占全球公众平均年剂量
诊断性医疗照射（总计）	0.66	占全球公众平均年剂量：超过20%
放射诊断学	0.62	不同保健水平国家与地区：0.03~2.0mSv，不包括放射治疗
牙科放射学	0.0018	放射诊断，占全球公众年均剂量：<0.1%
核医学	0.031	占全球公众平均年剂量：1%
大气层核试验沉降物	0.005	1963 年高达 0.11mSv，北半球高于南半球
切尔诺贝利核事故	0.002	已从最大的 1986 年北半球平均值 0.04mSv 逐渐下降，事故现场附近较高
核燃料循环	0.0002	随核电站的增加而升高，又随技术的改进而降低

四、辐射防护学的发展历程

（一）辐射防护简史

1895 年 11 月 8 日，德国物理学家伦琴在实验室进行阴极射线管放电现象实验时，发现了 X 射线。1896 年 2 月 3 日，美国 Dartmouth 学院的物理教授 Edwin B. Frost 制造出第一台 X 射线设备。同年，爱迪生研发出了透视用的荧光屏，并与制造商一起开发了 4 台便携式 X 射线装置，展示在纽约全国电器博览会上。博览会闭幕后，X 射线装置出售给了医院，医院用它来作为诊断疾病的一种手段，这标志着 X 射线透视检查开始应用。

X 射线被发现后仅一年，就有个别从事该项研究的人员出现皮炎和眼部炎症，却没有引起人们的重视。1898 年，居里夫妇和贝可勒尔从几吨重的沥青铀矿石中分离出了一小撮粉末：镭和钋混合物，他们继伦琴之后再次获得了诺贝尔物理学奖。由于当时人们对放射性危害知之甚少，居里夫人及她的女儿在简陋的条件下从事放射性的研究工作，都受到了放射线的极大伤害。同时，早期简陋的 X 射线机及其不当使用，先后引发了一系列放射损伤案例，如无防护条件的 X 射线影像检查、用 X 射线照射治疗强直性脊柱炎引起的放射伤害等，人们才开始关注放射线的安全与防护。

在放射线为人类造福的同时，人类也付出了很大的代价。由于当时人类对放射线的认知有限，X 射线应用早期人们不知道它可能带来的危害和潜在危害，许多人受到了过量的照射，不少放射工作人员出现了肢体残缺甚至献出了宝贵的生命。

案例 1-2

居里夫人在十分艰苦的条件下开展了大量放射性物质的研究，由于发现了天然放射性核素镭和钋及放射化学方面的成就，两次获得诺贝尔奖。居里夫人接受大剂量照射后双眼出现白内障，几乎失明。1934 年，她死于不明原因的恶性贫血。居里夫人的大女儿继承母业从事核物理学研究。1935 年因发现人工放射性现象也获得了诺贝尔奖，但是她的身体同样受到了放射线的极大伤害。1956 年，大女儿死于放射性疾病，临终前，她希望设立一个特殊服务组，研究和开展对受到照射和污染人员的治疗。

问题：居里夫人及其女儿的事迹给我们什么启示？

1913 年，德国首先成立伦琴学会并发布了有关指南。1920 年后，美国和英国成立 X 射线和镭放射防护委员会。1925 年，第一届国际放射学大会在伦敦召开，首次提出 X 射线的防护问题，决定先致力于解决放射线的计量问题，于是成立了国际辐射单位与测量委员会（International Commission on Radiation Units and Measurements，ICRU），当时提出"骇人的"以 30 天内接受 X 射线照射出现"红斑"剂量的百分之一作为"耐受标准"。1928 年，在斯德哥尔摩召开的第二届大会上，成立了国际 X 射线和镭防护委员会（IXRPC），并制定出最早的 X 射线操作规范，此后由于战争的原因停止了工作，直到 1950 年才恢复，并正式改名为国际放射防护委员会（International Commission on Radiological Protection，ICRP）。对于有些 X 射线的不当使用，如试鞋器，1946 年美国国家标准局制定试鞋器 X 射线剂量规定，1957 年宾夕法尼亚州率先立法禁用试鞋器，直到 1970 年试鞋器才最后消亡。几十年来，ICRU 和 ICRP 发布的顺序编号的技术报告和出版物一直是世界各国公认的关于电离辐射剂量和放射防护问题的权威指南。

早期的放射防护从关注明显的躯体效应到进一步考虑突变效应、致癌效应和遗传危险而不断演进，当时人们一直致力于寻求一个区分危险与安全界限的剂量限值，先后出现过红斑剂量、耐受剂量、容许剂量等概念，但现在看来这些概念都是不够严谨的。

1977 年，ICRP 出版第 26 号出版物，淘汰了沿用数十年的"最大容许剂量"概念，提出放射实践的正当性、放射防护的最优化和个人剂量限值"三项原则"构成的放射防护体系。1990 年，ICRP 以第 60 号出版物取代了第 26 号出版物。2007 年，ICRP 的基本建议书再次更迭，以第 103 号出版物取代第 60 号出版物，更新了辐射权重因子和组织权重因子的数值，但放射防护的指导思想依然是不断充实和完善放射实践的正当性、放射防护的最优化和个人剂量限值三项基本原则构成的放射防护体系。

从放射防护的发展历史回顾，放射防护经历了四个阶段的发展历程。第一个阶段是早期提出的"红斑剂量、耐受剂量和最大容许剂量"等。第二个阶段以 1977 年 ICRP 第 26 号出版物为代表，在职业照射、医疗照射方面提出了放射实践的正当性、放射防护的最优化及个人剂量限值的基本原则，具有重要"里程碑"式意义。第三个阶段以 1990 年 ICRP 发表的第 60 号出版物为标志，进一步充实和改进了放射防护基本原则的"放射防护体系"。第四个阶段从 2007 年 ICRP 发表第 103 号出版物开始，更新了"辐射权重因子""组织权重因子"和"标称危险系数"的概念，进一步充实了放射防护体系，把照射分为计划照射、应急照射、现存照射三类，改变了过去关于实践和干预的基本分类方法，突出放射防护最优化，强化医疗照射的防护。

2011 年，ICRP 发布了《关于组织反应的声明》，建议用组织反应取代确定性效应的概念，并建议降低对于计划照射情况下工作人员晶状体的个人剂量限值。2012 年，ICRP 第 118 号出版物在生物效应、组织阈剂量方面做出重要修订，同时国际原子能机构（International Atomic Energy Agency，IAEA）发布《国际电离辐射防护与辐射源安全基本安全标准》（暂行版），强化了关于公众防护，特别是对公众进行氡防护的要求，并进一步明确在食物、饲料、饮料、化妆品、玩具、珠宝或装饰品中添加放射性物质，及以侦查盗窃和反走私为目的，利用辐射人体成像探测隐蔽物体等行为是不正当的。

多年来，我国政府十分重视放射诊疗中辐射防护和放射工作人员职业健康管理工作。国务院发布了第 60 号国家主席令《中华人民共和国职业病防治法》，自 2002 年 5 月 1 日施行。第 449 号国务院令《放射性同位素与射线装置安全和防护条例》，自 2005 年 12 月 1 日施行，规定了使用放射性同位素和射线装置进行放射诊疗的医疗卫生机构，应当获得放射源诊疗技术和医用辐射机构许可。为加强放射诊疗工作的管理，保证医疗质量和医疗安全，保障放射诊疗工作人员、患者和公众的健康权益，落实有关法律、行政法规的规定，卫生部制定并发布了第 46 号部长令《放射诊疗管理规定》，自 2006 年 3 月 1 日施行。2012 年 12 月 12 日发布《卫生部办公厅关于规范健康体检应用放射检查技术的通知》，载明：健康体检应当优先使用普通 X 射线摄影、CR（计算机 X 射线摄影）；有条件的地区，推荐使用 DR（数字 X 射线摄影）取代普通 X 射线摄影和 CR 检查；健康体检不得使用直接荧光屏透视；除非有明确的疾病风险指征，否则不宜使用 CT；不得使用 PET、PET/CT、SPECT 和 SPECT/CT。此外，全国放射卫生防护标准专业委员会自 1983 年成立，制定了一系列的放射卫生防护标准，形成了由国家标准（编号为 GB）、国家职业卫生标准（编号为 GBZ）和卫生行业标准（编号为 WS）构成的放射卫生防护标准体系。

（二）辐射防护的目的与任务

在 X 射线诊断、介入放射学、核医学和放射治疗等医学领域应用辐射，无疑会给健康带来益处。但是，大剂量辐射（放射治疗、介入放射学）也存在危险，特别是在不正确使用的情况下，即使小的辐射剂量（如诊断剂量）也存在着有害影响。正确应用放射治疗中的大剂量，可防止严重损害，但是小剂量带来的危险却不能完全消除。因此，要求工作人员用正确的方法使用诊断用辐射，以保证取得最高的诊断效益，同时把可能的损害降到最低。

在过去的一百年间，诊断放射学、核医学和放射治疗学已经由原始的实践发展为先进的技术，成为医学领域各个分支和专业的重要工具。电离辐射的固有特性能够带来众多利益，但也可能造成潜在损害。

在医学实践中，涉及利益/危险比，必须要进行正当性分析。在把辐射用于医学目的时，不仅要有医学知识，还要了解辐射危险。要掌握有关辐射机制、来自不同医用辐射源的辐射剂量、危险的类型和数值等方面的基本信息，还要能够回答一些经常会被问到的问题（如辐射与妊娠）。

介入心脏病医生、放射学医生、矫形和血管外科医生及其他实际操作医用 X 射线设备或使用辐射源的人员，他们应该掌握比文件内容更多的正确技术和剂量管理方面的信息。

在医学领域，最常用的电离辐射类型有 X 射线、β 射线、γ 射线和电子射线。电离辐射只是电磁谱的一部分。还有许多其他类型的辐射，如可见光、红外线、高频和射频电磁波，但这些辐射不具备使吸收它们的物质原子电离的本领。

根据国际放射防护委员会第 60 号出版物所载，放射防护的目的是为人类提供适当的防护标准，且不会对产生辐射接触的有利行业造成过分限制。防止有害的确定性效应（组织反应）发生，并限制随机性效应的发生率，保证各种照射实践活动的量控制在人类可以接受的水平。

医学本身具有多种特点，以致其采取的辐射防护方法与其他业界有所不同：为患者进行照射是刻意的。除放射治疗外，照射并非为了输送辐射剂量，而是利用辐射提供诊断数据或进行介入式的放射成像。但无论如何，辐射剂量必须经过慎重计算，随意减少只会影响预期结果。

患者特别需要与医护人员建立彼此尊重的关系。因此，使医护人员免受辐射源影响的系统（如防护屏蔽）设计应尽量不要让患者感到被隔离，尤其是辐射源设在患者附近的核医学及近距离疗法。

放射治疗目的在于毁灭目标组织，但难免会对旁边组织造成确定性破坏，亦会对远离的非目标组织造成随机效应风险。医院及放射设施通常建于方便公众的区域，因此辐射的风险较设于工业区域的放射设施更难控制。

放射防护的任务是研究辐射对人类健康的影响及其规律，提供保证辐射防护质量的安全措施，保证人类接触伴有各种辐射的有益实践活动的安全，既要促进核能利用及核辐射科学技术的发展，又要最大限度地预防和减少辐射对人类的危害，趋利避害，以尽可能低的照射剂量获取最大的效益。

30多年来，国际放射防护组织和我国放射防护标准均使用被普遍接受的"线性无阈模型"，要求各种放射实践活动的开展必须以"利大于弊"为基本准则，并协调个人与社会的利益，辐射防护既要根据科学判断，又要包括社会判断，致力于有效防止电离辐射诱发的确定性效应发生，同时尽量把随机性效应的发生概率控制在可以接受的水平。

第二节　医用辐射的应用

一、医用辐射的应用范畴

X射线的发现标志着现代物理学时代的到来，X射线的应用使医学发生了巨大变革。在过去的一百多年里，电离辐射技术以其独特的作用在生命科学研究、医学诊断与治疗上做出了重要贡献。

（一）放射诊断学

人体医学X射线检查包括普通X射线检查（X射线摄影和透视）、X射线造影、乳腺X射线摄影、X射线计算机体层成像（computed tomography，CT）等。

20世纪初，人们利用X射线的穿透性、能激发荧光物质产生可视影像及能使胶片感光形成黑白影像的特性，在医用诊断X射线设备上实现了透视和记录人体解剖结构影像（摄影）进行疾病的检查诊断。

传统的医学放射学检查中，先后出现了许多技术革新，如根据人体组织器官密度、厚度的差异研发出钡剂、碘剂等对比剂；为了解决影像重叠问题，开展X射线体层摄影检查，为了使用方便而研发的移动式X射线透视和摄影设备、X射线电视、车载X射线机、C形臂X射线机等，在影像接收器方面研发出影像增强器及摄影胶片的各种胶片-增感屏组合等，这些技术改进的目的是方便不同类型医学X射线检查诊断，提高影像的灵敏度。

促使医学诊断又一次革命的是20世纪70年代诞生的X射线计算机体层成像（CT）机，以及后来不断涌现的数字化X射线设备。CT在短短20～30年经历了五代更新，随后问世的多层螺旋CT又迅猛发展；加上数字减影血管造影（digital subtraction angiography，DSA）、数字胃肠点片、计算机X射线摄影（computed radio graphy，CR）、数字X射线摄影（digital radiography，DR）以及双X射线源CT等新设备、新技术和新方法接连涌现，显著地提高了临床医学中的放射诊断质量。但同时，使得临床实践中放射诊断检查人次数显著增加，相应地提高了公众的累积辐射剂量。

（二）放射肿瘤学（放射治疗学）

由于放射线对细胞有损伤作用，人们想到了利用放射线照射来治疗疾病。放射治疗学是最先从放射学中分离出来的一门用于疾病治疗的分支学科，已经历了一个多世纪的发展。

在伦琴发现X射线、居里夫人发现镭之后，X射线和镭很快就分别被用于治疗恶性肿瘤和其他良性疾病，如早期用 X 射线治疗强直性脊柱炎等，后来良性疾病的放射治疗逐渐被淘汰，放射治疗主要用于恶性肿瘤的治疗，这门致力于肿瘤放射治疗的分支学科称为放射肿瘤学。

放射治疗是肿瘤治疗的重要手段之一，各种远距离与近距离放射治疗和辅助治疗设备在全世界的应用迅速增加。从早期的镭针、钴-60 治疗机、深部 X 射线治疗机，到现在的医用电子加速器、γ 刀、粒子源植入等新技术方兴未艾。

在肿瘤的放射治疗中，一般肿瘤放射治疗的处方吸收剂量高达几十戈瑞（Gy），由于放射线在杀伤肿瘤组织的过程中不可避免地损伤周围的健康组织，如何加强肿瘤放射治疗的防护与安全，实现放射治疗的最优化与质量保证，保护接受放射治疗患者的正常组织，已经成为放射肿瘤学的重要研究课题，因此在肿瘤放疗中出现了立体定向放疗、三维适形放疗、调强适形放疗、图像导引放射治疗等新技术。这些新技术的目的是，在同一台治疗设备上做到精确计划（TPS）、精确定位（IGRT）和精确治疗（IMRT）。

（三）临床核医学

反应堆和加速器的问世引发了人工制备放射性核素新时代的到来。随着放射性核素标记和示踪技术用于人体脏器的显像及功能测定，放射性核素与医学相结合产生了核医学学科。临床核医学既有各种核素显像与功能测定的诊断检查，又有不断发展的放射性核素标记药物的靶向治疗。

1940 年，放射性核素制剂在临床上开始使用；50 年代，先后研制出扫描机和 γ 照相机；60 年代，^{99m}Tc 发生器和 ^{99m}Tc 标记显像剂相继用于临床；70 年代，电子计算机的应用把核医学推进到定量与动态核医学的新阶段，单光子发射计算机体层显像仪（single photon emission computed tomography，SPECT）装置的问世，使许多功能性的疾病得以诊断。

20 世纪 90 年代，分子核医学崛起，开创了核医学的新篇章。正电子发射体层成像（positron emission tomography，PET）运用人工生产的正电子发射体的核素，标记一些生理需要的化合物或代谢底物如葡萄糖、脂肪酸、氨基酸、受体的配体及水等，可以显示人体脏器或组织的代谢活性及受体的功能与分布。PET 的出现使得医学影像技术达到了一个崭新的水平，它能够无创伤性地动态定量评价活体组织或器官在生理状态下及疾病过程中细胞代谢活动的生理、生化改变，获得分子水平的影像信息。这是目前其他任何方法所无法实现的，为疾病的早期诊断开创了新纪元。

PET 采用正电子核素作为示踪剂，通过病灶部位对示踪剂的摄取了解病灶功能代谢状态，可以宏观地显示全身各脏器功能、代谢等病理生理特征，更容易发现病灶。CT 可以精确定位病灶及显示病灶细微结构变化。PET/CT 融合图像可以全面发现病灶、精确定位及判断良恶性。

核医学的不断发展同样要求加强与之相适应的放射防护与安全，尤其是对核医学中既有外照射又有复杂的内照射的放射防护问题，需要重视。

（四）其他医学应用

1. 介入放射学　从单一的 X 射线诊断到影像医学的发展，近代医学放射学不仅在疾病诊断上显现出独特的优势，而且随着生物医学、材料科学及导管、导丝和各种检查技术的发展，已跨越诊断范畴延伸到介入放射学诊疗的领域。

介入放射学（interventional radiology）是在影像学方法的引导下，采用经皮穿刺插管等方法对患者进行血管造影，采集病理学、生理学、细胞学、生物化学等检查资料，开展药物灌注、血管栓塞或扩张成形、体腔引流及临床疾病等微创伤的方法进行诊断和治疗。

介入诊断与治疗的领域日益扩大，几乎涉及各个临床学科，尤其是在心血管、脑血管、外周血管及肿瘤等方面，它的诊治优势越来越突显。介入医学将与内科学、外科学并列为现代临床医学的三大支柱。但是，介入放射学是近台放射性操作，对患者和有关工作人员的照射剂量较大，这已成为放射防护学的难点和研究热点。

2. 非电离辐射应用　医学上非电离辐射的应用包括磁共振成像（MRI）、电磁辐射治疗（如射频消融技术、高频电疗等）、超声波成像与碎石、激光治疗与美容红外线治疗等。

3. 医学影像学的融合　影像融合技术是利用计算机将多种影像学检查的图像信息进行数字化综合处理，将多源数据进行空间配准后，产生一种全新的信息影像，以获得研究对象的一致性描述，同时融合各种检查的优势，以达到辅助诊断的目的。影像融合技术采用医学检查优势互补的方法，集成传统放射学、数字化放射学、核医学显像、超声波成像、磁共振成像五大类医学成像方法。

21世纪的医学影像学将成为医学和生物学中发展最快的学科之一，影像学的诊断方法将由以大体形态成像为主向生理、功能代谢成像转变，其对比增强由一般性向组织、疾病特异性转变，图像分析由"定性"向"定量"方向发展，诊断模式也由原来的胶片采像与阅读向无胶片的数字采像和电子传输方向转变。

随着电子学、计算机等信息学科的飞速发展，医学图像的存储和传输通信系统、远程传输、介入放射学与微创伤外科学的相互融合，在临床医学诊疗中相继出现了 PET/CT、PET/MR 及多种图像融合和区域性图像技术融合处理中心的建立，一个新的"网络影像学"时代已经到来。

二、人工辐射源的照射

辐射源（radiation source）是指任何可以发射电离辐射或释放放射性物质而引起辐射的物质或实体，如 X 射线机、加速器等射线装置和各种放射源。ICRP 对"源"的定义是，能引起一个人或一组人群受到潜在辐射剂量的物质实体或其集合。它产生的辐射束可用作核和粒子物理研究、医学诊疗、辐射加工、工业探伤等，也包括射线仪表校准用的辐射源。

辐射源可以是一个物理的实物源（如放射性物质或 X 射线机），可以是一个设施（如一所医院或一座核电站），也可以是具有类似特征的实物源组的集合（如核医学中放射性药物的集合、本底辐射或环境辐射）。如果放射性物质由某个设施释放到环境中，则该设施整体可以视作一个源。如果放射性物质已经弥散在环境中，人们受到它们照射的那部分可以视为一个源。

照射（exposure）是指暴露于电离辐射之下受照的行为或状态。可以是外照射（体外源的照射），也可以是内照射（体内源的照射）。人工辐射源的照射主要分为三类：医疗照射、职业照射和公众照射。

（一）医疗照射

1. 医疗照射的特点　医疗照射（medical exposure）指患者因自身医学诊断或治疗所受到的照射、照顾和安慰患者的人员所受到的照射及生物医学研究项目中志愿者所受到的照射。

医疗照射实施的主要对象是接受放射诊断检查、介入诊疗或放射治疗等的人员，包括患者、扶持者和志愿者所受到的照射，患者的抚育者或照顾者在照顾或者慰问探视患者的人员时受到的照射。这些人员包括患者的父母和其他有关人员，通常包括其家庭成员和亲密朋友，这些人员可能在诊断过程中帮扶老人或儿童，或在患者接受放射性药物后、近距离治疗期间接近患者。此外，生物医学研究中的志愿者往往经历与患者相似的涉及辐射的医学程序。医疗照射包括上述所有类型的照射，主要是指放射性诊断、放射性治疗和放射性同位素在医学中的应用三个方面。医学中所应用的辐射种类越来越多，医用诊断 X 射线、牙科 X 射线、临床核医学、放射治疗、介入放射、CT 扫描、皮科敷贴等，几乎医学各科都离不开涉及辐射的诊治。

医疗照射是最大的人工辐射源。特别是医学诊断 X 射线，它产生的世界人口年均有效剂量为人工辐射源产生的总年均有效剂量的 78%。CT 已成为最大的非自然辐射源。据 UNSCEAR 2008 年报，1980～2006 年，美国的天然本底辐射从人均 2.4mSv 增至人均 3.1mSv，而医用辐射从人均 0.53mSv 增至人均 3.1mSv，其中一半源自 CT，如图 1-2 所示。放射诊疗中的防护问题已引起国内外广泛重视。

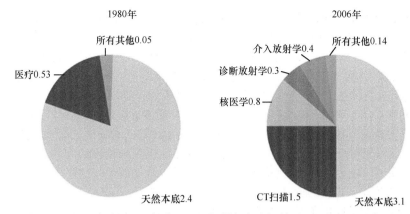

图 1-2　1980 年与 2006 年美国医用辐射与本底辐射（mSv）对比示意图

案例 1-3

全世界人均接受的天然本底辐射是 2.4mSv/年。在医疗照射中，标准体型成年人胸部正位 X 射线摄影的典型辐射剂量为 0.02mSv、盆腔正位为 0.7mSv、腹部正位为 1mSv，而颅脑 CT 为 2mSv、胸部 CT 为 8mSv、腹部或盆腔 CT 为 10～20mSv。

问题：

1. 相对于天然本底辐射，成年人胸片正位的剂量处于什么水平？
2. 胸片和胸部 CT 相比，辐射剂量有何差异？
3. 对 X 射线摄影和 CT 总体剂量进行比较。
4. 对临床实践中检查路径的选择有什么参考意义？

医疗照射是为了患者的直接利益而有意施加的。在诊断和介入程序中要避免不必要的照射，而在放射治疗中要求将需要的剂量授予待治疗的靶体积中，同时还要尽量减少健康组织受到照射。医疗程序的正当性和防护的最优化要符合医疗目的。放射防护体系在医疗领域中的实施与在其他两类照射（职业照射和公众照射）中的实施之间有着明显的差异。对于医疗照射，重点在于医疗程序的正当性和防护的最优化，目前不建议对患者个人实施剂量限制，因为这可能会影响患者的诊断或治疗效果，使得弊大于利。

对患者的照射应该是审慎的，要经过深思熟虑。除放射治疗以外，照射的目的不是施予剂量，而是利用电离辐射来提供诊断信息或进行介入程序。剂量是经过深思熟虑给定的，不能被无限制地减少，否则可能影响预期效果。辐射的医学应用在本质上是自愿的，患者或其法定监护人同意或认同使用伴有辐射的医疗程序。这种决定是在不同程度的知情同意下做出的，不仅包括预期的利益，也包括潜在的危险（如辐射）。为获得知情同意而提供的信息量大小，既依赖于受照水平（如是否采取放射诊断、介入放射和放射治疗），也依赖于辐射照射可能引起的急性并发症。另外，要做好医疗照射的防护，人员也是一个非常重要的因素。参与患者照射程序的所有放射工作人员（包括技师、医师、物理师、护士等），应接受放射防护知识的培训，包括物理学和生物学的基本原理培训。放射工作人员应熟知所采用程序的危险与利益，充分了解照射野中正常组织的剂量，避免发生组织反应。

在医疗实践过程中，应注重防护与安全最优化（optimization of protection and safety），使得受照工作人员和公众的个人剂量的多少、受照人数及潜在照射的概率，在考虑了经济和社会因素之后，保持在可合理达到的尽量低水平（as low as reasonably achievable，ALARA）。

2. 医疗照射的有用性　辐射在医学方面的应用，给患者带来的好处是毋庸置疑的。现代诊断放射学能够更快、更准确地诊断和监测大部分疾病。据估计，放射性程序（如 X 射线摄影、X 射线透视和 X 射线计算机体层成像）对约一半的患者诊断速度有实质性影响，对大部分患者有着决定性作用。还有，已经发展的几种筛查程序（如乳腺 X 射线摄影），对一些疾病的特定高危人群特别有益。此外，在最近 10～20 年引入的多种介入放射学技术（如血管成形术），对有效治疗严重威胁生命的心血管系统、中枢神经系统和其他系统的疾病贡献极大，这些技术的成本也较低。

核医学使用放射性物质来诊断和治疗多种疾病，这些物质是特殊制备的，能被体内的一个器官或一类细胞所吸收，称为放射性药物。出于诊断目的，放射性药物被引入人体后，可通过体外测量，产生分布（空间和时间）图像，或通过对血、尿和其他介质的放射性活度测量而被追踪到。在所有情形下获得的信息都有功能性特点，所以核医学为肿瘤学（诊断和分期）、心脏病学、内分泌学、神经学、肾脏学、泌尿学及其他领域提供了极好的诊断信息。目前使用的大部分方法都具备高灵敏度、特异性和良好的重复性，效益-代价比也很高。此外要强调的是，这些技术都是非侵入性的，不存在使患者发生直接并发症的危险。

必须记住的是，当关闭电源时，电离辐射发生器（如 X 射线设备、电子加速器）会停止辐射，但是放射源却会持续发射放射线，这是不可更改的放射性衰变过程。这意味着，当患者在医院接受大治疗量的放射性核素治疗时及其回家后，必须要加倍小心，采取防护措施防止工作人员、亲属、朋友和公众受到照射。

放射治疗学使用电离辐射进行治疗。大约有40%的癌症患者，生命期望值较长。在当前的医学实践中，新诊断的癌症病例约有一半使用放射治疗技术。放疗技术非常复杂，对照射精度要求很高。为了更加有效，必须在跨学科的基础上处理问题，这就要求放射肿瘤医生、医学物理师和放疗技师进行有效和融洽的协作。

在癌症的放疗过程中，经常会有不良效应。有些不良效应是不可避免的，通常会自然消除或经过治疗后消除。严重不良效应的出现，多数是由于敏感的正常组织与治疗区太接近，少数是由于个体的放射敏感性，但这并不会妨碍放疗的好处。正确使用放疗技术，每年都能挽救数百万人的生命。即使是只进行减缓痛苦的治疗，也有明显效果。对少数非致死性疾病，放射治疗也是可选择的方法之一。

使用放射性药物的治疗，一般是非侵入性的，但仅限于几种特定的情况，在这些情况下，杀死功能亢进的细胞或肿瘤细胞是重要的（如甲状腺功能亢进、甲状腺癌、关节退行性和炎性疾病、骨转移癌的姑息治疗）。此外，许多研究表明，在几种肿瘤的治疗中，使用放射性标记抗体和受体亲和肽有巨大潜力。因此，在诊断和治疗两方面，电离辐射都是现代医学的基本工具之一。如今，在现代先进的医学实践中，不使用电离辐射简直是不可想象的。

3. 医疗照射的危险性　医疗照射有一定的危险。辐射的危险程度与剂量有关，辐射量越高危险也越高。X 射线和核医学诊断，在给健康带来不容置疑的好处的同时，一般也会有小的不良效应的危险度（概率）。在诊断中使用电离辐射时，必须要考虑这一事实。在放射治疗中需要用大剂量辐射，所以与辐射相关的不良效应危险度就高到可以探测到了。

控制辐射照射，目的在于在不牺牲或不过度限制辐射在预防、诊断和有效治疗疾病带来的明显好处的前提下，使可能存在的危险度降到最小（最优化）。还需要指出，即使用于诊断和治疗的辐射量很小，危险度也会有所增加，当然此危险度的增加并不总是不良辐射效应本身造成的。如果诊断中用的辐射量过低，会造成由于图像不能提供足够信息而无法做出诊断的结果。在放射治疗中，如果提供的辐射量不足，由于所治疗的癌症没有被治愈，导致死亡率增加。

大量证据表明，合理选择在医学领域使用电离辐射的条件，可以使获得的健康效益明显超过估计的可能有害效应。

4. 放射诊断辐射剂量的控制　在不影响诊断效果的情况下，应使危险度降到很低的水平，同时放射性程序可获得极高的健康利益，远超过可能带来的有害影响。一个高的利益与辐射危险度比值，在很大程度上取决于实施程序的好方法和高质量地执行这些程序。因此，在为患者提供适当和可靠的放射治疗中，诊断放射学与核医学中的质量保证和质量控制，起着十分重要的作用。

在不牺牲获有利于患者的宝贵信息情况下，多种方法可降低危险度。在把患者交给放射科或核医学科医生之前，很有必要对放射检查进行正当性分析。

要避免近期在其他诊所或医院做过的重复检查。检查结果应详尽记录在患者的病历中，并转交给其他医疗单位。这样做可以避免大部分的不必要检查。

在转诊患者时，如果没有提供适当的临床信息，会使放射学或核医学工作人员选用错误的程序或技术，这会产生无用检查。

如果检查的结果（阳性或阴性）对患者的治疗发挥了影响，这样的检查就被视作有用检查。其他能够增加诊断可信度的因素，都属于对检查有用的因素之列。

为了执行这些标准，任何特定的检查，无论是对一般临床情况和还是对特定患者，都要有相关医生提出基于医学知识的指征。应该尽量不用电离辐射，而采用超声波（ultrasonic，US）、磁共振成像（MRI）手段，获得相同诊断信息。

（二）职业照射

职业照射（occupational exposure），一般理解为放射工作人员在其工作过程中所受到的照射，严格意义上讲，是指除国家有关法规和标准所排除或予以豁免的操作或辐射源所产生的照射以外，工作人员在其工作过程中所受到的所有照射。对职业照射的界定应由国家的监管和主管部门决定。例如，医生给患者做 X 射线透视，两者可能都会受到照射，患者受到的是医疗照射，而医生受到的却是职业照射。同样，飞机机组人员受到的照射是职业照射，而乘客受到的则是天然辐射源的公众照射。

ICRP 注意到，通行的对任何有害物质的职业暴露的定义，包括了工作人员在工作中遭受到的所有暴露而不问其来源。然而，由于辐射无处不在，直接应用上述定义势必使所有工作人员均受到放射防护的管理。所以，委员会使用的术语"职业照射"，仅限于在正常场合下，能合理地视作运营管理者负有责任的那些情况下在工作中受到的照射。国家有关法规和标准所排除或予以豁免的操作或辐射源的照射通常不必计入职业照射。

> **案例 1-4**
> 　　全世界人均接受的天然本底辐射是 2.4mSv/年。调查数据显示，英国放射工作人员中放射技师的职业照射剂量为 0.16mSv/年、近台操作的放射医师和临床医师的剂量为 0.24mSv/年。我国某家心血管病医院放射工组人员 2015 年度的个人剂量为 0.136～0.551mSv/年。我国相关法规和标准中规定的放射工作人员的剂量限值为连续 5 年内平均不超过 20mSv/年，单独一年内不超过 50mSv/年。
> **问题：**
> 　　1. 相对于天然本底辐射，放射工作人员的职业照射剂量处于什么水平？
> 　　2. 相对于国家标准中的剂量限值，放射工作人员的个人剂量处于什么水平？
> 　　3. 如何做到近台操作放射工作人员的剂量处于低剂量水平？

（三）公众照射

公众照射（public exposure）是指公众成员所受的辐射源的照射，包括获准的源和实践所产生的照射和在干预情况下受到的照射，但不包括职业照射、医疗照射和当地正常天然本底辐射的照射。对于未排除的天然源照射或未被豁免的天然源照射，除了氡所致的照射低于审管部门所制定的持续照射水平外，对涉及天然源的实践所产生的流出物的排放或放射性废物的处置所引起的公众照射，仍应遵循国家标准的有关规定。公众照射来源于一系列辐射源。来自天然源的照射是公众照射组成中所占比例远在其他成分之上的最大一项，但不能因此认为对较小但较容易控制的人工源的照射给予较少的关注是正当的。

从已有的一些研究结果来看，有两点是值得引起大家注意的：一是人们普遍认为公众照射主要来自核工业，而实际上核工业对公众产生的照射远低于人们日常生活中习以为常的某些活动（如燃烧煤等）。二是人们在研究人为活动引起公众照射增加的同时，往往忽视了人为活动也可以减少公众照射。因此，用平衡的观点研究人为活动引起的公众照射的变化才是合理的。

（牛延涛　张永县）

思　考　题

1. 试述天然辐射的种类及其对人类的影响。
2. 试述医用辐射的应用范畴及其特点。
3. 试述电离辐射三种不同分类的概念及针对的人群。

第二章 放射物理学基础

【学习要求】

记忆： 韧致辐射与湮没辐射；衰变过程中的统计涨落特性。

理解： 原子核的衰变与质量亏损；电离与激发、散射与吸收的概念；半衰期。

运用： 原子结构、核素的概念；核衰变类型、规律及其计算；放射性活度及其单位；核素、同位素和同质异能素。

第一节 原子结构

自然界中的一切物质都是由有限的一百多种化学元素组成的，元素（element）的基本单位是原子，原子由原子核和核外电子构成。

原子核内有不同数目的质子和中子，统称为核子（nucleon）。质子（proton，P）和中子（neutron，N）是两种质量相近，但状态不同的核子，在一定条件下可以相互转化。质子的质量约为 1.007 276 5u（u 为原子质量单位，其定义为 ^{12}C 原子质量的 1/12，约为 $1.66 \times 10^{-24}g$），带有正电荷，其数目反映了该元素在元素周期表的排序数，所以质子数目常用原子序数"Z"表示。中子的质量为 1.008 665u，中子不带电荷。原子核内质子数目和中子数目之和即为原子核的质量数，用"A"表示，因此，整个原子核内中子数目 $N=A-Z$。

一、原子模型

玻尔的原子模型

自从 1911 年原子的核式结构被证明后，人们了解到半径大约为 $10^{-10}m$ 的原子中有一个带正电的核，它的半径是 $10^{-15}m$ 的数量级。但原子是中性的，从而推想原子核之外必定还有带负电的结构，这样就很自然想到有带负电的电子围绕着原子核运动，电子活动区域的半径应该是 $10^{-10}m$ 的数量级。1913 年玻尔在这样一个原子模型的基础上发展了氢原子的理论，提出了玻尔假设。

案例 2-1

玻尔出生在哥本哈根的一个教授家庭，1911 年获哥本哈根大学博士学位，1912 年曾在卢瑟福的实验室进修，爱因斯坦在 1905 年提出的光量子概念给了他很大的启发。玻尔在进修期间孕育了他的原子理论。玻尔首先把普朗克的量子假说推广到原子内部的能量，提出了他的氢原子模型，以此来解决卢瑟福原子模型在稳定性方面的困难。这一模型的关键是玻尔引入的三个假设。①定态假设：电子只能在一些分立的轨道上运动，而且不会辐射电磁波。②频率条件假设：能级差与原子吸收（或放出）的光子能量相同。③角动量量子化假设：电子的角动量是普朗克常量的整数倍。他假定原子只能通过分立的能量子来改变它的能量，即原子只能处在分立的定态之中，而且最低的定态就是原子的正常态。接着他在友人汉森的启发下从光谱线的组合定律得到定态跃迁的概念。通过一系列推导，氢光谱之谜逐渐浮出水面，玻尔取得了巨大成功，因此荣获 1922 年诺贝尔物理学奖。尽管玻尔模型现在看来是比较粗糙的，但它的意义并不在于模型本身，而在于建立模型时引入的概念：定态、能级、跃迁等。玻尔引入了对应原理，协调了氢原子模型与经典力学间的冲突。

1. 玻尔假设 1913 年玻尔根据量子理论对氢光谱的经验公式（2-1）进行了研究。

$$\tilde{v} = R_H \left(\frac{1}{k^2} - \frac{1}{n^2} \right) \qquad (2\text{-}1)$$

式中，$\tilde{v}$ 称波数，取 $\tilde{v} = \frac{1}{\lambda}$，$\lambda$ 为氢光谱线波长。R_H 为里德伯常量，$R_H = 1.0967758 \times 10^7 \text{m}^{-1}$，$k = 1$，2，3，…；对每一个 k，$n = k+1$，$k+2$，$k+3$，…，构成一个谱线系。上述公式虽然是由实验得出的经验公式，但都准确地描述了原子光谱的规律性，这也说明原子光谱反映了原子内部结构的规律性。所以氢原子光谱的实验规律成了探索原子结构的重要资料，它对于原子结构理论的发展起了很大的作用。

按照量子理论，光能量总是一个单元的整倍数，而每一单元（称为光量子）是 $h\nu$，这里 ν 是光的频率，h 为普朗克常量，$h = 6.626 \times 10^{-34} \text{J} \cdot \text{s}$（焦·秒）。

玻尔用 hc 乘以式（2-1）就得到：

$$hc\tilde{v} = h\nu = \frac{hcR_H}{k^2} - \frac{hcR_H}{n^2} \qquad (2\text{-}2)$$

上式显示出清晰的物理意义。左边是发出光的能量，右边两项也必然是能量，而且应该是原子辐射前后的能量之差。如果原子在辐射前的能量为 E_2，经辐射，它的能量变成 E_1（$E_1 < E_2$），那么放出的能量：

$$h\nu = E_2 - E_1 \qquad (2\text{-}3)$$

原子的能量为负值，用式（2-3）与式（2-2）比较可以得到这样的简单关系：

$$E = -\frac{hcR_H}{n^2} \qquad (2\text{-}4)$$

式中，n 是整数，上式所代表的原子能量只能具有一系列的一定数值，这些数值是彼此分隔的，不能连续变化。

考虑到电子在原子核外做圆周运动的情况，由于氢核的质量是电子质量的 1836 倍，所以在运动过程中，可近似认为原子核不动。电子绕原子核运动的向心力为原子核对电子的库仑引力，即：

$$\frac{mv^2}{r} = \frac{1}{4\pi\varepsilon_0} \frac{Ze^2}{r^2} \qquad (2\text{-}5)$$

式中，m 为电子的质量，v 为电子的速度，e 为电子的电量，Z 为原子序数，ε_0 为真空中的介电常数，r 为电子与正电体的距离。由此可得电子的动能：

$$\frac{1}{2}mv^2 = \frac{1}{4\pi\varepsilon_0} \frac{Ze^2}{2r} \qquad (2\text{-}6)$$

体系的势能：

$$U = K - \frac{1}{4\pi\varepsilon_0} \frac{Ze^2}{r}$$

式中，K 是 $r = \infty$ 时的势能，它的数值可以随意选定。如果把 $r = \infty$ 时的势能定为零，那么原子的能量等于（原子核的动能等于零）：

$$E = \frac{1}{2}mv^2 + U = \frac{1}{4\pi\varepsilon_0} \frac{Ze^2}{2r} - \frac{1}{4\pi\varepsilon_0} \frac{Ze^2}{r} = -\frac{1}{4\pi\varepsilon_0} \frac{Ze^2}{2r} \qquad (2\text{-}7)$$

这里能量出现负值是由于把 $r = \infty$ 时的势能定为零。这不是必需的，但这样可使公式最简单。由式（2-7）可见，r 越大 E 越大（绝对值越小），半径大的轨道代表能量大。式（2-7）只表示了 E 和 r 的关系，对 r 值，乃至对 E 值，没有其他任何限制。

由式（2-4）和式（2-7）可得：

$$r = \frac{1}{4\pi\varepsilon_0} \frac{n^2 Ze^2}{2hcR_H} \qquad (2\text{-}8)$$

由上式可知与能量联系的电子轨道也是分隔的，它的半径有一定数值，不能连续变化。

从实验事实推知：①氢原子中的电子只能在一定大小的、彼此分隔的一系列轨道上运动，电子在每一个这样的轨道运动时，原子具有一定的能量；②如果氢原子中的电子从一个大轨道上跳到一个小轨道上运动，原子的能量就从大变小，多余的能量放出，成为一个光子的能量，如式（2-3）所示。

根据上述考虑，玻尔提出了两个基本假定：

第一，在原子内部存在一系列稳定的能量状态 E_1，E_2，E_3，…，当原子处在任一稳定能态时，电子绕原子核做圆周运动，虽有向心加速度，却不向外辐射能量。而且，只有当电子的角动量 p_ϕ 等于 $\hbar$ 的整数倍的那些轨道才是可能的，即：

$$p_\phi = mvr = n\hbar \tag{2-9}$$

式中，$n=1$，2，3，…，称为量子数；$\hbar = \dfrac{h}{2\pi}$。上式称为玻尔的量子化条件。

第二，当原子从能量状态 E_n 跃迁到能量状态 E_k 时，它将发射（或吸收）一个单色的光子，其频率由下式决定：

$$v = \frac{E_n - E_k}{h} \tag{2-10}$$

此式称为玻尔的频率条件。

玻尔的量子假定可用图 2-1 表示。当原子处在稳定状态 E_1，E_2，E_3，…时，不向外辐射能量。当原子从低能态向高能态跃迁时，必须吸收光子才能实现。相反，原子从高能态向低能态跃迁时，将辐射出光子。

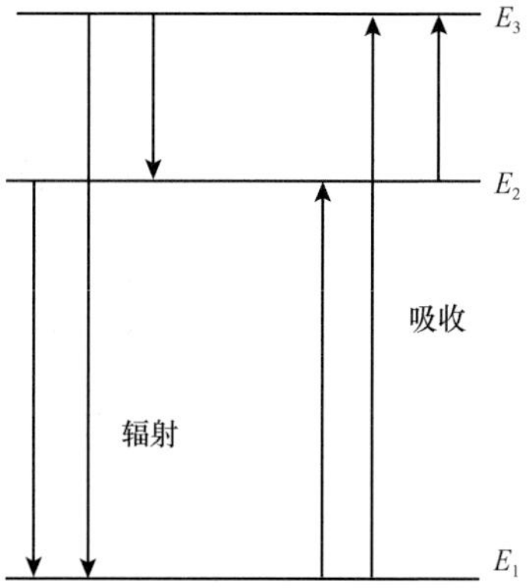

图 2-1　原子状态间的跃迁

2. 氢原子的玻尔理论、原子能级　玻尔的假定是否正确，即原子内部的规律性是否就像玻尔假定的那样，需进一步证明。因此，必须在假定基础上建立理论，去解释原子光谱的实验规律。

式（2-9）与式（2-5）联立消去速度 v，可得电子运动的轨道半径

$$r_n = 4\pi\varepsilon_0 \frac{n^2\hbar^2}{mZe^2} \tag{2-11}$$

对于 $Z=1$ 的氢原子，在 $n=1$ 时，$r_1 = 4\pi\varepsilon_0 \dfrac{\hbar^2}{mZe^2}$ 称为第一轨道半径，通常用 a_1 表示。当 $n=2$，3，4，…时，电子的轨道半径分别为 $r_2=4a_1$，$r_3=9a_1$，$r_4=16a_1$，…，电子的轨道半径只能取如此一系列的不连续值。

下面再计算与每一个圆形轨道相对应的原子的总能量。为此将式（2-11）代入式（2-7）得：

$$E_n = -\frac{1}{(4\pi\varepsilon_0)^2} \frac{m(Ze^2)^2}{2n^2\hbar^2} \qquad n=1,2,3,\cdots \tag{2-12}$$

E_n 是氢原子的内部能量，此式表示能量的数值是分立的。电子在不连续的轨道上运动，原子所具有的能量也是不连续的，这种不连续的能量状态，称为原子的能级（energy level）。把式（2-11）表示的可能的轨道和式（2-12）表示的可能的能量用图 2-2 和图 2-3 表示出来。图 2-3 中每一条横线代表一个能级，横线之间的距离表示能级的间隔，即能量的差别。两图中每一能级与轨道的对应关系以同一量子数 n 表示出来。由推得的公式可知，轨道半径与 n^2 成正比，而能量 E 的绝对值与 n^2 成反比。由式（2-12）可知，能量仅是量子数 n 的函数，当 $n\to\infty$ 时，$r\to\infty$[见公式（2-11）]，而 $E\to0$。当原子处于 $n=1$ 的状态时，能量最低，也最稳定，称为基态（ground state）；$n=2$ 的能量状态称为第一激发态；$n=3$ 的能量状态称为第二激发态等。处于激发态（excited state）的原子，不

太稳定，容易跃迁到低激发态或基态。邻近轨道的间距随 n 的增加而增加，而邻近的能级的间隔随 n 的增加而渐减，趋近于零。

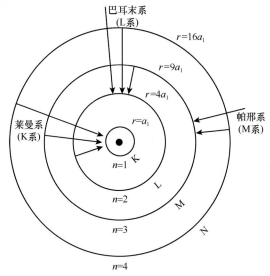

图 2-2　氢原子的电子轨道

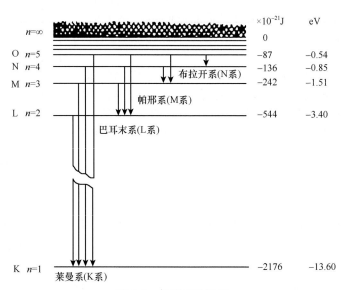

图 2-3　氢原子的能级

求得氢原子的能量后，将式（2-12）代入式（2-10）求出波数的公式如下：

$$\tilde{v} = \frac{E_n - E_k}{hc} = \frac{2\pi^2 m (Ze^2)^2}{(4\pi\varepsilon_0)^2 h^3 c}\left(\frac{1}{k^2} - \frac{1}{n^2}\right)$$ （2-13）

与式（2-1）比较得知里德伯常量：

$$R_H = \frac{2\pi^2 m e^4}{(4\pi\varepsilon_0)^2 h^3 c} = 1.097373 \times 10^7 \, \text{m}^{-1}$$ （2-14）

这与实验所得的 $R_H = 1.0967758 \times 10^7 \text{m}^{-1}$ 值符合很好。对于莱曼系当 $k=1$，$n=2$，3，4，…时，就是说，当氢原子从 $n=2$，3，4，…各个能级跃迁到 $n=1$ 能级时辐射出莱曼系的各条谱线。应用玻尔理论所得的公式（2-13）算出的氢原子光谱的波数与实验测得的值符合较好，这说明玻尔理论在解释氢原子光谱的实验规律方面是非常成功的,反过来也说明玻尔假定能够真实地反映了氢原子的内部情况。

必须了解,在图 2-2 上画出的那些轨道是可能的轨道,在图 2-3 上表示的那些能级是可能的能级。在任何时刻,一个原子中实现的只是一个轨道的电子运动,原子只具有与电子运动相对应的一个数值的能量,也就是只有一个能级。电子从某一轨道跃迁到另一轨道,也可以说是原子从前一状态跃迁到后一状态。在进行实验时,实际观察的是大量原子。各种轨道的电子运动可以在不同的原子中分别出现,相应的各种能级在不同的原子上同时存在,各种轨道间,也就是对应的各种能级间的跃迁也可以在不同的原子中发生。况且观察总是持续一段时间,因此各种能级间的跃迁都可以观察到。这就是说,各种光谱线看起来是同时出现的。

在两个图中都画出了各种谱线系的跃迁。从能级图可以看到各种谱线系能级跃迁间距的差别。跃迁间距大,所发光的波长就短,这说明为什么这些谱线系落在光谱的不同区域。在同一谱线系中,也是跃迁的能级间隔越大,谱线的波长越短,但随着跃迁间隔的增加,每次的增加量逐渐减少,趋近于零,这说明了为什么每一谱线系中谱线的间隔向着短波方向递减。

案例 2-2

求巴耳末系光谱的最大和最小波长。

由图 2-3 可知,当氢原子从 $n=3$ 能级跃迁到 $n=2$ 能级时,发射光子波长最大:

$$\lambda_{\max} = \frac{hc}{E_3 - E_2} = \frac{6.626 \times 10^{-34} \times 3 \times 10^8}{[-242 - (-544)] \times 10^{-21}} = 658.2 (\text{nm})$$

当氢原子从 $n=\infty$ 能级跃迁到 $n=2$ 能级时,发射光子波长最小:

$$\lambda_{\min} = \frac{hc}{E_\infty - E_2} = \frac{6.626 \times 10^{-34} \times 3 \times 10^8}{[0 - (-544)] \times 10^{-21}} = 365.4 (\text{nm})$$

二、原子核结构

（一）原子核组成

原子的性质是由它们的原子核的构成、轨道电子的多少及排列方式决定的。

原子核包含两类基本粒子——质子（proton）和中子（neutron），质子和中子统称为核子（nucleon）。质子带有正电荷，中子不带电荷。由于电子带有负电荷，质子带有正电荷，且原子核内质子数等于核外电子数，因此原子对外呈电中性。

一个原子可以用符号 $_Z^A X$ 来表示，其中 X 是元素的化学元素符号，A 是质量数（mass number），定义为核子（质子和中子）的数目，Z 是原子序数，即核内质子数。原子以这种方式表示亦可称为核素（nuclide）。例如，$_1^1 H$ 代表氢原子或核素，$_2^4 He$ 代表氦原子或核素。

根据在原子核内中子数和质子数不同的比例，可以把原子分成以下几种类型：①同位素（isotope），质子数相同而中子数不同的原子；②同中子异核素，中子数相同而质子数不同的原子；③同量异位素（isobar），核子数相同而质子数不同的原子；④同质异能素（isomer），质子数和中子数相同，只是能量状态不同，如 $_{54}^{131m} Xe$（m 代表高激态）是 $_{54}^{131} Xe$ 的同质异能素。

根据原子核的稳定性，可把原子核分为稳定的原子核和不稳定的放射性原子核。原子核的稳定性与核内质子数和中子数之间的比例有着密切的关系。对于较轻的核，中子与质子之比是 1∶1，性质最稳定。随着原子序数的增加，该比值也增加，最高原子序数的元素核内质子数和中子数之比增加到近似为 1.3∶10。

如果中子与质子之比略高于或低于稳定的比值，核一般是放射性的。

另外，根据核内质子数和中子数的奇偶性，可以看出，偶偶核最稳定，稳定核素最多；其次是偶奇核和奇偶核；而奇奇核最不稳定，稳定核素最少。

核中质子间的距离非常小，且它们之间的库仑斥力很大，中子又不带电，因而必然存在一种很强的引力把所有核子结合在极小的空间里，这种力不是电磁力，也不是万有引力，而是一种新的力，核子之间存在的这种特殊引力称为核力（nuclear force）。核力使核子结合成原子核。核力具有下列重要性质：它是强相互作用力，比电磁力和万有引力大得多；它是短程力，作用距离为 10^{-15}m 的数量级；它具有饱和性，即每个核子只跟它相邻的核子间才有核力作用，且与核子是否带电无关。

原子核接近于球形，所以通常用核半径来表示原子核的大小。但核半径并不是几何半径，而是指核力的作用范围或核内电荷分布的范围。测量结果表明，原子核半径 R 与核质量数 A 近似地有如下关系：

$$R = R_0 A^{\frac{1}{3}} \tag{2-15}$$

式中，R_0 为常量，通常取 $R_0=1.2\times10^{-15}$m。如果把原子核看作球形，则原子核平均密度为：

$$\rho = \frac{M}{V} = \frac{Au}{\frac{4}{3}\pi R_0^3 A} = \frac{1.66\times10^{-27}A}{\frac{4}{3}\pi(1.2\times10^{-15})^3 A} = 2.3\times10^{17}\,\text{kg/m}^3 \tag{2-16}$$

其中 M、V 分别为原子核的质量和体积，u 为原子质量单位，1u 是 $1.660\,556\,6\times10^{-27}$kg。原子核的密度是如此之大，假如存在乒乓球大小的核物质，其质量将达到 20 多亿吨，这表明，一般物质内绝大部分空间都是空的。

（二）原子核的质量亏损与结合能

质量和能量是物质同时具有的属性。相对论认为这两个属性是相互联系的，具有一定质量的物质同时具有相应的能量，当其质量发生变化，其能量也要发生相应变化，反之亦然。

1. 几个有关的相对论公式

（1）质量与速度的关系

$$m = \frac{m_0}{\sqrt{1-\dfrac{v^2}{c^2}}} \tag{2-17}$$

这是相对论中，质点质量的基本公式，其中 m_0 是静止质量，m 是运动质量。可以看出，当 $v \ll c$ 时，$m=m_0$。

（2）动量与速度的关系

$$p = mv = \frac{m_0 v}{\sqrt{1-\dfrac{v^2}{c^2}}} \tag{2-18}$$

（3）质量与能量的关系：由于在相对论中，物体的质量随速度变化，因而物体受到的力为

$$F = \frac{\mathrm{d}p}{\mathrm{d}t} = \frac{\mathrm{d}}{\mathrm{d}t}(mv) \tag{2-19}$$

当这个力作用在物体上时，理论证明，物体获得的动能为

$$E_\text{k} = (m-m_0)c^2 \tag{2-20}$$

该式说明，物体的动能等于它在运动中质量的增加量乘以光速的平方。因为物体的总能量等于动能和静止能量之和，即 $E=E_\text{k}+m_0c^2$，所以

$$E=mc^2 \tag{2-21}$$

由此可知，如果一个物体具有 m 的质量，必有 $E=mc^2$ 的能量。质量和能量是不可分割的。当物体的质量改变了 Δm 时，必然随之增加或减少 $\Delta E=\Delta mc^2$ 的能量。

2. 原子核的质量亏损与结合能　如果把原子核的质量与构成原子核的核子（Z 个质子和 N 个

中子）的静止质量总和进行比较，会发现原子核的质量都小于组成它的核子质量之和，这个差值称为原子核的质量亏损（mass defect）。原子核的质量亏损为

$$\Delta M = Zm_p + Nm_n - M\left({}_{Z}^{A}X\right) \tag{2-22}$$

式中，m_p、m_n、$M\left({}_{Z}^{A}X\right)$ 分别为氢原子、中子和原子的质量。

与质量亏损 ΔM 相联系的能量为 ΔMc^2，这些自由状态的单个核子结合成原子核时所释放出来的能量，称为原子核的结合能，用符号 E_B 表示。

一个原子的质量单位（1u）是 $1.660\,556\,6 \times 10^{-27}$kg，根据质能关系式，与此相联系的能量为

$$(1u)\,c^2 = (1.6605566 \times 10^{-27}) \times (2.99792 \times 10^8)^2 \text{J} = 1.492429 \times 10^{-10} \text{J} = 931 \text{MeV} \tag{2-23}$$

在上式推导过程中，取 1eV=$1.6021892 \times 10^{-19}$J，由以上结果知原子核的结合能 E_B 的数值为

$$E_B = [m_p + Nm_n - M\left({}_{Z}^{A}X\right)] \times 931 \text{MeV} \tag{2-24}$$

E_B 也可以这样来理解，如果将一个原子核拆散，使组成它的那些核子成为自由状态的核子，外界必然做数量等于 E_B 能量的功。

显然，结合能愈大，核子结合成原子核时放出的能量愈大，核的结合状态就愈紧密，相应地要拆散这个核就愈困难。如果把原子核的结合能除以此核内的总核子数 A，就得到每个核子的比结合能（specific binding energy），它表示从核内取出一个核子平均所需从外界获得的能量。它的数值等于原子核的结合能与核内的总核子数 A 的比值。以 ε 表示，即

$$\varepsilon = \frac{E_B}{A} = \frac{\Delta Mc^2}{A} \tag{2-25}$$

比结合能的大小可以作为核稳定性的量度，不同原子核的比结合能曲线见图 2-4。

实验表明对于 $A<20$ 的轻核区，比结合能随 A 的增加而迅速增加。对于中等质量的核（A=40～100），比结合能最大，几乎是一常量，$\varepsilon \approx 8.6$MeV。对于重核区（$A>120$），比结合能开始明显减小，这说明中等质量的核最稳定。凡是比结合能小的原子核转变成比结合能大的原子核时都能释放能量，因此轻核聚变和重核裂变时可释放出大量的能量。

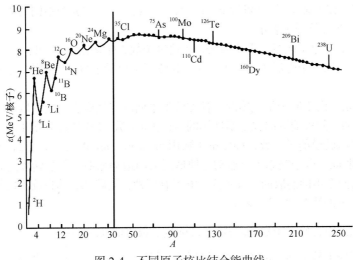

图 2-4　不同原子核比结合能曲线

案例 2-3

求两个质子和两个中子结合成氦核过程中释放的能量以及氦核比结合能。

已知质子的质量 m_p=1.007 276u，中子的质量 m_n=1.008 665u，氦核的质量 $M\left({}_{2}^{4}\text{He}\right)$ = 4.002 604u。

氦核的质量亏损

$$\Delta M = Zm_p + Nm_n - M\left(^4_2\text{He}\right) = 2 \times 1.007\,276u + 2 \times 1.008\,665u - 4.002\,604u = 0.029\,278u$$

则释放的能量为

$$E_B = \left[Zm_p + Nm_n - M\left(^4_2\text{He}\right)\right] \times 931 = 0.029\,278 \times 931 = 27.26\text{MeV}$$

氦核的比结合能为

$$\varepsilon = \frac{E_B}{A} = \frac{27.26}{A} = 6.815\text{MeV}$$

（三）原子核能级

核的能量像原子那样是量子化的。这就是说，核只能够存在于一些离散的状态，每一个状态具有确定的能量。当一个核发生从高能级到低能级跃迁时，所发出的光子一般在电磁波谱的γ射线区内。

三、核外电子结构

（一）空间量子化

1. 主量子数 n　原子核外的电子云是分层排布的，电子壳层可用主量子数表示。主量子数 n 取 1，2，3，4，5，6，…等数值时，相应的电子壳层也可用 K、L、M、N、O、P、Q 等符号表示。n 愈大，电子距核愈远，原子能级愈高。因此，主量子数是决定原子能级的主要因素。

2. 角量子数 l　原子中的任何一个电子在原子核附近空间出现的概率大小是有规律的，因此，电子云的大小形状也是有规律的。

实验表明：处于同一电子壳层中的电子，由于电子间的相互作用，可以有几种不同的运动状态，其能量稍有不同。根据在同一电子壳层中电子所具有的能量及运动形式不同，又分成若干电子亚层，由角量子数 l 确定。在 n 确定后，l 可取 0，1，2，…，$(n-1)$，有 n 个不同的值。对应的电子亚层用 s、p、d、f、g、h 等符号来表示。

主量子数 n 是决定原子能级的重要因素，而角量子数 l 对应的 s、p、d、f、g、h 等对原子能级也有一定的影响。所以电子壳层（主量子数 n）和亚层（角量子数 l）决定了原子所具有的能量，即原子能级。

3. 磁量子数 m_1　由于原子是立体的，各种轨道平面的空间应有一定的取向。根据量子力学理论，原子轨道平面的空间可能取向也是不连续的。在角量子数 l 确定后，其量子轨道平面可有 $(2l+1)$ 个不同的取向，这些轨道的量子数，即磁量子数用 m_1 表示，$m_1=0$，± 1，± 2，…，$\pm l$。

4. 自旋量子数 m_s　电子绕原子核运动与地球绕太阳运动相似，除公转外还有自转，称为电子自旋。电子自旋有两个不同的取向，或者说，电子有两种自旋状态，其自旋方向相反。通常用向上的箭头"↑"及向下的箭头"↓"表示。

电子的自旋状态由自旋量子数 m_s 决定，自旋量子数可取 $m_s = \pm\dfrac{1}{2}$。

由上所述，绕原子核运动的电子都可用四个量子数（n，l，m_1，m_s）来描述它们所处的状态。同样，这四个量子数确定后，便可知道电子所处的状态，即电子轨道的大小、形状、轨道平面在空间的取向和电子的自旋方向。

（二）电子的壳层结构

对于多电子的原子来说，核外电子运动较为复杂，但根据泡利不相容原理，在同一原子中，不能有两个或两个以上的电子具有完全相同的量子数（n，l，m_1，m_s），也就是说，一个量子态最多只能容纳一个电子。因此，原子有多少个电子，就有多少个量子态被占据。原子系统的量子态分为许多层，每层都有许多量子态，可以容纳许多电子，所以称为电子壳层。主量子数 $n=1$ 的壳层称为第一主壳层（K 壳层），$n=2$ 的壳层称为第二主壳层（L 壳层），以此类推。每个壳层又分为许多次壳层（亚层），每一亚层又有 $2（2l+1）$ 个不同的量子态，即最多容纳 $2（2l+1）$ 个电子，这一规律可把电子壳层容纳的最多电子数计算出来。主量子数为 n 的壳层中，可容纳的最多电子数：

$$N_n = \sum_{l=0}^{n-1} 2(2l+1) = 2n^2 \tag{2-26}$$

如果原子中的某个电子处在主量子数 $n=3$，角量子数 $l=2$ 的量子态上，则这个电子在 M 壳层的第 d 亚层上，通常称这种状态为 3d。同理，若电子所处的状态为 4s，则电子在 N 壳层的第 s 亚层上，这个量子态的主量子数 $n=4$，角量子数 $l=0$。

（三）原子核外壳层电子的结合能

原子核对核外电子有很强的吸引力，离核最近的 K 层电子所受引力最大。显然，要从原子中移走 K 层电子所需能量也最多；外层电子受核的引力较小，移走外层电子所需能量也较少。通常把移走原子中某壳层轨道电子所需要的最小能量，称为该壳层电子在原子中的结合能（binding energy）。

原子能级是指电子与核结合成原子时，能量的减少值，而结合能则表示将电子从原子中移走所需最小能量。显然，原子能级是结合能的负值，它们的绝对值相等而符号相反。原子中结合能最大的 K 壳层电子，其能级最低；而结合能较小的外层电子，能级则较高。

第二节 核素、同位素和同质异能素

一、核 素

质子数、中子数及能量状态相同的一类原子的集合称为核素。一般用 "^AX" 表示，如 ^{125}I、^3H、^{226}Ra。

二、同 位 素

核内质子数相同，即在元素周期表中处于同一位置，但中子数不同的核素互称为某元素的同位素（isotope），如 ^1H、^2H、^3H 这三种核素均为氢的同位素。

三、同质异能素

质子数、中子数均相同，但能量状态不同的核素，称为同质异能素（isomer），如 ^{99m}Tc 与 ^{99}Tc。大多数同质异能素会发生 γ 跃迁，少数发生 β 衰变，个别可发生 α 衰变。

第三节 核衰变和核衰变规律

一、核衰变类型

具有一定质子数和一定中子数的原子称为核素。根据原子核的稳定性，核素可分为放射性核素和稳定性核素两大类。放射性核素又分为天然放射性核素和人工放射性核素（简称人造核素）。天然放射性是指天然存在的放射性核素所具有的放射性。它们大多属于由重元素（原子序数很高的元素）组成的三个放射系（即钍系、铀系和锕系）。人工放射性核素最早是在 1934 年由法国科学家约里奥·居里夫妇发现的。人造核素主要由核反应堆或加速器制备。目前已知的元素有 119 种，自然界天然存在的核素有 300 多种，其中有 60 多种是放射性核素。此外通过人工方法又制造了 1600

多种放射性核素。重元素如铀（U）、钍（Th）、镭（Ra）等，它们的原子核很不稳定，会自发地放出射线从而变为另一种元素的原子核，这种现象称为放射性核素衰变（radionuclide decay），简称核衰变（nuclear decay）。根据核衰变时释放的射线种类不同，放射性核素衰变主要分为 α 衰变、β 衰变和 γ 衰变三种类型。无论哪种核衰变过程，都遵守电荷、质量、能量、动量和核子数守恒定律。下面分别讨论几种主要核衰变类型。

（一）α 衰变

α 射线就是氦核 $_2^4He$，它是由 2 个质子和 2 个中子构成的。放射性核素发射 α 射线（放出 α 粒子）后，变为质量数 A 较低的原子核，这种衰变叫 α 衰变。其衰变过程可写成

$$_Z^A X \longrightarrow {}_{Z-2}^{A-4} Y + {}_2^4 He + Q \tag{2-27}$$

式中，X 叫母核，Y 叫子核，Q 为衰变能（decay energy），是由母核放出的能量，其值用两侧的原子质量差值计算，不同核素 Q 值不同，单位用 MeV。从式（2-27）中可知衰变前后的核子数和电荷数量是守恒的。子核比母核的质量数 A 少 4，电量数 Z 少 2，在元素周期表中的位置比母核前移两位，这就是 α 衰变的位移法则。α 衰变过程放出的能量主要反映在 α 粒子的动能上，子核的动能很小。α 粒子以很高的速度从核中飞出，受物质所阻而失去动能，捕捉两个电子变成一个中性氦原子。原子核发生 α 衰变时，子核一般处于基态，有时暂处于激发态，且能量状态是分立的。图 2-5 是最早用于临床的镭（$_{88}^{226}Ra$）衰变图，图中横线表示核能级，最低横线表示衰变后子核氡（$_{86}^{222}Rn$）处于基态，在它上面的横线表示其激发态；图中左侧的数字为能级的能量 MeV。图中镭（$_{88}^{226}Ra$）放出能量为 4.784MeV 的 α 粒子后，衰变为氡（$_{86}^{222}Rn$）的基态，此种能量的 α 粒子约占总数的 94.6%；放出能量为 4.598MeV 的 α 粒子约占 5.4%；同时还有占比例更小的能量为 4.34MeV 的 α 粒子。镭（$_{88}^{226}Ra$）释放后两种 α 粒子后得到的氡（$_{86}^{222}Rn$）从处于激发态衰变到基态，即向基态跃迁可放出能量为 0.258MeV 和 0.186MeV 的 γ 射线。

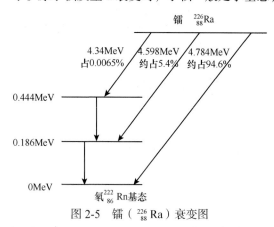

图 2-5　镭（$_{88}^{226}Ra$）衰变图

（二）β 衰变

β 衰变是指一种放射性核素放出或捕获 β 粒子而变成另一种核素的过程。衰变前后核素的质量数 A 不变，而原子序数 Z 在元素周期表中向前或后移一个位置。主要包括 β⁻ 衰变、β⁺ 衰变和电子俘获（electron capture，EC）三种类型。

1. β⁻ 衰变　β⁻ 射线是电子，是由母核放出电子的一种衰变。母核放出一个电子后，它的电荷增加一个单位，而质量变化很小（因电子的质量比原子核的质量小得多），变成原子序数增加 1 的另一个原子核（子核）。β⁻ 衰变的过程可表示为式（2-28），其中 $_Z^A X$ 和 $_{Z-1}^A Y$ 分别代表母核和子核，$\bar{\upsilon}$ 为反中微子，Q 为衰变能：

$$_Z^A X \longrightarrow {}_{Z+1}^A Y + \beta^- + \bar{\upsilon} + Q \tag{2-28}$$

反中微子是在衰变中与 β⁻ 粒子同时放射出的一种中性粒子，静止质量约为零。原子核中并不存在电子，衰变时原子核中的一个中子放出一个电子变为一个质子，遵守位移法则。

2. β⁺ 衰变　β⁺ 衰变是指放射性核素自发放出一个 β⁺ 粒子（即正电子）而衰变为另一种核素的过程。在 β⁺ 衰变过程中，原子核放出一个正电子，即原子核中一个质子放出一个正电子而变成中子，同时放射出一个中微子，并有衰变能产生，遵守位移法则。β⁺ 衰变的过程可表示为

$$_Z^A X \longrightarrow {}_{Z-1}^A Y + \beta^+ + \bar{\upsilon} + Q \tag{2-29}$$

有些人工产生的放射元素是放出 β⁺ 射线的，这些原子核放射后，转变为原子序数减去 1 的另一个原子核。

不管是 β⁻ 或 β⁺ 衰变都有三种产物，即子核、β 粒子、中微子或反中微子。因此衰变时所放出的能量为三者共有，而且 β 粒子所携带的能量是连续的 β 能谱。

3. 电子俘获　原子核俘获核外电子，使核内的一个质子转变为一个中子，电荷数减 1，同时释放出一个中微子和衰变能的过程称为电子俘获。衰变过程为

$$_Z^A X + \beta^- \longrightarrow _{Z-1}^A Y + \upsilon + Q \qquad (2\text{-}30)$$

在电子俘获过程中，如果被俘获的是内层电子，则可能出现核外层电子填补内层电子空位，而产生特征 X 射线（characteristic X-ray）或俄歇电子（Auger electron）。俄歇电子是当高能级的电子跃迁至低能级，其多余的能量直接转移给同一能级的另一电子，而不辐射 X 射线，接受这份能量的电子脱离原子，成为自由电子，这种电子叫俄歇电子。在核医学中计算人体吸收的剂量时应考虑这一因素。

有些放射性核素在发生 β 衰变或电子俘获后，子核可以处于激发态，当子核向基态跃迁时，会有 γ 射线伴随发射。

（三）γ 衰变和内转换

α 和 β 衰变后的子核大部分处于激发态，处于激发态的子核是不稳定的，会以放出 γ 射线的形式释放能量，跃迁到较低的能态或基态，这种跃迁叫 γ 衰变。γ 射线是光子，不带电，也无静止质量。它的放出不会改变原子核的电荷和质量。γ 衰变的过程可表示为

$$_Z^A X^m \longrightarrow _Z^A Y + \gamma + Q \qquad (2\text{-}31)$$

式中，$_Z^A X^m$ 表示原子核处于激发态，$_Z^A Y$ 代表原子核处于基态，Q 是衰变能。

在核医学中使用的 ^{66}Co（钴）、^{99m}Tc（锝）等放射源治疗肿瘤，均有 β 粒子和 γ 射线发射。

处于激发态的原子核还有另一种释放能量的方式，即原子核由激发态回到基态时，并不发射 γ 射线而是把全部能量交给核外电子，使其脱离原子的束缚而成为自由电子，这一过程叫内转换（internal conversion），发射的电子叫内转换电子。这里要注意的是，不能将内转换过程理解为内光电效应，即不能认为是原子核先放出光子，然后再与核外电子发生光电效应，这是因为发生内转换的概率远大于发生内光电效应。另外无论是电子俘获还是内转换过程，由于原子的内壳层缺少电子而出现空位，外层电子将会填充这个空位。因此这两个过程都伴随着特征 X 射线和俄歇电子的发射。

> **案例 2-4**
>
> 核电站和原子弹是核裂变能的两大应用，两者机制上的差异主要在于链式反应速度是否受到控制。核电站的关键设备是核反应堆，它相当于火电站的锅炉，受控的链式反应就在这里进行。核反应堆有多种类型，按引起裂变的中子能量可分为：热中子堆和快中子堆。热中子的能量在 0.1eV（电子伏特）左右，快中子能量在 2eV 左右。目前大量运行的是热中子堆，其中需要有慢化剂，通过它的原子与中子碰撞，将快中子慢化为热中子。慢化剂目前用的是水、重水和石墨。堆内还有载出热量的冷却剂，目前冷却剂有水、重水和氦等。根据慢化剂、冷却剂和燃料不同，热中子堆可分为轻水堆（用轻水作慢化剂和冷却剂，稍加浓铀作燃料）、重水堆（用重水作慢化剂和冷却剂，稍加浓铀作燃料）和石墨水冷堆（石墨慢化，轻水冷却，稍加浓铀），轻水堆又分压水堆和沸水堆。

二、核衰变规律

核衰变是原子核自发变化的过程，在足够多的原子核中，每一个核在什么时候发生放射变化是不能预知的。但是如果在短时间 dt 内，有 dN 个核改变，从统计的观点，改变率 dN/dt 必定与当时存在的总原子核数 N 成正比，即：

$$-\mathrm{d}N=\lambda N\mathrm{d}t \tag{2-32}$$

式中，$\mathrm{d}N$ 代表 N 的减少量，由于放射性元素的原子核数目随着时间的增加而减少，$\mathrm{d}N$ 是负值，所以需要加负号使该式等号前后都是正值。λ 称为衰变常数（decay constant），其值反映放射性核素随时间衰变的快慢。对上式进行积分，便可得到 t 时刻原子核数 N 与 $t=0$ 时原子核 N_0 之间的关系：

$$N=N_0\mathrm{e}^{-\lambda t} \tag{2-33}$$

式（2-33）说明放射性核素衰变服从指数规律。

（一）衰变常数

由公式（2-32）可知衰变常数：

$$\lambda=\frac{-\mathrm{d}N/N}{\mathrm{d}t} \tag{2-34}$$

λ 值反映一个放射性核素在单位时间内衰变的规律，因而它是描写放射物放射衰变快慢的一个物理量，单位为秒$^{-1}$（s^{-1}）。

值得注意的是，一种核素能够进行几种类型的衰变，或子核可能处于几种不同的状态。对应于每种衰变类型和子核状态，有各自的衰变常数 λ_1，λ_2，$\cdots$，λ_n，式中的 λ 应是各衰变常数之和，即

$$\lambda=\lambda_1+\lambda_2+\cdots+\lambda_n \tag{2-35}$$

（二）半衰期

如果经过一段时间 T，放射性核素原子核的数目减少到原数的一半，则称 T 为半衰期（half life），它也是用来表示放射性核素衰变快慢的物理量，是不同放射物的又一标志。在式（2-33）中，将 $t=T$，$N=N_0/2$ 代入后，得 T 和 λ 的关系为

$$T=\frac{\ln 2}{\lambda}=\frac{0.693}{\lambda} \tag{2-36}$$

式（2-36）给出半衰期 T 同衰变常数 λ 的关系：λ 大的，T 短。半衰期单位用秒（s），对半衰期长的核素用分（min）、小时（h）、天（d）和年（a）。

经过一个 T 后，其放射性核素衰减到原来的 1/2，两个 T 后衰减到原来的 1/4，以此类推，经过 n 个 T 后，将衰减到原来的 $(1/2)^n$。将式（2-36）代入式（2-33）得到

$$N=N_0\left(\frac{1}{2}\right)^{t/T} \tag{2-37}$$

当放射性核素引入动物体内时，其原子核的数量除按前述的规律衰变而减少外，还通过生物代谢而排出体外。体内的放射性数量减少比单纯的衰变要快。若用上述的 λ 代表物理衰变常数，λ_b 代表单位时间内从体内排出的原子核数与当时存在的原子核数之比，即放射性核素的排出率，又称为生物衰变常数，于是 $\lambda_e=\lambda+\lambda_b$，$\lambda_e$ 称为有效衰变常数。三种衰变常数的半衰期分别为有效半衰期 T_e、物理半衰期 T 和生物半衰期 T_b，三者的关系为

$$\frac{1}{T_e}=\frac{1}{T}+\frac{1}{T_b} \tag{2-38}$$

可得到

$$T_e=\frac{TT_b}{T+T_b} \tag{2-39}$$

显然，T_e 比 T 和 T_b 都短。

（三）平均寿命

在一种放射物中，有些原子核早变，有些晚变，这就是说有的寿命短，有的寿命长。平均寿命（mean lifetime）τ 也是反映放射性核素衰变快慢的物理量。它具体反映的是某种放射性核素的平

均生存时间。假设 $t=0$ 时有 N_0 个母核，$t=t$ 时还有 N 个母核。这 N_0-N 个已衰变掉的母核中每个核的寿命不一定都是 t。又经过 dt 时间后还有 $N-(-dN)$ 个母核。在 dt 时间内衰变掉的母核数为 $-dN$，可以认为这 $-dN$ 个母核中每个核的寿命都是 t。因此，这 $-dN$ 个母核的总寿命为 $t(-dN)$。

所以 N_0 个母核的总寿命为

$$\int_0^{N_0} t(-dN) \tag{2-40}$$

N_0 个母核的平均寿命为

$$\tau = \frac{\int_0^{N_0} t(-dN)}{N_0} = \frac{1}{N_0} \int_0^{\infty} t\lambda N dt = \lambda \int_0^{\infty} te^{-\lambda t} dt$$

$$\tau = \frac{1}{\lambda} = \frac{T}{0.693} \tag{2-41}$$

值得注意的是，上述的衰变规律是一个统计学规律，当放射性样品实际衰变的原子核个数愈多时，其结果就会愈趋于准确。

（四）放射性活度

常用单位时间内衰变的原子核数来表示放射性强度（radioactivity），或叫放射性活度，用 A 表示：

$$A = \frac{-dN}{dt} = \lambda N = \lambda N_0 e^{-\lambda t} = A_0 e^{-\lambda t} \tag{2-42}$$

式（2-42）中，$A_0=\lambda N_0$，为 $t=0$ 时的放射性活度。可见，若某时刻母核数为 N，则该时刻的放射性活度为 $A=\lambda N$。放射性活度的国际单位是贝可勒尔，简称贝可，符号 Bq，$1Bq=1$ 次衰变·秒$^{-1}$，在此之前，放射性活度单位用居里（Ci）表示，$1Ci=3.7\times10^{10}Bq$。

在放射治疗中常用放射性比活度，指单位质量放射源的放射性活度，其单位是贝可·克$^{-1}$（$Bq \cdot g^{-1}$），它是衡量放射性物质纯度的指标。任何放射性物质不可能全部由该种物质组成，而是由相同物质的稳定同位素稀释，还可能含有与放射性元素相化合的其他元素的一些稳定同位素和衰变的子核。含其他核素少的，放射性比活度就高，反之则低。

三、衰 变 平 衡

有些放射性核素并不是发生一次衰变就稳定下来的，由于它们的子体仍然有放射性，于是接二连三地衰变，新生子体一代一代地产生出来，直到稳定下来为止，这种衰变现象叫作递次衰变。如镭衰变为氡，氡衰变为钋，钋还要衰变下去。由某一个最初的放射性核素递次衰变而产生一系列放射性核素，就构成了一个放射族系，简称放射系。天然存在的放射族有铀族、钍族和锕族，它们都是从一个长寿命的核素开始，这个起始的核素称为母体，这些母体的半衰期都很长，有些可和地质年代相比拟。

铀族：母体是 ^{238}U，半衰期 $T=4.51\times10^9a$（年），经过 8 次 α 衰变和 6 次 β$^-$ 衰变，最后生成稳定的 ^{206}Pb（铅）。系中各放射性核素的质量数 A 都是 4 的整数倍加 2，所以也叫（$4n+2$）系。

钍族：母体是 ^{232}Th，半衰期 $T=1.4\times10^{10}a$，经 6 次 α 衰变和 4 次 β$^-$ 衰变，最后达到稳定的 ^{208}Pb。系中各放射性核素的质量数 A 都是 4 的整数倍，所以也叫作 $4n$ 系。

锕族：母体是铀的同位素 ^{235}U，半衰期 $T=7.04\times10^8a$，又叫锕铀（AcU），经 7 次 α 衰变和 4 次 β$^-$ 衰变，最终生成铅的同位素 ^{207}Pb。系中各放射性核素的质量数 A 都是 4 的整数倍加 3，所以也叫作（$4n+3$）系。

递次衰变现象使我们注意到，使用放射性核素时会遇到几代共存的放射源，了解放射源中各代子体衰变的特点是很有价值的。

我们来研究母体 A 衰变为子体 B，再衰变为子体 C 的情况：

$$A \rightarrow B \rightarrow C$$

对于母体 A，其数量变化只取决于 A→B，不管 B 的变化如何都不会影响 A 的数量变化规律，它的数量变化只取决于它本身的衰变常数而与它的后代无关。子体 B 情况就要复杂得多，这是因为，一方面 B 的原子核不断衰变为 C 的原子核，另一方面 B 的原子核又从 A 的原子核的衰变中得到补充。这样一来，子体 B 在数量上的变化不仅和它自己的衰变常数有关，而且也和母体的衰变常数有关，其具体情况我们可以分如下三种类型来讨论。

▌（一）母体半衰期远大于子体半衰期

我们先假设开始时没有子体存在，由于母体 A 的衰变，子体 B 的核数将逐渐增加。这些新生成的子体将按照自己的规律进行衰变，由于每秒衰变数是与现有核数成正比的，所以随着子体的积累，子体每秒衰变的核数也将增加。经过一段时间后，子体每秒衰变的核数将等于它从母体衰变而得到补充的核数，子体的核数就不再增加，达到动态平衡。达到动态平衡所需时间大约是子体半衰期的几倍，通常认为 5 倍就接近平衡了。我们假设开始时没有子体存在，这实际上是不必要的，因为即使开始时有子体存在，经过几个半衰期以后，这些原先的子体，不管有多少，都可以认为基本改变了。开始时子体的存在只是影响达到动态平衡的快慢，而不会影响最终的平衡状态。由于放射性强度是以每秒衰变的核数来衡量的，所以在动态平衡时，母体与子体的放射性强度相等。在远小于母体半衰期的时间内，母体核数的衰减是可以忽略的，因而它的放射性强度可以认为保持不变，所以子体的放射性强度在达到平衡后也是保持不变的，这种动态平衡称为长期平衡。如果在达到动态平衡后把子体分离出来，那么经过子体半衰期几倍时间后，又将重新达到动态平衡。

▌（二）母体半衰期接近于子体半衰期

这是在实际应用中经常遇到的情况。我们知道，子体和母体达到动态平衡需要子体半衰期几倍的时间。在这段时间内，母体的核数和它的放射性强度显著地减少了，因此子体每秒衰减的核数将略多于每秒从母体衰变而补充的核数。在这种情况下，子体与母体之间并不能达到稳定的动态平衡，随着母体的核数和放射性强度不断减少，子体由于衰减稍多于补充，它的核数和放射性强度也随着母体的衰减而不断地减少。这种近似的动态平衡称为暂时平衡。由于放射性强度是以每秒衰变数来衡量的，在暂时平衡的条件下，子体的放射性强度将随时保持稍大于母体的放射性强度，并且随着母体的衰减而衰减，它们之间的比值是稳定的，与两个半衰期的差值有关。如果在达到暂时平衡后把子体分离出来，在经过子体半衰期几倍时间后又能达到新的暂时的平衡。但是如果母体的半衰期与子体的半衰期很接近，这种暂时平衡是达不到的，因为母体在这以前就几乎衰减完了，子体也随之很快几乎全部衰变。

▌（三）母体半衰期小于子体半衰期

这也是实际应用中常常遇到的情况。在经过母体的几个半衰期后，母体就几乎全部衰变为子体。子体的核素最初由于从母体的衰变得到补充而很快增加，当补充来源几乎断绝以后，子体就按照自己的规律而缓慢衰变。

放射性平衡在放射性核素的应用中具有一定的意义。半衰期短的核素在医学应用中有很多优越性。但因为寿命较短，无法单独存在较长时间，在供应上有很大困难。有些短寿命核素是由长寿命核素衰变产生的。由递次衰变现象可知，当母体、子体达到放射平衡后，子体会与母体共存并保持一定的含量比例。如果通过化学方法把子体从母体中分离出去，则经过一定时间后，母体与子体又会达到新的放射平衡。于是可再把子体分离出去，这样我们可以不断地从母体内取得短寿命的同位素以供使用。这种由长寿命核素不断获得短寿命核素的分离装置叫核素发生器，俗称"母牛"（cow），常用的"母牛"有 ^{99}Mo（钼）→^{99m}Tc（锝）、^{68}Ge（锗）→^{68}Ga（镓）、^{226}Ra→^{226}Rn 等。

由于母体的寿命较长，一条"母牛"可以在较长时间内供应短寿命核素，很适合远离放射性核素生产中心或交通不便的地方开展短寿命核素的应用工作。如在 $^{113}_{50}$Sn（锡）$\rightarrow ^{113}_{49}$In（铟）"母牛"中 $^{113}_{50}$Sn 半衰期为 118 天，可连续使用 2～3 个月。

第四节　电离辐射与物质的相互作用

一、电离与激发

带电粒子与物质的核外电子发生静电作用，如果导致物质中的原子失去轨道电子形成正负离子对，称为电离作用（ionization），其强弱用带电粒子在单位路径上产生的离子对数（电离密度）或线性能量传递（linear energy transfer，LET）来衡量。

如果带电粒子使被照射物质轨道电子从内层跃迁至外层，该电子返回基态时，能量以光子或热能形式释放，此过程称为激发（excitation）作用。

不带电粒子如 γ、X 射线，它们与物质相互作用可产生光电子、康普顿电子和电子对，被称为次级电子，这些次级电子因为已经带有了电荷，可引起被照射物质分子的电离或激发，被称为次级电离或激发。

二、散射与吸收

带电粒子受到物质原子核库仑电场作用而发生方向偏折和能量的改变，称为散射（scattering），只改变运动方向而能量不变者称为弹性散射（elastic scattering）。α 粒子由于质量大，散射作用不明显；β 粒子质量较小，散射作用明显，因此在放射性测量或防护工作中要注意 β 粒子的散射作用。

如果射线通过物质时，由于各种作用的机制，导致带电粒子的动能全部丧失而不复存在的过程称为吸收（absorption）。吸收前带电粒子经过的直线距离称为其在该物质中的射程。

三、轫致辐射与湮没辐射

β⁻粒子在介质中受到阻滞而急剧减速，部分甚至全部能量转化为电磁辐射，称为轫致辐射（bremsstrahlung）。其发生的概率与 β⁻粒子的能量及介质的原子序数成正比。因此在放射防护中要注意，β⁻粒子吸收体和屏蔽体应采用低密度材料，如有机玻璃、铝或塑料等。

β⁺粒子通过物质时和核外电子相互作用，消耗能量而相互结合，同时转化为两个方向相反、能量各为 0.511MeV 的 γ 光子而自身消失，这种过程称为湮没辐射（annihilation radiation）或称光化辐射。

（胡鹏志　彭　松）

思　考　题

1. 简述玻尔假设的定义及其意义。
2. 简述同位素的定义及其应用价值。

第三章 X射线的产生

【学习要求】

记忆：X射线本质与特性；X射线装置及产生条件；X射线的量与质、半值层的测量、X射线的产生效率。

理解：X射线的不当使用；电子与物质的相互作用以及两种X射线的产生原理；X射线强度的空间分布。

运用：X射线的应用。

X射线是1895年由德国物理学家伦琴发现的，它与1896年贝可勒尔发现的天然放射性及1897年汤姆生发现的电子并称为19世纪末20世纪初物理学的三大发现。这三大发现使人们对物质微观结构有了更客观的认识，并推动了原子及原子核技术进入不同领域的实际应用。

本章主要讲述X射线的发现、X射线的不当使用、本质与特性、产生装置、产生原理、X射线的量与质、X射线的产生效率及强度的空间分布等内容。

第一节 X射线的发现和使用

一、X射线的发现

X射线的发现者与提出者是德国物理学家伦琴，它是1895年11月8日伦琴在进行阴极射线管气体放电实验研究时，偶然发现的一种不可见射线，即取名为X射线。其实，在伦琴发现X射线之前，这种射线已经存在了很多年，并且很多人利用这种射线做了很多工作。但遗憾的是，伦琴之前的研究者均没有使用X射线这个名字。

伦琴发现X射线后，进一步研究发现这种新射线能使照相底片感光和产生荧光；能穿透木板、衣服和厚厚的书本，但可被铅板遮挡；在电场和磁场中不偏转，说明它不带电荷。在实验过程中利用这种新发现的射线得到了人类第一张X射线影像——伦琴夫人一只手的X射线影像。1895年12月28日，伦琴向德国医学会递交了第一篇关于X射线的论文——《论新的射线》，并公布了他夫人的手骨X射线照片。1896年1月4日伦琴的论文和这张X射线照片在柏林大学物理系的"柏林物理学会50周年纪念会"上第一次展出。1901年伦琴因发现X射线并对其性质的深入研究，荣获了第一届诺贝尔物理学奖。科学家们把X射线命名为伦琴射线，以纪念伦琴为人类进步做出的杰出贡献。

二、X射线的不当使用

案例 3-1

1999年9月30日，日本JCO公司的铀浓缩加工厂发生了一起严重的核泄漏事故，有三名工人遭受严重核辐射，当救援人员把他们送到当地医院时，他们已经昏迷不醒。同时这次事故致使工厂周围地区遭受不同程度的污染，辐射量是正常值的一万倍，放射线的危害再一次给人们敲响了警钟。

问题： 放射线对人身体有危害，特别是我们在进行医学检查的时候也会遇到，而且放射线看不见摸不到，我们一定要注意预防。放射线在我们不注意时会对身体造成伤害，还有可能致病，那么，在医疗检查过程中我们到底还做不做放射线检查？

分析： 虽然放射线具有辐射性，但是没有大家想象中那么可怕，如果合理应用是非常安全的。从医生的角度来说，必须最大化地利用它的优势，结合所学知识，为每位患者选择合理的放射检查手段，尽可能少地让患者受到放射线损伤。其实，我们时时都在接受各种辐射，如天然辐射（空气、岩石、土壤等）和人工辐射，其中天然辐射人均年有效剂量约 2.4mSv，医疗所带来的辐射剂量人均约 0.4mSv。医疗设备辐射剂量参考值如下，胸透大约为 1.1mSv；普通胸片大约为 0.02mSv；头颅 CT 大约为 2mSv；胸部 CT 约为 8mSv；腹部 CT 约为 10mSv。研究表明，能对人体造成损伤的 X 射线剂量为 500～1000mGy，而拍摄一张 X 射线片仅仅为 0.4mGy，与造成损伤的剂量相距较远，所以医疗设备相对很安全。总之，常规的诊断性检查辐射剂量很小，致癌的概率更是微乎其微，所以不用过于担心。

此外，切勿盲目相信、过度依赖影像学检查结果，滥用影像检查技术，更不能丢弃传统的体格检查手段。只有以自身对疾病的主观认识为基础，以放射学检查手段为辅助，才能对患者的病情提出更好的诊断与治疗措施。

X 射线发现后首先被应用到医学诊断上，在 X 射线发现的第 4 天，一位美国医生用伦琴发现的 X 射线发现了伤员脚上的子弹。不久，一家医院用伦琴发现的 X 射线，顺利地取出潜伏在患者手掌中的铁针，并于第二年提出了利用 X 射线进行治疗的设想，使 X 射线诊断和治疗在现代医疗工作中占有重要地位。它与后来发展起来的核医学成像、超声成像、X-CT、磁共振成像、热图像、介入放射学和内镜等技术共同开辟了现代医学影像学的崭新领域。

在 X 射线发现不久之后，已经有 X 射线的损伤报道，却没有引起人们的充分的重视。当时人们认为该行为类似于普通光线照射，仅比光的波长短约 1000 倍而已，不必考虑放射线损害。20 世纪 50 年代前，人们对放射线对人体损害的重视仍然不够，使用的 X 射线设备十分简陋，X 射线机采用热阴极气体真空玻璃管，没有射线准直系统。在此后的十几年里，X 射线摄影工作者均没有考虑放射防护问题，放射科多在阴暗潮湿的地下室，X 射线管受潮经常出故障。1898 年，英国伦敦皇家医院的医生 Harnack 和 3 名助手，在没有任何防护的条件下开始使用 X 射线机，5 年后他们全部出现放射损伤，其中一名死亡，一名因双手患放射性皮炎而最终被截肢。这些沉痛的代价让人们了解到了 X 射线的另一个方面——X 射线的危害性。在过去的一百多年里，核和放射技术以其独特的作用在生命科学研究、医学诊断与治疗上做出了重要贡献。但放射线在造福人类的同时，也让人类付出了很大的代价，许多人受到了过量的照射，不少放射科技师、医生、研究人员和患者献出了宝贵的生命，其中包括伟大的科学家居里夫人和她的大女儿，她们均死于放射线的伤害。由于出现了人体损伤和死亡，人们开始关注放射线的防护和研究。目前，在许多国家仍然存在对放射线使用的正当性和最优化认识不足。我国也曾出现过将 X 射线技术用于计划生育透环、非最优化的 X 射线技术用于医学无症状人群的普查等，因此，学习放射防护课程对于医学影像相关专业的工作人员来说是必不可少的。

目前，医疗照射中存在的问题是：①医疗照射正当性原则重视不够，放射诊断的阳性率偏低，患者自身防护措施没有落实；②介入操作和放射性粒子植入医生的个人剂量仍然较大；③在医疗照射正当性和最优化原则下的安全操作未得到重视，一些单位仍滥用 X 射线检查项目；④放射治疗医学物理师严重不足，质量控制措施缺乏或未得到落实；⑤辐射事故或事件时有发生，且未按规定程序上报，存在瞒报、漏报现象；⑥服用放射性药物的核医学患者随意走动，核素治疗患者无留观病床，造成其他无关人员受到照射；⑦医院放射性粒子植入治疗管理不完善，乱用现象较普遍；⑧医疗照射的潜在危害告知义务在医院没有落实，临床医师和放射科医师的安全文化素养有待提高等。

2014 年 7 月，国际原子能机构正式发布了新的《国际电离辐射防护与辐射源安全基本安全标准》，建议世界各国参照使用或建立各自国家的"基本安全标准"。此标准已经明确下列实践活动均为不正当的：①除涉及医疗照射正当实践外，在食物、饲料、饮料、化妆品或在由人食入、吸入、经皮摄入或施用于人的任何其他商品或产品中,有意添加放射性物质或通过活化导致其活度增加的实践。②涉及在商品或产品中,如玩具、私人珠宝或装饰品,轻率使用辐射或放射性物质的实践,这些实践通过有意添加放射性物质或通过活化导致其活度增加。③用作一种艺术形式或为宣传目的利用辐射的人体成像。④无特殊原因,为职业、法律、侦查盗窃、反走私或健康保险目的,进行不涉及临床指征的利用辐射的人体成像。如果在例外情况下,政府或监管机构确定这种人体成像的正当性。⑤为探测可能用于构成国家安全威胁的犯罪行为的隐蔽物体而进行的利用辐射的人体成像等实践活动,必须由政府确定其正当性,政府必须确保在与相关主管部门、专业机构和监管机构协商的基础上,制定关于这种人体成像的剂量约束。

回顾历史上放射线应用的经验和教训,放射工作人员应重视放射实践的正当性、放射防护的最优化和剂量约束三项基本原则,在我国医学和工业、农业各个使用放射线的业界普及放射防护基本知识,强化公众对放射防护的认知,强调在考虑了经济和社会因素之后把一切照射保持在可合理达到的尽量低的水平,以保障我国民众的健康权益。

第二节　X射线的产生条件与装置

一、X射线的产生条件

理论和实验都证明,凡是高速运动的电子受到物体阻止时,都能产生X射线。因此X射线产生需要的条件为:

1. 一个电子源,一般称为阴极。它能根据需要提供足够数量的电子,这些电子通过加热后在灯丝(一般是钨丝)周围形成空间电荷,也称电子云。

2. 一个能经受起高速电子撞击而产生X射线的靶,即阳极。一般都是用高原子序数、高熔点的钨制成。

3. 高速电子流。高速电子流的产生本身需具备两个条件,其一是有一个由高电压产生的强电场,使电子从中获得高速运动的能量;其二是有一真空度较高的空间,以使电子在运动中不受气体分子的阻挡和电离放电而降低能量,同时,也能保护灯丝不因氧化而被烧毁。

二、X射线的发生装置

图3-1是X射线发生装置的基本线路,主要包括X射线管、低压电源和高压电源三部分。

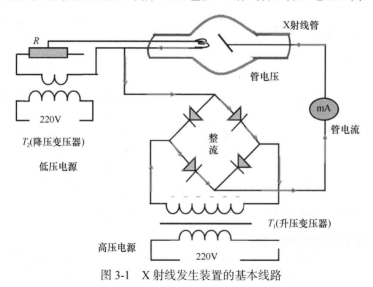

图3-1　X射线发生装置的基本线路

　　X射线管是诊断X射线机的核心部件，它是一个高度真空的热阴极二极管，主要由阴极（K）、阳极（A）构成的管芯和玻璃管套组成。其结构如图3-2。

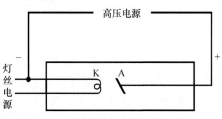

图3-2　X射线管基本结构示意图

　　1. 阴极（cathode）　是X射线管的负极，其作用是发射电子并使电子流聚集。阴极由灯丝、聚焦杯、阴极套和玻璃芯柱组成。灯丝多用高熔点的钨丝绕制成螺旋状，单独由低压电源供电，使钨丝炽热而发射电子。灯丝电压愈高，灯丝温度便愈高，每秒蒸发出的电子数目就愈多。为了增加电子的发射率，延长灯丝使用寿命，在钨丝中会掺上少量的钍。不同功率的X射线管，为了协调不同功率与焦点的关系，在阴极装有两个长短灯丝，分别对应于大焦点和小焦点，这种X射线管称为双焦点X射线管。

　　2. 阳极（anode）　分固定和旋转两种，是X射线管的正极，由阳极头、阳极罩、转子和轴承等组成，它能使高速电子突然受阻而产生X射线。当大量高速电子撞击阳极靶时，只有不到1%的电子动能转变为X射线的能量，而其余99%以上的电子动能都在阳极变为了热能，这就导致阳极靶的温度很高。为此，阳极上受电子轰击区的材料就要求既要耐高温又要散热性能好，以保护阳极靶面不致因高温而熔化。理论与试验都表明，在速度和数目一定的电子轰击下，不同原子序数Z的物质制成的靶，产生X射线的效率近似与Z成正比。也就是说，原子序数Z越大，产生X射线的效率越高。因此，在兼顾熔点高、原子序数大和导热性能好的情况下，阳极通常由钨靶面和散热体两部分组成，通常是将阳极靶面焊接在实心或空心铜材料散热圆柱体上。采用这种结构是因为钨的原子序数高（Z=74），有利于提高X射线产生的效率，且其熔点高（3370℃），能经受住高速电子撞击时产生的热量，但导热性能差。铜的原子序数和熔点较低，但导热性能好，结合两者的优点将阳极制成钨靶面镶嵌在铜散热体上的结构。在固定阳极X射线管中，靶是一镶嵌在铜阳极上的钨合金；在旋转阳极X射线管中，整个圆盘都是靶（图3-3）。

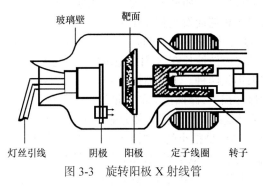

图3-3　旋转阳极X射线管

　　3. 管电压与管电流　当在阴极和阳极之间接通高电压（阴极为负，阳极为正）时，在强电场的作用下，蒸发电子奔向阳极形成管电流，加在两极之间的加速电压被称为管电压。管电流以毫安（mA）为单位，其大小受到管电压和灯丝电流的双重影响。对于一个给定的灯丝电流，X射线管的管电流将会随着管电压的升高而增大，当管电压升高到一定值时，管电流达到最大值，管电压进一步增大时管电流将不会增大。超过饱和电压时，只能通过提高灯丝的温度来增大管电流。

　　4. 管壳　作用是维持一个高真空度的空间，并固定阳极和阴极。管壳必须具备不漏气、耐高温、绝缘性能好及对X射线吸收较少等特性。一般有玻璃壳和金属陶瓷壳两种。玻璃壳体是绝缘壳体，易受二次电子攻击，容易沉积从灯丝和靶面龟裂蒸发的钨，形成第二阳极，受轰击后被侵蚀，或导致击穿损坏。金属陶瓷壳体是在陶瓷中间嵌入金属铌并接地，以吸收二次电子，在对准焦点处开有铍窗以使X射线通过。

第三节　X射线的产生原理

一、电子与物质的相互作用

从通常意义上来说，X射线的产生有两种来源：一种是X射线管，另一种是加速器。现在所讲的X射线均是在X射线管中通过高速运动的电子与阳极金属靶面撞击而产生的。因此研究电子与靶物质的相互作用是研究X射线产生的首要问题。

电子与阳极靶的相互作用过程主要有以下几种形式：

1. 电离　原子的外层价电子或内层电子在高速电子作用下完全脱离原子轨道，变成离子。电离过程中向外发射的光谱有两种：一种是由于价电子脱离原子轨道，离子结合自由电子变为处于激发态的原子，在回到基态过程中发射出的光学光谱。由于外层电子轨道的能级差小，这些光谱一般在紫外线、可见光和红外线的波长范围，不属于X射线，而且这部分光能几乎全被周围原子所吸收，转化为热。另一种是内层电子完全脱离轨道，使原子处于激发态，当原子从激发态回到基态过程中，会产生标识X射线，即特征X射线。

2. 激发　高速电子或二次电子撞击原子外层电子，由于作用较弱，不足以使其电离，仅将电子推入更高能级的空壳层，使原子处于激发态。入射电子的动能一部分转化为方向改变、速度变小的出射电子的动能，另一部分转化为被原子吸收的激发能。处于激发态的原子从高能态向低能态跃迁产生光学光谱，多余的能量最终全部转化为热能。

3. 弹性散射　高速电子受原子核电场的作用而改变运动方向，但是能量不变，称为弹性散射。此过程没有光谱辐射，也没有能量损失。但是由于在阳极靶内物质密度极大，散射的距离会很短。高速电子很快在改变后的方向上与其他原子核或核外电子相遇而发生相互作用。

4. 轫致辐射　高速电子在原子核的电场作用下速度突然变小时，它的一部分能量转变成电磁波发射出来，这种现象叫轫致辐射，这部分能量产生的电磁波波长在X射线范围内，是连续谱。

简单来说以上能量损失的过程分为碰撞损失和辐射损失两种。①碰撞损失（collision loss）：高速电子与靶原子的外层电子作用而损失的能量统称为碰撞损失，碰撞损失的能量最后全部转化为热能。高速电子与靶原子的外层电子作用时，可以使原子激发或电离而损失部分能量 ΔE_1。使原子激发只需几个电子伏特的能量，因此入射电子的能量损失 ΔE_1 是很小的。当入射电子的能量损失为 ΔE_2，并且大于外层电子的电离能时，则靶原子被电离，其外层电子脱离靶原子并且具有一定的动能，如果电离出的电子动能大于100eV，则称此电子为 δ 电子。δ 电子是电离电子中能量较高的那一部分，它与入射电子一样可以使原子激发或电离，也可以与原子核和内层电子相互作用而逐渐损失能量。②辐射损失（radiation loss）：高速电子与靶原子的内层电子或原子核相互作用而损失的能量，统称为辐射损失。高速电子除与原子的外层电子碰撞而逐渐损失能量外，也可能激发原子的内层电子，如K、L、M层电子。将内层电子激发为自由电子，并使内层电子具有 $E_{动}$ 的动能，高速电子损失的能量 $\Delta E_3 = E_{动} + E_K$ 和 $\Delta E_3 = E_{动} + E_L$ 等。E_K 和 E_L 是电子处在K层、L层时的结合能。高速电子还可能进入到靶原子内部，与靶原子核发生相互作用而损失能量 ΔE_4。

理论与实验指出，碰撞损失和辐射损失各按一定的概率分布。当电子处于较低能量时，能量损失主要是碰撞损失，靶原子外层电子的激发和电离占相当大的比例，靶原子的原子序数较低时更是如此。即使高速电子的能量高达100keV，通过辐射损失而使高速电子损失的能量也不足电子能量的1%，其余99%以上的电子能量损失于电子同靶原子的碰撞，最后转变成可见光和热，其中热占绝大部分。当电子被加速到更高能量时，特别是与高原子序数的靶物质如钨、钼等相互作用时，碰撞损失的能量比例逐渐减小，辐射损失的能量比例逐渐增加。

由上可见，高速入射电子的动能（E），在与物质的作用过程中将变为辐射能（$E_{辐射}$）、电离能（$E_{电离}$）和热能（$E_{热}$），即：

$$E = E_{辐射} + E_{电离} + E_{热}$$　　　　　　（3-1）

至于这三种能量的分配比例，则随入射电子能量和物质性质的不同而不同。

二、两种 X 射线的产生原理

高速电子在钨靶上损失能量时，依靠两种不同的方式产生 X 射线：一种 X 射线的光谱是连续的，称为连续 X 射线；另一种光谱则是线状的，称为特征 X 射线。X 射线是由这两类 X 射线组成的混合射线。

（一）连续 X 射线的产生原理

1. 物理过程 当大量的高速电子轰击阳极靶时，有些电子在靶原子核的电场作用下，其速度的大小和方向都发生了急剧变化，造成电子动能的损失，电子的部分动能转化为光子的能量 $h\nu$ 而辐射出去，这种辐射称为轫致辐射。由于各个电子动能的轨迹与原子核的距离不一样，速度变化情况不同，因而电子损失的能量也各不相同，辐射出来的光子能量也就不一样，因此产生出各种波长成分的连续 X 射线谱（图 3-4）。按上述理论，电子将向外辐射电磁波而损失能量 ΔE，电磁波的频率由 $\Delta E = h\nu$ 确定，这种辐射所产生的能量为 $h\nu$ 的电磁波称为 X 射线光子。

图 3-5 是使用钨靶 X 射线管，管电流保持不变，将管电压从 20kV 逐步增加到 50kV，同时测量各波段的相对强度而绘制成的 X 射线谱。

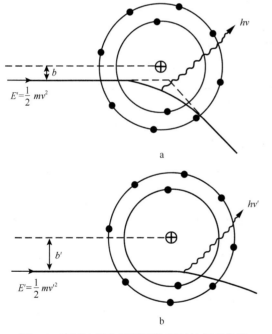

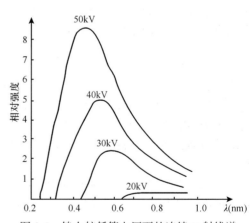

图 3-4　高速电子与靶原子作用时的相对位置　　　图 3-5　钨在较低管电压下的连续 X 射线谱

2. 连续 X 射线的特性 实验表明，当 X 射线管的管电压较低时只发射连续 X 射线谱，连续谱线的强度随波长变化而变化，在某波长上有一个强度极大值，这个极大值所对应的波长称为连续 X 射线的最短波长，如图 3-6 所示。随着管电压的升高，辐射强度相应地增强。同时，各曲线所对应的强度峰值和最短波长极限的位置均向短波方向移动。

如果个别电子在与核电场的作用中，把全部的动能都转化为一个光子的能量，则这时光子能量为最大值，其对应连续 X 射线谱的短波极限。设管电压为 U，电子的质量和电量分别为 m 和 e，则光子能量的最大极限（$h\nu_{max}$）等于入射电子在 X 射线管加速电场中所获得的能量 eU，即：

$$h v_{\max} = \frac{1}{2} m v^2 = eU \qquad (3\text{-}2)$$

在真空中，$\lambda_{\min} v_{\max} = c$，则：

$$h \frac{c}{\lambda_{\min}} = eU \qquad (3\text{-}3)$$

$$\lambda_{\min} = \frac{hc}{eU} \qquad (3\text{-}4)$$

上述公式中，eU 是电子到达靶上的动能。若高速电子被阻止，几乎全部能量都转化成了辐射能，那么由此发射的单个光子的能量就等于电子的动能。当电子到达阳极靶后，如果其进入到靶的内部，能量就会损失一部分，最后的光子能量就没有刚才那么大，频率也相应小一些，波长就要大一些。电子进入靶的深度不同，损失能量的大小就不一样。这个过程中，所产生 X 射线波长的变化是连续的。

如果把上述公式中的 λ 和 U 精确地测得，就可以计算出 h 值，这是测定普朗克常量很好的方法。经实验和计算得 $h = 6.626 \times 10^{-34} \text{J} \cdot \text{s}$，若取 $c = 3 \times 10^8 \text{m} \cdot \text{s}^{-1}$ 和 $e = 1.6 \times 10^{-19} \text{C}$ 的数值代入（3-4）式，U 以伏特（V）为单位，那么公式就可以改为：

$$\lambda_{\min} = \frac{6.626 \times 10^{-34}(\text{J} \cdot \text{s}) \times 3 \times 10^8(\text{m} \cdot \text{s}^{-1})}{1.6 \times 10^{-19}(\text{C}) \times U(\text{V})} = \frac{12.4}{U} \times 10^{-7}(\text{m}) \qquad (3\text{-}5)$$

如 U 以千伏（kV）为单位，则公式（3-5）改为：

$$\lambda_{\min} = \frac{6.626 \times 10^{-34}(\text{J} \cdot \text{s}) \times 3 \times 10^8(\text{m} \cdot \text{s}^{-1})}{1.6 \times 10^{-19}(\text{C}) \times U(\text{kV})} = \frac{1.24}{U}(\text{nm}) \qquad (3\text{-}6)$$

由上式可见，连续 X 射线的最短波长 $\lambda_{\min}$ 只与管电压有关，而与其他因素无关。

通常用 kV(kV) 和 keV 两个单位描述 X 射线能量，二者既有区别又有联系。kV 是指 X 射线管阴极和阳极之间管电压的千伏值，kV 是指峰值管电压的千伏值，而 keV 则表示单个电子或光子能量的千电子伏值。例如，电子从100kV管电压的电场中，获得100keV的高速运动能量，在撞击阳极靶物质发生能量转换时，产生的最大光子能量也是100keV。

由于光子能量（$E = h v = \dfrac{hc}{\lambda}$）与频率（$v$）成正比，与波长（$\lambda$）成反比，故如果波长最短（$\lambda_{\min}$），则频率最高（$v_{\max}$），表明光子的能量最大（$h v_{\max}$）。X 射线的最短波长，对应最大光子能量；最大光子能量的 keV 值，对应管电压的 kV 值。因此若测得 X 射线谱中的最大光子能量的 keV 值，就可推断管电压的 kV 值，反之亦然。

3. 影响连续 X 射线的因素　对连续 X 射线的强度造成影响的因素很多，原因也比较复杂，归纳如下：

（1）阳极靶的物质原子序数的影响：连续 X 射线的强度，在管电压 U、管电流 i 固定时，与阳极靶的原子序数 Z 成正比，即 $I_{连} \propto Z$。阳极靶的原子序数越高，X 射线的强度越大，如图 3-6a 所示。

（2）管电流的影响：在管电压 U、靶材料（原子序数 Z）固定时，X 射线的强度取决于管电流。管电流越大，在 X 射线管中被加速的电子数量就越多，产生的 X 射线强度也就越大，即 $I_{连} \propto i$，如图 3-6b 所示。

（3）管电压的影响：X 射线束中光子的最大能量等于被加速电子的动能，而电子的动能 $E_k = eU$，所以改变管电压 U，光子的最大能量也会改变，整个 X 射线谱曲线的形状也将发生变化。当管电流、靶材料（原子序数 Z）固定时，随着管电压的升高，连续 X 射线谱的最短波长和最大强度所对应的波长均向短波方向移动，使得 X 射线的高能成分所占比例增加，同时 X 射线强度提高，即 $I_{连} \propto U^2$，如图 3-6c 所示。

上述对连续 X 射线的影响讨论中，所涉及的管电压为恒定电压，而实际上 X 射线管上所加的是经交流电整流后的脉动电压。对于脉动电压，产生的 X 射线最短波长只与管电压的峰值有关。当峰值电压与恒定电压相同时，脉动电压产生的 X 射线的平均能量显然要低，三相的 X 射线谱线明显比单相谱线的 X 射线能量强，并且谱线向高能量方向偏移。在相同管电流时，脉动电压产生的 X 射线强度也低。

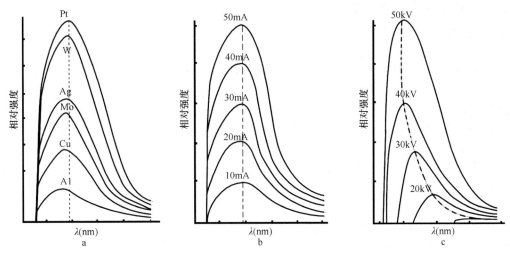

图 3-6　X 射线管电流、电压和靶物质对连续 X 射线强度的影响

连续 X 射线的总强度应该是 $I(\lambda)$ 曲线下面的总面积：

$$I_{连} = \int I(\lambda)\mathrm{d}\lambda \tag{3-7}$$

经验公式为：

$$I_{连} = K_1 iZU^n \tag{3-8}$$

式中，常数 $K_1 = 1.1 \times 10^{-9} \sim 1.4 \times 10^{-9}$；诊断用 X 射线 $n = 2$，$I_{连}$ 表示连续 X 射线的总强度，i 为管电流、U 是管电压、Z 为靶原子序数。

不同管电压对应不同的连续 X 射线谱，每条谱线都有一个强度最大值，最大强度对应的波长值称为最强波长。根据实验和计算得出，其值约在最短波长的1.5倍处。即：

$$\lambda_{最强} = 1.5\lambda_{\min} \tag{3-9}$$

由于滤过（filtration）不同，连续 X 射线的平均能量，一般为最大能量的1/3~1/2。其平均波长约为最短波长的 2.5 倍。即：

$$\lambda_{平均} = 2.5\lambda_{\min} \tag{3-10}$$

案例 3-2

X 射线是从 X 射线管中产生的，X 射线管是一种两极电子管，将阳极灯丝通电使电子放出，如果两极之间加上电压时（管电压），电子就会从阴极向阳极方向加速飞行，获得很大的动能，当这些高速电子撞击阳极靶时，与阳极金属原子的核外库仑场相互作用，放出 X 射线。

问题：X 射线机的管电压为 2×10^5V 时，求电子到达阳极靶面时的速度；连续 X 射线谱的短波极限。

分析：设电子到达阳极靶面的速度为 v，若速度引起的质量变化忽略不计，则电子的质量 $m = 9.11 \times 10^{-31}$kg。而已知 $e = 1.6 \times 10^{-19}$C，$U = 2 \times 10^5$V = 200kV，则可求得

$$v = \sqrt{\frac{2eU}{m}} = \sqrt{\frac{2 \times 1.6 \times 10^{-19} \times 2 \times 10^5}{9.11 \times 10^{-31}}} \approx 2.65 \times 10^8 (\mathrm{m \cdot s^{-1}})$$

产生连续 X 射线的最短波长为

$$\lambda_{\min} = \frac{1.24}{U(\text{kV})} = \frac{1.24}{200} = 6.21 \times 10^{-3} (\text{nm})$$

（二）特征 X 射线的产生原理

1. 物理过程　上面讨论的是钨靶 X 射线管在 50kV 以下产生连续 X 射线谱的情况。当管电压增加到 70kV 以上时，在连续谱波长为 0.02nm 附近叠加了四条尖锐的谱线，即相对强度谱线上出现了四个尖峰，每条曲线上的四个尖峰位置是固定不变的，这就是线状的特征 X 射线谱。特征 X 射线是高速运动的电子与原子内层电子发生作用的结果，是由电子的动能间接得来的，它与靶物质的原子结构有关。

在电子轰击阳极的过程中，某个具有足够能量的电子将阳极靶原子的内层电子击出，在低能级上会出现空位，系统能级升高，处于不稳定激发态。较高能级上的电子向低能级上的空位跃迁，并以光子的形式辐射出特征 X 射线。释放出的能量（$h\nu$）等于电子跃迁前（E_2）、后（E_1）两能级之差。即：

$$h\nu = E_2 - E_1 \tag{3-11}$$

图 3-7 是不同管电压的钨靶 X 射线谱。由图可见，管电压为 65 kV 时，为连续谱；当管电压升至 100 kV、150 kV 和 200 kV 时，则在三条连续谱线上叠加了一组能量位置不变、强度很大的线状光谱。可见，线状光谱的能量与管电压无关（对不同靶材料，管电压必须大于某个值才能出现线状光谱），完全由靶的物质材料的性质决定。事实上，不同靶材料都有自己特定的线状光谱，它表征靶物质的原子结构特性，而与其他因素无关。通常把这种辐射称为特征辐射，也称为标识辐射，由此产生的 X 射线称为特征 X 射线。

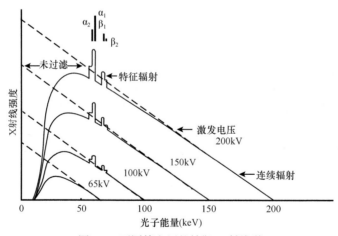

图 3-7　不同管电压的钨靶 X 射线谱

图 3-8 是钨靶原子轨道电子的能级跃迁和特征辐射示意图。当钨靶原子的 K 层电子被击脱，其出现的 K 电子空位可由 L、M、N、O 等能级较高的壳层电子或自由电子跃入填充，由此便产生能量不同的 K 系的特征 X 射线；同样当 L 层电子被击脱，便产生 L 系的特征 X 射线，以此类推。外层电子由于能级差甚小，只能产生紫外线或可见光等低能量范围的光子。

2. 特征 X 射线的激发电压　靶原子的轨道电子在原子中具有确定的结合能（W），只有当入射电子的动能大于其结合能时，才有可能被击脱造成电子空位，产生特征 X 射线。入射电子的动能完全由管电压决定，因此，管电压 U 必须满足下式的关系：

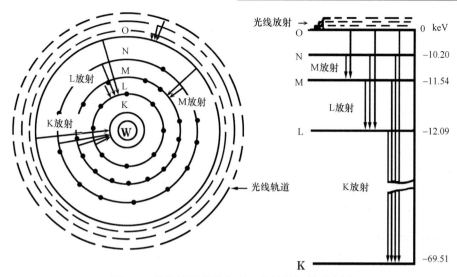

图 3-8　钨靶原子的能级跃迁和特征辐射示意图

$$eU \geqslant W \qquad (3-12)$$

式中，W 为脱出能或结合能。当 $eU = W$ 时，$U = \dfrac{W}{e}$ 为最低激发电压。

　　由于原子中各个内层轨道之间的能级差是随着原子序数增大而增大的,因此原子序数越高的元素，其各个特征 X 射线系的波长越短。但对于一定的元素来说，要激发某些特征 X 射线系，需要有足够高的管电压。若实际管电压低于某激发电压，则此系的特征 X 射线不会发生。例如，钨的 K 电子结合能为 69.51keV，那么钨的 K 系激发电压就是 69.51kV。低于此激发电压将不会产生钨的 K 系特征 X 射线，但可以产生其他系的特征辐射。相反，在产生 K 系特征 X 射线的同时必定伴随其他系的激发和辐射，但由于 L、M、N 等各系的光子能量小、辐射强度弱，通常被 X 射线管的管壁所吸收而不能射出，所以在大多数元素的 X 射线谱中只有该元素的 K 系特征 X 射线。表 3-1 列出几种靶材料的 K 系和 L 系特征辐射的激发电压。

表 3-1　几种靶材料 K、L 系特征辐射的激发电压

靶材料	原子序数	激发电压（kV）	
		K 系	L 系
铝（Al）	13	1.56	0.09
铜（Cu）	29	8.98	0.95
钼（Mo）	42	20.00	2.87
锡（Sn）	50	29.18	4.14
钨（W）	74	69.51	12.09
铅（Pb）	82	88.00	15.86

　　3. 影响特征 X 射线强度的因素　　实验证明，K 系的特征 X 射线的强度（I_K）可用下式表示：

$$I_K = K_2 i (U - U_k)^n \qquad (3-13)$$

式中，i 为管电流；U 为管电压；U_k 为 K 系激发电压；K_2 和 n 均为常数，n 等于 1.5～1.7。

　　由上式可见，K 系的特征 X 射线强度与管电流成正比，管电压大于激发电压时才发生 K 系特征辐射，并随着管电压的升高 K 系射线强度迅速增大。

　　需要指出在 X 射线的两种成分中，特征 X 射线只占很少一部分。医用 X 射线主要使用的是轫致辐射，但在物质结构的光谱分析中使用的是特征辐射。

第四节　X 射线的量与质

一、概念及其表示方法

按照国家标准，我们采用辐射能、粒子注量、能量注量及粒子流密度等概念来描述电离辐射的量（quantity）与质（quality）。X 射线的量理论上应以粒子注量和能量注量来描述，但这两个量在 X 射线实际应用中已很少使用。一般情况下，利用 X 射线在空气中产生电离电荷的多少，定义为照射量（exposure），来测定 X 射线的量。

习惯上常用 X 射线强度来表示 X 射线的量与质。X 射线强度（intensity）是指在垂直于 X 射线传播方向单位面积上，单位时间内通过的光子数量与能量乘积的总和。可见 X 射线强度（ I ）是由光子数目（ N ）和光子能量（ $h\nu$ ）两个因素决定的。

▋（一）X 射线的量

量就是 X 光子的数目。设在单位时间内通过单位横截面积上的 X 光子数目为 N ，若每个光子的能量为 $h\nu$ ，则单色 X 射线强度：

$$I = Nh\nu \tag{3-14}$$

可见，单色 X 射线强度 I 与光子数目 N 成正比。

对于波长不同的，但能量完全确定的（ $N_1h\nu_1$ ， $N_2h\nu_2$ ，…）有限种 X 光子组成的复色 X 射线，其强度为：

$$I_{总} = \sum N_i h\nu_i \tag{3-15}$$

式中， $h\nu_1$ ， $h\nu_2$ ，…， $h\nu_n$ 为每秒通过单位横截面积上的各单色光子的能量， N_1 ， N_2 ，…， N_n 为各单色 X 射线光子的数目。

对于波长由 $\lambda_{\min}$ 到 λ_∞ 的连续 X 射线谱，对应的 X 射线光子能量由 $h\nu_{\max}$ 到零，其强度：

$$I = \int_0^{E_{\max}} E \cdot N(E) \cdot \mathrm{d}E = \int_{\lambda_{\min}}^{\infty} N(E) \cdot \frac{h^2 c^2}{\lambda^3} \cdot \mathrm{d}\lambda \tag{3-16}$$

其中每秒通过单位垂直面积的、能量为 E 的 X 射线光子数 $N(E)$ 是 X 射线光子能量 E 的函数。

在实际放射工作中，为了方便起见，一般用管电流（mA）和照射时间（s）的乘积来反映 X 射线的量，以毫安秒（mA·s）为单位。

管电压一定时，X 射线管的管电流的大小反映了阴极灯丝发射电子的情况。管电流大，表明单位时间撞击阳极靶的电子数多，由此激发出的 X 射线光子数也正比增加；照射时间长，X 射线量也正比增大，所以管电流和照射时间的乘积能反映 X 射线的量。例如，一次拍片需要的 X 射线的量为 20mA·s，就可选择 200mA×0.1s 或者 50mA×0.4s 等。

▋（二）X 射线的质

X 射线的质又称线质，它表示 X 射线的硬度，即穿透物质本领的大小。X 射线的质完全由光子能量决定，与光子个数无关。

在实际应用中以管电压和滤过情况来反映 X 射线的质，这是因为管电压高，激发的 X 射线光子能量就大，即线质硬；过滤板厚，连续谱中低能成分被吸收的多，透过滤板的高能成分增加，使 X 射线束的线质变硬。在滤过情况一定时，常用管电压的千伏值来描述 X 射线的质。管电压形成的电场对阴极电子加速使其获得足够能量撞击阳极靶而产生 X 射线。管电压愈高，电子从场中得到的能量就愈大，撞击阳极靶面的力度愈大，产生的 X 射线穿透能力也愈强。所以管电压能反映 X 射线的质。

X 射线为连续能谱，精确描述其线质比较复杂，工作中有时还用半值层（half-value layer）、有效能量和等值电压等物理量来描述 X 射线的质。

半值层是指，射线数衰减到初始强度的一半时，所需吸收体的厚度。X射线对不同物质的穿透能力不一样，因此对于同一束X射线，半值层可用不同标准物质的不同厚度来表示。诊断用X射线通常用铝作为表示半值层的物质，半值层的值愈大表示对应的X射线的质愈硬。

如果某连续能谱X射线的半值层与某单能X射线的半值层相等，可认为两线束等效，就将此单能X射线的能量称为连续X射线的有效能量。

二、影响X射线量和质的因素

（一）影响X射线量的因素

1. 管电压对X射线量的影响 由图3-5可知，当管电流不变时，管电压从20kV升高到50kV，辐射的总量增大，图中曲线下所包围的总面积代表X射线的总强度。实际上，X射线的强度与管电压的平方成正比。

2. 靶物质的原子序数对X射线量的影响 图3-9表示在管电压和管电流等其他条件都相同的情况下钨靶和锡靶的X射线谱，两条曲线下的面积分别表示钨和锡的X射线总强度。由图可见，曲线的两个端点都重合。高能端重合，说明X射线谱的最大光子能量与管电压有关而与靶物质无关；低能端重合，是因为X射线管固有滤过的限制，低能成分被管壁吸收。射线的最大强度都呈现在相同的光子能量处。实际上若把锡在任何能量时的强度乘以74/50，则正好落在钨的曲线上。这是因为X射线的强度与靶物质的原子序数成正比，而74和50正是钨和锡的原子序数。这说明用

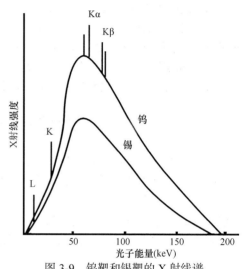

图3-9 钨靶和锡靶的X射线谱

钨作阳极靶产生各种频率的X光子的数目，比锡产生的相应X光子的数目要多。

3. 管电流对X射线量的影响 管电压一定时，X射线管的管电流的大小反映了阴极灯丝发射电子的情况，管电流越大表明阴极发射的电子越多，电子撞击阳极靶产生的X射线的量也越大，发射出的X射线的强度也就越大。因此，在管电压和靶物质的原子序数（材质）相同时，X射线的量与管电流成正比。

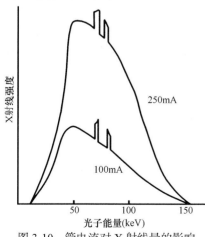

图3-10 管电流对X射线量的影响

图3-10是在管电压和其他条件不变的情况下，管电流对X射线量的影响。从图中可以看到100 mA和250 mA的两条曲线，X射线最短波长和最长波长完全一样，只是曲线下所包围的面积不同。显然管电流大的X射线量大，反之就小。

特征X射线完全由靶物质的原子结构特性决定。靶物质的原子序数愈高，轨道电子的结合能愈大，特征X射线的量也就愈大，当然也就需要更高的激发电压。例如，原子序数为50的锡其K系特征X射线的能量在25～29 keV；原子序数为74的钨在58～70 keV；而铅的原子序数则更高，为82，其特征X射线的能量在72～88 keV。因此，在管电压、管电流、投照时间相同的情况下，阳极靶的原子序数愈高，X射线的量愈大。

综上所述，X射线的量与管电压平方、管电流及照射时间、靶物质的原子序数成正比，即：

$$I \propto U^2 iZt \qquad (3\text{-}17)$$

（二）影响 X 射线质的因素

一般来讲，X 射线的质取决于管电压的大小。无论何种靶物质，在一定管电压下所产生的连续 X 射线谱的最短波长和最长波长是相同的。峰值辐射强度发生在相同能量光子处，光子的最大能量完全由管电压确定。连续 X 射线的质随管电压升高而变硬，但特征 X 射线的质只与靶物质有关。脉动电压产生的 X 射线质比恒定电压下的软，所以管电压波形对 X 射线的质也有影响。三相电源的 6 脉冲和 12 脉冲供电，其管电压更接近恒压，由此产生的 X 射线脉动变化减小，其量与质均优于单相电源供电。一般来说，三相全波整流与单相全波整流相比，在管电压和滤过相同的情况下，X 射线质提高 10%～15%。例如，拍头颅侧位片时，单相全波整流 X 射线机管电压为 72 kV，而改用三相全波整流方式的 X 射线机只需要 64 kV 就可获得相同的摄影效果。

滤过对 X 射线的量、质及能谱构成均有很大影响。增加滤过板厚度，可大量衰减连续谱中的低能成分，使能谱变窄，线质提高，但总的强度降低。

在实际的影像工作中应注意影响 X 射线量与质的因素，并能根据操作和诊断的需要，恰当地选择 X 射线的量与质，这对提高影像质量和降低受检者的辐射剂量都会有一定作用。

第五节　X 射线的产生效率

X 射线的产生效率即在 X 射线管中产生的 X 射线能与加速电子所消耗的电能的比值。

在 X 射线管中加速阴极电子所消耗的电功率（iU）全部变成高速电子的动能。这些高速电子在与靶物质复杂的相互作用过程中产生 X 射线，同时也产生大量的热能。若将占比例极少的特征 X 射线忽略不计，则 X 射线的辐射功率可视为连续 X 射线的总强度 $I = kiZU^2$。因此 X 射线产生效率 η 等于 X 射线的辐射功率（即 X 射线的总强度）与高速电子流功率之比，即：

$$\eta = \frac{kiZU^2}{iU} = kZU \qquad (3\text{-}18)$$

式中，k 是常数，为 $1.1 \times 10^{-9} \sim 1.4 \times 10^{-9}$。

可见，随着阳极靶物质原子序数 Z 的提高，X 射线产生效率增加，但是即使是原子序数很高的钨靶，在管电压高达 100kV 的情况下，X 射线的产生效率也仅有 1% 左右，99% 的能量都转化为了热能。

由式（3-18）可见，X 射线的产生效率与管电压和靶物质的原子序数成正比。在其他条件相同的情况下，高压波形愈接近恒压，产生 X 射线的效率也愈高。

研究证明，X 射线管产生 X 射线的效率极低，一般不足 1%，而绝大部分的高速电子能都在阳极变为了热能，使阳极靶面的温度很高，此即 X 射线管不能长时间连续工作的原因。从表 3-2 所列数据可以看出，X 射线的产生效率，随着管电压的升高而增大。但随着管电压的升高，阳极靶所承受的热量也在急剧增加，因此，X 射线管必须配有良好的散热冷却装置。

表 3-2　钨靶 X 射线管和加速器产生 X 射线的效率

加速电压	占总能量的百分数	
	X 射线能（%）	热能（%）
40kV	0.4	99.6
70kV	0.6	99.4
100kV	0.8	99.2
150kV	1.3	99.7
4MeV	36	64
20MeV	70	30

案例 3-3

  X射线在医学影像诊断领域发挥着重大作用，其在人体的极强穿透力，为医护人员诊断疾病提供了简单快捷的方式，有利于疾病的早控制、早治疗，改善了疾病的治疗效果。然而，X射线管产生X射线的效率极低，一般不足1%，而绝大部分的高速电子能都在阳极变成了热能。研究表明，X射线的产生效率与管电压、靶材料有关。

问题： 钨（$Z=74$）靶X射线管，当管电压为120kV时X射线的产生效率是多少？（此时k取$1.1\times10^{-9}\sim1.4\times10^{-9}$的平均值）

分析： $\eta = kZU = 1.25\times10^{-9}\times74\times120\times10^{3}\approx1.1\%$

  即管电压为120kV时，若X射线管的输入功率为1000W，则X射线的辐射功率仅为11W。而由于碰撞损失转变为热能的功率为989W。

  需要指出的是X射线的另外一个概念，即X射线的利用率，它是指从X射线管发出的、能够用来摄影的X射线能量与从阳极靶面产生的X射线能量的比值。能够充分利用的X射线不足阳极靶面产生X射线总量的10%，90%以上的X射线能都转化成了热量，被阳极靶、管壳、管壁及绝缘油等吸收，说明X射线的利用率也很低。

第六节　X射线强度的空间分布

  从X射线管上产生的X射线，在空间各个方向上的分布是不均匀的，即在不同的方位角上的辐射强度是不同的，这种不均匀的分布称为 X 射线强度的空间分布或称辐射场的角分布（angular distribution）。X射线强度的空间分布主要受入射电子的能量、靶物质（原子序数）及靶厚度的影响。

  1. 薄靶周围 X 射线强度的空间分布　薄靶产生的X射线在周围空间的分布情况如图3-11所示。不同角度上的矢径长度代表在该方向上 X 射线强度，即从电子束入射的靶点 O 到各曲线的长度，表示 X 射线在该方向上的强度。图中可见，低能电子束冲击薄靶产生的 X 射线强度分布，主要集中在与电子束垂直的方向上，沿电子束方向 X 射线强度相对较小，与电子束相反方向上 X 射线强度近似为零；高能电子束冲击薄靶时产生的 X 射线集中向前方，X 射线束变窄。此图为 X 射线强度分布的剖面图，以电子束入射方向为轴旋转一周，可得 X 射线强度在空间的角分布的立体图。

  图 3-12 表示一薄靶在不同管电压下产生的 X 射线强度在靶周围分布的情况。工作电压在 100 kV 左右时，X 射线在各方向上强度基本相等，当管电压升高时，X 射线最大强度方向逐渐趋向电子束的入射方向，其他方向的强度相对减弱，X 射线的强度分布趋于集中。这种高能 X 射线强度的空间分布与电子加速器的实验结果基本一致。

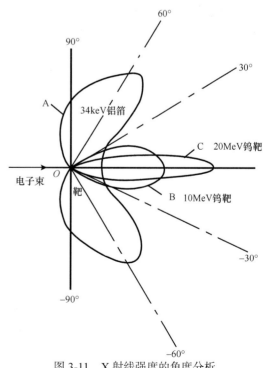

图 3-11　X 射线强度的角度分析

  根据薄靶产生 X 射线的空间分布特点，在管电压较低时，利用反射式靶在技术上很有好处，但使用超高压 X 射线管时，管电压过高，考虑能量分布因素，须采用穿透式靶，电子从靶的一面

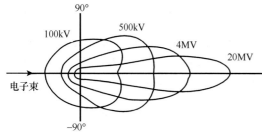

图 3-12 薄靶周围 X 射线强度的角分布

射入，X 射线从另一面射出。医用电子直线加速器产生的高能 X 射线，使用的就是穿透式的薄靶。

2. 厚靶周围 X 射线强度的空间分布 用于医疗诊断的 X 射线管，其阳极靶较厚，称为厚靶 X 射线管。当高能电子轰击靶面时，由于原子结构的"空虚性"，入射高速电子不仅与靶面原子相互作用辐射 X 射线，而且还穿透到靶物质内部的一定深度（电子每穿过 50×10^{-12}m 的深度能量损失 10keV），不断地与靶原子作用，直至能量耗尽。因此，除了靶表面辐射 X 射线外，靶的深层也能向外辐射 X 射线（如图 3-13 中的 O 点）。为便于应用方面的研究，仅讨论在投照方向（即 OA、OB、OC）上的 X 射线强度分布。由图 3-13 可见，从 O 点辐射出去的 X 射线，愈靠近 OC 方向，穿过靶的厚度愈厚，靶本身对它的吸收也愈多；愈靠近 OA 方向，穿过靶的厚度愈薄，靶对它吸收也愈少。因此，愈靠近阳极一侧，X 射线的强度下降得愈多，而且靶角 θ 愈小，下降的程度越大，这种愈靠近阳极，X 射线强度下降得愈多的现象，就是"足跟"效应（heel effect），也称阳极效应（anode effect）。由于诊断用 X 射线管靶角 θ 小，X 射线能量不高，足跟效应非常显著。因此，要将 X 射线管射出的 X 射线滤过，使 X 射线趋于均匀，投照时还应考虑若被照体厚且密度大，应将其置于靠近阴极端。

实验表明，从 X 射线管窗口射出的有用 X 射线束，其强度分布是不均匀的，普遍存在阳极效应。在图 3-14 中，若设定与 X 射线管长轴垂直方向中心线（0°）的强度为 100%，从其他不同角度上的强度分布情况看，阳极效应十分明显。

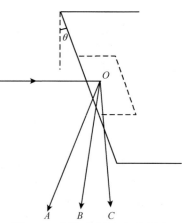

图 3-13 厚靶阳极效应示意图

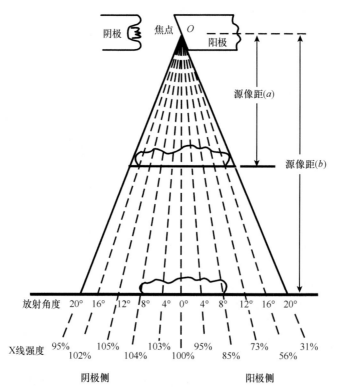

图 3-14 X 射线强度的分布

在具体的影像操作中，应注意阳极效应，尤其是检查部位的密度和厚度的差别很大时，阳极效应最为明显。通常来讲，把密度高、厚度大的被检部位置于阴极一侧，会使接收器的曝光比较均匀，得到的图像质量会更高。另外，应尽量使用中心线附近强度较均匀的 X 射线束摄影。例如，在一次摄影中使用的源像距（source image distance，SID）a 较小，投照部位横跨中心线左右各20°，其两端的强度差为95%–31%=64%，如此大的差别，将使这幅影像的阳极效应十分明显。若把源像距拉大到 b，则投照部位横跨中心线左右各在 8°～12°，其两端的强度之差大约为104%–80%=24%，显然源像距为 b 的阳极效应影响比源像距为 a 的要小得多。

阳极效应的另一个表现就是改变了 X 射线管有效焦点的大小和形状，在 X 射线照射野中靠近阴极一侧的有效焦点比靠近阳极一侧的要大。

（王晓艳）

思 考 题

1. 简要叙述 X 射线管中电子与靶的相互作用过程。
2. 连续 X 射线是怎么产生的？影响连续 X 射线的因素有哪些？
3. 特征 X 射线的产生原理是什么？

第四章 X射线的本质及与物质相互作用

【学习要求】

记忆：X射线的本质与基本特性；X射线与物质的相互作用形式；影响X射线衰减的因素。

理解：各种作用的发生概率及影响因素；X射线的衰减规律。

运用：X射线与物质作用规律在放射诊断、辐射屏蔽防护中的应用。

第一节 X射线的本质与特性

案例4-1

自1895年伦琴发现X射线并拍摄人类历史上第一张X线片后,X射线在生活中各领域的应用已有100多年。人们进入地铁、高铁、机场等公众场所,为消除危险因素,随身物品需要接受X射线安检机的透视巡查；医生为明确病情,对患者进行的X射线摄影、X射线透视、计算机X射线体层成像、DSA等医学影像学检查；为治疗肿瘤疾病进行的X射线放射治疗。X射线的发现和应用为人们带来了巨大收益,但现实中因X射线应用不当造成人身伤害的事件时有发生,如皮肤损伤、骨髓抑制、遗传效应等。X射线是一把双刃剑,需要人们科学、合理、规范地应用。

问题：生活中我们应用X射线,主要是利用X射线的哪些特性？

分析：

1. 利用物理特性中的穿透作用进行X射线成像方面的研究；利用电离作用和热作用研制多种X射线测量仪器,如电离室、盖革-米勒计数管等。

2. 利用化学特性中的感光作用进行X射线胶片制作和应用方面的研究。

3. 利用生物特性研究X射线在生物体内的电离与激发机制,进行电离辐射防护方面的研究。

一、X射线的本质

（一）X射线的波动性

伦琴发现X射线以后,许多物理学家都在积极地研究X射线的性质,探索X射线的应用。科学家们先后于1905年和1909年发现X射线的偏振现象,但对X射线究竟是电磁辐射还是微粒辐射,仍不清楚。1912年德国物理学家劳厄发现X射线通过晶体时产生衍射,证明X射线的波动性和晶体内部结构的周期性。X射线是电磁辐射波谱的一部分,除波长不同外,它与无线电波、可见光、γ射线等并没有本质上的区别。作为电磁波的一种,X射线具有电磁波的一般属性,以一定的波长和频率在空间传播,并在传播过程中发生干涉、衍射、反射、折射现象,表现 X射线的波动性。X射线在真空中的传播速度与光速相同。与可见光不同的是,X射线具有更高的能量、更高的频率（$3\times10^{16}\sim3\times10^{20}$Hz）、较短的波长（$0.001\sim10$nm）,可以穿过包括人体在内的大多数物体。

X射线按线质可分为硬X射线和软X射线,波长小于0.01nm 的称为超硬X射线,在0.01~0.1nm 范围内的称为硬X射线,在0.1~1nm 范围内的称为软X射线。硬X射线能量高、穿透性强,工业上主要用来进行金属部件内部的无损探伤和物相分析；软 X射线能量较低、穿透性弱,主要用于非金属物质结构的成像,如X射线摄影、计算机X射线体层成像等。

（二）X 射线的粒子性

1905 年爱因斯坦提出电磁辐射是不连续的，它包含很多量子（quantum），后来称为光量子，简称光子（photon）。爱因斯坦的理论后来被光电效应及玻尔的原子能级模型证实。X 射线在空间的传播具有粒子性，即 X 射线是由大量以光速运动的粒子组成的不连续粒子流。单个光子的能量 E 是：

$$E = h\nu = h\frac{c}{\lambda} \tag{4-1}$$

式中，ν 是光的频率，h 是普朗克常量，c 是光速，λ 是光的波长。由此可知，不同频率、不同波长的光量子具有不同的能量。

根据爱因斯坦的理论，X 射线的最小能量单元是单个光量子的能量，当 X 射线与其他元素的原子或电子作用时，只能以最小能量单元一份一份地被其他元素的原子或电子吸收。

根据相对论中的质能关系式 $E=mc^2$，能量与质量相关联，物质具有某一数量的能量，就有相应数量的质量，能量 E 的国际单位为焦，质量 m 的单位用千克表示，光速 c 的单位用米/秒表示。由此可以得到单个光子的质量为：

$$m = \frac{E}{c^2} = \frac{h\nu}{c^2} \tag{4-2}$$

其动量是：

$$p = mc = \frac{h\nu}{c} = \frac{h}{\lambda} \tag{4-3}$$

因此，X 射线既具有波动性又具有粒子性，简称为波粒二象性（wave-particle duality）。它的波动性反映了 X 射线运动的连续性，主要表现为在空间传播以一定的频率和波长进行；它的粒子性反映了 X 射线运动的分立性，主要表现为辐射和吸收是以具有一定的质量、能量和动量的光子形式进行。

综上所述，波动性和粒子性是 X 射线作为一种电磁波的客观属性，在不同的场合下 X 射线表现出的特性有所侧重。X 射线的波动性主要表现在传播时，如反射、干涉、衍射、偏振等现象；X 射线的粒子性主要表现在与物质相互作用时，如光电效应、电离作用（ionization）、荧光作用（fluorescence）等。

二、X 射线的基本特性

X 射线的基本特性如下。

（一）物理特性

1. 传播特性 X 射线属于不可见的电磁波，在均匀同性的介质中沿直线传播，与其他电磁波一样可以产生反射、折射、散射、干涉、衍射、偏振和吸收等现象。但有几种特殊情况：①对所有介质，X 射线的折射率都接近于 1（但小于 1），很难被偏振到有实际用途的程度，很难像可见光那样用透镜成像；②因为折射率接近于 1，所以很难观察到它的反射现象；③因为折射率接近于 1，所以一般情况下不用考虑折射对 X 射线作用介质的影响；④X 射线能产生全反射，但其掠射角很小；⑤X 射线光学性质中的干涉、衍射和偏振，可在波长测定、物质结构分析等技术中得到应用。

2. 电磁性 X 射线不带电荷，所以它不受外界磁场或电场的影响，在经过电场和磁场时不会发生偏转。

3. 穿透作用 X 射线能量大、波长短，故能穿透原子间隙，其穿透程度与物质的性质、结构有关。X 射线束进入人体后，一部分被吸收和散射，另一部分透过人体沿原方向传播，透过人体的 X 射线光子空间分布与人体结构相对应，可以用 X 射线影像记录人体结构。

人体对 X 射线的衰减能力按骨、肌肉、脂肪、空气的顺序由大变小，一些组织比其他组织能衰减更多的 X 射线，这种差别就形成 X 射线影像的对比度。实际临床应用中为增加 X 射线影像的对比度或扩大 X 射线的诊断范围，还常用造影检查技术引入各种对比剂增加组织间的密度对比度，组织密度的差异造成 X 射线衰减的差异，形成了具有高对比度的 X 射线影像。

4. 荧光作用 X 射线波长很短，不可见，但它照射到某些荧光物质，如磷、铂氰化钡、硫化锌镉、钨酸钙时，可使这些物质发生荧光，荧光的强度与 X 射线强度成正比。利用 X 射线的这种特性，可以将上述物质制成荧光屏或增感屏。荧光屏是在特制平板上涂一层荧光物质，这些物质受 X 射线照射时会发出人眼可见的荧光。增感屏是将荧光平板置于暗盒的前后壁，胶片在中间，可增加 X 射线的利用率。X 射线摄影无增感屏时，胶片对 X 射线直接感光不到 10%，有增感屏时胶片对 X 射线的感光可达 90%。

5. 电离作用 X 射线虽然不带电，但具有足够能量的 X 射线光子撞击原子的核外轨道电子，可使轨道电子脱离原来轨道，这种作用叫作电离。X 射线的电离作用主要是它产生的次级电子造成的。X 射线电离电荷的能力在气体中较固体和液体要强一些，人们根据这个原理制成了多种 X 射线测量仪器，如电离室、盖革-米勒计数管等。

6. 热作用 X 射线与物质相互作用后，X 射线部分能量被物质吸收，最终绝大部分变为热能，使物体温度升高。测定 X 射线吸收剂量的量热法就是依据这个原理研究出来的。

（二）化学特性

1. 感光作用 当 X 射线照射到胶片上时，电离作用使溴化银药膜起化学变化，出现银粒沉淀，这就是 X 射线的感光作用。银粒沉淀的多少，由胶片受 X 射线的照射量决定，再经化学显影，变成黑色的金属银，形成 X 射线影像，未感光的溴化银则被定影液溶掉，人体 X 射线摄影就是利用 X 射线的这种化学感光作用，使人体结构影像显现在胶片上。此外，它还被应用于工业无损探伤检查及照射量（胶片法）测定等技术中。

2. 着色作用 某些物质，如铅玻璃、水晶等经 X 射线长期大剂量照射后，结晶体脱水导致物质渐渐改变颜色，称为着色作用。

（三）生物特性

X 射线在生物体内的电离与激发作用，能引起细胞内具有生物活性的大分子断裂、解聚，并最终造成生物组织或器官损伤。辐射所引起的生物学变化称为放射生物效应（radio biological effect）。

X 射线照射到生物机体时，可使生物细胞受到抑制、破坏甚至坏死，致使机体发生不同程度的生理、生化等方面的改变。不同的生物细胞，对 X 射线有不同的敏感性。生长力强、分裂快的组织细胞，对 X 射线特别敏感，容易受到损害，X 射线停止照射后，恢复缓慢，如神经系统、淋巴系统、生殖系统和肿瘤细胞等对 X 射线很敏感，而软组织，如皮肤、肌肉、肺和胃等对 X 射线敏感性较差，X 射线对其破坏作用也相对小些。这一特性使 X 射线可用于治疗人体的某些疾病，如肿瘤的放射治疗。在利用 X 射线进行治疗的同时，人们发现了患者脱发、皮肤烧伤，工作人员视力障碍、白血病等射线伤害。故在应用 X 射线的同时，应注意其对正常机体结构和功能的伤害，做到对患者非受检部位和非治疗部位的屏蔽防护，同时医护工作者也应注意自身的防护。

第二节 X 射线与物质相互作用

案例 4-2

胸部 X 射线摄影可采用高于 120kV 的管电压所产生的 X 射线进行摄影，这种高千伏胸部 X 射线摄影使肺纹理或炎性病变可以透过肋骨阴影显示，即使纵隔、气管或支气管与胸骨、脊柱重叠也易于被观察到。

X射线通过物体时因被吸收或散射造成射线束强度的减弱，这种现象被称为X射线的衰减。可以用线性衰减系数和质量衰减系数来评价物体对射线的衰减能力。线性衰减系数（linear attenuation coefficient）主要是指X射线穿过单位厚度的物质时，其强度衰减的比值，用 μ 表示；质量衰减系数（mass attenuation coefficient）则是将线性衰减系数对物质密度 ρ 作归一化，用 μ_m 表示，即 $\mu_m = \dfrac{\mu}{\rho}$，质量衰减系数与物质密度无关，只反映物质组成的差别。

由于射线通过物质的衰减主要由光电吸收、康普顿散射和电子对效应造成，总的衰减系数应近似等于各主要作用过程的衰减系数之和，即 $\mu_m = \tau_m + \sigma_m + \kappa_m$，其中 τ_m、σ_m、κ_m 分别为下面要讲到的光电效应、康普顿效应和电子对效应的质量衰减系数。

一、光 电 效 应

光电效应（photoelectric effect）又称光电吸收，它是X射线光子被作用物质原子全部吸收的过程。

（一）光电效应的产生

当一个能量为 $h\nu$ 的光子通过物质时，它与原子某个内层轨道上的一个电子发生相互作用，把全部能量传递给这个电子，光子本身则整个被原子吸收，获得能量的电子摆脱原子核的束缚成为具有速度 v 的自由电子，这种电子称为光电子，这种现象称为光电效应。如图4-1所示，光电子的动能 $E_e = h\nu - E_B$，这里 E_B 是电子的结合能（图4-1）。

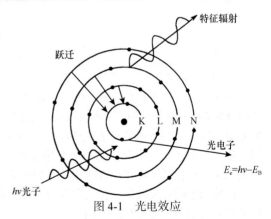

图 4-1　光电效应

放出光电子的原子变为正离子，处于激发态，其电子空位很快由外层电子跃入填充，同时由于能级差释放出特征X射线。特征X射线离开原子时又可将外层轨道电子击落，形成"俄歇电子"。在人体组织中，特征X射线和俄歇电子的能量均低于0.5keV，这些低能光子和电子很快被周围组织吸收。

可见，光电效应的实质是物质完全吸收X射线，发生电离的过程。在此过程中产生的次级粒子有：光电子、正离子（产生光电子的原子）、新的光子（特征辐射光子）和俄歇电子。

（二）光电效应的发生概率

实验和理论都证明光电质量衰减系数的表达式为：

$$\tau_m = \frac{c_1}{A} Z^4 \lambda^3 \tag{4-4}$$

式中，A 是原子量，Z 是原子序数，λ 是入射光子波长，c_1 是一个常数。可见，光电效应的发生概率受以下三个方面因素的影响。

1. 物质原子序数 由式（4-4）可知，光电效应的发生概率与物质的原子序数 Z 的 4 次方成正比。物质的原子序数愈高，光电效应的发生概率就愈大。对于高原子序数物质，由于结合能较大，不仅 K 层，其他壳层电子也较容易发生光电效应。但对于低原子序数物质，光电效应几乎都发生在 K 层。原子内层脱出光电子的概率比外层脱出光电子的概率大得多。若入射光子的能量大于 K 电子结合能，则光电效应发生在 K 层的概率占 80%，比 L 层高出 4～5 倍。

2. 入射光子能量 因为光电子的动能为 $E_e=h\nu-E_B$，所以光电效应发生的能量条件是，入射光子的能量 $h\nu$ 必须等于或大于轨道电子的结合能 E_B，否则就不会发生光电效应，如碘的 K 层电子结合能是 33.2keV，光子能量为 33keV 时，就不能击脱该电子，但可击脱 M 层或 L 层电子。

从式（4-4）可知，光电效应的发生概率与入射光子波长的 3 次方成正比，也就是与光子能量的 3 次方成反比。光子能量愈大，光电效应的发生概率越小，如光子能量加倍，光电效应的发生概率减小到原来的 1/8。

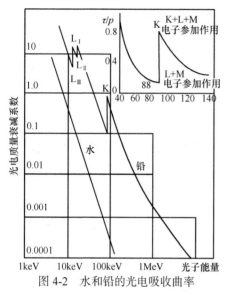

图 4-2　水和铅的光电吸收曲率

3. 原子边界吸收 如果测出某一种物质对不同波长光子的光电质量衰减系数，并依据式（4-4）把它们与 $h\nu$ 作图，就会得到物质光电质量衰减系数随入射光子能量 $h\nu$ 变化的光电吸收曲线。图 4-2 是水和铅的光电吸收曲线，可以看到：①光电效应发生概率一般随入射光子能量 $h\nu$ 的增大而降低，这意味着，波长较短、频率较高的射线贯穿本领强；②在铅的光电吸收曲线中，当入射光子能量 $h\nu$ 恰好等于原子某内层轨道电子结合能时，光电效应发生概率突然增加，这些吸收突然增加处称为边界吸收限。光子能量等于某原子 K 结合能时，发生 K 边界吸收；等于 L 结合能时，发生 L 边界吸收；等于 M 结合能时，发生 M 边界吸收。对于医学影像诊断用的 X 射线，最重要的是结合能较大的 K 边界吸收，因为在这个能量范围内光电效应主要发生于结合能较大的 K 层，发生在其他壳层上的机会相对较少。

图 4-2 中，入射光子能量增加到 88keV 处，铅的光电吸收曲线出现突变折点，光电质量衰减系数由 $0.097\text{m}^2 \cdot \text{kg}^{-1}$ 突然增加到 $0.731\text{m}^2 \cdot \text{kg}^{-1}$，这种增加完全是由于铅原子的 2 个 K 层电子突然发生光电效应。K 边界吸收使光电效应概率增大了 7 倍，它比 L 层 8 个电子光电效应的概率还大 6 倍。在 13～15keV 处出现铅的 3 个 L 边界吸收折点，在 2～4keV 处还会有 M 边界吸收折点。水的有效原子序数较低，K 边界吸收很小，图中未画出。

物质原子的边界吸收特性有很强的实用价值，在防护材料的选取、复合防护材料配方及阳性对比剂材料的制备等方面得到应用。

（三）光电效应中的特征辐射

这里讲的特征辐射，与 X 射线产生过程中的特征辐射，产生机制相同，区别是击脱轨道电子的介质不同。在 X 射线管中，击脱靶原子轨道电子的介质是从阴极飞来的高速电子；而在光电效应中，介质则是 X 射线光子。它们的作用结果都是造成电子空位，产生特征辐射。图 4-3 是碘的 K 系特征辐射示意图。当 X 射线光子把碘的 K 层电子击脱，造成一个 K 壳层电子空位，其 K 层电子空位可由多种方式填充，一般情况下都是邻近壳层的电子跃入，其中自由电子跃入填充时放出的特征光子能量最大，其他壳层电子填充时可产生不同的特征辐射光子，这些不同的特征光子便构成碘的 K 系特征线谱。L 层电子跃入填充时产生能量为 28.3keV 的光子辐射[33.2-4.9=28.3（keV）]。L

层空位由 M 层电子跃入填充时放出一个 4.3keV 能量的光子[4.9−0.6=4.3（keV）]，这种特征辐射一直继续下去，直到 33.2keV 的能量全部转换为光能为止。

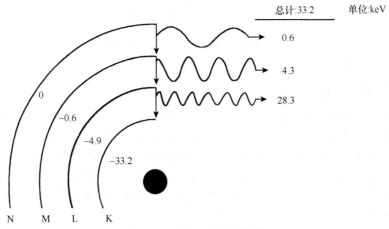

图 4-3　碘的 K 系特征辐射

　　钡剂和碘剂都是 X 射线检查中常用的对比剂，其 K 系特征辐射都具有较高的能量（钡是 37.4keV，碘是 33.2keV），它们都能穿过人体组织到达胶片或探测器产生灰雾影像。

　　人体软组织中原子的 K 结合能仅为 0.5keV，发生光电效应时，其特征辐射光子能量不会超过 0.5keV，如此低能的光子，在同一细胞内就可被吸收而变为电子动能。骨骼中钙的 K 结合能为 4keV，发生光电效应时，其特征辐射光子在距发生点几毫米之内就被吸收。由此可见，在人体组织内发生光电效应，入射光子全部能量都将被组织吸收。

（四）光电子的角分布

　　光电子出射的角度分布与入射光子的能量有关，光电子的角度分布如图 4-4。图中 β 是光电子速度与光速之比。

　　当 β 为零时，光电子与入射方向成 90° 角射出的概率最大；低能时，在与入射方向成 70° 的方向上射出的光电子最多；随着入射光子能量的增大，光电子速度增大，越来越多的光电子沿入射光子的方向出射。

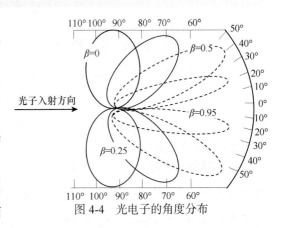

图 4-4　光电子的角度分布

（五）诊断放射学中的光电效应

　　诊断放射学中的光电效应，应从利弊两个方面进行评价。

　　有利的方面是，能产生质量好的影像。主要原因是：①不产生散射线，大大减少了灰雾影像；②可增加人体不同组织和对比剂对射线的吸收差别，产生高对比度的 X 射线影像，提高诊断的准确性。如钼靶软组织射线摄影，就是利用在软组织中，低能射线因光电吸收造成的明显差别而产生高对比度影像；③在放疗中，光子本身因光电效应被肿瘤组织原子完全吸收，可增加肿瘤组织的放射剂量，提高疗效。

　　有害的方面是，入射 X 射线通过光电效应可全部被人体吸收，增加患者的剂量。患者从光电效应中接收的 X 射线剂量比其他任何作用都多，入射光子的能量全部被人体吸收。根据辐射防护原则，X 射线检查的剂量应尽量合理降低，故应设法减少光电效应的发生。由于光电效应发生概率与光子能量的 3 次方成反比，利用这个特性，在实际工作中采用高千伏摄影技术，可达到降低剂量的目的。

二、康普顿效应

康普顿效应（Compton effect）又称康普顿散射，是 X 射线光子被其所通过的物质吸收部分能量形成散射光子的过程。

（一）康普顿效应的产生

如图 4-5 所示，康普顿效应是指 X 射线与物质中原子的一个外层"自由"电子相互作用，发生原子电离、光子被散射的现象。"自由"是指电子的结合能与入射光子能量相比是很小的。在相互作用中，光子只将一部分能量传递给外层电子，电子接收一定能量后脱离原子束缚，沿与光子初始入射方向成 θ 角的方向射出，此电子称为反冲电子。同时，光子本身能量降低（即频率减少）朝着与入射方向成 ϕ 角的方向射出，此光子称为散射光子。图中 $h\nu$ 和 $h\nu'$ 分别为入射光子和散射光子的能量，ϕ 和 θ 分别为散射角和反冲角。

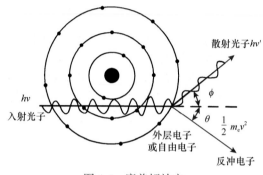

图 4-5　康普顿效应

（二）康普顿效应的发生概率

实验和理论都证明康普顿质量衰减系数的表达式为：

$$\sigma_{\mathrm{m}} = \frac{c_1 N_0}{A} Z\lambda = \frac{c_2}{A} Z\lambda \tag{4-5}$$

式中，A 为原子量，Z 为原子序数，λ 为入射光子波长。$c_2 = c_1 N_0$，是一个常数。康普顿效应的发生概率受以下两个因素的影响。

1. 物质原子序数　从式（4-5）可知，康普顿效应的发生概率与物质的原子序数 Z 成正比，但此式只适合氢元素与其他元素的比较。因为，除氢元素外，大多数物质有几乎相同的 $\frac{N_0}{A} Z$（每克电子数）（表 4-1）。因此，σ_{m} 对所有物质几乎是相同的。

表 4-1　常见物质的密度 ρ、有效原子序数 $\overline{Z}$ 和每克电子数 N_{e}

物质	密度 ρ（$\mathrm{kg \cdot m^{-3}}$）	有效原子序数 $\overline{Z}$	N_{e}（$\times 10^{23}$ 电子数·$\mathrm{g^{-1}}$）
氢	8988×10^{-5}	1	5.97
碳	2250	6	3.01
氧	1.429	8	3.01
铝	2.699×10^3	13	2.90
铜	8.960×10^3	29	2.75

续表

物质	密度 ρ（kg·m^{-3}）	有效原子序数 $\overline{Z}$	N_e（×10^{23} 电子数·g^{-1}）
铅	1.136×10^4	82	2.38
空气	1.293	7.78	3.01
水	1.000×10^3	7.42	3.34
肌肉	1.040×10^3	7.64	3.31
脂肪	0.916×10^3	6.46	3.34
骨	1.650×10^3	13.80	3.19

2. 入射光子能量　从式（4-5）可知，康普顿效应发生概率与入射光子的波长成正比，也就是与入射光子的能量成反比。

康普顿效应是光子和原子外层轨道电子之间的相互作用，这意味着入射光子的能量比电子的结合能必须大很多（否则上式不适用）。这与光电效应形成一个对比，当入射光子的能量等于或稍大于电子的结合能时，光电效应发生概率最大。因此，由光电效应概率与能量的三次方成反比可知，在 K 电子结合能以上，随着入射光子能量的增加，X 射线与物质相互作用时，光电效应很快降低，而康普顿效应变得越来越重要。

（三）散射光子的波长

通过理论推导证明可得，在康普顿散射中，入射光子与自由电子碰撞，将一部分能量转移给自由电子，自己的能量减少，故光子频率降低，波长变长，波长的增量为：

$$\Delta\lambda = \frac{h}{m_0 c}(1 - \cos\phi) \tag{4-6}$$

可见，其波长改变量（即减少的能量）与自由电子的静止质量 m_0 和散射角 ϕ 有关，而与入射光子的波长无关。$\dfrac{h}{m_0 c}$ 称为反冲电子的康普顿波长。

（四）散射光子和反冲电子的角分布

由上可知，康普顿效应的发生条件是入射光子能量远远超过电子在原子中的结合能（约 10 000 倍）。研究康普顿效应时，常忽略轨道电子的结合能，只关注入射光子与自由电子的碰撞。可以把康普顿散射想象为两个球的碰撞，一个球比作入射光子，另一个比作自由电子。碰撞时，若光子从电子边上擦过，其偏转角度很小，反冲电子获得的能量也很少，这时散射光子保留了绝大部分能量；如果碰撞更直接，散射光子的偏转角度增大，损失的能量将增多；正向碰撞时，反冲电子获得的能量最多，这时反向折回的散射光子只保留一部分能量。

图 4-6 矢量图表示在康普顿散射中，与入射光子方向呈不同角度的散射光子与反冲电子的能量分配。$h\nu$ 为入射光子能量，而 $h\nu_1$，$h\nu_2$，…为不同角度散射的光子能量。数字 1，2，…，10 标出的矢量是在光子散射时生成反冲电子的动能。光子可在 0°～180° 的整个空间范围内散射，反冲电子飞出的角度不超过 90°。

理论推导证明，在康普顿散射中，散射光子的能量为：

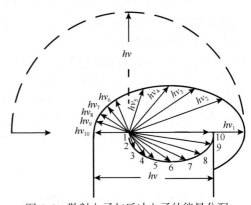

图 4-6　散射电子与反冲电子的能量分配

$$hv' = \frac{hv}{1 + \frac{hv}{m_0 c^2}(1 - \cos\phi)} \tag{4-7}$$

反冲电子的动能为：

$$T = \frac{hv}{1 + \frac{m_0 c^2}{hv(1 - \cos\phi)}} \tag{4-8}$$

式中，$m_0 c^2 = 0.511\text{MeV}$。

可见，散射光子的能量和反冲电子的动能均依赖入射光子的能量和散射角。当 ϕ 角等于 0°时，$\cos\phi = 1$，散射光子的能量最大（等于 hv），反冲电子的能量等于零。这说明入射光子从电子旁掠过，它的能量没有损失，光子没有散射。当 ϕ 角等于 180° 时，$\cos\phi = -1$，散射光子的能量达到最小，为：

$$(hv')_{\min} = \frac{hv}{1 + \frac{2hv}{m_0 c^2}} \tag{4-9}$$

反冲电子的动能达到最大，为：

$$T_{\max} = \frac{hv}{1 + \frac{m_0 c^2}{2hv}} \tag{4-10}$$

低能光子发生康普顿作用时，入射光子的大部分能量被散射光子带走，反冲电子仅获得很少的能量（表 4-2）。

表 4-2　各种偏转角度下散射光子的能量

入射光子能量（keV）	散射光子能量（keV）			
	30°	60°	90°	180°
25	24.9	24.4	24	23
50	49.6	47.8	46	42
75	74.3	70	66	58
100	98.5	91	84	72
150	146	131	116	95

从表 4-2 中可以看出，在康普顿散射中，散射光子仍保留了大部分的能量，传递给反冲电子的能量是很少的。小角度偏转的光子，几乎仍保留其全部能量，X 射线摄影时，这些小角度偏转的散射线不可避免地要到达胶片或探测器，产生灰雾而降低影像的质量。散射线的能量大，滤过板不能将它滤除；又由于它的偏转角度小，所以也不能用滤线栅把它从有用线束中去掉。

如图 4-7 所示，如果射线束的能量处于仅发生康普顿效应的能量范围内，0.1MeV 低能射线产生的散射光子近似对称于 90° 角分布；随着入射光子能量的增大，散射光子的分布趋向前方。图中曲线上任何一点到 0 的距离，表示在该方向上散射线的强度。若沿 X 射线的入射轴旋转一周，可得散射线强度的立体空间分布图。ϕ 和 θ 角的关系是：

$$\cot\theta = \left(1 + \frac{hv}{m_0 c^2}\right)\tan\frac{\phi}{2} \tag{4-11}$$

由上式看出，光子可在 0°～180° 的空间范围内散射，反冲电子飞出的角度则不超过 90°。即散射角 ϕ 变化范围为 0°～180°，相应的反冲角 θ 为 90°～0°。如图 4-8 所示，大于 90° 反冲电子就不存在了；随入射光子能量的增大，反冲电子的角分布同样趋向前方。

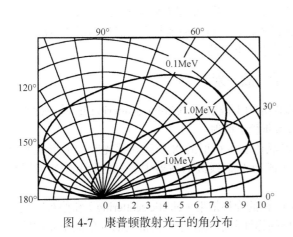

图 4-7　康普顿散射光子的角分布

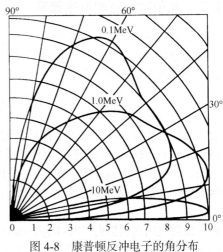

图 4-8　康普顿反冲电子的角分布

X 射线检查中，康普顿效应造成受检者吸收的入射光子能量很小，但产生的散射线最大，被照射部位和其他被照物体上产生的散射线，可充满检查室整个空间。这一事实应引起 X 射线工作者和防护设计人员的重视，采取相应的防护措施。

三、电子对效应

（一）电子对效应的产生

如图 4-9 所示，在原子核场或原子的电子场中，一个具有足够能量的光子，在与靶原子核发生相互作用时，突然消失，同时转化为一对静止质量相等、电性相反但带电量相等的正负电子，这个作用过程称为电子对效应（electron pair effect）。

一个电子的静止质量能为 m_0c^2=0.51MeV，一个电子对的静止质量能就应为 1.02MeV。根据能量守恒定律，要产生电子对效应，入射光子的能量就必须等于或大于 1.02MeV。光子能量超过该能量值的部分就变为了正、负电子的动能（ε^+、ε^-）。即：

$$hv = 1.02 + \varepsilon^+ + \varepsilon^- \tag{4-12}$$

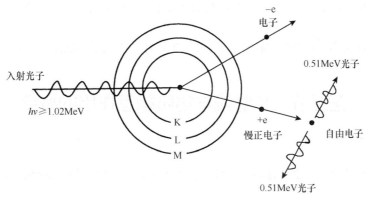

图 4-9　电子对效应与湮灭辐射

具有一定动能的正、负电子在物质中穿行，通过电离和激发不断损失自身的能量，最后慢化的正电子在停止运动前的一瞬间与物质中的一个自由电子碰撞，二者同时消失，一起转化为两个方向相反，两个能量各为 0.51MeV 的光子，该作用过程称为湮灭辐射（annihilation radiation）。虽然负电子在耗尽其动能之前也会发生湮灭辐射，但发生的概率很小。

（二）电子对效应的发生概率

实验证明，电子对效应质量衰减系数 $\kappa_m \propto NZ^2 \ln h\nu$，所以电子对效应的发生概率与物质原子序数 Z 的平方成正比，与单位体积内的原子个数 N 成正比，也近似地与光子能量的对数 $\ln h\nu$ 成正比。该作用过程对高能光子和高原子序数物质来说才是重要的。

四、相 干 散 射

射线与物质相互作用而发生干涉的散射过程称为相干散射（coherent scattering）；其他称为非相干散射（incoherent scattering），康普顿散射即为非相干散射。

早期，劳厄用一束 X 射线照射一块晶体，经晶体发生衍射的 X 射线在感光胶片上形成明显的干涉花纹。这证明晶体空间点阵中的每个原子成为 X 射线波的散射中心，这些散射 X 射线是相干的。

相干散射包括瑞利散射（Rayleigh scattering）、核的弹性散射（elastic scattering）和德布罗克散射（Debrock scattering）。与康普顿散射相比，核的弹性散射和德布罗克散射的发生概率非常低，可以忽略不计。但入射光子在低能范围，如 0.5～200keV 时，瑞利散射的发生概率不可忽略，因此相干散射主要是指瑞利散射。

瑞利散射是原子的内壳层电子吸收入射光子能量，被激发到外层高能级上，随即又跃迁回原能级，同时放出一个与入射光子能量相同，但传播方向发生改变的散射光子。这种只改变传播方向，而光子能量不变的作用过程称为瑞利相干散射，实际上就是 X 射线的折射。由于电子未脱离原子，故反冲体是整个原子，光子的能量损失可忽略不计。相干散射是光子与物质相互作用中唯一不发生电离的过程。相干散射的发生概率与物质原子序数成正比，并随光子能量的增大而急剧地减少。在整个诊断 X 射线能量范围内都有相干散射发生，其发生概率不足全部相互作用的 5%，对辐射屏蔽的影响不大，但在总的衰减系数计算中却要考虑相干散射的影响。

五、光 核 作 用

光核作用是指光子与原子核作用而发生的核反应。这是一个光子从原子核内击出数量不等的中子、质子和 γ 光子的作用过程。对不同物质，只有当光子能量大于该物质发生核反应的阈能时，光核反应才会发生，其发生概率不足主要作用过程的 5%。因此，从入射光子能量被物质吸收的角度考虑，光核反应并不重要。但应注意，某些核素在发生光核反应时，不但产生中子，还会产生放射性核素。

光核反应在诊断 X 射线能量范围内不可能发生，在医用电子加速器等高能射线的放射治疗中发生概率也很低。

第三节　X 射线与物质相互作用的概率

案例 4-3

　　临床影像检查中，对于乳腺的检查采用管电压在 25～40kV 时产生的软 X 射线进行摄影。

问题：

　　1. X 射线与物质相互作用的影响因素有哪些？

　　2. 分析相互作用的发生概率。

分析： 乳房由皮肤、脂肪组织、纤维组织和腺体构成，它们的组织密度相差不多，密度对比差。X 射线摄影中，光电效应可产生明显的组织衰减差异，从而产生高比对度图像。对于低原子序数的软组织，X射线能量较低时，相互作用以光电效应为主。因此乳腺X射线摄影检查中，常用钼靶X射线机产生的低能X射线摄影，就是为了增加光电效应的发生概率，提高图像的对比度。

一、相互作用的影响因素

在0.01～10MeV这个最常见的能量范围内，几乎所有效应都是由光电效应、康普顿效应和电子对效应这三种基本作用过程组成的。图4-10显示范围很宽的入射光子能量（hv）、吸收物质原子序数（Z）与三种基本作用的关系图，表示了这三种基本作用过程的相对范围。

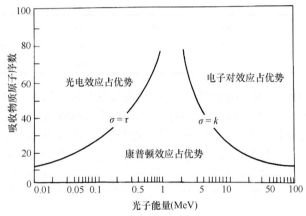

图4-10 光子能量、原子序数与三种基本作用的关系

由图中曲线可见，在光子能量很低时，除较低原子序数物质以外的所有元素，都以光电效应为主；在0.8～4MeV时，无论原子序数大小，几乎全部作用都是康普顿效应；在高光子能量时，电子对效应占优势。图中曲线表示相邻两种效应发生概率正好相等处的Z和hv值。X射线与物质原子的每次作用，都使原线束中减少一个原发光子。

二、相互作用的发生概率

在诊断X射线能量范围（20～100keV）内，只有光电效应和康普顿效应是主要的，相干散射所占比例很小，电子对效应不可能产生。若忽略占比例很小的相干散射，在X射线诊断中就只需关注光电效应和康普顿效应两种作用形式。

图4-11给出了水、致密骨和碘化钠对20～100keV的光子能量所发生的各种作用的百分数，其

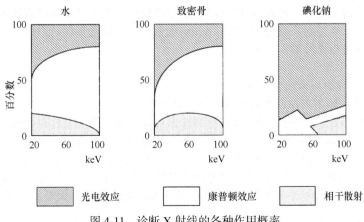

图4-11 诊断X射线的各种作用概率

中相干散射占 5%、康普顿散射占 25%、光电效应占 70%。用水来代表空气、脂肪和肌肉等低原子序数组织。虽然空气发生相互作用的总数比水少，但每种作用的相对百分数几乎相同。致密骨含有大量钙质，可代表中等原子序数物质。用碘化钠代表诊断放射学中可能用到的高原子序数物质，如碘和钡。

表 4-3 表示，能量为 20～100keV 的 X 射线在水、骨和碘化钠三种物质中发生两种主要作用的概率。

表 4-3　诊断放射学中基本作用的概率与有效原子序数和光子能量的关系

X 射线能量(keV)	水（7.4）		骨（13.8）		碘化钠（49.8）	
	光电（%）	康普顿（%）	光电（%）	康普顿（%）	光电（%）	康普顿（%）
20	70	30	89	11	94	6
60	7	93	31	69	95	5
100	1	99	9	91	88	12

表 4-3 中的数据表明，随光子能量增大，光电效应的发生概率下降。对代表低原子序数物质的水，光电效应的发生概率呈迅速下降趋势；对代表高原子序数物质的碘化钠，光电效应的发生概率呈缓慢下降趋势；对代表中等原子序数物质的骨，光电效应的发生概率下降趋势则介于两者之间。对 20keV 的低能 X 射线，各种物质均以光电效应为主。水中除低能光子（20keV）外，康普顿散射占主要作用；对于引入体内的对比剂（如碘剂和钡剂），在整个诊断 X 射线能量范围内，光电效应始终占绝对优势；骨介于水和碘化钠之间，低能时主要是光电效应，较高能量时主要是康普顿散射。

因为原子序数低的软组织，在射线能量很低时，以光电效应为主，所以为了增加光电效应的发生概率，提高影像的对比度，对乳腺等软组织检查时常用钼靶 X 射线机产生的低能 X 射线摄影。光电效应能产生很好的对比度，但会增加受检者的 X 射线剂量。在 X 射线诊断中，康普顿效应是在人体内常发生的作用，是散射线的最主要来源。散射线增加了图像的灰雾，降低了对比度，但它与光电效应相比可以使受检者的受照剂量变低。

掌握不同能量的 X 射线对不同原子序数物质的作用类型和概率，对提高 X 射线影像质量，降低受照剂量和优选屏蔽防护材料都具有重要意义。

第四节　X 射线的吸收与衰减

案例 4-4

　　临床影像诊断检查中，对人体不同部位 X 射线检查，需要设计不同成像方案，应用不同的摄影条件。如手部 X 射线摄影时，应用 40kV 管电压进行检查形成的影像对比度要优于应用 150kV 管电压检查形成的影像对比度。

问题：

　　1. 影响 X 射线衰减的因素有哪些？

　　2. X 射线在人体不同组织中的衰减差别是什么？

分析： 采用 40kV 摄影条件时，由表 4-5 查得骨骼的线性衰减系数是肌肉的 6.1 倍（$\mu_{骨}/\mu_{肌肉}=$（2.4434×10^2）/（0.4012×10^2）=6.1），表明手部骨骼和手部肌肉有很大的衰减差别，可呈现高对比度影像；采用 150kV 摄影条件时，骨的线性衰减系数仅是肌肉的 2.1 倍（$\mu_{骨}/\mu_{肌肉}=$（0.3918×10^2）/（0.1842×10^2）=2.1），其影像对比度明显下降。这是因为管电压为 40kV 时 X 射线与物质的相互作用以光电效应为主，而管电压为 150kV 时几乎全部是康普顿效应。

一、影响X射线衰减的因素

X射线在传播过程中强度的衰减因素，包括距离衰减和物质衰减两个方面。

假若X射线由真空中点放射源发出，并向空间各个方向辐射。在以点源为球心，半径不同的各球面上的射线强度，与距离（即半径）的平方成反比，这一规律称射线强度衰减的平方反比法则。距离增加1倍，射线强度将衰减为原来的1/4，这种衰减称为距离所致的衰减，也称为扩散衰减。

当射线通过物质时，由于射线光子与物质原子发生光电效应、康普顿效应和电子对效应等一系列作用，出射方向上的射线强度衰减，这一衰减称为物质所致的衰减。X射线强度在物质中的衰减规律是X射线透视、摄影、造影、CT检查和放射治疗的基本依据，同时也是进行屏蔽防护设计的理论根据。

下面讨论X射线在物质传播时，影响其衰减程度的四个主要因素：X射线能量、物质密度、原子序数和每立方厘米电子数。

（一）X射线能量

一般地讲，入射光子的能量越大，X射线的穿透力就越强。在10～100keV能量范围内，X射线与物质的作用截面，随着入射光子能量的增加而减小，线性衰减系数随着入射光子能量的增大而减小，穿过相同的吸收体，射线束高能成分的透射率变大。表4-4给出的是不同能量的单能X射线通过10cm厚的水模型时透过百分数。显然，随着光子能量增加，透过光子所占的百分数亦增加。其中，低能光子绝大部分因光电效应而衰减，只有极少数的低能光子透过。随X射线能量的增加，康普顿散射占了优势，这是因为光电效应衰减系数与X射线能量的三次方成反比，而康普顿效应衰减系数与X射线能量的一次方成反比。但总体衰减效应，不管哪种作用占优势，都可以说，射线能量越高，衰减越少。

表4-4　单能X射线通过10cm水模型的透过百分数

能量（keV）	透过百分数（%）	能量（keV）	透过百分数（%）
20	0.04	60	13.0
30	2.5	80	16.0
40	7.0	100	18.0
50	10.0	150	22.0

（二）原子序数

由第二节内容可知，光电效应衰减系数与原子序数的四次方成正比，而康普顿效应衰减系数与原子序数成正比。因此，原子序数愈高的物质，吸收X射线也愈多。

透射量随着射线能量的增加而增加的规律，对低原子序数物质是正确的，对高原子序数物质则不然，当射线能量增加时，透过量也可能突然下降。这种矛盾现象的产生，是由于原子的K边界（或K壳层）吸收造成的。实验表明用能量稍低于88keV的X射线照射1mm厚的铅板，测得透过的光子数占12%；将能量调到稍高于88keV，测得透过的光子数几乎为零。这是因为铅的K结合能是88keV，发生了K边界吸收所致。图4-12显示铅和锡两条衰减曲线。在锡的K吸收限（29keV）处，其质量衰减系数发生突变并超过了82号元素铅。这一反常现象一直延续到88keV（铅的K边界吸收限）。

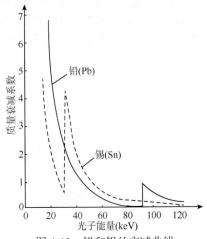

图4-12　铅和锡的衰减曲线

显然，在 29～88keV 这一光子能量范围内，50 号元素锡比 82 号元素铅对 X 射线具有更强的衰减本领。这说明，在诊断 X 射线能量范围内，锡比铅具有更好的屏蔽防护功能。

（三）物质密度

X 射线的衰减与物质密度成正比。这是因为密度加倍，单位体积物质内的原子、电子数也加倍，故相互作用的概率加倍。人体内除骨骼外，其他组织的有效原子序数相差甚微，但由于密度不同形成衰减差别，而产生 X 射线影像。

（四）每立方厘米电子数

X 射线的衰减与一定厚度物质内的电子数有关。显然，电子数多的物质比电子数少的物质更容易衰减 X 射线。每克电子数一般用电子数·克$^{-1}$做单位。表 4-1 列出了某些常见物质的密度和每克电子数。由表 4-1 可见，除氢以外的所有物质的每克电子数大致相同。若用电子数·克$^{-1}$乘以密度就得到每立方厘米的电子数，即电子数·克$^{-1}$×克·厘米$^{-3}$=电子数·厘米$^{-3}$。

在康普顿散射占优势时，每立方厘米电子数成为衰减的主要原因。尽管骨比肌肉的每克电子数少，但它每立方厘米的电子数较多，所以骨比肌肉仍能衰减更多的射线。骨和肌肉每立方厘米的电子数分别为 $5.26×10^{23}$ 电子数·厘米$^{-3}$ 和 $3.44×10^{23}$ 电子数·厘米$^{-3}$，骨每立方厘米的电子数是肌肉的 1.53 倍。

二、X 射线在物质中的衰减规律

X 射线束通过物质时，因各种作用造成的强度衰减是一个复杂的过程。为了便于理解，首先讨论单能 X 射线的吸收衰减。由能量相同的光子组成的 X 射线束称为单能 X 射线，它具有单一的波长和频率。

（一）窄束 X 射线在物质中的衰减规律

1. 窄束 X 射线概念　为了研究 X 射线束单纯因吸收而造成的减弱，首先讨论窄束 X 射线的吸收衰减规律。窄束是指包含散射线成分很少的辐射束，由通过准直器后得到的细小辐射束而命名。准直器是用一定厚度的铅板制作的，准直孔很小，通过准直孔后的 X 射线束也很细小。准直器的作用是限制 X 射线束的截面积和吸收散射线。由于准直孔很小，离开原射线束方向的散射光子绝大部分被准直器吸收，因此，通过准直器后的射线束所含散射线成分很少，可视为近似理想的窄束。

这里说的窄束不仅是指几何学上的细小，更主要的是指物理意义上的窄束。物理学上对窄束的定义是，射线束中不存在散射成分。因此即使射线束有一定宽度，只要所含散射光子很少，都可称为窄束。

2. 窄束 X 射线在物质中的衰减规律　为研究窄束 X 射线的衰减规律，设计了图 4-13 的实验装置。在单能 X 射线源与探测器之间放置两个铅准直器，使 X 射线源、准直孔和探测装置在一条直线上，然后在两准直器之间放置吸收物质。

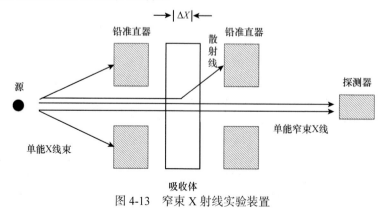

图 4-13　窄束 X 射线实验装置

研究表明，单能窄束 X 射线通过均匀物质层时，其强度的衰减符合指数规律。即：

$$I = I_0 e^{-\mu x} \tag{4-13}$$

或：

$$I = I_0 e^{-\mu_m x_m} \tag{4-14}$$

式（4-13）、（4-14）中，I 为穿过物质层后的 X 射线强度，I_0 为入射 X 射线强度；x、x_m 分别为吸收物质层的厚度和质量厚度；μ、μ_m 分别为线性衰减系数和质量衰减系数。上式说明，单能窄束 X 射线通过物质时呈指数衰减规律。图 4-14a 是在普通坐标中绘出的指数衰减曲线，表示单能窄束 X 射线的强度，随吸收体厚度的增加而呈指数减弱。图 4-14b 是在半对数坐标中绘出的，纵坐标为 $\ln(I/I_0)$。由于 $\ln(I/I_0) = -\mu x$，所以此时的 X 射线相对强度随厚度变化的关系曲线为一直线，其斜率就是线性衰减系数 μ。

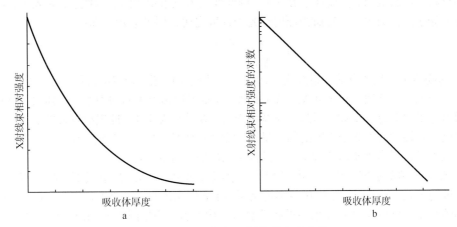

图 4-14　单能窄束 X 射线的衰减曲线

a. 普通坐标；b. 对数坐标

单能窄束 X 射线的指数衰减规律，还可以用不同的形式表示如下：

$$N = N_0 e^{-\mu x} \tag{4-15}$$

式中，N 为 X 射线透过厚度为 x 的物质层后的光子个数，N_0 为入射的光子数。

现举例说明指数衰减规律。将图 4-13 中间的吸收体换成 4 层，每层都是 1cm 厚的水模型（图 4-15）。设 $\mu = 0.2\text{cm}^{-1}$，入射单能光子的个数是 1000。在通过第一个 1cm 厚的水层时，入射光子衰减 20%，变为 800 个；通过第二个 1cm 厚的水层时，又衰减剩余光子数的 20%，变为 640 个；以此类推。单能窄束 X 射线在通过物质时，只有光子个数的减少，而无光子能量的变化。单能窄束 X 射线通过物质时的指数减弱规律是射线强度在每个物质层中都以相同的比率衰减。理论上讲，X 射线束按相同比率衰减时强度永远不会为零。这意味着，X 射线束通过很厚的吸收物质层后，仍有一定强度的射线透过，不可能完全被吸收。

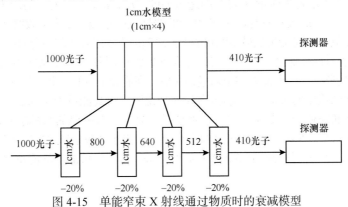

图 4-15　单能窄束 X 射线通过物质时的衰减模型

在实际应用中，若某些物质的衰减系数很大，可把每个吸收层厚度减为原来的 1/10 或 1/100；若衰减系数很小，可把每个吸收层的厚度加大一些。

（二）宽束 X 射线在物质中的衰减规律

1. 宽束 X 射线概念　宽束 X 射线是指含有散射线成分的 X 射线束。实际上 X 射线大多为宽束，真正的窄束情况极少。若把图 4-13 中的后铅准直器去掉，那么在吸收体中产生的散射光子，也可到达探测器，与穿过吸收体的原射线一同被探测器记录。显然，X 射线束实际测量值要高于衰减后的窄束强度值，这便是宽束。由此可知，窄束与宽束的区别在于是否考虑了散射线的影响。

2. 积累因子概念　防护设计中，用窄束的衰减规律处理宽束的问题，若没有考虑散射的影响，将会高估材料的屏蔽效果，使设计不够安全。因此要引入宽束积累因子的概念，它表示在物质中所感兴趣点的光子总计数率与未经碰撞原射线光子计数之比，用 B 表示，即：

$$B = \frac{N}{N_n} = \frac{N_n + N_s}{N_n} \tag{4-16}$$

式中，N_n 为物质中感兴趣点的原射线光子计数；N_s 为物质中感兴趣点的散射光子计数；N 为物质中感兴趣点的光子总计数，$N = N_n + N_s$。式（4-16）表示了积累因子的物理意义，其大小反映了在感兴趣点散射光子数对总光子数的贡献。对宽束而言，B 总是大于 1；理想窄束条件下 $N_s = 0$，$B = 1$。

积累因子是描述散射光子影响的物理量，它反映了宽束与窄束的差别。但在实际防护设计中很少用到积累因子，因为供使用的数据多为已经包括散射成分的实测值。

3. 宽束 X 射线的衰减规律　宽束 X 射线的衰减规律比较复杂，X 射线束衰减的相对强度与吸收物质厚度的关系，在半对数坐标中就不再是图 4-14b 所示的直线，会出现弯曲。若要较准确地计算屏蔽体的厚度，可以在窄束 X 射线的指数衰减规律上引入积累因子 B 加以修正。即：

$$I = BI_0 e^{-\mu x} \tag{4-17}$$

对于积累因子可以通过近似计算法求得：

$$B = 1 + \mu x \tag{4-18}$$

式中，μ 为线性衰减系数，x 为吸收物质的厚度。

（三）连续 X 射线在物质中的衰减规律

窄束和宽束 X 射线的指数衰减规律只是对单能 X 射线束而言。一般情况下，X 射线束是由能量连续分布的光子组成的。当穿过一定厚度的物质层时，各能量成分衰减的情况并不一样，不遵守单一的指数衰减规律。因此，连续能谱 X 射线束的衰减规律比单能 X 射线束更复杂。

理论上，连续能谱窄束 X 射线的衰减可由下式描述：

$$I = I_1 + I_2 + \cdots + I_n$$
$$I = I_{01} e^{-\mu_1 x} + I_{02} e^{-\mu_2 x} + \cdots + I_{0n} e^{-\mu_n x} \tag{4-19}$$

式中，I_1，I_2，$\cdots$，I_n 表示各种能量 X 射线的透过强度；I_{01}，I_{02}，$\cdots$，I_{0n} 表示各种能量 X 射线的透过前强度；μ_1，μ_2，$\cdots$，μ_n 表示各种能量 X 射线的线性衰减系数；x 为吸收物质层的厚度。

连续能谱的 X 射线束是能量从最小值到最大值之间的光子组合成的混合射线束，连续 X 射线通过物质层时，其量和质都有变化。特点是，X 射线强度变小（量减小），硬度变大（质提高）。这是由于低能光子容易被吸收，致使 X 射线束通过物质后，高能光子在射线束中所占比率变大的缘故。

连续 X 射线在物质中的衰减规律可用图 4-16 来说明，最高能量为 100keV 的连续 X 射线束，初始时平均能量为 40keV，光子数 1000 个；在水平通过第一个 1cm 厚的水模层后，光子数衰减 35%，平均能量提高到 47keV；在第二个 1cm 厚的水模层中，光子数仅衰减 27%，剩下的光子束中高能光子的占比率更大，平均能量提高到 52keV；如此下去，X 射线束的平均能量将逐渐提高，并接近入射线最大能量。

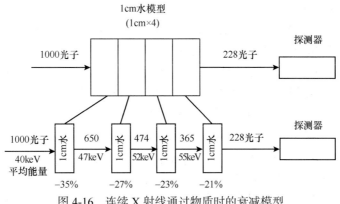

图 4-16　连续 X 射线通过物质时的衰减模型

　　若以吸收物质的厚度为横坐标，透射的光子数为纵坐标，画半对数坐标图，连续能谱 X 射线与单能 X 射线通过物质时衰减的比较，如图 4-17 所示，可以看出连续能谱 X 射线有更大的衰减。

　　图 4-18 表示不同厚度的吸收体对 X 射线能谱的影响。从 A 到 D，厚度依次增加，X 射线束相对强度不断地减弱，能谱组成也不断地变化，低能成分衰减很快，高能成分的占比不断增加，X 射线的能谱宽度（光子能量范围）逐渐变窄。可以利用 X 射线的这种衰减特点来调节 X 射线的质与量。管电压的峰值决定 X 射线束中的光子最大能量，可用滤过的方法，使线束平均能量接近最大能量值。可见，X 射线管的管电压与滤过条件是决定 X 射线束线质的重要条件。

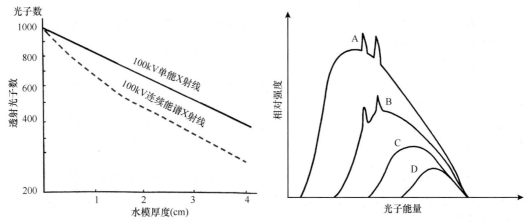

图 4-17　连续能谱 X 射线与单能 X 射线通过水模时衰减的比较

图 4-18　连续 X 射线能谱随吸收物质厚度的变化规律

三、诊断 X 射线在人体中的衰减规律

　　X 射线束射入人体后，一部分被吸收或散射，另一部分从人体物质的原子间隙中穿过并沿原方向传播。透过的 X 光子按特定形态分布，形成 X 射线影像。透过的光子与衰减的光子具有同等的重要性。如果全部的光子都被吸收，则胶片或探测器记录不到任何影像；如果全部的光子都透过，则胶片或探测器记录的影像没有任何对比度，不能形成有诊断意义的影像。因此，X 射线影像是人体的不同组织对射线衰减差异的结果。所以研究 X 射线在人体中的衰减规律，首先应了解人体各组织器官的元素构成、分布、密度及衰减系数等基本情况。

（一）人体的构成元素和组织密度

　　人体骨骼由胶体蛋白和钙质组成，其中钙质占 50%～60%[钙质中 $Ca_3(PO_4)_2$ 占 85%；$CaCO_3$ 占 10%；$Mg_3(PO_4)_2$ 占 5%]；软组织内水占 75%，蛋白质、脂肪及碳水化合物占 23%，其余 2%

是 K、Na、Cl、Fe 等元素。

人体内除少量的钙、磷等中等原子序数的物质外，其余全由低原子序数物质组成。人体组织结构中，吸收 X 射线最多的是由 $Ca_3(PO_4)_2$ 组成的牙齿，吸收 X 射线最少的是充满气体的肺。

在研究 X 射线衰减规律时，经常用到有效原子序数（$\bar{Z}$）一词，有效原子序数是指在相同照射条件下，1kg 复合物质与 1kg 单一元素物质所吸收的辐射能相同时，单一元素物质的原子序数（Z）就称为复合物质的有效原子序数（$\bar{Z}$）。在医用诊断 X 射线的能量范围内，有效原子序数的计算公式为：

$$\bar{Z} = (\sum a_i Z_i^{2.94})^{\frac{1}{2.94}} \tag{4-20}$$

式中，a_i 为第 i 种元素在单位体积物质中电子数的占有比率，Z_i 为第 i 种元素的原子序数。例如，水（H_2O）中的氧对应的电子数比率为 2.68∶3.34，氢的电子数比率为 0.665∶3.34，氧、氢的原子序数分别为 8 和 1，代入上式可得水的有效原子序数为 7.42。公式（4-20）的近似公式为：

$$\bar{Z} = \left(\frac{\sum a_i Z_i^4}{\sum a_i Z_i}\right)^{\frac{1}{3}} \tag{4-21}$$

式中，a_i 为第 i 种元素原子在分子中的原子个数，Z_i 为第 i 种元素的原子序数。例如，在水分子中氧原子的个数为 1，氢原子的个数为 2，代入上式可得到占人体成分大部分的水的有效原子序数为 7.43。

一些正常人体组织的密度和有效原子序数见表 4-1。

（二）X 射线通过人体的衰减规律

X 射线通过人体的衰减，一般采用单能宽束 X 射线的指数减弱规律，见（4-17）式。式中的 μ 为受检体的线性衰减系数。实验证明，当 X 射线与物质的相互作用以光电效应为主时，受检体的线性衰减系数与 X 光子的波长 λ 的三次方成正比，与有效原子序数 $\bar{Z}$ 的四次方成正比，还与组织密度 ρ 成正比，即：

$$\mu = k\lambda^3 \bar{Z}^4 \rho \tag{4-22}$$

式中，k 是一个比例系数。

人体各组织器官的密度、有效原子序数和厚度不同，对 X 射线的衰减程度各异，一般按骨骼、肌肉、脂肪和空气的顺序由大变小。

X 射线在人体中，主要通过光电效应和康普顿效应两种作用形式衰减。图 4-19 是以肌肉和骨骼为例，显示对不同能量的 X 射线在两种组织中分别发生两种效应的比率。图中设总衰减为 100，把两种效应的衰减作为总衰减的一部分描出曲线，其中，光电效应的衰减用吸收系数表示，康普顿效应的衰减用散射系数表示。由图可见，对肌肉组织，在 42kV 时，两种效应各占 50%，在 90kV 时，康普顿效应已占到 90%。骨的有效原子序数较高，由曲线所包围的面积可见，在骨骼中发生光电效应的概率是肌肉中的 2 倍，在 73kV 时两种作用概率相等。

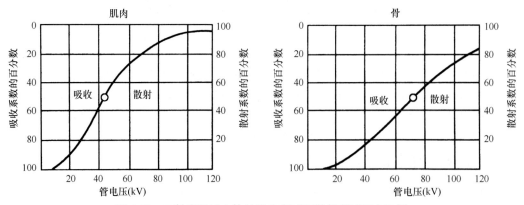

图 4-19　X 射线通过人体的吸收衰减和散射衰减所占比例

表 4-5 列出了人体不同组织的线性衰减系数。临床实际工作中应掌握查表方法，会用表中提供的数据研究问题。

表 4-5 人体不同组织的线性衰减系数 μ（m^{-1}）

管电压（kV）	脂肪（$\times 10^2$）	肌肉（$\times 10^2$）	骨（$\times 10^2$）
40	0.3393	0.4012	2.4434
50	0.2653	0.2933	1.4179
60	0.2196	0.2455	0.9677
70	0.2009	0.2213	0.7342
80	0.1905	0.2076	0.6047
90	0.1832	0.1994	0.5408
100	0.1801	0.1942	0.4865
110	0.1774	0.1906	0.4530
120	0.1755	0.1882	0.4298
130	0.1742	0.1864	0.4132
140	0.1732	0.1852	0.4010
150	0.1724	0.1842	0.3918

（李祥林 殷志杰）

思 考 题

1. X 射线有哪些基本特性？在 X 射线摄影、诊断及治疗中有哪些应用？
2. 什么是光电效应？光电效应在诊断放射学中的优缺点是什么？
3. 什么是康普顿效应？康普顿效应在诊断放射学中的优缺点是什么？
4. 在诊断放射学中，X 射线与物质相互作用概率有哪些规律？
5. 结合 X 射线摄影与防护，分析 X 射线通过人体的衰减规律。

第五章　常用辐射量及其单位

【学习要求】

记忆： 粒子注量、能量注量及其关系；照射量、比释动能、吸收剂量、当量剂量及有效剂量等辐射量的基本定义和物理含义。

理解： 描述辐射场的量与辐射防护特征量之间的关系；带电粒子平衡的意义；辐射量及其单位的发展进程和应用。

运用： 常用电离辐射量的计算方法；运行实用量。

案例 5-1

　　从 20 世纪 70 年代到现在，一共发生了三次重大核事故——1979 年美国的三里岛核事故、1986 年苏联（现乌克兰）的切尔诺贝利核事故和 2011 年日本的福岛核事故。三里岛核事故未造成严重后果，没有人员死亡，也没有出现放射性物质泄漏。切尔诺贝利核事故是核电历史上最严重的一次核事故，也是首例被国际核事件分级表评为第七级事件的特大事故（第二例为 2011 年 3 月 11 日发生于日本福岛县的福岛第一核电站事故），这次事故所释放出的辐射剂量是第二次世界大战时期爆炸于广岛的原子弹的 400 倍以上，直接受辐射污染的面积达 20 万平方千米。在被辐射污染的地区，许多小孩的辐射剂量高达 50 戈瑞（Gy），这是因为他们在喝牛奶的过程中吸收了当地生产的被辐射（碘-131）污染的牛奶。自 1986 年后的 14 年间，大约有 35 万乌克兰、俄罗斯等地居民被迫迁出受辐射污染的家园，切尔诺贝利城因此被废弃。福岛核事故虽不如切尔诺贝利核事故严重，没有人员因辐射直接死亡，但放射性物质泄漏较多，约 1.5 万人累积辐射剂量超过 5 毫希沃特（mSv），1700 余人累积辐射剂量超过 50mSv，170 余人累积辐射剂量超过 100mSv。在核事故后，福岛县以县内所有儿童（约 38 万人）为对象实施了甲状腺检查，截至 2018 年 2 月，已诊断 159 人患癌，34 人疑似患癌。后续情况还在跟踪调查中。

问题：

1. 案例中提到的单位——"Gy""mSv"是什么辐射量的单位？
2. 上述两个量之间有什么联系？
3. 除此之外，你还知道哪些量可以在衡量辐射防护时使用？

分析： 在后续学习中找出答案。

　　辐射粒子与物质发生相互作用时将部分或全部的能量转移给受照物质，或与受照物质发生核反应进而产生新的粒子。辐射效应的研究及辐射的应用，离不开对辐射的度量，需要用多种辐射量和单位来描述辐射场的性质，度量辐射与物质相互作用时能量的传递及受照物质内部的变化过程和规律等。因此，辐射量是一种能表述特定辐射的特征并能被测定的物理量。对辐射强度、辐射与物质相互作用所产生的能量传递的度量，用"剂量"一词来描述，所以电离辐射的度量也称辐射剂量学（radiation dosimetry）；而对辐射防护测定方法及技术的相关研究，形成了辐射防护剂量学（radiation protection dosimetry）。几十年来，各种辐射粒子在医学上的应用愈加广泛，辐射剂量学的研究已深入到细胞水平和 DNA 水平。

　　国际辐射单位和测量委员会（International Commission on Radiological Units and Measurements，ICRU）和国际放射防护委员会（International Commission on Radiological Protection，ICRP）是国际上选择和定义辐射量及其单位的权威组织。ICRU 的职能主要是在临床放射学、放射生物学以及放射防护学等领域归纳和给出电离辐射量和单位的定义，为这些辐射量的测量和应用方法提供建议以及推荐这一领域内最新的数据和知识。ICRP 的职能是了解放射防护领域内的研究进展，研究放射防护基本原理、定量方法和据此确定的防护措施，制定放射防护标准，并指导放射源的应用等。

第一节　基本辐射量

一、辐射场相关辐射量

电离辐射在通过、传播、相互作用时发生能量传递的空间范围称为电离辐射场（ionizing radiation field）。它是由辐射源产生的，如 γ 射线源产生的 γ 射线场、中子源产生的中子辐射场。存在两种或两种以上电离辐射的场称为混合场，如中子-X 射线混合场、中子-γ 射线混合场等。为完整地描述辐射场的性质，需了解某一时刻沿某一方向，对于辐射场中某一点的某一辐射类型及能量的粒子数目或带来的辐射能量，所以常用粒子注量、能量注量等描述辐射场的特性。辐射场具有时空相关性，即辐射场的性质会因时间、空间位置的变迁而改变。

（一）粒子注量 Φ（particle fluence）

单向平行辐射场中，粒子注量在数值上等于在一定时间内垂直于粒子入射方向通过的单位面积的粒子数。对于非单向平行辐射场，如图 5-1，若以辐射场中某点 P 为中心划出一个小的球形区域，由图可见，粒子可以从各个方向进入球体。P 点处的粒子注量（particle fluence）Φ 是在一定时间内以进入到辐射场 P 点为球心的一个小球的粒子数 dN 除以该球截面积 da 所得的商，国际单位（SI）为 m^{-2}。

$$\Phi = \frac{dN}{da} \tag{5-1}$$

式中，da 为球体横截面积，单位为米^2（m^2）；dN 为进入球体粒子总数。

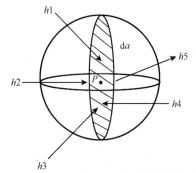

图 5-1　非单向平行辐射场粒子注量示意图

粒子注量就是穿过与辐射入射方向垂直的单位面积的累计粒子数。由于小球内的截面积可以随意选取，对任何方向入射到小球上的粒子，都可选取到相同的截面积，故粒子注量对于平行及非平行辐射场均适用。

实际上，到达辐射场任意一点的粒子，未必都具有相同的能量。即使从辐射场出发时其初始能量相同（单能），进入物质后，由于相互作用，其能量沿着各自的轨迹逐渐减少，最后减为零。因此辐射场中任何一点，其射线粒子具有从 E_{max} 到 0 的各种可能能量，此时，粒子注量的积分分布计算公式为：

$$\Phi(E) = \int_0^{E_x} \Phi_E dE \tag{5-2}$$

式中，Φ_E 表示单位能量间隔内的粒子注量，它等于进入小球的能量介于 E 和 $E+dE$ 之间的粒子数与该球体截面积的比值。

辐射防护中，经常用粒子注量率 $\dot{\Psi}$ 表示单位时间内粒子注量的增加，即：

$$\dot{\Psi} = \frac{d\Phi}{dt} = \frac{dN}{dadt} \tag{5-3}$$

式中，$d\Phi$ 表示时间间隔 dt 内，进入单位截面积小球体内的粒子数；$\dot{\Psi}$ 表示注量率，国际单位（SI）为米$^{-2}\cdot$秒$^{-1}$（$m^{-2}\cdot s^{-1}$）。注量率的时间积分等于注量。

（二）能量注量 Ψ（energy fluence）

一定时间内进入单位截面积小球内所有粒子能量（不包括静止能量）的总和称为能量注量，定义为：

$$\Psi = \frac{\mathrm{d}E_{\mathrm{fl}}}{\mathrm{d}a} \tag{5-4}$$

式中，$\mathrm{d}E_{\mathrm{fl}}$ 表示进入截面积为 $\mathrm{d}a$ 的球体内所有粒子的能量总和（不包括静止能量），单位为 J。Ψ 为能量注量（energy fluence），国际单位（SI）为焦·米$^{-2}$（J·m^{-2}）。

能量注量可计算间接致电离辐射在物质中的能量转换和物质对射线的吸收。

能量注量率可定义为单位时间内进入单位截面积小球内的所有粒子能量总和。即：

$$\dot{\Psi} = \frac{\mathrm{d}\Psi}{\mathrm{d}t} \tag{5-5}$$

（三）粒子注量和能量注量的关系

粒子注量和能量注量均可描述辐射场性质，前者是通过辐射场中某点的粒子数，后者是通过辐射场中某点的粒子能量。

单能辐射场中，每个粒子能量为 E，能量注量和粒子注量的关系可表示为：

$$\Psi = \Phi \cdot E \tag{5-6}$$

若粒子能量具有谱分布时，辐射场某点的能量注量为：

$$\Psi = \int_0^{E_{\max}} \Phi_E \mathrm{d}E \tag{5-7}$$

式中，Φ_E 为同一位置粒子注量的微分能量分布。

二、剂量学相关辐射量

辐射能量在物质中的转移、沉积不仅取决于辐射场的性质，还和辐射与物质相互作用的过程息息相关。在辐射剂量学中，照射量、比释动能、吸收剂量等辐射量可以描述上述能量转移、沉积的过程。

X 或 γ 射线与空气发生相互作用时会产生次级电子，之后会进一步与空气作用导致空气电离，而次级电子在使空气不断产生正负离子对的过程中，最后本身的能量全部损失。因此可用次级电子在空气中产生的任何一种符号的离子（电子或正离子）的总电荷量，来反映 X 或 γ 射线对空气的电离本领。照射量是根据其对空气电离本领的大小来度量 X 或 γ 射线的辐射量。它是辐射剂量学史上提出的第一个辐射量（1928 年），并沿用最久直至现在，当时称之为"剂量"，后更名为"照射量"。

（一）照射量 X（exposure）

案例 5-2
0.3cm^3 体积的空气，标准状态下其中包含的空气质量是 0.388mg，若被 γ 射线照射 5min，在其中产生的次级电子在空气中形成的正离子（或负离子）的总电荷量为 10×10^{-9}C。
问题： 被照射空气中的 γ 射线照射量和照射量率各是多少？

1. 照射量 一束 X 或 γ 射线穿过空气时，在单位质量空气中产生的所有次级电子完全损失能量产生离子对，所形成的同一种符号离子的总电荷量。即：

$$X = \frac{\mathrm{d}Q}{\mathrm{d}m} \tag{5-8}$$

式中，$\mathrm{d}Q$ 为 X 或 γ 射线在质量为 $\mathrm{d}m$ 的空气中，产生的全部次级电子均被阻止于空气中时（能量 100% 转换，没有剩余能量），所形成的任一种符号的离子总电荷量的绝对值。但式中 $\mathrm{d}Q$ 并不包括在所考查的体积元 $\mathrm{d}m$ 中释放的次级电子所产生的轫致辐射被吸收后而产生的电离电量。由于现有技术还不能对能量很低或很高的 X 或 γ 射线的照射量做精确的测量，因此照射量实际仅适用于能量为几 keV 到 3MeV 范围内的 X 或 γ 射线（辐射防护中能量上限可扩大到 8MeV），且不适用于其他类型辐射和其他物质。

照射量曾用单位为伦琴（roentgen, R），目前已不再使用。照射量的 SI 单位为库·千克$^{-1}$（C·kg^{-1}），没有专用名称。1R=2.58×10^{-4}C·kg^{-1}，1C·kg^{-1}=3.877×10^{3}R。

单位时间内照射量的增量称为照射量率 $\dot{X}$，即：

$$\dot{X} = \frac{\mathrm{d}X}{\mathrm{d}t} \tag{5-9}$$

式中，dX 为时间间隔 dt 内照射量的增量，照射量率的 SI 单位为库·千克$^{-1}$·秒$^{-1}$（C·kg^{-1}·s^{-1}）。

2. 照射量和能量注量的关系　对于单能 X 或 γ 射线在空气中某点的照射量 X 与同一点上的能量注量 Ψ 之间有如下关系：

$$X = \Psi \cdot \frac{\mu_{\mathrm{en}}}{\rho} \cdot \frac{e}{W} \tag{5-10}$$

式中，μ_{en}/ρ 是指给定的单能 X 或 γ 射线在空气中的质能吸收系数；e 是电子电荷；W=33.97eV，表示电子在空气中每产生一个离子对所消耗的平均能量。

尽管在辐射剂量学历史上，照射量曾起到重要的作用：度量 X 或 γ 射线对空气的电离本领。但采用国际单位后，其他辐射量的单位可以更好地描述吸收或转移的能量，因此照射量的应用日渐淡化，取而代之的是空气比释动能和空气吸收剂量。

（二）比释动能 K（kerma）

照射量是以电离电量的形式间接反映 X 或 γ 射线在空气中的辐射强度的量，但它不能反映射线在吸收介质中能量的转移过程。

1. 比释动能　射线的吸收及其引起的效应直接取决于射线在介质中的能量转移。间接致电离辐射在物质中的能量沉积分为两个阶段：一是间接致电离粒子将能量传递给直接电离粒子，二是直接电离粒子通过电离、激发等方式把能量沉积于物质。比释动能表示的是第一阶段中能量传递的结果，指间接致电离辐射（不带电粒子）与单位质量物质相互作用时，所产生的全部带电粒子的初始动能之总和，即：

$$K = \frac{\mathrm{d}E_{\mathrm{tr}}}{\mathrm{d}m} \tag{5-11}$$

式中，dE_{tr} 为间接电离辐射在质量为 dm 的物质内，释放出来的全部带电粒子的初始动能总和；dm 为所考虑的体积元内物质的质量。比释动能适于度量不带电的电离辐射，在辐射防护中，不带电粒子主要有中子、X 或 γ 射线等，同时也适用于任何物质。

比释动能的 SI 单位是焦·千克$^{-1}$（J·kg^{-1}），国际单位专用名称为戈瑞（Gy），专用单位为拉德（rad）。

$$1Gy=1J \cdot kg^{-1}; \ 1Gy=10^3 \ mGy=10^6 \ \mu Gy$$
$$1Gy=100 \ rad; \ 1 \ rad=10^{-2} \ J \cdot kg^{-1}$$

间接致电离辐射单位时间内产生的比释动能称为比释动能率 $\dot{K}$，即：

$$\dot{K} = \frac{\mathrm{d}K}{\mathrm{d}t} \tag{5-12}$$

式中，dK 为比释动能在时间间隔 dt 内的增量，SI 单位是焦·千克$^{-1}$·秒$^{-1}$（J·kg^{-1}·s^{-1}）。

值得注意的是，辐射能量在靶物质的分配中，不带电粒子转化为轫致辐射的能量不参与靶组织电离和激发，这部分能量和辐射效应无关，应从初始动能总和中扣除。

2. 比释动能和能量注量的关系　对于给定的单能辐射场，物质的比释动能 K 与同一点上的能量注量 Ψ 的关系可以表示为：

$$K = \Psi \cdot \mu_{\text{trm}} = \Psi \cdot \frac{\mu_{\text{tr}}}{\rho} \tag{5-13}$$

式中，$\mu_{\text{trm}} = \mu_{\text{tr}}/\rho$，表示一定物质对特定能量的间接致电离粒子的质能转移系数，SI 单位是 $\text{m}^2 \cdot \text{kg}^{-1}$。对于单能辐射，由式（5-6）可知 $\Psi = \Phi \cdot E$，可得比释动能 K 和粒子注量的关系为：

$$K = \Phi \cdot E \cdot \left(\frac{\mu_{\text{tr}}}{\rho} \right) \tag{5-14}$$

ICRU 和 ICRP 分别在 1992 年和 1996 年发布了光子注量与空气比释动能之间的转换系数，见表 5-1。

表 5-1　光子注量-空气比释动能转换系数

光子能量（MeV）	转换系数（pGy·cm²）		光子能量（MeV）	转换系数（pGy·cm²）	
	ICRU47	ICRP74		ICRU47	ICRP74
0.01	7.43	7.60	0.40	1.89	1.89
0.15	3.12	3.21	0.50	2.38	2.38
0.02	1.68	1.73	0.60	2.84	2.84
0.03	0.721	0.739	0.80	3.69	3.69
0.04	0.429	0.438	1.00	4.47	4.47
0.05	0.323	0.328	2.00	7.54	7.51
0.06	0.289	0.292	3.00	9.96	9.89
0.08	0.307	0.308	4.00	12.1	12.0
0.10	0.371	0.372	5.00	14.1	13.9
0.15	0.599	0.600	6.00	16.1	15.8
0.20	0.856	0.856	8.00	20.1	19.5
0.30	1.38	1.38	10.0	24.0	23.2

能量连续分布的辐射场，间接致电离粒子的比释动能可表示为：

$$K = \int_0^{E_{\text{max}}} \frac{\text{d}\Phi(E)}{\text{d}E} \left(\frac{\mu_{\text{tr}}}{\rho} \right) E \text{d}E \tag{5-15}$$

式中，$\Phi(E)$ 表示能量在 0 到 E 之间的粒子注量。

（三）吸收剂量 D（absorbed dose）

比释动能描述的是间接致电离辐射在介质中转移给次级带电粒子的能量，这些能量一部分用于电离、激发，另一部分转化为轫致辐射。但射线所引起的各种效应只与其在介质中用于电离和激发的能量有关，这部分能量是射线真正在介质中所"沉积"的，也是真正被介质吸收的。

案例 5-3

用电离室测得体模内一点比释动能率为 $0.1\text{mGy} \cdot \text{h}^{-1}$，已知光子的能量为 $0.10\,\text{MeV}$。

问题：体模该位置 15 分钟内的吸收剂量是多少？

分析：此问题涉及比释动能和吸收剂量在一定条件下相互转化的问题，需要一定的转换因子将二者结合起来。

1. 吸收剂量　吸收剂量 D 可定义为：

$$D = \frac{\text{d}E_{\text{en}}}{\text{d}m} \tag{5-16}$$

式中，$\text{d}m$ 为该体积元中物质的质量，$\text{d}E_{\text{en}}$ 为电离辐射授予某一体积元中的物质的平均能量，称为平均授予能。它表示进入该体积元的全部带电和不带电的电离粒子能量（对于有静止质量的电离粒子而言，该能量不包括其静止能量，仅指动能）的总和，与离开体积元的全部带电和不带电的电离粒子能量（对于有静止质量的电离粒子而言，该能量不包括其静止能量，仅指动能）总和之差，再加上在该体积元内发生的任何核和基本粒子的转变中，核和基本粒子静止质量所有变化的总和（体积元内质量因核和基本粒子的转变减少时，能量增加；反之，能量减少）。

吸收剂量的 SI 单位是焦·千克$^{-1}$（J·kg^{-1}），国际单位专用名称和专用单位均与比释动能相同，为 Gy 和 rad。

单位时间内吸收剂量的增量，称为吸收剂量率，即：

$$\dot{D} = \frac{\mathrm{d}D}{\mathrm{d}t} \tag{5-17}$$

式中，$\dot{D}$ 为吸收剂量率，其 SI 单位为焦·千克$^{-1}$·秒$^{-1}$（J·kg^{-1}·s^{-1}），专用单位为戈·秒$^{-1}$（Gy·s^{-1}）。在辐射防护中，吸收剂量常用的单位为 mGy、μGy 等，同样，吸收剂量率常用的单位为 mGy·h^{-1}、μGy·h^{-1} 等。

在放射防护、放射生物学和临床放射学中，吸收剂量 D 都是基本但非常重要的辐射量，吸收剂量越大，受照射物质辐射效应越显著。吸收剂量对各种类型的辐射、任何介质及任何一种照射条件（内、外照射）均适用。吸收剂量也与受照射物质的形状、大小及位置密切相关。例如，肿瘤放射治疗时，靶区内某一点的辐射剂量大小不仅仅取决于该点距离辐射源的位置，还取决于该点周围组织结构与构成，因为组织构成不同，其产生的次级电子能量及分布就不同。所以说到吸收剂量时，必须指明介质的种类和照射位置。

重要知识点： 吸收剂量 D 是根据授予能 E_{en} 这个随机量的平均值导出的，它不能反映出组织（或器官）中相互作用事件的随机涨落。尽管它是对物质中任意一点定义的，但它的值是对某一质量元 dm 求平均值获得的，因而是对物质的很多原子或分子取平均而获得的一种平均值。

2. 吸收剂量与照射量的关系　在电子平衡条件下，单能辐射场中同一点吸收剂量与能量注量的关系为：

$$D = \Psi \cdot \frac{\mu_{en}}{\rho} \tag{5-18}$$

式中，μ_{en}/ρ 表示质能吸收系数，SI 单位是 m^2·kg^{-1}。在空气介质中，根据式（5-10）可得吸收剂量与照射量的关系为：

$$D_a = X \cdot \frac{W}{e} \tag{5-19}$$

式中 D_a 表示空气的吸收剂量，若电子在空气中每产生一个离子对所消耗的平均能量 W=33.97eV，那么：

$$D_a(\mathrm{J\cdot kg^{-1}}) = X(\mathrm{C\cdot kg^{-1}}) \times 33.97(\mathrm{J\cdot C^{-1}}) \tag{5-20}$$

或：

$$D_a(\mathrm{Gy}) = X(\mathrm{R}) \times 8.76 \times 10^{-3}(\mathrm{Gy\cdot R^{-1}}) \tag{5-21}$$

式中，X 为空气中某一点处 X 或 γ 射线的照射量，D_a 为空气中某一点处的吸收剂量。若有两种物质在同样条件下受到 X 或 γ 射线的照射，则由式（5-18）可得，这两种物质的吸收剂量与质能吸收系数成正比，即：

$$D_1/D_2 = (\mu_{en}/\rho)_1/(\mu_{en}/\rho)_2 \tag{5-22}$$

那么，由一种已知物质的吸收剂量即可算出另一种物质的吸收剂量，根据式（5-21）及式（5-22），可知：

$$D_m = 8.76 \times 10^{-3} \frac{(\mu_{en}/\rho)_m}{(\mu_{en}/\rho)_a} X = f \cdot X \tag{5-23}$$

其中：
$$f = 8.76 \times 10^{-3} \frac{(\mu_{en}/\rho)_m}{(\mu_{en}/\rho)_a}$$
（5-24）

式中，D_m表示处于空气中某一点的待测组织或物质的吸收剂量；f为照射量-吸收剂量转换系数（或照射量-吸收剂量转换因子），其数值大小取决于光子能量和被照射物质的性质。表5-2列出了水、肌肉、骨骼对不同能量光子的f值。

表5-2　不同能量光子在不同物质中的f值　　　　　　　　　　　单位：$Gy \cdot R^{-1}$

光子能量（MeV）	水/空气	骨骼/空气	肌肉/空气
0.01	0.009 17	0.0356	0.009 30
0.02	0.008 86	0.0425	0.009 21
0.03	0.008 74	0.0442	0.009 15
0.04	0.008 83	0.0416	0.009 24
0.05	0.008 97	0.0360	0.009 31
0.06	0.009 10	0.0293	0.009 34
0.08	0.009 37	0.0192	0.009 44
0.1	0.009 53	0.0146	0.009 53
0.2	0.009 79	0.009 85	0.009 69
0.3	0.009 72	0.009 43	0.009 63
0.4	0.009 72	0.009 33	0.009 59
0.5	0.009 72	0.009 30	0.009 63
1.0	0.009 71	0.009 27	0.009 62
2.0	0.009 72	0.009 26	0.009 59
3.0	0.009 68	0.009 26	0.009 59
5.0	0.009 59	0.009 39	0.009 49
10.0	0.009 40	0.009 66	0.009 34

由此可见，对于不同能量光子的照射量来说，水和肌肉的吸收剂量变化较小，而骨骼吸收剂量变化却较明显。低能光子照射时，在照射量相同的情况下，骨骼的吸收剂量比水和肌肉高出 3～4 倍，而当光子能量超过 0.2MeV 后，对于相同的照射量，三种物质的吸收剂量非常接近。

针对案例 5-3，若能测出辐射场内某点的照射量 X，由式（5-23）便能计算出在该点处某物质的吸收剂量。

3. 吸收剂量和比释动能的关系　　在讨论间接致电离辐射粒子比释动能和吸收剂量的关系之前，应先了解在辐射剂量学中有重要应用的"电子平衡"（electronic balance）的概念。

设体积为 V 的介质受到不带电电离辐射的照射，通过相互作用，不带电电离辐射在其中释放出次级电子。由于次级电子具有一定的射程，不带电电离辐射在 P 点周围的小体积元 ΔV 内传递给次级电子的能量因次级电子 a 离开 ΔV 而不能被小体积元 ΔV 全部吸收；同时，在 ΔV 外产生的次级电子 b 可能把部分能量带入 ΔV 内。如果所有离开 ΔV 的次级电子带走的能量，恰好和进入 ΔV 的次级电子带入的能量相等，如图 5-2 所示，则称在 P 点处存在"电子平衡"。

形成电子平衡的条件为：①小体积元 ΔV 周围的辐射场是均匀的，辐射强度和能谱恒定不变；

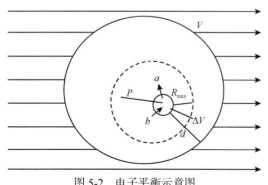

图 5-2　电子平衡示意图

②小体积元 ΔV 在各个方向离介质边界的距离 d 要足够大，至少大于次级电子在介质中的最大射程 R_{max}，即 $d \geq R_{max}$；③介质对初级辐射的质能吸收系数和对次级电子的阻止本领恒定不变。

需要注意的是，在放射源附近，在两种介质相邻的界面或高能辐射的情况下不存在电子平衡。

依据上述关于电子平衡的讨论，在电子平衡的情况下，间接致电离辐射在质量为 dm 内的物质中交给带电粒子的能量 dE_{tr} 等于该体元内物质所吸收的能量 dE_{en}，因此：

$$D = \frac{dE_{en}}{dm} = \frac{dE_{tr}}{dm} = K \qquad (5\text{-}25)$$

上式表明，在带电粒子平衡的条件下，不考虑带电粒子因轫致辐射而损耗的能量，吸收剂量等于比释动能。不过，带电粒子的一部分能量有可能转变为轫致辐射而离开质量元 dm，此时虽存在带电粒子平衡，但吸收剂量并不等于比释动能。这时候两者的关系为：

$$D = K(1-g) \qquad (5\text{-}26)$$

式中，g 是带电粒子能量转化为轫致辐射的份额。然而，除了高能电子外，一般轫致辐射所占的份额 g 都是很小的，可忽略不计。

综上所述，当满足电子平衡条件且次级电子产生的轫致辐射可忽略不计时，吸收剂量和比释动能相等。但若电子平衡条件不能成立，为使两者之间能进行数值转换，需引入一个电子平衡系数 q_e，它等于 X（γ）光子辐射在所指定的体积内沉积的能量 E_{dep} 与辐射在同一体积释放出的能量 E_{col} 之比，即 $q_e = E_{dep}/E_{col}$。

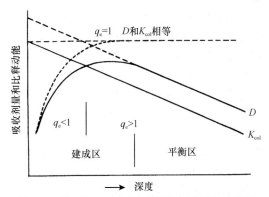

图 5-3 吸收剂量和比释动能随介质深度的变化

如图 5-3 所示，X（γ）光子入射到可视为均匀介质的水中。在浅表位置，X（γ）光子在其作用点周围的小体积元内释放的部分能量并未全部沉积在该体积元内，未建立电子平衡，$q_e < 1$ 时，比释动能大于吸收剂量。如果 X（γ）光子在水中的衰减可以忽略不计，当深度等于次级电子的最大射程时，电子平衡条件满足 $q_e = 1$，吸收剂量和比释动能相等，且随深度的增加其数值保持不变，如图 5-3 虚线部分。实际上，随着深度的增加，一方面由于入射光子的强度逐渐减弱，比释动能下降；另一方面沿 X（γ）光子入射方向产生的次级电子数目在达到其电子射程之前逐渐增加，造成吸收剂量增加。当随着深度增加所增加的次级电子数目等于因入射光子衰减而释放出的次级电子减少的数目时，吸收剂量达到最大值，完成其剂量建成。随着深度的继续增加，比释动能与吸收剂量同时变小。次级电子在某一点沉积的能量主要源于其前面某点产生的次级电子，因此位于电子平衡点以后的各点，$q_e > 1$，此时，比释动能小于同一位置的吸收剂量。

（四）照射量、比释动能与吸收剂量区别对照表

照射量、比释动能和吸收剂量之间存在一定的关系，但又有本质区别，主要体现在它们在剂量学中的含义和适用范围（表 5-3）。

表 5-3 照射量、比释动能和吸收剂量区别对照表

辐射量	照射量	比释动能	吸收剂量
剂量学的含义	空气中离子总电荷量	表征非带电粒子交给次级电子的能量	靶物质吸收辐射能
适用的辐射源	能量在几 keV 到 3MeV 范围内的 X（γ）射线	非带电粒子辐射	任何辐射
适用的介质	空气	任何介质	任何介质
国际单位专用名称	无（R 为曾用名）	戈瑞（Gy）	戈瑞（Gy）

第二节　防　护　量

为评估照射水平、控制辐射危害，对受照人体规定了一系列辐射量，称为防护量（radiological protection quantities）。防护量以吸收剂量为基础，包括：放射防护基础量——器官剂量；评价、比较不同类型的电离辐射对组织（或器官）产生的辐射影响——当量剂量；评价人体健康危害的综合指标——有效剂量；评价、比较不同辐射源对受照群体构成的照射——集体剂量；预估放射性物质的内照射危害——待积剂量等。

一、器　官　剂　量

第一节介绍过，吸收剂量表示物质中任意一点可给定一个具体的值。但是，在实际辐射防护应用中，吸收剂量通常是较大的组织（或器官）体积内的平均值，所以人体内某一特定组织（或器官）T 内的平均吸收剂量 $\bar{D}_T$ 可定义为：

$$\bar{D}_T = \int_V D(x,y,z)\rho(x,y,z)\mathrm{d}V \Big/ \int_V \rho(x,y,z)\mathrm{d}V \qquad (5\text{-}27)$$

式中，V 表示相关组织（或器官）的体积；$D(x, y, z)$ 表示该范围内质量密度为 $\rho(x, y, z)$ 的 (x, y, z) 点处的吸收剂量值。实际工作中，组织（或器官）的平均吸收剂量称为器官剂量（organ dose），常写为 D_T，单位为 $J \cdot kg^{-1}$，专用名是 Gy。

用平均吸收剂量代表整个组织（或器官）或其区域内所有的吸收剂量取决于很多因素，如周围辐射场大小、人体在辐射场中特定的几何位置等。对外照射而言，平均吸收剂量主要取决于照射的均匀性以及入射辐射粒子在人体内的贯穿本领（或射程），而对于贯穿性辐射（如光子、中子），大多数组织（或器官）中的吸收剂量分布是均匀的，在此情况下，平均吸收剂量是组织（或器官）每一部分所受照射的适宜量度。对于射程有限的弱贯穿辐射（如低能光子、带电粒子）及人体内广泛分布的组织（或器官）（如淋巴结、红骨髓）处于不均匀辐射场中时，吸收剂量分布可能会极不均匀。在人体局部受照情况下，即使平均吸收剂量或有效剂量（见下述介绍）低于剂量限值，仍可能发生组织损伤。例如，弱贯穿辐射对皮肤照射时就会发生此类情况。为避免此类情况发生，放射防护中特制定了适用于局部皮肤的剂量限值。对于滞留在人体组织（或器官）中的放射性核素产生的辐射效应，器官吸收剂量的分布和很多因素有关，如辐射的贯穿本领、组织（或器官）中活度分布的均匀性、组织（或器官）的构造等。

器官剂量通常不能直接测量，但由实际测量的一些辐射量而导出组织（或器官）剂量的方法已经建立，国际辐射单位与测量委员会（ICRU）第 74 号报告、国际原子能机构（IAEA）技术报告丛书第 457 号和联合国原子辐射效应科学委员会（UNSCEAR）2008 年报告中对此均有详细描述。

值得注意的是，不同类型、能量的辐射引起的生物学效应不同，不同组织（或器官）对辐射的敏感程度也有差异。所以，器官剂量本身不足以评价辐射造成的危害。为了确定放射防护中使用的辐射剂量与随机性效应所产生的健康危害之间的关系，还需要用辐射权重因子、组织权重因子对器官剂量做进一步的修正来表示两者之间的定量关系，即当量剂量和有效剂量。

二、剂量当量 $H_{(r)}$ 和当量剂量 H_T

不论是描述来自体内放射性核素的辐射，还是描述入射到人体的辐射，既要指明全身或局部所受到照射的总量，还要与各类辐射诱发某种随机性效应发生的概率有定量的相关性。所以，可以定义剂量当量 $H_{(r)}$ 来描述不同种类电离辐射对关注质点的影响。

（一）剂量当量 $H_{(r)}$（dose equivalent）

剂量当量是指组织（或器官）中某一点的吸收剂量（D）、反映吸收剂量微观分布的品质因数

（Q）及反映吸收剂量不均匀空间与时间分布等因数的修正系数（N）的乘积，可表示为：

$$H_{(r)}=DQN \qquad (5\text{-}28)$$

式中，D 为吸收剂量；Q 为品质因数，又称线质系数，它是在所关注的那一点，水中线性能量传递 L（表述辐射品质的量，即线碰撞阻止本领）的函数，与射线种类、照射类型有关，具体见表 5-4；N 为所有其他修正因数的乘积，1977 年国际放射防护委员会（ICRP）指定 $N=1$。

表 5-4　品质因数与照射类型、射线种类之间的关系

照射类型	射线种类	品质因数 Q
外照射	光子	1
	热中子及能量小于 0.005MeV 的中能中子	3
	中能中子（0.02MeV）	5
	中能中子（0.1MeV）	8
	快中子（0.5~10MeV）	10
	重反冲核	20
内照射	电子、光子	1
	α粒子	10
	裂变过程中的碎片、α发射过程的反冲核	20

剂量当量的 SI 单位是焦·千克$^{-1}$（J·kg^{-1}），国际单位专用名称为希沃特（Sievert），简称希，用符号 Sv 表示，与国际单位并用的专用单位名称为雷姆（rem）。1Sv=1J·kg^{-1}；1Sv=10^3m；Sv=10^6μSv；1rem=10^{-2}J·kg^{-1}；1Sv =100 rem。

剂量当量常用于定义一些实用量，如个人剂量当量、周围剂量当量、定向剂量当量等。

剂量当量限用于常规的辐射防护场合，也就是说只能在辐射防护所关心的剂量当量的限值附近或低于剂量限值时才可使用。品质因数 Q 值是根据有关的相对生物效应（relative biological effectiveness，RBE）系数而选定，它不一定能代表辐射事故中遇到的高剂量及高剂量率下各类辐射的真实相对生物效应系数，因而剂量当量不可用于已造成大剂量急性照射的事故。为了更好地体现剂量与相对生物效应（RBE）之间的关系，国际放射防护委员会（ICRP）在 1990 年第 60 号出版物中建议引用一个新的物理量——当量剂量。

（二）当量剂量 H_T（equivalent dose）

不同生物体受相同吸收剂量辐射照射后，因辐射的种类、能量和照射条件有区别，所以引起某些已知的生物效应的危险性往往不等效。因此，必须用适当的因数对吸收剂量进行加权修正，使修正后的吸收剂量即当量剂量 H_T 能更好地同辐射所致有害效应的概率或严重程度相联系。

吸收剂量与辐射权重因数（radiation weighting factor，w_R）的乘积就是当量剂量。即：

$$H_T=w_R \cdot D_{T\cdot R} \qquad (5\text{-}29)$$

式中，H_T 为 R 类辐射在组织（或器官）T 中所受到的当量剂量；w_R 为 R 类辐射的辐射权重因数，也叫作辐射权重因子；$D_{T\cdot R}$ 为 R 类辐射在组织（或器官）T 中产生的平均吸收剂量。

当辐射场是由具有不同 w_R 值的不同类型和（或）不同能量的辐射形成时，组织（或器官）T 总的当量剂量应为各类辐射在该组织（或器官）上形成的当量剂量的线性叠加，即：

$$H_T = \sum_R w_R \cdot D_{T\cdot R} \qquad (5\text{-}30)$$

由于 w_R 无量纲，因此当量剂量的 SI 单位与吸收剂量相同，即焦·千克$^{-1}$（J·kg^{-1}），其专用名称为 Sv，与剂量当量相同，但二者表示的不是同一辐射量。

需要说明的是，在辐射防护中，我们关注的往往不是受照个体某点的吸收剂量，而是某一组织（或器官）吸收剂量的平均值。辐射权重因数 w_R 是依据相对生物效应 RBE 确定的，代表特定辐射在小剂量照射时诱发随机性效应的相对生物效应数值，其数值大小与品质因数 Q 基本一致，所以当量剂量和剂量当量的数值也基本一致。

随着科技的发展，在不断更新设备条件下的新辐射源和辐射场作用下，生物演变随机性效应和探测方法都发生了变化。因此，国际放射防护委员会（ICRP）根据时代特征提出了新的辐射权重因数适应值。表5-5 列出了我国《电离辐射防护与辐射源安全基本标准》（GB18871—2002）和《国际电离辐射防护与辐射源安全基本安全标准》（IAEA 安全标准丛书第 GSR Part 3 号，2014 年）的辐射权重因数 w_R 值。

表5-5 辐射权重因数 w_R

辐射类型	能量范围	GB18871—2002（w_R）	国际电离辐射防护与辐射源安全基本安全标准（2014 年）（w_R）
光子	所有能量	1	1
电子	所有能量	1	1
介子	所有能量	1	2（带电π介子）
μ介子			1
中子	<10keV	5	
	10～<100keV	10	$w_R = 2.5 + 18.2 \exp\left\{-[\ln(E_n)]^2/6\right\}$ $E_n<$1MeV
	100keV～<2MeV	20	$w_R = 5.0 + 17.0 \exp\left\{-[\ln(2E_n)]^2/6\right\}$ 1MeV$<E_n<$50MeV
	2～20MeV	10	$w_R = 2.5 + 3.2 \exp\left\{-[\ln(0.04E_n)]^2/6\right\}$ $E_n>$50MeV
	>20MeV	5	
质子（反冲质子除外）	>2MeV	5	2
α粒子、重核、裂变碎片		20	20

案例 5-4

某工作人员全身同时均匀受到 X 射线和能量小于 10keV 的中子照射，其中 X 射线的吸收剂量为 10mGy，中子的吸收剂量为 3mGy。

问题：该工作人员所吸收的当量剂量为多少？

分析：

$$H = \sum_R w_R \cdot D_{T \cdot R} = w_X \cdot D_X + w_n \cdot D_n = （1 \times 10 + 5 \times 3）\text{mSv} = 25\text{mSv}$$

由于中子的辐射权重远大于 X 射线，因此受到混合辐射照射时当量剂量主要由中子贡献。由此可知，即使接收相同的吸收剂量，辐射种类不同对受照者产生的生物学影响也是不同的。

当量剂量率 $\dot{H}_T$ 是指单位时间内组织（或器官）T 所接受的当量剂量。若在 dt 时间内，当量剂量的增量为 dH_T，则当量剂量率：

$$\dot{H}_T = \frac{dH_T}{dt} \tag{5-31}$$

当量剂量率的 SI 单位为希·秒$^{-1}$（Sv·s^{-1}）。

当量剂量 H_T 和剂量当量 $H_{(r)}$ 的本质区别在于：①当量剂量 H_T 反映的是组织（或器官）相关体积内的平均吸收剂量，对吸收剂量用辐射权重因数 w_R 修正；剂量当量 $H_{(r)}$ 反映的是组织（或器官）中特定一点 P 处的吸收剂量，对吸收剂量用品质因数 Q 修正。②当量剂量 H_T 反映的是平均剂量，无法直接测量，仅用于评价和比较辐射对健康的危害程度；剂量当量 $H_{(r)}$ 反映的是组织（或器官）体积内某一点 P 的吸收剂量，是一可测指标，因而可应用于辐射防护监测。

三、有效剂量 *E*

当量剂量是不同类型射线对组织（或器官）形成的辐射危害的度量，但即使两种组织（或器官）吸收的当量剂量相同，由于它们对辐射的敏感程度不同，其所产生的随机性健康危害的程度也可能完全不同。因此在辐射防护领域中应该考虑引入一个能够反映辐射对生物体损害的辐射量来描述受照的各个组织（或器官）对辐射敏感程度的差异，即所产生的"损害效应"的大小。

案例 5-5

在一次意外事故中，A、B 两名工作人员均受到了 X 射线的照射，经估算 A 工作人员骨骼表面受到了 0.4Sv 的当量剂量的照射；而 B 工作人员有两个部位受到了照射：骨骼表面和肝脏均受到了 0.2Sv 的当量剂量的照射。

问题：用数学方法相加可以得知 B 工作人员受到的累积当量剂量和 A 工作人员的相同。那么，两名工作人员所受到的辐射效应的影响一样吗？

分析：这是一个典型的人体受到不均匀照射的评价问题。用希沃特（Sv）为单位表示已经考虑辐射种类对受照者产生的生物学影响，但人体不同组织（或器官）对辐射的敏感程度有差异，所以比较辐射效应不能用数学方法进行简单的相加。

（一）辐射效应的危险度

按照国际放射防护委员会（ICRP）为辐射对人体的损害划分的标准，为辐射对人体的损害受小剂量、低剂量率辐射的人群，其辐射损害主要是随机性效应（严重遗传性疾病和辐射诱发的各种致死癌症），且假定随机性效应发生的概率与剂量存在着线性无阈的关系，同时用危险度因子来评价辐射引起的随机性效应的危险程度。

危险度（γ，又称危险度系数），即组织（或器官）接受每单位当量剂量（1Sv）照射诱发的随机性损害效应的概率。辐射危险度取决于组织（或器官）受到照射后发生严重遗传性缺陷或致死性恶性病变的概率。其中辐射致癌的危险度，是用死亡率来表示的；辐射致遗传损害的危险度，是用严重遗传疾患的发生率来表示的。对于不同组织（或器官），辐射效应的危险度是不同的。ICRP 所规定的人体组织（或器官）危险度的数值列于表 5-6。

表 5-6　人体组织（或器官）的危险度

组织	辐射效应	危险度（Sv^{-1}）
性腺	严重遗传性疾病（最初二代）	10^{-2}
乳腺	乳腺癌	2.5×10^{-3}
红骨髓	白血病	2×10^{-3}
肺	肺癌	2×10^{-3}
甲状腺	甲状腺癌	5×10^{-4}
骨表面	骨癌	5×10^{-4}
其余组织	其他癌症（胃、直肠、唾液腺、肝）总计（每一单个组织器官的危险度不超过总额的 1/5）	5×10^{-3}
全身均匀受照	致死恶性病	$0 \sim \times 10^{-2}$
	遗传疾病：个人（最初二代）	$0 \sim 4 \times 10^{-3}$
	群体（全部后代）	$0 \sim 8 \times 10^{-3}$

注：其余组织中不包括四肢（手、前臂、足、踝）皮肤和晶状体。

由表 5-6 可知，对于不同的组织（或器官），同时接受 1Sv 当量剂量的照射时，辐射效应的危险度是不同的。为了表示不同组织（或器官）在接受相同当量剂量情况下有害效应的严重程度的差异，引入表示相对危险度的权重因子，即组织权重因子 w_T，即：

$$w_T = \frac{\text{组织T接受1Sv时的危险度}}{\text{全身均匀受照1Sv时的总危险度}}$$

不同组织（或器官），其组织权重因子不同，所以组织权重因子 w_T 的实质为全身各组织（或器官）均匀受到相同当量剂量照射时，个人受到的随机性健康危害中某组织（或器官）所占的份额。表 5-7、表 5-8 列出的分别是 1991 年、2007 年 ICRP 的组织权重因子推荐值。

表 5-7　不同组织（或器官）的组织权重因子 w_T（1991 年）

组织（或器官）	w_T	合计
性腺	0.20	0.20
肺；胃；结肠；红骨髓	0.12	0.48
皮肤；骨表面	0.01	0.02
食道；膀胱；肝；乳腺；甲状腺；其余组织	0.05	0.30
全身		1.00

表 5-8　不同组织（或器官）的组织权重因子 w_T（2007 年）

组织（或器官）	w_T	合计
性腺（卵巢或睾丸）	0.08	0.08
肺；胃；结肠；红骨髓；乳腺；其余组织	0.12	0.72
皮肤；骨表面；脑；唾液腺	0.01	0.04
食道；膀胱；肝；甲状腺	0.04	0.16
全身		1.00

注：1. 性腺的 w_T 用于睾丸、卵巢剂量的平均值。

2. 结肠剂量是上部大肠、下部大肠剂量的质量加权平均值。

3. 其余组织含：口腔黏膜、小肠（ST）、肌肉、淋巴结、肾上腺、心壁、胸腺、胰腺、胸外组织（ET）、双肾、胆囊、脾、子宫（颈）及前列腺；其中，前列腺、子宫（颈）分属男（M）、女（F）特有，剩余 12 个两性都有。

4. "其余组织"的 w_T 值，用于男女平均的"其余组织"当量剂量的平均值。

（二）有效剂量 E（effective dose）

对放射工作人员来讲，其在工作中身体所受的任何照射，几乎总是不止涉及一个组织（或器官），为了综合反映受照的各个组织（或器官）给人体带来随机性健康危害的总和，引入有效剂量 E，即：

$$E = \sum_T w_T \cdot H_T \tag{5-32}$$

式中，H_T 为组织 T 受到的当量剂量；w_T 为组织 T 的权重因子。

w_T 是根据组织（或器官）随机性效应的辐射敏感性对当量剂量施加修正的一个因子，没有量纲，所以有效剂量 E 的单位和当量剂量 H_T 一致，为焦·千克$^{-1}$（J·kg^{-1}），其专用名称 Sv。

可见，有效剂量是以辐射诱发的随机性效应发生率为基础的，表示当身体各部分受到不同程度照射时，造成的人体随机性辐射损伤总和。它适用于辐射防护领域随机性效应的评价和内照射剂量的计算。采用有效剂量，对于随机性效应就可以制定出一套以所有受照组织（或器官）的总危险度为基础的限制制度，这也是基于辐射防护目的而制定的。

案例 5-6

　　两患者在某次胸部检查——胸片和胸透时，二者各器官（或组织）接受的当量剂量见表 5-9。

表 5-9 器官（或组织）当量剂量（mSv）

当量剂量及组织权重因子	性腺	乳腺	红骨髓	肺	甲状腺	骨表面	其余组织
$H_{胸片}$	0.01	0.06	0.25	0.05	0.08	0.08	0.11
$H_{胸透}$	0.15	1.30	4.1	2.3	0.16	2.6	0.85
w_T	0.08	0.12	0.12	0.12	0.04	0.01	0.12

问题： 试比较两患者接受的有效剂量。试述胸片和胸透对患者影响的差别。

分析： 利用公式（5-32）可知

$E_{胸片} = （0.08×0.01+0.12×0.06+0.12×0.25+0.12×0.05+0.04×0.08+0.01×0.08+0.12×0.11）$ mSv = 0.0612 mSv

$E_{胸透} = （0.08×0.15+0.12×1.30+0.12×4.1+0.12×2.3+0.04×0.16+0.01×2.6+0.12×0.85）$ mSv = 1.0704mSv

胸透患者接受的有效剂量相当于 17 次胸片的有效剂量。

胸透虽然可以形成立体影像，方便更直观观察人体内部结构，但是它的危害也是不小的，一次胸透的辐射剂量是胸片的十几倍，所以不可常做胸透。在美国、英国等一些发达国家已经禁止这种影像检查，我国也有规定避免给儿童、青少年做胸透，可以用胸片代替胸透来检查心肝脾等问题。对于不得不做胸透的患者，建议检查前做好防护措施。按照医生的指示正确佩戴相关防护用品。

当量剂量和有效剂量是基于吸收剂量平均值并且用于放射防护目的的辐射量，大致评价危险之用，它们在远低于确定性效应阈值的吸收剂量下提供估算随机性效应的依据。当量剂量和有效剂量均不可直接测量，需要借助无量纲的辐射权重因数和组织权重因子并按照 ICRP 现行有效的基本建议书所推荐的方法进行计算。辐射权重因数和组织权重因子的数值来自当前的放射生物学知识，以后会不断变化。所以当量剂量和有效剂量的定义并不限于特定的那一组权重因子的数值。ICRP 使用当量剂量和有效剂量时，已默认了使用当时其所推荐的辐射权重因子和组织权重因子的数值。可以把委员会使用的，但在不同时期指定其数值的加权量，当作可相加的量。尽管曾用过不同的权重因子，ICRP 并不推荐对早期值进行相关修正。如果使用 ICRP 之外的组织推荐的权重因子，则在引入该量值时应给予明确说明并注明所用值，这种加权量不得与 ICRP 推荐的量相加。

目前估算有效剂量及器官当量剂量的通行方法是使用基于蒙特卡罗（Monte Carlo）算法的计算机模拟软件。

四、吸收剂量的蒙特卡罗计算

蒙特卡罗方法又称随机抽样法、随机模拟法或统计试验方法。它是一种通过模拟跟踪大量粒子在物质中的运动、作用过程，利用统计分析方法推演获得粒子在介质中所形成的能量沉积的一种数理统计方法。目前，它已成为辐射剂量学重要的计算手段。

用蒙特卡罗方法求解问题时，需要建立一个概率模型，使待解问题与此概率模型相联系，然后通过随机试验求得某些统计特征值作为待解问题的近似解。例如，某工厂生产一批产品，在计算产品合格率时，按照产品合格率的定义，产品合格率是全部合格产品数量与生产的全部产品数量的比值，但是在实际统计时，我们很难把所有产品进行检测以确定其是否为合格产品，因此更可行的方法是，在全部生产的产品中，选定有限的产品数 N，在其中检测合格产品数 n，由此可以计算选定产品的合格率 $P = \dfrac{n}{N}$，显然这样的抽样检验越多，选择样品数 N、n 越大，P 也就越接近产品的真实合格率。

在辐射与介质相互作用的过程中，辐射粒子在介质中的传播及其与介质的相互作用，也可以与某些概率过程联系起来，例如，光子与原子、光子与电子、电子与电子的碰撞过程，实际上就是与碰撞截面有关的概率过程。这样，从数学物理特征来说，可以用类似于随机投针法（18 世纪，蒲丰提出问题：设有一个以平行且等距木纹铺成的地板，现随意抛一支长度比木纹之间距离小的针，求针和其中一条木纹相交的概率。以此概率，蒲丰提出了一种计算圆周率的方法——随机投针法。这就是蒲丰投针问题）计算 π 的近似值的方法，计算确定一定条件下的辐射粒子的输运过程及粒子输运的总效应。

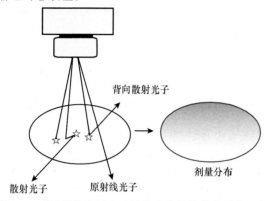

图 5-4   利用蒙特卡罗方法计算出人体体模在特定照射
几何条件下的三维剂量分布

现代辐射剂量计算的理论基础正是基于蒙特卡罗方法。该方法可以用计算机模拟射线粒子在进入人体或作用介质中的剂量沉积。通常使用计算机程序产生一组随机数，这些随机数在 0 和 1 之间可连续变化，随机数是任意分布的，使用已知射线与人体组织相互作用的基本数据[如光子与组织作用时产生的散射概率（包括瑞利散射和康普顿散射）]，这些散射数据与散射角度、光子能量有关，就可以按照蒙特卡罗算法计算出人体体模在特定照射几何条件下的三维剂量分布，如图 5-4 所示。

随着计算机运算能力的提高，应用蒙特卡罗方法可以对大量光子进入到人体组织内的碰撞、散射轨迹进行模拟运算，这样就可以大大降低这种方法的统计学误差。通常对 $10^6 \sim 10^8$ 的光子进行模拟运算，计算每个光子进入靶组织后发生各类相互作用的过程与概率。即使是对 10^6 光子进行模拟运算，对于相对应的 X 射线摄影过程实际照射到被检者的 X 射线束光子数而言仍然是有限的。一次极低剂量的 X 射线胸部摄影，照射到被检者身上的光子数大约是 1.6×10^{11}。采用蒙特卡罗方法计算器官剂量时，通常计算单位入射剂量（如比释动能）的器官剂量，这样可以方便计算不同成像过程、不同照射量条件下的器官剂量。表 5-10 是应用蒙特卡罗方法计算得出的腹部 X 射线摄影时器官剂量转换因子的参考值。

表 5-10   腹部 X 射线摄影蒙特卡罗方法计算器官剂量（SID=100cm，照射野 35cm×43cm；单位：μGy/mGy）

组织	入射 X 射线线质（半值层厚度 mmAl）			
	1.0	2.0	3.0	4.0
肺	2.4	9.6	17.2	24.0
红骨髓	7.4	30.9	59.5	85.9
甲状腺	0.0	0.1	0.2	0.3
子宫	83.6	249.6	395.0	506.1
卵巢	595.	183.2	296.6	385.9

> **重要知识点**：吸收剂量（D）和比释动能（K）的国际单位和专用名称相同，定义式也很类似，但表示的物理含义不同，分别表示能量转移的两个过程。当量剂量（H_T）和有效剂量（E）的国际单位和专用名称也一致，但含义也不同，前者衡量不同类型放射线照射组织产生生物效应的差别，后者评价的是不同组织（或器官）对辐射敏感程度的差异。

五、集 体 剂 量

以上涉及的辐射量都是与受照个体相关联的。为了达到放射防护最优化的目的，主要是在职业照射领域，考虑到某个给定时间内，或在指定辐射区域内该组所实施的某种操作期间内，组内所有个人所受的照射，ICRP 在 1977 年引入集体剂量（collective dose）的一些量。为评价这种辐射危害，我国常采用集体当量剂量和集体有效剂量来表示群体剂量。

（一）集体当量剂量 S_T（collective equivalent dose）

某一群体的集体当量剂量 S_T 为：

$$S_T = \sum_i H_{Ti} N_i \tag{5-33}$$

式中，S_T 为集体当量剂量，单位为人·希；H_{Ti} 为受照射群体中第 i 组内 N_i 个成员平均每人在全身或任一特定组织（或器官）内的当量剂量。

若群体中所有（N 个）个体受到同类辐射的照射，每个个体受到的平均当量剂量均为 H 时，则群体的集体当量剂量 S_T 为：

$$S_T = H \cdot N \tag{5-34}$$

其单位为人·希（人·Sv）。

（二）集体有效剂量 S_E（collective effective dose）

某一群体的集体有效剂量为受照群体中每一个成员的有效剂量之和，即

$$S_E = \sum_i E_i N_i \tag{5-35}$$

式中，N_i 为该群体中全身或任一组织（或器官）受到平均有效剂量为 E_i 的那部分人员的人数。

集体有效剂量的单位与集体当量剂量的单位相同，为人·希（人·Sv）。

若群体中的所有 N 个个体受到同类的辐射照射，每个个体所受的平均有效剂量均为 E 时，则该群体集体有效剂量 S_E 为

$$S_E = E \cdot N \tag{5-36}$$

无论是集体当量剂量还是集体有效剂量的定义，都没有明确给出剂量所经历的时间，在使用中应给出求和或积分的时间间隔和适用人群。由于预先的防护措施、需投入的防护资金取决于个人受照水平，计算集体剂量时，还应提供集体剂量按照水平、地域、人数及性别的分布。

集体有效剂量是用于比较不同放射防护技术和防护程序的优化工具，不可用于危险预估，所以不能把集体有效剂量用作流行病学研究工具，特别是不能用于根据由较大规模的人群的微小剂量照射组成的集体有效剂量来计算癌症死亡率。

六、待 积 剂 量

外部贯穿辐射产生的能量沉积是在组织暴露于该辐射场的同时给出的，但通过吸入、食入或创伤等方式进入人体内的放射性核素对组织的照射在时间上是分散的，能量沉积随放射性核素的衰变而逐渐给出。能量沉积在时间上的分布随放射性核素的物理化学形态和其后的生物动力学行为变化而变化。为定量计算放射性核素进入体内造成的内照射剂量，辐射防护中引入了待积当量剂量和待积有效剂量。

（一）待积当量剂量 $H_T(\tau)$

个人摄入放射性物质后，某一特定组织（或器官）T 中接受的当量剂量率在时间 τ 内的积分即为待积当量剂量 $H_T(\tau)$（committed equivalent dose），即：

$$H_T(\tau) = \int_{t_0}^{t_0+\tau} \dot{H}_T(t) \mathrm{d}t \tag{5-37}$$

式中，t_0 表示摄入放射性核素的时刻；τ 表示放射性核素对组织（或器官）T 照射的时间期限（以年为单位），当没有给出积分的时间期限 τ 时，对于成年人默认 50 年时间期限，而对于儿童默认

70 年时间期限；$H_T(\tau)$ 是组织（或器官）T 在 t 时刻的当量剂量率。

待积当量剂量的国际单位专用名称是希（Sv）。

■ （二）待积有效剂量 $E(\tau)$

将单次摄入放射性核素后，各组织（或器官）的当量剂量乘以组织权重因子 w_T，再求和，就得到待积有效剂量 $E(\tau)$（committed effective dose），即：

$$E(\tau) = \sum_T w_T \cdot H_T(\tau) \tag{5-38}$$

待积有效剂量国际单位专用名称同待积当量剂量一致，为 Sv。

> **重要知识点：** 群体受照用集体剂量评价，若放射性核素进入体内要用待积剂量评价。

第三节　运行实用量

与人体相关的防护量（如器官剂量、当量剂量、有效剂量等）都是不可以直接测量的。所以，ICRU 定义了另外一些量用来评价当量剂量等防护量，称之为运行实用量。在外照射防护中，常用于环境（包括场所）监测的量包括周围剂量当量 $H^*(d)$（ambient dose equivalent）、定向剂量当量 $H'(d, \Omega)$（directional dose equivalent），常用于个人监测的量为个人剂量当量 $H_P(d)$（personal dose equivalent）。

内、外照射采用不同的实用量。但目前尚未定义出对内照射剂量学中的当量剂量或有效剂量进行直接评价的实用量，通常只根据摄入放射性核素的总活度和个人工作场所空气中的放射性核素浓度进行内照射剂量的估算。对于外照射，用于场所监测的运行实用量是根据 ICRU 球（由软组织等效物质构成的直径为 30cm、密度为 1g/cm³ 的一个球体，其组成元素及质量占比分别为氧 76.2%、氢 10.1%、碳 11.1% 和氮 2.6%，是模拟人体躯干的一种简单体模）某点的剂量当量来定义的。同时，为定义上述运行实用量，需要规定某些由实际辐射场导出的辐射场，ICRU 第 39 号出版物给出了"扩展"和"齐向"等专业术语。在足够大的空间体积中，每一点上的粒子注量、角分布、能量分布都与真实辐射场中参考点处的一致，则称扩展场；粒子注量和它的能量分布与扩展场一致，但注量是单向的。

一、周围剂量当量 $H^*(d)$

周围剂量当量 $H^*(d)$ 是评价辐射防护场所的基本量。

辐射场中某一点处的周围剂量当量 $H^*(d)$ 表示在该点相应的齐向扩展场中的 ICRU 球内，沿辐射场逆向方向上的径向深度为 d 处的剂量当量。对于强贯穿辐射 d 值建议取 10mm，记为 $H^*(10)$；对于弱贯穿辐射 d 值推荐取 0.07mm，记为 $H^*(0.07)$。周围剂量当量的单位为焦·千克⁻¹（J·kg⁻¹），专用名称为 Sv。

强、弱贯穿辐射的界定不是绝对的，会受照射条件的变化而发生改变。但一般情况下，能量低于 20keV 的光子、能量低于 2MeV 的电子或 β 粒子通常可看作弱贯穿辐射；而中子或能量高于 20 keV 的光子可视为强贯穿辐射。

一般情况下，周围剂量当量 $H^*(10)$ 用于描述各种类型的辐射照射在环境（或场所）中产生的辐射剂量，仪器测得的周围剂量当量 $H^*(10)$ 常可作为仪器所在位置上人体有效剂量的合理估计值。

能量从 20keV～10MeV 的光子，周围剂量当量 $H^*(10)$ 与空气比释动能 K_a 的关系可按下式估计：

$$\frac{H^{*}(10)}{K_a} = \frac{X}{aX^2 + bX + c} + d \cdot \arctan(gX) \tag{5-39}$$

式中，$H^{*}(10)/K_a$ 的单位是 $Sv \cdot Gy^{-1}$；$X = \ln(E/E_0)$；$E_0 = 9.85keV$；$a = 1.465$，$b = -4.414$，$c = 4.789$，$d = 0.7006$，$g = 0.6519$；角度单位为弧度。

二、定向剂量当量 $H'(d, \Omega)$

（一）定义

定向剂量当量 $H'(d, \Omega)$（directional dose equivalent）表示测量点处的扩展场在 ICRU 球内、指定方向 Ω 的半径深度 d 处产生的剂量当量。对于强贯穿辐射的场所监测，选 d 为 10mm 深度的定向剂量当量，即 $H'(10, \Omega)$；对于弱贯穿辐射的场所监测，选 d 为 0.07mm 深度的定向剂量当量，即 $H'(0.07, \Omega)$。$H'(0.07, \Omega)$ 几乎是弱贯穿辐射场所监测唯一使用的运行实用量。在单向辐射场中，指定方向 Ω 可以用沿指定方向的半径与辐射入射方向的夹角 α 表示，所以定向剂量当量可写为 $H'(0.07, \alpha)$。在实际应用中，一般不指定方位角 Ω，因为 $H'(0.07, \Omega)$ 通常是所感兴趣点的最大值，在测量过程中可通过转动剂量仪器来获得最大值方向。

定向剂量当量的单位为焦·千克$^{-1}$（$J \cdot kg^{-1}$），专用名称为 Sv。

能量 10~250keV 的光子，定向剂量当量 $H'(0.07, 0°)$ 与空气比释动能 K_a 的关系可按下式估计：

$$\frac{H'(0.07, 0°)}{K_a} = aX^2 + bX + cX^d \cdot \exp(gX^2) \tag{5-40}$$

式中，$H'(0.07, 0°)/K_a$ 的单位是 $Sv \cdot Gy^{-1}$；$X = \ln(E/E_0)$，E 为光子能量（keV），$E_0 = 9.85keV$；$a = 0.9505$，$b = 0.09432$，$c = 0.2302$，$d = 5.082$，$g = -0.6997$；角度单位为弧度。

（二）定向剂量当量与周围剂量当量间的关系

空间某点的 $H'(10, \Omega)$，$H'(0.07, \Omega)$ 值可分别作为位于该处的人体受 Ω 方向照射时的有效剂量的近似值和皮肤当量剂量的近似值。在单向辐射场中，$H'(10, 0°)$ 等于 $H^{*}(10)$，$H'(0.07, 0°)$ 等于 $H^{*}(0.07)$。表 5-11、表 5-12 分别给出了 $H'(10, \Omega)$ 与 $H^{*}(10)$，$H'(0.07, \Omega)$ 与 $H^{*}(0.07)$ 间的关系。

表 5-11 $H'(10, \Omega)$ 与 $H^{*}(10)$ 间的关系

光子能量 /MeV	对应不同角度 Ω 的比值 $H'(10, \Omega)/H^{*}(10)$							
	0°	15°	30°	45°	60°	75°	90°	180°
0.015	1.00	0.85	0.63	0.42	0.20	0.05	0.00	0.00
0.020	1.00	0.94	0.83	0.67	0.46	0.22	0.06	0.00
0.030	1.00	0.98	0.93	0.85	0.69	0.47	0.23	0.00
0.050	1.00	1.00	0.96	0.88	0.80	0.61	0.37	0.02
0.100	1.00	1.00	0.98	0.93	0.86	0.70	0.48	0.04
0.150	1.00	1.00	0.98	0.95	0.88	0.75	0.56	0.08
0.300	1.00	1.00	0.99	0.96	0.91	0.82	0.67	0.13
0.662	1.00	1.00	1.00	0.97	0.95	0.87	0.76	0.23
1.250	1.00	1.00	1.00	0.99	0.97	0.92	0.82	0.34
2.000	1.00	1.00	1.00	1.00	0.98	0.93	0.85	0.44
3.000	1.00	1.00	1.00	1.00	0.98	0.94	0.86	0.49
5.000	1.00	1.00	1.00	1.00	0.98	0.94	0.88	0.56
10.000	1.00	1.00	1.00	1.00	0.98	0.95	0.90	0.62

表 5-12　$H'(0.07, \Omega)$ 与 $H^*(0.07)$ 间的关系

光子能量 /MeV	对应不同角度 Ω 的比值 $H'(0.07, \Omega)/H^*(0.07)$							
	0°	15°	30°	45°	60°	75°	90°	180°
0.005	1.00	0.96	0.87	0.79	0.41	0.00	0.00	0.00
0.010	1.00	0.99	0.98	0.98	0.96	0.89	0.19	0.00
0.020	1.00	1.00	0.99	1.00	1.00	0.98	0.54	0.00
0.030	1.00	0.99	0.99	0.99	0.98	0.94	0.62	0.00
0.050	1.00	0.99	0.98	0.98	0.97	0.92	0.69	0.02
0.100	1.00	0.99	0.99	0.99	0.98	0.94	0.77	0.05
0.150	1.00	0.99	0.99	0.99	0.99	0.97	0.87	0.07
0.300	1.00	1.00	1.00	1.00	1.02	1.00	0.89	0.10
0.662	1.00	1.00	1.00	1.00	1.00	0.98	0.89	0.18
1.250	1.00	1.00	1.00	1.00	1.00	0.98	0.90	0.30
2.000	1.00	1.00	1.00	1.00	1.00	0.98	0.90	0.39
3.000	1.00	1.00	1.00	1.00	1.00	0.98	0.90	0.46
5.000	1.00	1.00	1.00	1.00	1.00	0.98	0.91	0.54
10.000	1.00	1.00	1.00	1.00	1.00	0.98	0.94	0.63

三、个人剂量当量 $H_p(d)$

对人体而言，用于个人辐射监测的实用量是个人剂量当量 $H_p(d)$（personal dose equivalent）。

（一）个人剂量当量 $H_p(d)$

个人剂量当量 $H_p(d)$ 是指人体某一指定点下，某一深度 d 处的软组织内的剂量当量，它的单位为焦·千克$^{-1}$（J·kg^{-1}），专用名称为 Sv。

外照射的个人监测通常是由在人体上佩戴的个人剂量计来进行的，指定点通常就是个人剂量计佩戴的位置。对于强贯穿辐射的有效剂量评价，d 值一般取 10mm，记为 $H_p(10)$；对于弱贯穿辐射 d 值一般取 0.07mm，记为 $H_p(0.07)$。$H_p(10)$ 值可以作为躯干所受有效剂量的近似值；$H_p(0.07)$ 可以用于对于皮肤、手、脚的当量剂量的评价；在监测晶状体的特殊情况下，可以把 $H_p(3)$ 当作近似值。需要注意的是：①由于个体的个人体征（高矮胖瘦）不同，入射辐射在人体内的散射、吸收情况不尽相同，所以即使个人剂量计佩戴在相同位置，受到相同照射，个人剂量计的辐射响应也会有所差别。②个人剂量计佩戴在同一个体不同部位，辐射响应也会有差别。③在个人所处位置、佩戴部位均不变的前提下，人体相对于辐射源的朝向改变时，辐射响应也会变化。所以测定个人剂量当量数值时，应说明剂量计佩戴位置和个人受照情况。

（二）个人剂量当量 $H_p(d)$ 和周围剂量当量 $H^*(d)$ 间的关系

周围剂量当量 $H^*(d)$ 描述的是辐射场中某点的剂量当量，而个人剂量当量 $H_p(d)$ 描述的是人体辐射监测的实用量，表示人体组织不同深度处的剂量当量。当辐射场垂直照射在人体软组织上时，个人剂量当量 $H_p(d)$ 和周围剂量当量 $H^*(d)$ 相等。通常情况下，在非单一方向的实际辐射场中，周围剂量当量 $H^*(d)$ 是高于个人剂量当量 $H_p(d)$ 的。所以，在缺乏相关个人剂量当量 $H_p(d)$ 数据的情况下，可采用周围剂量当量 $H^*(d)$ 的数值来评价个人所受到的最大剂量当量。

重要知识点： 这些实用量一般都具有如下性质。

　　1. 与个人所受辐射危害有确定的关系，均与有效剂量相关。

　　2. 有统一的测量体系（与辐射类型和能量无关）。

　　3. 实用量是现场监测使用的量，易测量。

　　4. 具有可加性，对相同 d 值不同辐射类型的剂量可以直接相加得到总剂量。

　　运行实用量的目的在于为人员在大多数照射条件下的受照或潜在受照的相关防护量提供一个估计值，既不低估也不过量高估，这是实用量基本的功能。

（高　杨）

思　考　题

1. 带电粒子平衡的条件和能量特征是什么？
2. 照射量、比释动能和吸收剂量的区别有哪些？
3. 什么叫待积剂量？它的应用条件是什么？
4. 什么叫作当量剂量和剂量当量？二者的区别是什么？
5. 医用辐射监测的运行实用量有哪些？其各自的含义是什么？

第六章 辐射探测与测量

【学习要求】

记忆： 电离辐射探测器的分类和应用、个人剂量监测、场所外照射监测、污染监测方法。

理解： 不同类型辐射探测器辐射探测原理、辐射探测中的统计规律和探测下限。

运用： 个人剂量监测、场所外照射监测及表面污染监测。

案例 6-1

运行实用量为在实际应用中监测和调查外照射情况所用的量，用于测量和评价人体所受的剂量，包括周围剂量当量、定向剂量当量及个人剂量当量。诊断参考水平（DRL）是医学影像应用中在正常情况下用于指明某个特定程序对患者产生的剂量或注射的活度对这一程序来说是否过高或过低。对于不同诊断程序有不同的剂量学指标，如 CT 的 CTDI、DLP，常规摄影的入射体表空气比释动能（ESAK）、空气比释动能面积乘积，乳腺摄影的平均腺体剂量（AGD）。

问题： 运行实用量和诊断参考水平的剂量学表征量该如何探测与测量？

分析： 运行实用量可选择气体探测器或闪烁探测器进行测量，诊断参考水平的剂量学表征量可选择不同的电离室进行测量。

电离辐射是看不见、摸不着的，人类没有任何可以检测电离辐射的感觉器官，但超量的辐射照射可能对健康造成影响，为了避免超量照射，需要依靠仪器进行检测和测量。辐射探测器都是通过入射辐射与介质相互作用产生电离将辐射转换为后续电子线路能接收的信息，如电流、电压及电荷信号。最常见辐射探测器的类型为气体、闪烁体和半导体。气体探测器是利用射线在气体介质中产生的电离效应；闪烁探测器是利用射线在闪烁物质中产生的发光效应；半导体探测器是利用射线在半导体中产生的电子和空穴。

第一节 电离辐射探测器

一、气体探测器

利用带电粒子在气体介质中的电离现象，通过收集气体中的电离电荷来记录射线的探测器，统称为"气体探测器"。这类探测器在结构上有相似之处，在核辐射测量中是最早使用的。因其结构简单、使用方便，目前仍被广泛使用。气体探测器主要有：电离室、正比计数管和 G-M 计数管。

（一）气体探测器的工作原理

入射带电粒子通过气体介质时，由于与气体的电离激发作用而逐渐损失能量，最后被阻止下来，其结果是使气体的原子、分子电离和激发，在射线经过的路径周围生成大量的电子正离子对。在气体中，由于电离产生的正离子和电子可能因复合而变成中性粒子。

考虑以上所有过程，带电粒子在气体中产生一对电子正离子需要一定的平均能量，这个平均能量被称为平均电离能，用 W 表示。气体的平均电离能都很接近，大多在 30eV 左右，与射线的能量和种类关系不大。平均电离能大于电离电位，因为其中一部分能量用于使气体产生电离效应，另一部分能量用于使气体分子激发，这部分能量最后导致热运动。

图 6-1 是常见的气体探测器结构示意图。电离辐射穿过容器中的气体，产生电子正离子对。离子对存在的空间中如果没有电场，它们将做杂乱运动。如果在电场的作用下，电子和正离子分

别向两极漂移，电极上产生的感应电荷也随电子和正离子的漂移而变化，于是在输出回路中形成电离电流。

由于气体密度非常低，气体探测器在探测光子方面效率很低。通常会有<1%的光子与气体相互作用，这意味着>99%的光子未被探测到，然而，气体探测器在检测 α 辐射和 β 辐射中非常有效，因为它们具有更高的与物质相互作用的概率。

图 6-1 所示的测量装置，在辐射强度恒定的条件下，电离电流随所加电压的关系如图 6-2 所示。

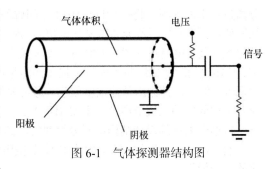

图 6-1 气体探测器结构图

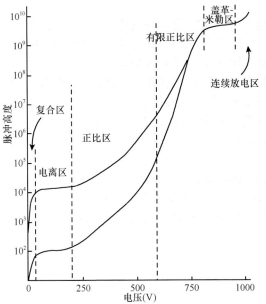

图 6-2 在气体探测器中产生的总的离子对数目随所加电压的关系

图 6-2 给出的 α、β 两种粒子在气体探测器中产生的总的离子对数目和电场的关系曲线分为：

复合区（recombination region），当外加电场较低时，电子正离子对会因复合而消失，外回路中的电流很小。随着外加电场的逐渐增强，复合作用减少，收集到的电子正离子对产生的感应电荷增加，流过外回路的电流增加。

电离区（ionization region），此区间内既无复合又无气体放大，电流强度等于单位时间内产生的原初电离电荷数，这个区域称为"饱和区"或电离室工作区，在该区内产生的离子可全部被收集。

正比区（proportional region），电场强度足以使被加速的电子进一步引起电离，离子对数目将倍增，此种现象称为气体放大，气体放大系数随电压的增加而增加，但电压固定时，放大系数恒定。因为电流强度正比于原初电离的电荷数，这个区域称为"正比区"，正比计数管在这个区内工作。

有限正比区（region of limited proportionality），电压继续增加，气体放大系数不再是一个恒定值，气体放大系数不仅与工作电压有关，还和初始电离有关，初始电离增大，放大倍数减小，这个区域称为有限正比区，不能作为探测器的工作区。

盖革-米勒区（Geiger-Müller region），电子倍增现象更加剧烈，电流猛增并形成自激放电，电流强度不再与原初电离有关。只要入射粒子在探测器的灵敏体积中产生一对电子正离子对，就会引起放电，并形成脉冲。但每次放电还必须猝灭，此区间称为 G-M 区或盖革-米勒区。

连续放电区（discharge region），当外加电压继续增高，便进入连续放电区，此区不能再作为探测器的工作区。

复合区与有限正比区，因电流与入射粒子能量或强度的关系不确定，不能作为探测器工作区。

电离室、正比计数管和 G-M 计数管的基本结构和组成部分是相似的，只是工作条件不同使性能有差别而适合于不同的场合，并且在设计上也有各自的要求。电离室和正比计数管中产生的离子对数目和入射粒子损失的能量成正比，它们可以用于粒子能量的测量；而工作在 G-M 区的计数管的输出和离子种类及能量无关，只能用于粒子计数。

（二）电离室

电离室是所有气体辐射探测器中最简单的，广泛用于电离辐射的探测和测量。电离室是最早的核辐射探测器，早在 1898 年居里夫妇发现并提取放射性同位素钋和镭时，就用电离室来监测化学分离过程中的各项产物，1911～1914年间曾使用电离室发现宇宙射线，20世纪80年代到90年代初所使用的CT探测器为高压氙气电离室，现在X射线机仍然通过平板电离室反馈的信号来实现自动曝光功能。电离室在图6-2中的电离区工作，有两种类型：一种是记录单个辐射粒子的脉冲电离室，其输出的脉冲幅度与入射粒子损失的能量成正比，脉冲电离室主要用于测量重带电粒子的能量和强度，但是这种输出脉冲幅度很小，通常要经高倍数放大后，才能够被记录。另一种是记录大量粒子平均效应的电流电离室，主要用于X、γ、β和中子的剂量或剂量率测量。

根据电离室的设计结构不同分为通气电离室、密封电离室、高压电离室。

通气电离室：电离室的结构使得测量体积内的空气可与大气自由交换，因此需要对空气密度变化的影响做修正。

密封电离室：电离室的结构限制了测量体积内的空气与大气之间的通路，充分保证在制造厂指明的适用范围内电离室的响应与环境条件变化无关。

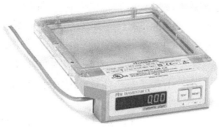

图6-3　比释动能面积乘积仪

高压电离室：通过使用高压气体可以进一步提高电离室的效率。通常可以使用8～10个大气压的压力，较高的压力可增加气体密度，从而使入射辐射有更大的机会与填充气体碰撞并产生离子对。由于承受这种高压所需的壁厚增加，所以不能探测α和β辐射。

X射线机上显示的比释动能面积乘积（KAP）通过比释动能面积乘积仪（图6-3）测量，比释动能面积乘积仪就是电离室。

使用笔形电离室来测量CT剂量指数，如图6-4中100mm的笔形电离室可用于测量$CTDI_{100}$，图6-5中300mm的笔形电离室可测量$CTDI_{300}$，$CTDI_{300}$主要用于宽体探测器CT（即Z轴方向大于4cm的CT，如GE256排的Revolution，东芝320排的Aquilion ONE，西门子96排的Force）。

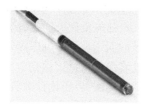　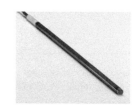

图6-4　100mm笔形电离室　　图6-5　300mm笔形电离室

在对乳腺X射线摄影机进行测量时，由于低能X射线穿透力弱，需要使用如图6-6的薄窗平板型电离室。

放射治疗中用于测量水中吸收剂量和剂量分布曲线的，大多使用图6-7的指形电离室。

核医学中使用的放射性核素活度的测量，后装放射治疗所使用放射源的活度测量需要使用的是井型电离室（图6-8）。

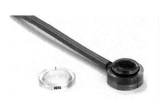　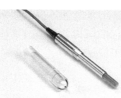　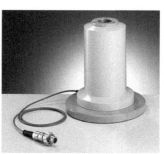

图6-6　平板型电离室　　　图6-7　指形电离室　　　图6-8　井型电离室

在场所的辐射防护测量时，由于辐射剂量和剂量率很小，需要体积大一些的电离室或采用高压电离室以提高测量灵敏度，图6-9为通气电离室巡测仪，图6-10为高压电离室巡测仪。

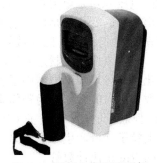 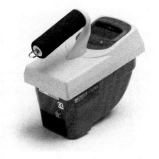

图6-9 通气电离室巡测仪　　图6-10 高压电离室巡测仪

在使用电离室巡测仪进行防护测量时，仪表收集到的微小电流信号的放大是靠在外部电路中增加一个 $10^9 \sim 10^{12}\Omega$ 的电阻 R，通过测量电阻两端的电压来获得辐射输出（图6-11）。

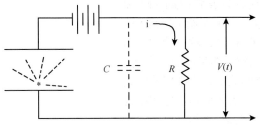

图6-11 巡测仪工作原理

仪表本身和电路中的电容 C 和电阻 R 构成了 RC 电路，RC 电路中电阻两端的电压随着时间变化符合以下规律：

$$V_t = V_f(1 - e^{-t/RC})$$

V_f 为经过几个 RC 电路时间常数后的稳定值，V_t 为 t 时间时的值。

> **案例 6-2**
> 　　使用 RC 电路时间常数为 4s 的巡测仪测量牙科机房辐射防护时，仪器读数为 $100\mu Sv/h$，牙科 X 射线机的曝光时间为 0.08s。
> **问题：**
> 　　1. 实际的辐射剂量率是多少？
> 　　2. 测量点的操作人员会受到多少累积剂量？
> **分析：**
> 　　1. 实际辐射剂量率为：
> $$\frac{100\mu Sv/h}{1 - e^{-0.08/4}} = 5050\mu Sv/h$$
> 　　2. 测量点的操作人员受到的累积剂量为：
> $$5050\mu Sv/h \cdot 0.08s = 0.11\mu Sv$$

（三）正比计数管

正比计数管在正比区工作，气体的放大效应使离子数以 10^4 量级增加，这就意味着初次电离产生的一个电子，紧接着会产生1万个电子。从另一方面看，在正比区，曲线的斜率很大（坡

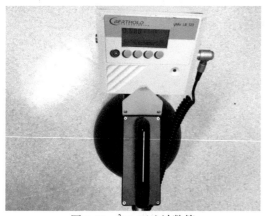

图 6-12　³He 正比计数管

度陡），这就意味着一个轻微的外加电压变化就会对脉冲的幅度产生较大的影响。因而，确保外加高电压稳定是至关重要的，这样才能确保任何输出电流的变化都是由辐射所引起，而不是电压波动所造成的。正比计数管主要用于中子的探测，其主要探测机制是通过俘获热中子，如果用慢化剂，可以探测中能中子和快中子。³He 正比计数管用 ³He 气体作为靶物质和填充气。中子被 ³He 俘获生成 ³H 和质子（³He+n→³H+p），这些带电粒子又可产生二次电离。图 6-12 为使用慢化剂的 ³He 正比计数管。

（四）盖革-米勒计数管（G-M 计数管）

G-M 计数管，因其发明者为盖革（Geiger）和米勒（Müller）而命名，称为盖革-米勒（G-M）计数管。G-M 计数管工作在 G-M 区，输出的脉冲幅度是相对独立的，不受电离粒子能量高低的影响。在 G-M 区，会发生电极连续放电，为了使放电立即停止，以免形成新的脉冲，需要使用乙醇或卤素气体，如氯、溴和一些别的气体，来猝灭离子的连续放电。G-M 计数管可做成各种形状，视用途而定，如图 6-13。体积很小的 G-M 计数管就具有很高的灵敏度，很适合探测低剂量辐射，如果让电离室探测器达到如此高的灵敏度，就需要把电离室做

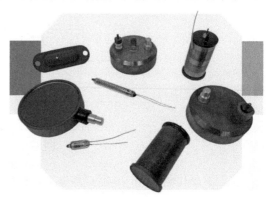

图 6-13　各种形状的 G-M 计数管

得很大。如果一个探测器用来探测 α 和 β 辐射，需要有一个可使辐射通过的薄窗。如果 G-M 探测器用于剂量或剂量率测量，它就必须得具有与人体组织相似的能量响应水平和较宽的能量范围，一般把它封装在装有过滤材料的包装里，确保能量响应具有线性特性，也叫能量补偿。

分辨时间是记录两次独立的辐射信号所用的最小时间间隔。如果仪器的分辨时间太长，在计数率很高的情况下，大量的脉冲信号由于得不到及时处理而拥堵在一起，会造成信息的丢失，这将导致总计数被低估。分辨时间取决于下列因素：探测器的死时间（信号或脉冲积累直至被探测到的时间）和复位时间（探测器处理完一个辐射信号后恢复到初始状态所需的时间），如图 6-14。

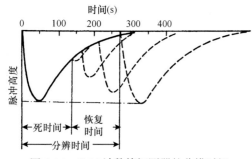

图 6-14　G-M 计数管探测器的分辨时间

G-M 计数管的缺点之一是分辨时间长，通常在 100～300μs，这就意味着在高剂量场中，产生的脉冲很多，计数管计数效率又不够高，会引起计数丢失，所以 G-M 计数管不适合高辐射场的测量。在高剂量场下，脉冲会出现跟随（追尾）现象，后产生的脉冲跟随在前一个脉冲的尾部，导致后一个脉冲由于记录的幅度太小而丢失。这样造成的后果是如果一台仪器在高辐射场下工作，开始时读数逐渐增加，但很快就受到追尾的影响，显示计数为 0，从而给出错误的结果，让人误认为场所是安全的，由于在高剂量场下脉冲的追尾现象，G-M 计数管有可能给出错误的读数，需要附加电路以避免这

种情况。

二、半导体探测器

固体按导电性能分为导体、半导体和绝缘体，导体是指能够导电的材料，如金属；不能导电的材料（如木材）称之为绝缘体；半导体是介于导体与绝缘体之间的材料，许多材料具有半导体性质。根据固体能带理论，导体较低的能带被电子填满，上面的能带被部分电子填充，当有外电场时即可形成电流；当满带与空带之间的禁带宽度达5~7eV时，电子难以借热运动等跃过禁带进入空带，因此是绝缘体，如金刚石（宝石探测器）的禁带宽度达5.3eV。但当禁带宽度在0.1~2.0eV，便属于半导体材料。典型的半导体硅Si禁带为1.12eV，锗Ge为0.67eV。对于辐射探测而言，除常用的半导体材料硅（Si）和锗（Ge）外，还有砷化镓（GaAs）、碲化镉（CdTe）、碲锌镉（CdZnTe）和碘化汞（HgI_2）。各种半导体探测器的特性列于表6-1。当电离辐射与这些固体相互作用时，材料的导电性能增加，通过测量电流信号就可获得入射辐射量的高低。半导体实质上就是一个工作介质是固体的电离室，电离辐射在半导体内产生一对电子空穴所需的能量在硅中是3.6eV，在锗中是2.8eV，比在气体中产生一对电子离子对所需的平均能量33.97eV小一个数量级，在半导体探测器中产生的电子和空穴对数目比在气体中产生的电子和离子对数目要大得多。

表6-1 半导体探测器材料的性能参数

材料	Si	Ge	CdTe	CdZnTe	GaAs	HgI_2
原子序数	14	32	48, 52	48, 30, 52	31, 33	80, 53
密度（g/cm³）	2.33	5.33	6.06	5.9~5.95	5.32	6.40
禁带宽度（eV）	1.12	0.67	1.47	1.40~2.26	1.43	2.13

在半导体材料中，电子存在于固定的能级上，不同能量水平称之为能带。禁带把能带隔离开来，电子存在的带称之为价带。当射线与价带电子相撞，电子获得足够的动能后，就有可能从价带中脱离出来，越过禁带，跃迁到更高能态（称之为导带），同时在它离开的价带位置上留下一个空穴，如图6-15。电子跃迁到导带的过程称之为电离。产生的电子-空穴对就像充气电离探测器

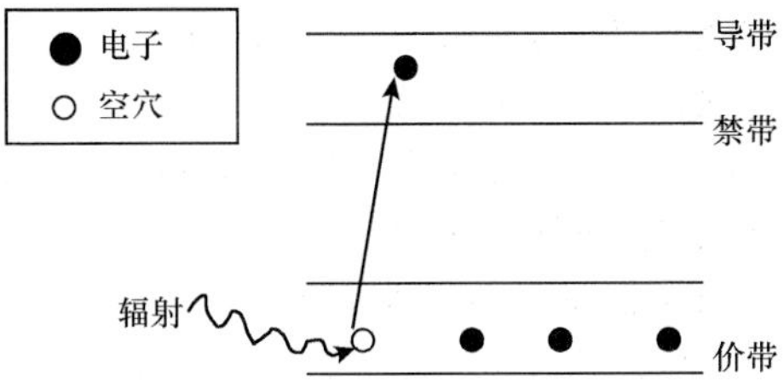

图6-15 电离辐射导致电子-空穴对的形成

中的离子对一样，正离子和负离子分别向气体探测器的两极移动，这种运动在外电路中产生一个脉冲信号，以供探测。

往半导体材料中加入称为"杂质"的材料可增强半导体材料的导电性，掺入的杂质增加了额外的电子或空穴（如砷或磷）。如果价带中的"杂质"提供了额外的电子，向导带移动，半导体的导电机制就是负电荷的移动，这种半导体称为N型半导体。如果在价带中"杂质"提供了多余的空穴（如硼或镓），那么半导体的导电机制就是带正电的空穴的移动，这种材料称之为P型半导体。

半导体探测器事实上由P型和N型材料混合组成。为了让电子和空穴都能够移动，常在N型和P型材料的接合处加上电压。在连接处是自由电子和空穴的活动区，通常称为耗尽层，当射线穿过耗尽层时，形成电子-空穴对，电子空穴对的反向运动在外电路中产生一个可供测量的脉冲信号。耗尽层就是固体探测器的灵敏体积，它相当于充气探测器的气腔，如图6-16。

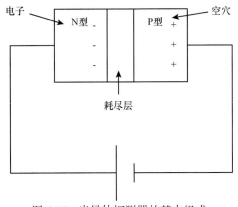

图6-16 半导体探测器的基本组成

半导体探测器种类很多，有 PN 结型半导体探测器（扩散型、面垒型、离子注入型）、PIN 结型半导体探测器（锂漂移型半导体探测器、高纯锗半导体探测器）和化合物半导体探测器（砷化镓、碲化镉、碲锌镉、碘化汞）。

（一）PN 结半导体探测器

1. 扩散结半导体探测器　P 型杂质分散在 N 型材料中，在晶体表层以下产生一个耗尽区（表层下 1μm），表层是探测的盲区，射线必须穿越盲区进入耗尽层才能被探测到。盲区（也叫窗口层），对低能粒子而言，穿不过去就不会被探测到，所以盲区不利于探测低能粒子。为弥补这一缺陷，扩散结半导体被面垒半导体探测器取代。但是扩散结半导体（由硅或锗制成）仍被使用，原因是它们的结构比面垒半导体探测器紧凑，在电子式个人剂量计中广泛使用。

2. 面垒半导体探测器　面垒半导体探测器是用一个非常薄的 P 型材料镀在 N 型材料表面，由于 P 型材料很薄，射线可以轻而易举地穿过 P 层进入耗尽层，因此，面垒半导体对低能量的射线也能探测。面垒半导体探测器不仅有极高的探测效率，并且能很好地区分不同能量的射线（有很好的能量分辨力）。例如，它可分辨出 ^{241}Am 放出的三个不同能量的 α 射线：5.486 MeV，5.443 MeV 和 5.389MeV。

3. 离子注入半导体探测器　在半导体表面引入杂质的另一种方法是用加速器产生的离子束镀在半导体表面。例如，硅晶体表面镀硼离子形成 P 型材料，这种方法称之为离子注入法。它使晶体更加稳定，几乎不受环境条件的影响。这种类型的探测器非常小巧，还可以采用薄窗测量 α 和 β 辐射。离子注入探测器用途很广，可以测量 α 谱、低能 β 粒子和重离子探测。

（二）PIN 结半导体探测器

1. 锂漂移探测器　PN 结型半导体探测器灵敏区厚度不大，一般在 1mm 以下，要制备 2～3mm 的耗尽层厚度是很困难的，而 2mm 的厚度只相当于最大能量为 1.1MeV 的 β 粒子或 18MeV 质子的射程，对于 β 粒子及 γ 射线产生的次级电子来说无法记录到全部能量。因此，PN 结型半导体在这类粒子的能量测量方面受到限制，为弥补这一缺陷，加入 Li 来增大其灵敏体积。这样在 P 型和 N 型区之间的区域称为锂漂移或本征区（PIN 结构）。本征区的大小决定了灵敏体积的大小。当在 Ge 中加入 Li 时，探测器称之为 Ge（Li）探测器，在室温下，Li 原子持续不断地穿过 Ge 晶体，改变了灵敏区的性质，因此，Ge（Li）探测器要始终在低温下使用，通常在液氮中使用，不用的时候也要保存在液氮里。Ge（Li）探测器对探测 γ 辐射非常有效，同时还有很好的能量分辨力。Si（Li）探测器由 Li 和 Si 晶体组成，Si（Li）探测器和 Ge（Li）探测器非常相似，优点是它可以在常温保存而不会损坏晶体，还可以在常温下工作。

2. 高纯锗（HPGe）探测器　增加结区厚度的另一途径提高材料的电阻率的方法，就是采用高纯材料，也是具有 PIN 结构的半导体探测器。纯净的 Ge 有很高的 γ 射线探测效率。当 Ge 中含很低杂质的情况下，也能保持与 Ge（Li）一样的灵敏体积，这种类型的探测器称为高纯锗探测器。与 Ge（Li）相似，HPGe 探测器探测 γ 射线也很有效，并且有很高的能量分辨力，并且都需要在液氮中使用。HPGe 探测器的一个优点是不用时可在室温保存。高纯锗探测器有平面型和同轴型。平面型高纯锗的灵敏区的厚度一般在 5～10mm，主要用于测量中、高能的带电粒子（如能量低于 220MeV 的 α 粒子，能量低于 60MeV 的质子和能量低于 10MeV 的电子）和能量在 300～600keV 的 X 射线和低能 γ 射线。同轴型 HPGe 探测器的灵敏体积大的可达 400cm^3，可以满足能量低于 10MeV 的 γ 能谱的测量。

（三）化合物半导体探测器

硅探测器对 γ 射线的探测效率比较低而锗探测器又必须在液氮温度下使用，能否用其他半导体材料制成能在室温下工作又具备较高的 γ 射线的探测效率的探测器呢？人们研究较多的是砷化镓

（GaAs）、碲化镉（CdTe）、碲锌镉（CdZnTe）和碘化汞（HgI$_2$）。近年来碲锌镉（CdZnTe）探测器得到了迅速发展，如在核医学 SPECT 探头上的应用。

三、闪烁探测器

闪烁探测器是最早用于探测射线的探测器，伦琴发现 X 射线时使用的氰亚铂酸钡晶体就是一种闪烁探测器。闪烁探测器是利用核辐射与某些透明物质相互作用时，使其电离和激发而发射荧光的原理来探测核辐射的。核辐射进入闪烁体，使闪烁体分子电离和激发，退激发时产生大量荧光光子，称为闪烁光。闪烁光向四面八方发射，为有效地收集这些闪光，除在闪烁体周围留一窗（朝向光电倍增管的一方）外，其余部位都包上光反射层，以使得射向四面八方的光尽可能多地反射到光电倍增管的光阴极上。荧光光子通过光导打到光电倍增管的光阴极上。光电倍增管是一个电真空器件，它可以使光子通过光电效应转换成光电子，并在光电倍增管中加速、聚焦、倍增，大量的电子会在阳极负载上建立起足够大的电脉冲信号。闪烁探测器主要包含闪烁体、光导和光电倍增管三部分。选择不同的闪烁体可以用于测量不同的对象。和气体探测器一样，闪烁探测器也是现在用得最多、最广泛的一种电离辐射探测器。辐射防护测量和核医学 SPECT 探头中的碘化钠 NaI，DR 摄影机探测器的碘化铯 CsI，CT 探测器使用的稀土陶瓷等均是闪烁探测器。不同厂家、不同型号的 PET 设备所用闪烁晶体材料不同，目前 PET/CT 使用的闪烁晶体有锗酸铋（BGO）、掺铈的氧化正硅酸镥（LSO）、掺铈的硅酸钇镥（LYSO）等。工业 CT 中采用钨酸镉（CdWO$_4$）和一种新型的优质闪烁探测器溴化镧（LaBr$_3$）。闪烁体按照其化学性质可分为两大类：无机闪烁体和有机闪烁体。按照物理性质可分为气体、液体和固体闪烁体。

（一）无机闪烁体

无机闪烁体通常是含有少量杂质（称为激活剂）的无机单晶体，如 NaI（Tl）其中括号中的元素 Tl（铊）为杂质、硫化锌（银激活）多晶体，即 ZnS（Ag）等。"激活剂"的作用是提高发光效率，此外，还有不掺杂质的 BGO 晶体（分子式为 Bi$_4$Ge$_3$O$_{12}$）和氟化钡晶体（BaF$_2$）。

1. NaI（Tl）晶体 NaI 探测器是以 NaI 晶体中加入铊（Tl）为主体的探测器，NaI（Tl）晶体密度较大，而且占其重量 85% 的碘原子序数高，所以对 γ 射线的探测效率及发光效率较高，甚至高于半导体探测器。但缺点是，NaI 晶体很容易潮解变质，因此，需要把 NaI 晶体封装在密封的容器中，封装材料即通常用铝（Al）制成。NaI 晶体视探测需要可以做成各种不同的厚度，例如，一个 3mm 厚的薄片晶体对探测能量低于 150keV 的 γ 射线效果非常理想，较厚的晶体则更适合探测高能 γ 射线。NaI 晶体探测器的优点是使用中不像半导体探测器那样需液氮冷却，所以更加方便，且在测量高

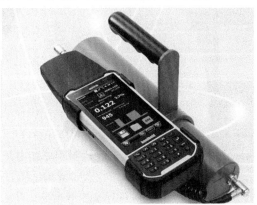

图 6-17 NaI 闪烁体防护测量仪

能 γ 射线时效率更高，不足之处是能量分辨力比半导体探测器要差。除能谱测量，NaI 探测器也被应用于场所外照射防护测量，如图 6-17。

2. ZnS（Ag）晶体 ZnS（Ag）晶体的发光效率极高，ZnS 探测器通常加入银作为激活剂，称之为 ZnS（Ag），它是一种非常有效的电离辐射探测器。然而，由于可见光不能很容易地穿过这种材料，所以它必须做成薄薄的一层，对重带电粒子的阻止本领很大，和塑料闪烁体一起使用可测量 α、β、γ 和 X 射线，图 6-18 为表面污染测量仪、图 6-19 为场所外照射防护测量仪。这类探测器，对探测 α 粒子、重离子非常有效，缺点是薄薄的一层很容易被尖物戳穿。

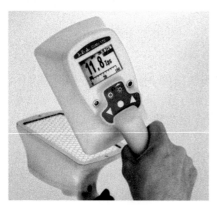

图 6-18　ZnS（Ag）涂层塑料闪烁体污染测量仪

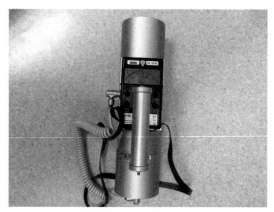

图 6-19　ZnS（Ag）涂层塑料闪烁体防护测量仪

（二）有机闪烁体

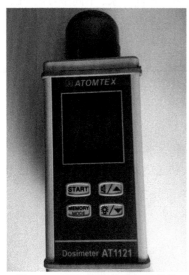

图 6-20　塑料闪烁体防护测量仪

有机闪烁体都是苯环碳氢化合物，分为有机晶体闪烁体（如蒽晶体、芪晶体和对联三苯）；有机液体闪烁体，通常为有机溶剂二甲苯加入对联三苯（发光物质）并加光谱波长转换剂（如 POPOP）组成有闪烁性能的液体；塑料闪烁体：它是在有机溶剂苯乙烯中加入发光物质和光谱波长转换剂（如 POPOP）经聚合而成的透明塑料。需要根据测量的具体要求，合理选择闪烁体。主要需考虑测量射线的种类、强度及能量。由这些因素决定闪烁晶体的种类和尺寸，同时应尽量排除其他射线的干扰。塑料有机闪烁体价格便宜，可以做成各种形状和尺寸，在辐射防护监测中广泛使用（图 6-20）。

（三）光电倍增管

光电倍增管（PM）在闪烁探测电路中的作用是将光信号转变为电脉冲信号。它也可以用来放大初始电信号。严格地讲，PM管已是电路的一部分，不应归于探测机制范围，但是因为它需要与闪烁体配合发挥作用，而不是作为一个普通计数电路中的一部分。首先，射线打到晶体（磷光体）上产生一个光子，然后光子与表面涂的光感材料（称之为光阴极）撞击，光子的能量被光阴极材料中的电子吸收，电子获得能量，离开光阴极材料。发射出的电子须经过一系列倍增管的放大，每一个倍增管有一个阳极，阳极每收集一个电子，再放出 4 个电子，倍增管需要供以稳定的高电压才能连续工作。

四、其他探测器

（一）热释光探测器

热释光（thermoluminescence）探测技术是在 20 世纪 60 年代发展起来的一种剂量测量方法。热释光探测器具有能量响应好，灵敏度高，受环境影响小，使用方便，可测 X、γ、中子等多种射线等优点。广泛应用于辐射防护、放射医学、放射生物学、地质学、考古学和环境保护等领域。

在固体晶体中，物质的原子相互紧密地排列。理想晶体的排列是有一定规律的，即按一定的点阵形成晶格。由于晶格中的原子与离子之间的相互作用，使原子的能级发生分裂而形成一系列由许多靠得很近的能级组成的能带。通常情况下，晶体中的价电子填满了价电子能带，这个能带称为价带或满带，价带之上隔着禁带的能带，因为没有电子，称为"空带"，当电子被激发到空带时，此种电子就能像自由电子一样导电，又称为"导带"。在晶体中，由于存在杂质原子以及有原子或离子缺位和结构错位等，造成晶体结构上的缺陷。这些缺陷破坏了电中性成为带电中心。它们具有吸引或束缚异性电荷的本领，称为陷阱或俘获中心。陷阱束缚异性电荷的能力称为陷阱深度。在能带图上，也就是相当于在禁带中存在一些由陷阱或俘获中心形成的孤立的亚稳态能级。在晶体的禁带中靠近导带下面形成俘获电子的能级即电子陷阱。禁带中靠近满带上面形成俘获空穴的能级即空穴陷阱也称为激活能级。在没有受到辐射照射前，电子陷阱是空着的，而空穴陷阱是填满电子的。

当带电粒子穿过介质时，电子获得的能量足够使原子电离，即电子由满带进入导带，同时产生一个空穴。如果电子获得的能量不足以使它到达导带，而只能到达亚稳态能级，这就是激发过程。电子或空穴在晶格中的运动过程中，可能被陷阱俘获而落入深度不同的陷阱能级中或落入被杂质原子在禁带所形成的能级中。如果陷阱深度较大，在正常室温下，处于俘获中心的电子因热激发而逃出陷阱回到导带的概率很小，将长久地留在陷阱中，因此材料受辐射源照射时，由于陷阱俘获的电子逐渐堆积，不会产生明显的瞬时发光。只有当固体材料被加热到一定温度，落在陷阱中的电子因得到足够的能量，再激发到导带才能从陷阱中逸出，逸出电子进入导带再返回禁带中与被空穴陷阱捕获的空穴复合，在复合过程中发出的光，称之为"热释光"，如图6-21。

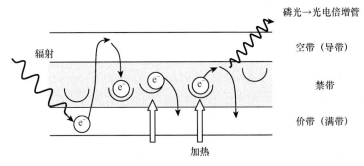

图 6-21　热释光探测器发光原理

热释光材料的发光强度与材料陷阱中的电子数目有关，而电子数又取决于固体所吸收的辐射剂量，因此可用热释光强度来度量剂量的大小。用热释光材料做成的剂量计，称之为热释光剂量计（thermoluminescence dosimeter，TLD）。具有热释光特性的物质称为热释光磷光体，许多天然矿石和人工合成的物质都具有热释光特性。常用的热释光材料有：氟化锂（LiF）、氟化钙（CaF$_2$）、硼酸锂[Li$_2$B$_4$O$_7$（Mn）]、硫酸钙[CaSO$_4$（Dy）]等。最常用的是 LiF（Mg，Cu，P），它衰退较小、能量响应好且灵敏度高。

LiF（Mg，Cu，P）粉末状多晶热释光材料是 1978 年由日本科学家发明的，这种热释光材料比 LiF（Mg，Ti）具有更好的剂量学特性：特别高的灵敏度、理想的信噪比、好的组织等效性及简单的退火处理。这些优良的特性引起了我国剂量学界的重视，1979 年防化研究院的固体剂量探测器和方法实验室开始了对 LiF（Mg，Cu，P）热释光材料的研究工作，并于 70 年代末研制出了与国外产品相当的 LiF（Mg，Cu，P）粉末状多晶热释光材料。但鉴于粉末材料操作麻烦、本底高、重复使用性能差且在大量应用中使用不便而受到限制，于是在此基础上，防化研究院对 LiF（Mg，Cu，P）材料烧制工艺的各个参数，Mg、Cu、P 三种杂质浓度对材料的剂量特性和发光曲线结构的影响进行了深入系统的研究之后，于 1982 年研制出了首批 LiF（Mg，Cu，P）热释光片，并于1986 年系统地报道了首创的 LiF（Mg，Cu，P）固体热释光片的全部剂量学特性。

在应用热释光探测器之前，应首先明确所要监测的辐射场的类型和辐射场内所测剂量强弱。个人剂量监测和环境的剂量都较小，一般推荐利用高灵敏的 LiF（Mg，Cu，P）；在放射治疗中，剂量较大，一般采用 LiF（Mg，Ti）。

热释光探测器使用之前，需要对探测器进行退火，消除探测器的本底剂量和残余剂量。同一批探测器在相同退火、照射、测量条件下得出的一致性（均匀性）结果有一定程度的差别，衡量这一差别的指标是探测器"分散性"。探测器的分散性实际上是探测器的制作工艺、退火条件、照射、使用条件和测量仪器及操作人员等因素所致误差的综合反映。探测器的分散性可根据不同测量要求确定。一般来讲，对个人剂量监测用的探测器，分散性按±5%左右筛选是合理的。对一些特殊要求（如放疗剂量测量）则要求探测器的分散性在±2%之内。

热释光剂量计的主要缺点是，剂量信息在加热过程中一般只能给出一次，不会在随后的加热中重复提供，而且它们也容易衰退（即由于温度或光效应导致剂量信息丢失）。照射后加热作为读数循环的一部分可以降低热衰退，将热释光剂量计储藏在密闭无光的容器内可以减少光效应。对热释光材料而言，不推荐在读数之前长期保存。

（二）光致发光探测器

某些材料的晶格中存在缺陷，当其他杂质粒子填充到这些缺陷中则会产生陷阱，若该材料受到高能光子或其他射线照射，晶体禁带中的电子发生电离成为自由电子进入导带，并被晶格中的陷阱俘获，而得以长期储存，俘获电子所累积的量与样品所受的辐射剂量成正比。陷阱中的电子被激发后重新进入导带，退激时发出光子，这个过程称为释光现象，由加热作为激发方式的叫热释光现象，由光照激发的叫光释光现象。具有光释光特性的材料主要包括石英、Al_2O_3：C、BaFBr：Eu（2+）及各种矿石等。石英与矿石通常用作考古测年和地质研究，也被用于检测食品及药品的辐照加工；BaFBr：Eu（2+）则主要被用于制作 CR 成像系统的成像板，广泛应用在放射医学、辐射成像等领域，但其信号随时间不断衰减，不适合用于剂量监测。国际上自从 1996 年开始，以 α-Al_2O_3：C 作为光释光元件的测量技术逐步成熟，光释光剂量计在辐射剂量测量方面的研究和应用有了突破性进展，据统计全球约有 500 万套个人剂量计，近 30%已经使用光释光剂量计测量系统，其中美国与日本几乎全部使用光释光剂量计。由兰道尔公司生产的 α-Al_2O_3：C 光释光剂量计已经在世界范围内被应用，目前国内使用最多的是兰道尔公司生产的 Inlight 系列用于个人剂量监测的光释光剂量测量系统，Inlight 系列光释光剂量计测量系统包括读出仪与配套的 α-Al_2O_3：C 光释光剂量计。该剂量计是由 2 片聚酯胶片夹住 α-Al_2O_3：C 粉末制成，总厚度 0.3mm，4 个为一组固定在外壳上。由 LED 灯作为激发光源，使用脉冲光致发光方法进行测读分析，读出仪已实现自动化读数。

（三）气泡探测器

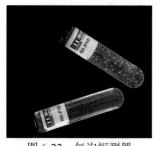

图 6-22　气泡探测器

气泡探测器由悬浮在凝胶状液体中的一些微小的珠状物组成，当它们吸收中子能量后，微泡沸腾变成气泡，这些气泡肉眼可见，通过产生气泡数量的多少来计算中子的剂量高低。实际中子剂量与气泡的密度成正比，在剂量计重新更换前，气泡不会变化（图 6-22）。气泡探测器主要用来进行个人剂量监测，也可用于环境测量。

（四）径迹探测器

一种更为常用的中子探测器是固体中子径迹探测器（SSTND）。这种类型的探测器由聚丙烯容器盒内的一种塑料材料组成，若采用合适的过滤片，这种类型的探测器可以探测热中子和快中子，能量响应相当一致。固体中子径迹探测器的基本原理是：探测器在容器盒中，入射中子与容器盒、过滤片发生相互作用产生质子，然后这些质子直接破坏了探测器的表面。探测器被处理后，径迹被蚀刻成为看得见的孔洞，通过计数显微镜下的孔洞，可以确定剂量。固体中子径迹探测器最主要的优点是它们不存在严重的衰退问题。

（五）胶片探测器

胶片作为一种剂量分析的工具，得益于 Hurter 和 Driffield 定义了曝光量和光学密度（optical density，OD）之间的对应曲线，我们称之为 H&D 曲线。通过这些曲线，我们可以分析曝光量（照射剂量）与光学密度（胶片的灰度）之间的关系。光学密度和透明度的测量主要有光学密度计（黑度计）、扫描仪和激光数字化仪三种类型，其中光学密度计一次只能测量一个点的 OD 值；扫描仪一般采用冷阴极光源，一次扫描一行胶片，并把结果作为灰度图像保存，灰阶值由扫描仪的扫描位数决定，如 8 位有 256（2^8）个灰阶、16 位有 65 536（2^{16}）个灰阶，当胶片用于分析剂量时，灰阶的多少直接影响对剂量的分辨力大小；激光数字化仪是一种特殊的扫描仪，它采用激光光源，优点是方向性好，受环境干扰小。临床上使用胶片剂量仪进行剂量分析最广泛的获取 OD 值的设备是医用图像扫描仪。

卤化银胶片由透明的聚酯基层、辐射感光凝胶层和保护层组成。聚酯基层位于胶片中心，是胶片的基础层；保护层位于胶片最外侧，主要作用是保护凝胶层免受物理和化学损坏；凝胶层中包含着大量的卤化银晶体颗粒和少量杂质，它是胶片的核心部分。

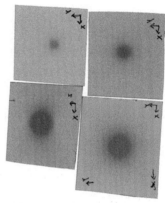

卤化银胶片的剂量范围有限，且对光线非常敏感，必须在暗室操作，曝光胶片的化学处理过程烦琐。而辐射自显影胶片是一种自发处理的胶片，敏感成分能在电离辐射下进行聚合作用，不需要进行化学处理即可直接改变胶片颜色产生光学密度以响应电离辐射，可以避免化学处理过程中的伪影，如图 6-23。辐射自显影胶片具有良好的空间分辨力，且剂量响应范围扩大，组织等效性好，对能量依赖性小，对可见光不敏感，可在正常的室内光强下对胶片进行处理，如 Gafchromic EBT3 胶片用于放射治疗的质量控制测量，而 Gafchromic XR-QA 胶片主要是针对放射诊断学的质量控制（如测量锥形束计算机体层扫描剂量和计算机体层扫描剂量等）。

图 6-23　辐射自显影胶片

第二节　辐射监测

一、个人剂量监测

个人剂量监测可以分为两类：外照射剂量监测（即来自身体外的辐射源剂量的测量）和内照射剂量监测（即来自体内辐射源剂量的测量）。

（一）外照射个人剂量监测

外照射个人剂量监测是利用工作人员个人佩戴的剂量计进行的测量及对测量结果做出的解释。职业性外照射个人监测的量有：H_p（10），适用于体表下 10mm 深处的器官或组织，在特定条件下用于有效剂量评价；H_p（3），适用于体表下 3mm 深处的器官或组织，多用于晶状体剂量评价；H_p（0.07），适用于体表下 0.07mm 深处的器官或组织，多用于皮肤剂量评价。

外照射个人监测可分为常规个人监测、任务相关个人监测和特殊个人监测。应根据不同监测类型进行外照射个人监测。常规个人监测的周期应综合考虑放射工作人员的工作性质、所受剂量的大小、剂量变化程度及剂量计的性能等诸多因素。外照射常规个人监测周期一般为 1 个月，也可视具体情况延长或缩短，但最长不得超过 3 个月；任务相关监测和特殊监测应根据辐射监测实践的需要进行。

对全身受照较均匀的情况，当辐射主要来自前方时，剂量计通常应佩戴在人体躯干前方左胸前；

当辐射主要来自人体背面时，剂量计应佩戴在背部中间；对于工作中穿戴铅围裙的场合，通常剂量计应佩戴在围裙里面。对于全身受照不均匀的情况，还应在身体可能受到较大照射的部位佩戴局部剂量计（如腕部剂量计、指环剂量计等）。

外照射个人剂量的测量方法有两种：主动式监测和被动式监测。

主动式监测使用一种对佩戴者受到的辐射产生反应的仪器和设备，并立即给出个人剂量当量H_p（10）的读数。对于短期工作和临时进入放射工作场所控制区的人员（包括参观人员和检修人员等），应佩戴该类型个人剂量计。这种类型的剂量计通常是电子的（电子剂量计），由 G-M 计数管、半导体探测器或闪烁体探测器，附属电路，显示屏和电池组成。电子剂量计与辐射巡测仪相比比较便宜，通常比较粗糙，但具有易于重新设置的优点。这意味着，它们可以被不同的人在不同的时间重复使用。一些复杂的仪器不仅可以给出测量时的剂量率，而且还可以给出总的累积剂量，这种仪器对于一些剂量率高或未知场所的外照射探测非常有用。对于中子剂量测定，还有其他主动式剂量计，如气泡探测器。主动式剂量计通常体积较小，可以别在佩戴者胸前的衣服上，有时候也可以佩戴在手腕或衣领上。表 6-2 为常用主动式监测用电子剂量计的性能参数。

表 6-2　常用主动式监测用电子剂量计的性能参数

型号	能量范围	剂量率范围	剂量范围	探测器类型
DMC2000XB MGPi	20keV～6MeV	0.1μSv/h～10Sv/h	1μSv～10Sv	硅二极管
EPD MK2.3 Siemens	17keV～6MeV	1μSv/h～4Sv/h	1μSv～16Sv	硅二极管
PM1621A Polimaster	10keV～20MeV	0.01μSv/h～2Sv/h	0.01μSv～9.9Sv	G-M 计数管
AT3509C Atomtex	15keV～10MeV	0.1μSv/h～5Sv/h	1μSv～10Sv	硅二极管

被动式探测器储存了剂量信息后，必须从佩戴者身上取走，信息经过处理后才能获得个人剂量结果。这意味着这种剂量计不会立即给出剂量或剂量率读数，但是这种剂量计可以一直保存剂量信息，直到在佩戴结束后读到相关信息。被动式剂量计的一个优点是能够以稳定的方式记录剂量信息，从而使信息不容易丢失。它的另一个优点就是可以测量个人剂量当量的 H_p（10）（全身），H_p（0.07）（皮肤）和 H_p（3）（晶状体），而主动式剂量计一般只能测量 H_p（10）。被动式剂量计主要有：用于个人剂量测定的胶片剂量计，用于测量个人、环境剂量的热释光剂量计（TLD）和光致发光剂量计（OSL），用于中子剂量测定的径迹蚀刻剂量计。

（二）内照射个人剂量监测

内照射个人剂量监测是对体内或排泄物中放射性核素的种类和活度进行的监测，及利用工作人员所佩戴的个人空气采样器或呼吸保护器对吸入放射性核素的种类和活度进行的监测。体内放射性核素的种类和活度监测可采用全身计数器或局部计数器。全身计数器包括一组半导体或晶体探测器，用来探测来自体内的 γ 射线。这些探测器工作的时候，人坐在或躺在一个屏蔽室内以减少本底辐射。对于局部身体计数，可在距离目标器官尽可能近的位置放置一个较小的探测器，如甲状腺计数器（测量放射性碘的含量）。

生物分析取样就是从人体取生物学样本并对样本的放射性进行分析，以便评价内照射剂量。最普通的例子就是分析尿中的氚以及尿和粪便中的钚、铀。液闪和 α 谱测定法是经常采用的两种分析方法。其他的取样方法复杂且不太精确，如在高剂量（大于 50mSv）下分析血液样本中的染色体变异。

当空气中的放射性活度水平显示内照射危害，可以通过个人空气取样器监测个别工作人员呼吸道内的辐射危害。

二、场所外照射剂量监测

剂量率仪测量的是周围当量剂量率，在大多数情况下，周围剂量当量是一个对人体有效剂量的合理近似值。当我们用剂量仪测量周围剂量当量时，事实上我们已获得了一个非常接近有效剂量的结果。获得总剂量的一种方法是用仪器测出剂量率乘以在辐射场中暴露的时间。然而，由于工作场所的辐射性质和水平常随空间、时间而变化且人员在其中的活动方式不固定，因此要使用剂量率测量结果估算人员所受的照射剂量的话，就要进行一些简化假设。为了安全，可假定人员在整个工作时间内处于场所中辐射水平最高的那一点，这样便可确定工作人员所受照射的剂量上限值。

α粒子穿不透皮肤的角质层，因此，监测剂量率时α粒子外照射剂量不予考虑。实际上，剂量率仪也主要用来监测β、γ、X射线和中子辐射。剂量率仪可以用来监测一种或几种类型的辐射，但对不同的辐射，其灵敏度响应是不同的。在混合辐射场中，如果要对不同类型辐射引起的剂量率进行精确测量，需要区分辐射的类型，因为射线类型、能量不同，其剂量贡献因子就不一样。

如果辐射场随时间变化而变化或只是短时间存在，需要响应时间快的仪器才能测量辐射，响应时间快的缺点是读数有可能波动很大，获得准确的测量结果很困难，对一些短时间存在的照射，由于仪器响应时间不够快，不能准确给出剂量率值，需进行时间响应的修正，或测量累积剂量，然后用总的剂量除以测量所用的时间，得出剂量率。仪器的响应速度应随剂量率的增加而加快，因为在高的辐射场下滞留太长的时间是危险的。

三、场所污染监测

工作场所污染监测常用到的污染监测仪有：表面污染测量仪（用于测量表面污染）和空气污染测量仪（用于测量空气污染）。

表面污染测量仪必须能探测到表面是否受到低水平的放射性污染，尤其是对α核素污染的探测，因为α核素即使浓度很低，只要进入体内就会造成严重的内照射剂量。

表面污染测量仪通常由监视器和一个探头组成，探头可使用不同探测器来测不同类型的辐射。仪器探测到的污染仅是探头面积大小的区域，大多数污染监测仪器可给出每秒计数（cps）或每分钟计数（cpm），但是要与国家或国际标准限值比较，需要给出每平方厘米多少Bq。如果给出的结果是cps或cpm，需要根据仪器校准因子（表面活度响应）把它们转换成$Bq \cdot cm^{-2}$或$Bq \cdot m^{-2}$。有些仪器具有直接给出$Bq \cdot m^{-2}$的功能，但是，要确保仪器对所测的核素有效，需要针对所测核素对仪器进行校准，否则所测的结果是不准确的。

案例 6-3

用一台表面污染仪测量被β射线污染的表面，平均计数是450cps，本底15cps，该探测器表面活度响应为$R_{\beta}=70.99 s^{-1} \cdot Bq^{-1} \cdot cm^2$。

问题： 该表面的污染水平是多少？

分析： 净计数率=450cps−15cps=435cps，$R_{\beta}=70.99 s^{-1} \cdot Bq^{-1} \cdot cm^2$，即70.99cps相当于1 $Bq \cdot cm^{-2}$，污染水平=435/70.99=6.1 $Bq \cdot cm^{-2}$。

人体表污染监测主要包括人体暴露部位（如手、足及头发等）和工作人员穿戴的防护用品等的放射性表面污染监测。通常可用直接监测法对皮肤及个人防护用品的放射性表面污染水平进行测量。人体表污染测量的顺序一般应是先上后下，先前后背，在全面巡测的基础上，重点测量暴露部位。

为了有效探测污染，在进行表面污染监测时应控制好监测仪探头离被测表面的距离：在进行β监测时，探头与污染表面的距离应保持在1cm左右，测量α污染时应不大于0.5cm。

空气污染监测对空气污染进行监测和量化，评估潜在的危害。空气污染既要考虑外照射危险，又要考虑内照射危险。一方面通过呼吸，空气污染被吸入体内（内照射），另一方面混合在云层中的放射性气体会产生严重的外照射剂量（外照射）。空气污染监测比表面污染监测更复杂，空气污染呈现三种形式：颗粒物（由微粒组成，如灰尘、烟尘）、气体（含放射性核素的气体）和蒸汽（含液态放射性核素的小液珠或室温下在空气中呈固态或液态的放射性核素）。一般而言，监测空气污染包含 2 个阶段，首先用空气采样器进行过滤收集，然后把收集的滤纸放在仪器上进行测量。有的空气采样设备既包括采样又包括测量（如实时空气污染监测仪），再将所测得的计数转换为 $Bq \cdot m^{-3}$，便于与国家和国际法规比较。

四、辐射监测仪器的检定与校准

检定的目的是对计量器具进行强制性全面评定。这种全面评定属于量值统一的范畴，是自上而下的量值传递过程。通过检定，评定辐射防护用的剂量（率）仪器仪表是否符合规定要求以及仪器仪表的误差范围是否在规定的误差范围之内。

大部分检定证书不提供示值误差，只判定是否合格，对于要求精度较高、需要实测数据校准的客户并不适用，检定这个概念也是我国独有的，但校准证书因为多方互认协议在其他国家也可以使用。

校准的目的是对照计量标准评定仪器仪表的示值误差，确保量值准确，它属于自下而上量值溯源的一组操作。这种示值误差的评定应根据企业、单位或组织的校准规程做出相应规定，按校准周期进行，校准除评定仪器仪表的示值误差和确定有关计量特性外，其结果也可以表示为修正值或校准因子，用于具体指导测量过程的操作。仪器使用前，要确保仪器经过校准，并在有效的校准日期内。校验仪器的周期随各个地方的管理标准不同而不同，通常推荐每台仪器一年校准一次。如果仪器已不在校准规定的有效期内或进行过维修，那么应当尽快重新校准，方可投入使用。校准应来源于基准实验室（PSDL）或次级标准实验室（SSDL），次级标准靠基准实验室来校准，不同国家的基准实验室之间要定期进行比对，确保国际的一致性。

测量剂量率仪器的检定（校准）是在一个特定的辐射场下进行的，辐射场的剂量率已知，并且仪器与源的距离是固定的。校准时调整仪器的读数使其与实际数据一致，或者在校准报告中给出一个校正参数（因子）。剂量仪通常有几个不同的量程（如 μSv、mSv，或 $\mu Sv \cdot h^{-1}$、$mSv \cdot h^{-1}$）。应当检查所有量程的响应情况。测量表面污染的仪器，是确定单位面积内的活度对应的仪器读数，然后给出校准因子，使读数能反映实际情况，并且给出 $Bq \cdot cm^{-2}$。剂量率仪和污染监测仪的校准针对特定的放射源（有特定的辐射类型和能量），不同探测器的仪器有不同的能量响应范围，要根据现场的辐射环境选择合适的仪器和合适的校准因子。

第三节　辐射探测中的统计规律

"随机性"是核辐射测量的本质属性，辐射测量中涉及的各种现象都是随机的，源发射射线具有确定的半衰期和衰变规律，但无法准确预知某个原子核何时衰变，两个相邻 γ 光子的时间间隔有多大。探测器测量射线，射线与物质发生相互作用是个概率事件，带电粒子在介质中损耗能量产生的电子-离子对的数目是不确定的。过程的随机性和结果统计性导致每次测量结果都是有同有异的，在同样的测量条件下，不同次的测量结果之间存在的差异，称之为统计涨落。统计涨落是辐射测量过程中的内在属性，是无法消除的。这种现象不是由测量条件的变化或观测者的观测不准造成的，而是由微观运动的内在规律造成的，如一定时间内放射性原子核的衰变数目，带电粒子在介质中产生的电子离子对数，γ 射线与物质相互作用时发生光电效应、康普顿效应和电子对效应的概率，射线在闪烁探测器中产生荧光的数目,电子在光电倍增管中的倍增过程等,都具有统计性或统计涨落。由于这种统计性，在放射性的实际测量工作中，必然会存在一定的统计误差。因此，在放射性测量结果中，必须给出测量结果的误差或可信度，否则测量的数据是没有意义的。不同次测量结果过分不一致，仪器可能不稳定；不同次测量结果过分一致，也可能有问题。

一、概率论基础知识

随机试验是在相同条件下对某随机现象进行的大量重复观测。掷一枚硬币，观察正反面出现的情况；将一枚硬币连续抛两次，观察正反面出现的情况；将一枚硬币连续抛两次，观察反面出现的次数。以上实验具有以下三个特点：可重复性：试验在相同条件下可重复进行；可知性：每次试验的可能结果不止一个，并且事先能明确试验所有可能的结果；不确定性：进行一次试验之前不能确定哪一个结果会出现，但必然会出现结果中的一个。具有以上三个特点的试验称为随机试验，一般用 E 来表示。

随机事件：随机试验的各种结果。

概率 P：描述在某种随机试验中的各个随机事件出现的可能性。

随机变量：代表随机事件的数量，随机变量可以分为离散型和连续型两类，且随机变量的概率之和为 1。离散型随机变量：可取值是有限个或"可列个"分立的数值。连续型随机变量：可取值是整个数轴或某一区间内的所有数值。随机变量有两个重要的数字表征：数学期望和方差。

数学期望 $E(X)$：简称为期望，又称为平均值、均值，描述的是随机变量的平均值 μ。

样本：由 N 次测量中随机变量的取值构成，在放射性测量中，用相同的测量时间间隔测量同一被测对象时，测量得到的计数为 $0,1,2\cdots N$ 即为样本。

算术平均值：将若干次实验中随机变量所取的数值加在一起，再除以实验次数后，得到的平均值称为算术平均值。当实验次数无限增加时，算术平均值将无限接近数学期望。

方差和标准差：描述的是随机变量偏离其均值的程度，即：方差 σ^2，标准差 σ。

二、随机变量的分布函数与数字表征

伯努利试验（Bernoulli trials）是在同样的条件下重复地、相互独立地进行的一种随机试验，其特点是该随机试验只有两种可能结果：发生或者不发生。我们假设该项试验独立重复地进行了 N 次，那么就称这一系列重复独立的随机试验为 N 重伯努利试验。

为了确定样品中长寿命放射性核素的活度，可以使用仪器测量样品在一段时间内的计数来测得样品活度。如果计数试验重复多次，则观察到的计数将趋近于算术平均值，它代表真实活度的最佳估计值，每次计数偏离均值的程度是衡量测量不确定度的指标。例如，某放射性核素具有 N 个原子，衰变常数 λ，计算在观测时间 t 内发生衰变的原子个数概率，核素的半衰期远大于观测时间 t，所有原子都是相同且独立的并且衰变过程是自发的和随机的。

在时间 t 内没有衰变概率是 $q = e^{-\lambda t}$。

在时间 t 内的衰变概率 $p = 1 - q = 1 - e^{-\lambda t}$。

在时间 t 内原子只有两种选择，衰变和没有衰变 $p + q = 1$。放射性衰变就是一类伯努利试验，衰变的随机变量是离散型随机变量。

案例 6-4

一个样品中有 $N=10$ 个 ^{42}K 原子（半衰期=12.4h），观察在时间 $t=3h$ 内该样品的衰变规律。

问题：

1. 在时间 t 内，1 号、3 号和 8 号原子都衰变的概率为多少？

2. 1 号、3 号和 8 号原子都衰变而其他原子不衰变的概率为多少？

3. 3 个原子衰变的概率为多少？

4. 6 个原子在 3 小时内衰变的概率为多少？

5. 没有原子在 3 小时内衰变概率为多少？

6. n 个原子衰变的概率的一般公式是什么（其中 $0 \leq n \leq 10$）？

7. 所有可能概率的总和是多少？

分析：

1. ^{42}K 的衰变常数为 $0.693/（12.4h）=0.0559h^{-1}$，3h 内某一原子不衰变的概率为 $q=e^{-\lambda t}=$ $e^{-0.0559\times3}=e^{-0.1677}=0.846$，衰变的概率为 $p=1-q=0.154$，1 号、3 号和 8 号原子都衰变的概率 $p^3=$ $（0.154）^3=0.003\ 65$。

2. 1 号、3 号和 8 号原子都衰变的概率与其他 7 个原子无关，7 个原子都不衰变的概率为 $q^7=（0.846）^7=0.310$。1 号、3 号和 8 号原子都衰变而其他 7 个原子不衰变的概率为 $p^3q^7=0.003\ 65$ $\times0.310=0.001\ 13$。

3. p^3q^7 指定了某 3 个原子的衰变概率，而任意 3 个原子衰变的概率为 $p_3=C_{10}^3 p^3 q^7=$ $120\times0.001\ 13=0.136$。

4. 6 个原子衰变的概率为 $p_6=C_{10}^6 p^6 q^4=0.001\ 43$。

5. 没有原子衰变的概率为 $p_0=C_{10}^0 p^0 q^{10}=0.188$。

6. n 个原子衰变的概率的一般公式为 $p_n=C_{10}^n p^n q^{10-n}$。

7. 有 0～10 个原子衰变概率的总和为 1。

（一）二项式分布

在 N 重伯努利试验中，设随机事件发生的概率为 p。随机事件发生的次数是随机变量，设为 X，则 X 可能取值为 $0,1,2,\cdots,N$。随机事件发生 n 次的概率为 $P(X=n)=P_N(n)=C_N^n p^n q^{N-n}$，$q=1-p,0<p<1,n=0,1,2,\cdots,N$ 则称随机变量 X 服从参数为 N、p 的二项分布，数学期望即随机变量平均值 $\mu=Np$，方差 $\sigma^2=Npq$。

案例 6-5

使用仪器（探测效率为 100%）测量一个活度为 37Bq（=1nCi）的 ^{42}K 源，观察仪器每秒的读数规律。

问题：

1. ^{42}K 每秒平均衰变概率为多少？

2. 求每秒平均衰变概率的标准差。

3. 仪器每秒测得 40 个计数的概率为多少？

分析：

1. ^{42}K 的活度为 37Bq，即其平均衰变概率为 $37s^{-1}$。

2. ^{42}K 的衰变常数 λ 为 $0.0559h^{-1}=1.55\times10^{-5}s^{-1}$，$q=e^{-\lambda t}=0.999\ 9845$，每秒衰变的概率为 $p=1-q=0.000\ 0155$，由活度公式 $A=N\lambda$，^{42}K 原子的个数 $N=\dfrac{A}{\lambda}=\dfrac{37}{1.55\times10^{-5}}=2.39\times10^6$，每秒标准差 $\sigma=\sqrt{Npq}=6.09$。

3. 仪器每秒测得 40 个计数的概率为：

$$P_{40}=\frac{(2.39\times10^6)^{40}}{40!}(0.000\ 0155)^{40}(0.999\ 9845)^{2.39\times10^6-40}$$

$$=\frac{2.39^{40}\times10^{240}}{40!}(0.000\ 0155)^{40}(0.999\ 9845)^{2.39\times10^6-40}$$

上式计算需对等式两边取 log，

$\log(2.39)^{40}=15.1359$，$\log(10)^{240}=240$

$\log(0.000\ 0155)^{40}=-192.3867$，$\log(0.999\ 9845)^{2.39\times10^6-40}=-16.0883$

$-\log 40!=-47.9116$，$\log P_{40}=-1.251$

$P_{40}=10^{-1.251}=0.0561$

二项式分布有两个独立参数 N、p，用起来不方便且计算概率分布较为复杂，对于核衰变来说 N 是一个很大的数，二项式分布可简化为泊松分布和高斯分布。

（二）泊松分布

$$P(X = n) = \frac{\mu^n}{n!} e^{-\mu}, \quad \mu > 0, \quad n = 0, 1, 2, \cdots, N$$

随机变量 X 服从参数为 μ 的泊松分布，泊松分布仅由一个参数 μ 决定，且泊松分布的期望 $\mu = Np$，方差 $\sigma^2 = \mu$。在案例 6-5 中，^{42}K 每秒平均衰变概率 $\mu = 37$，每秒标准差 $\sigma = \sqrt{37} = 6.08$，仪器每秒测得 40 个计数的概率 $P_{40} = \dfrac{37^{40} e^{-37}}{40!} = 0.0559$。

（三）高斯分布

$$f(x) = \frac{1}{\sqrt{2\pi}\sigma} e^{-\frac{(x-\mu)^2}{2\sigma^2}} \quad -\infty < x < \infty$$

随机变量服从参数为 μ、σ 的正态分布（ normal distribution ）或高斯分布（ Gaussian distribution ）。

在放射性测量中，用相同的测量时间间隔测量同一被测对象时，测量得到的计数为 $x_1, x_2, x_3, \cdots, x_N$，当测量次数 N 趋于无限时，计算得到的计数平均值为真平均值或期望值。但在实际测量中，不可能对某一计数做无限次测量，只能进行有限次测量甚至一次测量，有限次测量值的平均值都不是真平均值，它们只能在某种程度上作为真平均值的近似值，这样就给测量结果带来误差。这种误差是由于上述核衰变及相互作用过程的统计性造成的。

这正是放射性测量与非放射性测量的区别所在。在一般的非放射性测量中，存在"偶然误差"。偶然误差是由于测量时受到各种因素（测量条件）的影响所造成的，但被测量的物理量本身在客观上是一个确定不变的数值。统计误差不是由于测量条件发生了变化，也不是由于测量仪器本身不够精确，而是由于被测物理量本身有涨落造成的，它与测量无关，不受环境因素的影响。

放射性测量的计数值服从泊松分布和正态分布，统计误差是用相当于一定置信度的置信区间来表示的，最常用的是标准差 σ，$\sigma^2 = \mu$，μ 为计数的期望值，通过有限次测量无法得到。例如，对样品进行了 N 次测量，得到 N 个 x 值，甚至只进行一次测量得到计数值 x，我们就用 N 次测量的平均值甚至一次测量值 x 代替 μ，即 $\sigma = \sqrt{\mu} \approx \sqrt{\bar{x}} \approx \sqrt{x}$。

对任何一个计数 x，写出 $x \pm \sigma$ 就表示了一个区间。x 不同，这个区间的范围就不同，所以这个区间也同 x 一样是随机的。用这种方式表示结果，其意义是：任何一个计数值落在 $\mu \pm \sigma$ 这个区间内的概率是 68.3%，因此对任何一个 $x \pm \sigma$ 来说，真平均值 μ 可能在其中，也可能不在其中。可以说每 100 个这样的区间中有 68.3 个是包含了真平均值的，因此，$x \pm \sigma$ 所表示的区间中包含真平均值的置信概率是 68.3%。例如，在案例 6-5 中，测得的计数在 37 ± 6.08 的概率为 68.3%，高斯分布为连续型分布，以离散型的泊松分布计算时需分别计算计数为 31 到 43 的概率并求和。在有些情况下，也采用不同宽度（ 如 2σ 和 3σ ）来表示置信概率区间，它表示真平均值出现在 $x \pm 2\sigma$ 和 $x \pm 3\sigma$ 区间的概率分别为 95.5% 和 99.7%。

三、误　差　传　递

上面讨论了放射性测量中统计误差的概念与表示方法，并给出了单次测量的结果表示。在实际测量中，涉及很多其他因素，例如，进行多次测量，要考虑测量时间的长短、本底的影响等，这就要求我们能够给出正确的测量结果及误差。

直接测量的误差可以用标准差来计算。在很多问题中，物理量是间接得到的，如 X_1、X_2、X_3

等为一系列独立的变量，函数 $Y=f(X_1，X_2，X_3，\cdots)$ 的标准差为 $\sigma_Y^2=\left(\dfrac{\partial Y}{\partial X_1}\right)^2\sigma_{X_1}^2+\left(\dfrac{\partial Y}{\partial X_2}\right)^2\sigma_{X_2}^2+$

$\left(\dfrac{\partial Y}{\partial X_3}\right)^2\sigma_{X_3}^2+\cdots$，对于二元函数的偏导，可将另一变量看作常数求其导数。

（一）和差的误差传递

$$Y=X_1+X_2$$
$$Y=X_1-X_2$$
$$\frac{\partial Y}{\partial X_1}=1$$
$$\frac{\partial Y}{\partial X_2}=\pm 1$$
$$\sigma_Y^2=\sigma_{X_1}^2+\sigma_{X_2}^2，\quad \sigma_Y=\sqrt{\sigma_{X_1}^2+\sigma_{X_2}^2}$$

（二）积商的误差传递

$$Y=X_1X_2$$
$$\frac{\partial Y}{\partial X_1}=X_2$$
$$\frac{\partial Y}{\partial X_2}=X_1$$

$\sigma_Y^2=X_2^2\sigma_{X_1}^2+X_1^2\sigma_{X_2}^2$，等式左右分别除以 $X_1^2X_2^2$，得

$$\left(\frac{\sigma_Y}{Y}\right)^2=\left(\frac{\sigma_{X_1}}{X_1}\right)^2+\left(\frac{\sigma_{X_2}}{X_2}\right)^2$$

$$Y=\frac{X_1}{X_2}$$

$$\frac{\partial Y}{\partial X_1}=\frac{1}{X_2}$$

$$\frac{\partial Y}{\partial X_2}=-\frac{X_1}{X_2^2}$$

$\sigma_Y^2=\left(\dfrac{1}{X_2}\right)^2\sigma_{X_1}^2+\left(-\dfrac{X_1}{X_2^2}\right)^2\sigma_{X_2}^2$，等式左右分别除以 $\dfrac{X_1^2}{X_2^2}$，得

$$\left(\frac{\sigma_Y}{Y}\right)^2=\left(\frac{\sigma_{X_1}}{X_1}\right)^2+\left(\frac{\sigma_{X_2}}{X_2}\right)^2$$

案例 6-6

一台监测仪测得的本底计数为 10，样品计数为 90。

问题：如何表示测量结果和其标准差？

分析：样品净计数为 80，由和差的误差传递公式得出标准差 $=\sqrt{90+10}=10$，测量结果可表示为 80 ± 10。

四、探 测 下 限

为避免 I 型错误和 II 型错误,按误差传递规律可得到探测下限 $LLD = 4.66 \cdot \sigma + 3$,$\sigma$ 为本底计数的标准差。

在实际放射测量时,需要知道仪器的剂量率和污染探测的探测下限。由于存在本底辐射的干扰,使得很难区分哪些是天然本底辐射,哪些是由于微弱的放射性引起的辐射,这就增加了确定探测下限的难度。

对实验室计数器而言,准确的探测下限可通过计算本底计数的标准差求得。但对剂量率仪器和污染监测仪,上述方法是不可行的。一个简便的方法是假定本底和仪器的读数有波动,仪器的读数至少是本底值的 2 倍时,才能确认除了本底,还探测到了其他辐射,那么探测下限就相当于本底值。当测量污染水平时,任何本底剂量率都将产生一个本底值,实际的污染水平应当把本底水平扣除掉。$L = R - BG$,L 为实际污染水平,R 为仪器读数,BG 为本底读数。

探测下限(LLD)是监测低水平污染应当考虑的一个非常重要的因子。有时,仪器不能够测量到非常低水平的污染,因而不能准确地给出定量结果。这时需要清楚仪器的最低探测限是多少,基本上 LLD(cps 或 cpm)就是 2 倍本底值减去一个正常情况下的本底值,当测量结果小于 2 倍本底值时,认为测量结果是没有意义的。cps 或 cpm 可通过校准因子(表面活度响应)转换为 $Bq \cdot cm^{-2}$。$LLD = (2BG - BG)/CF = BG/CF$,LLD 为探测下限 $Bq \cdot cm^{-2}$,BG 为本底读数 cps,CF 为校准因子(表面活度响应)。

案例 6-7

一台污染监测仪的本底读数是 10cps,被污染的操作台表面的最大读数是 15cps,校准因子是 2cps=1Bq·cm^{-2}。

问题: 仪器的探测下限是多少,从测量的读数得出什么结果?

分析: LLD=BG/CF=10/2=5Bq·cm^{-2},因而,这台仪器的 LLD 是 5Bq·cm^{-2}。

15-10=5cps,由于仪器读数小于本底值的 2 倍,只有 15cps(2 倍本底值为 20cps),所以只能说污染水平低于探测下限(LLD)。如果 LLD 比所希望测量的污染水平高,就达不到所要求的测量水平。例如,要求可接受的污染水平为不超过 1Bq·cm^{-2},而仪器的探测下限为 2Bq·cm^{-2},那么这台仪器不适合使用。

(冯泽臣)

思 考 题

1. 辐射探测器有哪些?
2. 气体探测器有哪些?
3. 辐射监测时需要考虑哪些方面?

第七章　放射防护的生物学基础

【学习要求】

记忆：放射损伤的类型；小剂量率照射的生物学效应；电离辐射对造血系统和免疫系统的作用。

理解：胎儿出生前受照效应；皮肤效应。

运用：放射生物学的基础知识；辐射生物学效应的分类；电离辐射生物学效应的影响因素。

随着人类健康意识的增强，放射线对人体的辐射风险日益受到关注。人类受到照射的辐射源有两类，即天然辐射源和人工辐射源。

人类每时每刻都受到天然存在的各种电离辐射的照射，这种照射统称为天然本底照射。天然本底照射是人类受到电离辐射的最主要的来源。人工辐射主要包括医疗照射、核爆炸和核动力生产。医疗照射来源于 X 射线诊断检查、核医学诊断以及放射治疗。核爆炸在大气层中形成人工放射性物质，使环境受到广泛的污染。核能发电等核动力生产中产生的放射性核素，绝大部分存留于受照过的核燃料中，核燃料循环运行的每个环节都会有放射性物质被释放于环境中。

随着医疗保健事业的发展，接受医疗照射的人数愈来愈多。有资料统计，若按医疗保健水平从高到低将世界上的国家分为 Ⅰ、Ⅱ、Ⅲ、Ⅳ 类，对于 Ⅰ 类保健水平的国家，每年进行医学 X 射线检查的频度是 890 次每 1000 人，第 Ⅱ、Ⅲ、Ⅳ 类国家分别是 120、70 和 9 次每 1000 人。医疗照射是人类受到人工照射的主要来源，而在医疗照射中，以诊断为目的的照射又占有主导地位。

第一节　电离辐射的生物学效应

案例 7-1

1945 年美国在日本的广岛和长崎投下了两颗原子弹。至 2002 年，死于此次核轰炸的人数已超过 20 万，至今仍陆续有人死于核辐射所致的各种疾病，包括各种慢性放射病、白血病、乳腺癌、甲状腺癌、食管癌、胃癌、肝癌、结肠癌、胰腺癌、膀胱癌、肾癌等。

1986 年 4 月 26 日，位于今乌克兰境内的切尔诺贝利核电站 4 号反应堆发生爆炸，造成 30 人当场死亡、8 吨多强辐射物泄漏。这次核泄漏事故使电站周围 6 万多平方千米土地受到直接污染，320 多万人受到核辐射侵害，造成人类和平利用核能史上最大的一次灾难。苏联切尔诺贝利核电站核泄漏事故被定义为最严重的 7 级事故。据世界卫生组织和切尔诺贝利论坛报告，事故发生时在年龄为 18 岁以下因饮用碘-131 污染的牛奶而受照的人群中发现甲状腺结节和甲状腺癌，放射性污染区居民白血病死亡率为 $300/6 \times 10^5$ 人，实体瘤的死亡率 $3650/6 \times 10^5$ 人，重度污染区 45 岁前受照的妇女绝经前乳腺癌发生率高于轻度污染区居民。

2011 年 3 月 11 日，日本发生里氏 9.0 级地震并引发高达 10 米的强烈海啸，福岛核电站建筑物爆炸，引发了高温核燃料泄漏。据监测，受福岛核泄漏影响，在日本不同地点和周边海域检测到碘-131、碘-125、锶-90、铯-137、钚-238、钚-239、钚-240 等有害的放射性元素。

问题：

1. 电离辐射如何损伤人体？
2. 遭遇核辐射有什么应对之策？

在地球环境中，生物始终受到电离辐射的照射。机体受到电离辐射后发生复杂的化学和生物学变化，由此造成的生物组织细胞和生命各系统功能、调节和代谢的改变等一系列有害效应，称为电离辐射生物效应（biological effect of ionizing radiation）。电离辐射生物效应的发生原因和造成的伤害都是非常复杂的，从能量吸收到组织或器官的损伤有其特有的原发和继发反应，包括分子水平破坏（DNA链断裂、酶的破坏），细胞、组织器官的破坏与死亡，机体的损伤，代谢失调以及病理形态的改变等。人类研究放射线的生物学效应，目的是保护自身及其他物种免受电离辐射的有害影响，并提供一个适宜的放射防护标准，在应用中最大限度地获得利益。

一、放射生物学基础

放射线引起的生物效应是非常复杂的。射线作用于机体后，以直接作用和间接作用两种方式使细胞分子发生反应，造成其损伤。

按照现代放射生物学观点，DNA（或基因组）和膜（特别是核膜）是受照细胞中的主要靶子，是引起细胞一系列生化变化的关键，染色体畸变是DNA损伤的结果；蛋白质和酶的辐射效应以及一些重要代谢的紊乱，均为引起机体生理和病理变化的重要因素。在射线引起上述一系列损伤的同时，机体也在一定范围内进行着反馈、调节、修补和修复，试图减轻和改变这些损伤，这两种相反过程的消长和变化，决定着细胞的存活、死亡、老化和癌变。

（一）电离辐射的原初作用

电离辐射作用于机体，从照射到在细胞学上观察到可见损伤的这段时间内，在细胞中进行着辐射损伤的原初和强化过程，称为原初作用过程。这个原初作用过程包括物理、物理化学和化学三个阶段。在此过程中辐射能量的吸收和传递、分子的激发和电离、自由基的产生和化学键的断裂等分子水平的变化，都是在有高度精密组织的生物体内进行的。能量的吸收和传递使细胞中排列有序的生物大分子处于激发和电离状态，特殊的生物学结构使电子传递和自由基连锁反应得以进行，导致一系列继发反应。亚细胞结构的破坏，引起了细胞内水解酶的释放、信号转导网络的改变或破坏、代谢的方向性和协调性的紊乱，促使初始的生物化学损伤进一步发展。引起细胞、组织、器官和系统的变化。最终引起机体内一系列功能变化，直至发生多种局部的和整体的、近期的和远后期的病理学改变。

电离辐射的原初作用和继发反应的时间间隔至少跨越26个数量级，近年来由于高分辨计时和快速记录技术的发展，对10^{-18}s内发生的最原初的物理事件的观察已有可能缩短至10^{-24}s，使可观察的时间跨度达到32个数量级。表7-1概括了电离辐射生物学作用的时间效应。

表 7-1　电离辐射生物学作用的时间效应

时间（s）	发生过程
物理阶段	
10^{-18}	快速粒子通过原子
$10^{-17}\sim10^{-16}$	电离作用 $H_2O \sim \rightarrow H_2O^+ + e^-$
10^{-15}	电子激发 $H_2O \sim \rightarrow H_2O^*$
10^{-14}	离子-分子反应，如 $H_2O^+ + H_2O \sim \rightarrow \cdot OH + H_3O^+$
10^{-14}	分子振动导致激发态解离：$H_2O^* \rightarrow H \cdot + \cdot OH$
10^{-12}	转动弛豫，离子水合作用 $e^- \rightarrow e^-_{水合}$
化学阶段	
$<10^{-12}$	e^- 在水合作用前与高浓度的活性溶质反应
10^{-10}	$e^-_{水合}$，$H \cdot$，$\cdot OH$ 及其他基团与活性溶质反应
$<10^{-7}$	刺团内自由基相互作用
10^{-7}	自由基扩散和均匀分布
10^{-3}	$e^-_{水合}$，$H \cdot$，$\cdot OH$ 与低浓度活性溶质反应

续表

时间（s）	发生过程
1	自由基反应大部分完成
$1 \sim 10^3$	生物化学过程
生物学阶段	
数小时	原核和真核细胞分裂受抑制
数天	中枢神经系统和胃肠道损伤显现
约 1 个月	造血细胞障碍性死亡
数月	晚期肾损伤、肺纤维样变性
若干年	癌症和遗传变化

（二）靶学说和靶分子

1924 年，Crowther 提出靶学说的概念，20 世纪 40 年代中期，Lea 等把靶概念进一步完善。靶学说是从电离辐射直接作用的角度提出的，靶学说认为，某些细胞或生物大分子内的敏感结构（靶）被电离辐射击中而引起生物效应的发生。其基本点包括：①生物结构内存在对辐射敏感的部分，称为"靶"，其损伤将引起某种生物效应；②电离辐射以光子和离子簇的形式撞击靶区，是一种随机过程，击中概率遵循泊松分布（Poisson distribution）；③单次或多次击中靶区可产生某种放射生物效应。靶学说将量子论引入生物学领域，对放射生物学整体水平过渡到细胞和分子水平起到了推动作用。主要的靶学说"击中"模型有：①单击模型：生物大分子或细胞的敏感靶区被电离粒子击中一次即足以引起生物大分子的失活或细胞的死亡，称为单击效应，其存活概率是剂量的指数函数；②多击模型：有些生物大分子和多数细胞的剂量存活曲线不呈指数下降，其靶区需要受到二次或二次以上的击中才会失活，称为多击效应；③单靶与多靶模型：即单靶模型和多靶模型的混合。

靶分子的本质研究比较关注的是基因组和生物膜。基因组 DNA 作为电离辐射重要的靶分子已得到许多实验室的支持。DNA 双链断裂模型认为电离辐射诱发的许多细胞效应均与 DNA 双链断裂有关，包括细胞存活、染色体畸变、致癌、易位、遗传突变等。生物膜包括质膜、核细胞器（线粒体、溶酶体等）膜等，具有重要的生物功能。膜学说认为，作为电离辐射作用的靶分子，生物膜对电离辐射比较敏感，损伤表现为膜通透性的改变，继而从细胞内释放非必需和有害的分子，破坏代谢平衡，导致细胞死亡。

（三）DNA 的损伤与修复

所有哺乳类动物细胞的内部结构都有一定的共同特征，具有一个有功能的核，有核膜将其与胞质分开，辐射对膜和胞质内的亚细胞成分虽有一定的损伤作用，但最敏感的成分是核本身和核仁。染色体是细胞核中有遗传信息的物质，主要由 DNA 和蛋白质构成。

1. DNA 损伤的类型　DNA 是细胞繁殖遗传的重要基础，分子中特定的核苷酸顺序蕴藏着大量的遗传信息，DNA 通过转录将这些信息传给 RNA，RNA 通过密码的翻译规定了不同氨基酸的结构，指导蛋白质和酶的生物合成。DNA 的双股螺旋结构受到电离辐射作用以后，其结构受到破坏，这种破坏包括 DNA 链断裂、氢键断裂和碱基损伤、分子交联。

DNA 链断裂是电离辐射损伤最常见和主要的形式。射线的直接和间接作用均可使脱氧核糖分子破坏、磷酸二酯键断开、碱基破坏或脱落等导致 DNA 链断裂。水在射线作用下分解产生水合电子、羟自由基和氢自由基，DNA 断裂主要与羟自由基（·HO）的作用有关。DNA 双链中一条链断裂者称为 DNA 单链断裂（single-strand breakage，SSB），两条链在同一处或相邻处断裂者称为双链断裂（double strand break，DSB），包括 DNA 双链相隔少于 3 个核苷酸部位的断裂，如断裂发生在同一个碱基对上则为同源性断裂，反之则为异源性断裂，后者往往更多见。DNA 链断裂的特点：

①在许多细胞中单链断裂比双链断裂的概率高 10～20 倍，一定能量的射线所产生的 SSB 和 DSB 有一个大致的比值，但比值不是恒定的。②各种射线对链断裂作用效应不同：X 射线比紫外线引起的链断裂高，中子比 γ 射线产生的双链断裂多；中子引起的 DSB 多于 γ 射线，而 SSB 少于 γ 射线。③SSB 与 DSB 的比值与线性能量传递（LET）高低有关，随着 LET 升高，SSB 减少，DSB 增加。④氧效应增加 DNA 链的断裂：主要原因为氧效应可增加羟自由基的产生。⑤辐射剂量不同，碱基发生断裂的概率不同：当剂量<20Gy 时，碱基断裂顺序鸟嘌呤（G）>腺嘌呤（A）>胸腺嘧啶（T）≥胞嘧啶（C）；当剂量>40～80Gy 时，碱基断裂顺序胸腺嘧啶（T）>鸟嘌呤（G）>腺嘌呤（A）≥胞嘧啶（C）。

DNA 分子是由两条多核苷酸链按碱基互补配对原则以氢键连接而成的双股螺旋结构。在充氧情况下，射线作用生成的羟自由基（·OH）使 DNA 结构上的氢原子抽离，从而使原来紧密结合的碱基呈现自由"裸露"状态，DNA 结构从比较坚实变得比较"疏松"。碱基损伤的变化：①碱基环破坏；②碱基脱落丢失；③碱基替代，即嘌呤碱被另一种嘌呤碱替代，或嘌呤碱被嘧啶碱替代；④形成嘧啶二聚体等。4 种碱基的辐射敏感性依次为：胸腺嘧啶（T）>胞嘧啶（C）>腺嘌呤（A）>鸟嘌呤（G）。

电离辐射作用后，可通过自由基的作用，在碱基之间或碱基与蛋白质之间形成共价键，产生 DNA 分子交联（DNA crosslink），包括 DNA-DNA 链间交联、DNA-DNA 链内交联及 DNA-蛋白质交联（DNA protein crosslinking，DPC），导致 DNA 正常分子结构的破坏。DNA-DNA 链间交联即一条 DNA 链上的碱基与另一条 DNA 链上碱基以共价键结合，在 DNA 的放射损伤中，DNA-DNA 链间交联较少发生，DNA 链间交联与 DNA 链断裂相互竞争，在干燥及含水较少时（25%）DNA 中链间交联发生率较高，随着水分子的增加 DNA 链断裂发生率上升，而链间交联发生率下降。DNA-DNA 链内交联即同一条 DNA 链上的两个碱基相互以共价键结合，紫外线照射能引起较多的 DNA 链内交联，而电离辐射引起的二聚体形成效应较小。DPC 即 DNA 与蛋白质以共价键结合，羟自由基是导致 DPC 产生的最有效的自由基，水合电子和氢自由基几乎不起作用。氧效应和温度对 DPC 的形成有一定的影响。

2. DNA 损伤的修复 DNA 分子受到电离辐射作用以后，其结构和功能受到破坏，若得不到及时修复，必将引起遗传信息功能的错误表达。绝大多数正常细胞都能修复单链断裂，而且修复的速度和效率很高。修复速率除依赖于温度外，还和时间呈负指数关系，在照射后即刻开始修复，以后逐渐减慢，一般在 1h 内修复可达 90%，半修复时间为 10～40min。双链断裂的修复可分为快修复和慢修复两个阶段，快修复的半修复时间为十分钟至数十分钟；而慢修复的半修复以小时计算，并且不同细胞间修复水平差异很大。

DNA 修复机制非常复杂，使机体得以保持遗传特性和功能的相对稳定，DNA 修复的主要途径有：①回复修复，是细胞对 DNA 某些损伤修复的一种简单方式。在单一基因产物的催化下，直接将遭受破坏的 DNA 或核苷酸还原，一步反应即可完成，不需要另一股作为修复的模板，修复特异性高，较少发生错误。②切除修复，将损伤的区域切除，然后用正确的来替代，需要多种酶参加。主要有两种切除修复方式：碱基切除修复（base excision repair，BER）和核苷酸切除修复（nucleotide excision repair，NER）。BER 用来清除并修复异常的、不该出现的碱基。NER 主要修复那些影响区域性染色体结构的 DNA 损害。切除修复基本步骤，包括：识别→切除（碱基切除和核苷酸切除）→修补→再连接。切除修复有三个特点，即准确、无误、正确修复。③重组修复，当 DNA 双链发生严重损伤时，即两条链同时受到损伤，或单链损伤尚未修复就发生了复制，造成相应损伤部位的新链 DNA 复制缺乏正确模板，这时需要重组酶系将另一段未受损的双链 DNA 移到损伤位置附近，提供正确的模板，因修复机制是通过重组而进行的，故称为重组修复。DNA 重组修复基本步骤包括：复制→重组→修复复制。④SOS 修复，是细胞处于危急状态下发生的一种修复。细胞 DNA 受到损伤或复制系统受到抑制的紧急情况下，为求生存而出现的应急效应。修复过程是在损伤信号诱导下发生的，因此又称可诱导的 DNA 修复。修复过程中容易发生错误，故称易错修复。⑤错配修复（mismatch repair，MMR），是在碱基配对出现错误的 DNA 分子中，系统依据"保存母链，修正子链"的原则，找出错误碱基所在的 DNA 链，使正常核苷酸序列恢复的修复方式。错配修复是生物维持生命、保持物种稳定的一项重要功能。

一方面，DNA 结构的辐射损伤在细胞的突变、致癌机制中起着重要作用，与细胞死亡及老化等过程亦有密切关系。另一方面，DNA 损伤和修复规律在肿瘤放射治疗中有重要的应用价值，可以有选择地加重肿瘤细胞的 DNA 损伤，抑制其修复，增强疗效。

（四）细胞辐射敏感性

自然界的各种生物对象在受到电离辐射作用后都表现出一定的损伤。但在同一剂量下引起损伤的程度有很大的不同，或者说，引起同一水平的效应所需要的剂量的高低存在很大差异，即为辐射敏感性差异。细胞的辐射效应是放射生物学的核心内容之一。电离辐射导致的损伤都是以细胞的损伤作用为基础的。辐射可引起细胞凋亡或有丝分裂死亡，总的来说，细胞凋亡与辐射敏感性之间存在相应的关系，若辐射引起的细胞凋亡占主导地位，则认为细胞对辐射较敏感。细胞的辐射敏感性与不同细胞类型、不同细胞周期、不同亚细胞结构、不同发育阶段密切相关。

人体组织不同类型细胞的辐射敏感性，受细胞耗氧水平、辐射致 DNA 损伤后修复能力、分裂细胞数量、细胞周期中细胞的分布及凋亡等因素影响。肿瘤细胞对辐射的敏感性有明显差异，对射线高度敏感的有恶性淋巴瘤、精原细胞瘤、肾母细胞瘤等；中度敏感的有扁平上皮癌、分化差的腺癌、脑胶质瘤等；抗辐射性的有恶性黑色素瘤、软骨肉瘤等。

不同细胞有不同放射敏感性，同样，细胞在不同细胞周期其放射敏感性也不同。细胞周期分为 4 个时相，即 DNA 合成前期（G_1）、DNA 合成期（S）、DNA 合成后期（G_2）和有丝分裂期（M），处于细胞周期不同时相的细胞受照射时后果不完全一致。M 期细胞对辐射很敏感，较小剂量即可引起细胞死亡或染色体畸变，使下一代子细胞夭折。在间期细胞中，G_2 时相相对辐射最敏感，其次为 G_1 时相，而 S 时相相对不敏感。同一细胞的不同亚细胞结构的放射敏感性有很大差异，细胞核的放射敏感性明显高于胞质。另外，辐射敏感性随着个体发育过程而逐渐降低，妊娠的最初阶段最敏感，出生后幼年比成年放射敏感性高，老年相对不敏感。

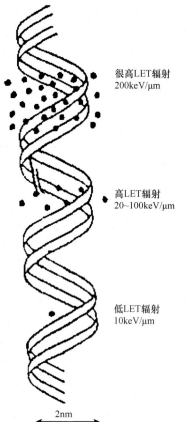

很高LET辐射
200keV/μm

高LET辐射
20～100keV/μm

低LET辐射
10keV/μm

2nm

图 7-1　DNA 分子中不同 LET 射线的电离密度分布

（五）线性能量传递

线性能量传递（linear energy transfer，LET）是指直接电离辐射在其单位长度径迹上能量的传递，即带电粒子在物质中穿行 dl 距离时，与电子发生的能量损失 dE。LET 指的是剂量在微观上的空间分布。其单位为 J/m，常用 keV/μm 表示，$1keV/μm = 1.602×10^{-10} J/m$。

LET 的数学表达式为

$$LET = \frac{dE}{dl} \tag{7-1}$$

X、γ 射线和中子虽然不是直接电离粒子，但它们与物质相互作用后可产生次级带电粒子，所以 LET 的概念也适用于它们。

图 7-1 显示不同 LET 射线在 DNA 分子双螺旋结构中引起的电离密度分布，LET 高的射线，电离密度大；反之，LET 低的射线，电离密度小。电离密度是指单位长度径迹上形成的粒子数目。而辐射生物效应的大小与 LET 值有重要关系。一般情况

下，射线 LET 值越大，在相同吸收剂量下其生物效应越大。

带电粒子在向组织或受照介质深度不断穿行过程中，初始动能很大，受到组织或受照介质分子或原子作用后在径迹起始段单位长度上留下的能量较多。而到径迹末端，由于带电粒子与径迹内分子或原子作用后损失掉大部分能量，这时再与组织或受照介质分子或原子作用后只留下较少的能量，所以同一粒子在径迹不同部位的 LET 值也不同，所以 LET 仅是一个平均值，沿粒子径迹相同距离的能量沉积并不完全相同。

对 LET 的计算而言，可用许多不同方法来计算平均能量，最常用的方法是计算径迹均值和能量均值。径迹均值是将径迹分为若干相等的长度，计算每一长度内的能量沉积量，求其平均值，称为径迹平均线性能量传递（LET_T）。能量均值是将径迹分为若干相等的能量增量，再把沉积在径迹上的能量除以径迹长度，称为剂量平均线性能量传递（LET_D）。表 7-2 列出了国际辐射单位和测量委员会（ICRU）第 16 号报告（1970）提供的数值。因为水与生物组织成分接近，所以表中的数值均以水为介质。

表 7-2　各种辐射 LET 的径迹平均值和吸收剂量平均值

辐射种类	LET_T（keV/μm）	LET_D（keV/μm）
^{60}Co γ 射线	0.24	0.31
2 MeV X 射线	0.19	6.00
2 MeV 电子	0.2	6.1
200 keV X 射线	1.7	9.4
^{3}H β 射线	4.7	11.5
50 keV X 射线	6.3	13.1
5.3 MeV α 射线	43	63

▌（六）相对生物效能

不同类型的辐射，在同样的吸收剂量的作用下，所产生的生物效应并不相同。

换言之，引起同样生物效应，其吸收剂量是不同的。在放射生物学中，为了比较不同类型辐射的生物效应，常以"相对生物效能"（relative biological effectiveness，RBE）来表示。

相对生物效能也曾称为相对生物效应、相对生物效率和相对生物效应系数。这是放射生物学中沿用已久的一个概念。由于是"相对"，就得建立一个基准。历史上一直以最先被发现的 X 射线的生物效应为基准，现在 ICRP 建议采用 γ 射线为标准。因此 RBE 的定义被确定为：X 射线或 γ 射线引起某一生物效应所需要的吸收剂量与所观察的电离辐射引起相同的生物效应所需要的吸收剂量的比值，即为该种电离辐射的相对生物效能。例如，要引起同样的生物效应，所需 X 射线或 γ 射线的吸收剂量为α 射线吸收剂量的 10 倍，则 α 射线的相对生物效能为 10。部分电离辐射的相对生物效能值列于表 7-3 中。

表 7-3　各种电离辐射的相对生物效能

辐射种类	RBE
X、γ 射线	1
β 粒子	1
热中子	3
中能中子	5~8
快中子	10
α 粒子	10
重反冲核	20

一般而言，高 LET 辐射在受照组织单位电离径迹上沉积的能量大于低 LET 辐射，所以前者的 RBE 大于后者，RBE 与 LET 呈正相关关系。

▌（七）自由基

自由基（free radical）是指能够独立存在的、含有一个或一个以上未配对电子的任何原子、分子、离子或原子团。自由基可以是中性，也可以带电荷。凡是自由基，不论是不带电荷的分子或原子，还是带有正电荷或负电荷的离子，其共同特征就是带有不成对电子。为了使自由基显示出未配对电子特征，一般在原有原子、分子、离子或基团符号的上角标、一侧或上方记一个圆点"·"以显示带有未配对电子，但不表示未配对电子的数量，如 H·，·OH，·CH$_3$ 等。水合电子不完全符合自由基定义，但它具有很强的电子配对活性，故将其归入自由基一类。

自由基具有高反应性、寿命短和顺磁性等特点，容易发生自由基与自由基反应、自由基与生物分子抽氢、加成、取代、过氧化和歧化等反应。

水分子的原初辐射分解可用下式表示：

$$H_2O \xrightarrow{\text{电离辐射}} H\cdot + \cdot OH + e^-_{水合} + H_2O_2 + H_3O^+$$

式中 H· 代表氢自由基，·OH 代表羟自由基，$e^-_{水合}$ 代表水合电子，H_3O^+（水化氢离子）为 H^+ 存在方式之一，与式中 $e^-_{水合}$ 的负电荷平衡。水的原初辐射分解产物的产量列于表 7-4。

表 7-4　水的原初辐射分解产物的产量

产物	G 值
·OH	2.7
H·	0.55
$e^-_{水合}$	2.7
H$_2$	0.45
H$_2$O$_2$	0.7
H$_3$O$^+$（H$^+$）	2.7

（八）直接作用与间接作用

电离辐射作用于生物体引起机体生物活性分子的电离和激发是辐射生物效应的基础。组成生物体或细胞的主要分子为生物大分子（如核酸、蛋白质和酶等）及生物大分子环境中的大量水分子（约占生物组织重量的 60%～70%）。任何处在电离粒子径迹上的原子和分子都有可能发生电离，包括生物大分子和水分子，电离辐射的直接作用和间接作用是对组成细胞的重要生物大分子而言的。

1. 直接作用　电离辐射的能量直接沉积于生物大分子，引起生物大分子的电离和激发，破坏机体的核酸、蛋白质、酶等具有生命功能的物质。这种直接由射线造成的生物大分子损伤效应称为直接作用（direct effect）。

在直接作用的过程中，生物效应和辐射能量沉积发生于同一分子即生物大分子上。实验证明，DNA 分子被电离粒子直接击中可以发生单链或双链断裂、解聚、黏度下降等，某些酶也可受辐射作用后降低或丧失其活性。此外，辐射亦可直接破坏膜系的分子结构，如线粒体膜、溶酶体膜、内质网膜、核膜和质膜，从而干扰细胞器的正常功能。

在细胞的正常生活状态下，生物大分子存在于含有大量水分子的环境之中，由于有关直接作用的实验都是在干燥状态或含水量很少的大分子或细胞上进行的，只有在含水量极低的条件下才可以说辐射效应的发生主要是直接作用，此时一般需要很大的辐射剂量才会引起大分子的失活。因此，在承认放射生物效应中可能存在直接作用的同时，还必须认识到单纯直接作用不能解释活细胞内发生的全部效应。

2. 间接作用　电离辐射首先直接作用于水，使水分子产生一系列原发辐射分解产物，然后通过水的辐射分解产物再作用于生物大分子，引起后者的物理和化学变化，这种作用方式称为间接作用（indirect effect）。在电离辐射的间接作用时，其生物效应和辐射能量沉积发生于不同分子上。辐射能量沉积于水分子上，生物效应发生在生物大分子上。

间接作用在电离辐射生物学效应的发生中占有十分重要的地位。这是因为机体的多数细胞含水量很高，细胞内含有大量水分子，间接作用对生物大分子损伤的发生有重要意义。

（九）氧效应和氧增强比

1. 氧效应　受照射的组织、细胞或溶液，其辐射效应随氧浓度的增加而增加，这种现象在放射生物效应中称为氧效应（oxygen effect）。氧效应是放射生物学和放射肿瘤学中的重要问题。许多实验已证实，各种生物体系，从生物大分子、细菌、哺乳动物细胞到肿瘤细胞都存在氧效应。

2. 氧增强比（oxygen enhancement ratio，OER）　缺氧条件下引起一定效应所需辐射剂量与有氧条件下引起同样效应所需辐射剂量的比值，常用来衡量氧效应的大小。

氧是辐射敏化剂，故 OER 值大于 1。对于某一种辐射而言，OER 一般与剂量和存活水平无关。对于低 LET 辐射，其氧效应大而重要，如 X 和 γ 射线照射时，OER 值一般为 2.5～3.0。当辐射的 LET 增高时，OER 随之降低，例如，LET 值很高的 α 粒子，OER 是 1，即没有氧效应。

（十）细胞的放射损伤

电离辐射引起的哺乳类动物细胞损伤可分为：致死性损伤（lethal damage，LD）、亚致死性损伤（sublethal damage，SLD）、潜在致死性损伤（potentially lethal damage，PLD）。

用任何办法都不能使细胞修复的损伤称为致死性损伤。此类损伤不可修复，不可逆，最终细胞无可挽回地走向死亡。照射后经过一段充分时间能完全被细胞修复的损伤称为亚致死性损伤。正常情况下于几小时之内修复。若在未修复时再给予另一亚致死性损伤（如再次照射），可形成致死性损伤。这种受照射后环境条件影响的损伤，在一定条件下可以修复但若得不到适宜的环境和条件则转化为不可逆的损伤称为潜在致死性损伤。

对于这几种损伤的本质目前尚不完全清楚，它们是否涉及细胞的同一结构及它们之间的关系均待进一步研究。

二、辐射生物学效应分类

一个多世纪以来，电离辐射生物学效应的研究一直是人们关注的热点。为了对电离辐射引起的健康危害进行定量评价和采取有效的防护措施，人们对辐射生物学效应做了大量的研究，生物效应在放射防护学领域有着不同的分类方法。

（一）确定性效应与随机性效应

国际放射防护委员会（ICRP）1990 年建议书（第 60 号出版物）将辐射生物效应分为确定性效应（deterministic effect）和随机性效应（stochastic effect）两类。

1. 确定性效应　是指辐射诱导的细胞死亡或功能障碍，发生生物效应的严重程度随着电离辐射剂量的增加而增加。射线照射人体全部或局部组织，若能杀死相当数量的细胞，而这些细胞又不能由活细胞的增殖来补充，则这种照射可引起人类的确定性效应，由此引起的细胞丢失可在组织或器官中产生临床上可检查出的严重功能性损伤。确定性效应的严重程度与剂量呈非线性关系，存在一个阈剂量（threshold dose）。低于阈剂量时，因被杀死的细胞较少，不会引起组织或器官的可检查到的功能性损伤，在健康人中引起的损害概率为零。随着剂量的增大，被杀死的细胞增加，当剂量增加到一定水平时，其概率陡然上升到 100%，这个剂量称为阈剂量。超过阈剂量后，损害的严重程度随剂量的增加而加重，即受影响的细胞愈多，功能丧失愈严重。确定性效应的发生基础是器官或组织的细胞死亡。除可引起组织或器官的功能损伤以外，射线也可损伤供应血液的血管，而导致次级性的组织损伤，也会有纤维组织替代功能细胞，而减弱器官的功能。临床上的诊断结果取决于受照组织的特定功能，例如，晶状体发生浑浊、有时会减损视力，而当性腺受照射时可能引起暂时或永久不育。

只要损伤不过于严重，有些功能性的确定性效应是可逆的。如唾液或甲状腺等分泌能力的降低、引起脑电图或视网膜图变化的神经效应、皮肤早期红斑或皮下水肿等血管性反应。

人体不同组织或器官对射线照射的敏感程度差异很大，损伤的频率与剂量的大小有关，损伤出现的时间变化很大，短则几小时，长则几天甚至几年。单次（即急性）低于几 Gy 剂量的照射，很少有组织表现出有临床意义的有害作用，对于分散在几年中的剂量，对大多数组织在年剂量低于 0.5 Gy 时不致有严重效应，但性腺、晶状体及骨髓属于对射线较敏感的组织或器官。一般而言，这些组织效应发生的频率随剂量而增加，其严重程度也随剂量而变化（表 7-5）。

引起男性暂时不育的一次照射的阈剂量约为睾丸吸收 0.15 Gy 的剂量，在长期照射下阈剂量率为 0.4 Gy/年，绝育的阈剂量和阈剂量率分别为 3.5～6 Gy 和 2 Gy/年。女性绝育的阈剂量为急性吸收剂量 2.5～6.0 Gy（年长妇女更敏感），或者是多年迁延的阈剂量率超过 0.2 Gy/年，足以减损视力的晶状体混浊（延迟一段时间后）的阈值对于低 LET 的急性照射为 2～10 Gy，对于高 LET 的辐射吸收剂量阈值为该值的 1/3～1/2。对多年照射的阈剂量率，一般认为略高于 0.15 Gy/年。

表 7-5 成年人睾丸、卵巢、晶状体及骨髓的确定性效应阈值估计值[*]

组织和效应	在一单次短时照射中受到的总剂量（Gy）	在分很多次的照射或迁延照射中受到的总剂量（Gy）	多年中每年以很多次照射或迁延照射接受剂量时的年剂量（Gy/年）
睾丸			
暂时不育	0.15	NA[**]	0.4
永久不育	3.5～6.0	NA	2.0
卵巢			
不育	2.5～6.0	6.0	>0.2
晶状体			
可查出的浑浊	0.5～2.0	5	>0.1
视力障碍（白内障）	5.0[***]	>8	>0.15
骨髓			
造血功能低下	0.5	NA	>0.4

[*]ICRP，1984。
[**]NA 表示不适用，因为该阈值取决于剂量率而不取决于总剂量。
[***]给出的范围为 2～10Sv。
注：对于有临床意义的造血功能抑制，全部骨髓的吸收剂量的阈值约为 0.5Gy，对多年迁延照射的阈剂量率高于 0.4Gy/年。

在非正常情况下，急性辐射照射可以造成人类在内的生物物种的死亡。这是由于受到大量照射后，体内一个或多个重要器官系统严重损失细胞的结果。当剂量超过大约 5Gy 时，会产生包括严重的胃肠道（干细胞和毛细血管内皮细胞）损伤的效应，在并发骨髓损伤的情况下，这种损伤可在 1～2 周内引起死亡；在大约 10Gy 照射的情况下，可能因发生急性肺炎而导致死亡；若剂量更大，则可发生神经系统和心血管系统的效应，在受照的几天后个体发生休克性死亡。表 7-6 是人类在短时间内（如几分钟）受到的不同大剂量、低 LET 照射后的死亡时间。

表 7-6 人类全身受低 LET 均匀急性照射诱发综合征和死亡的剂量范围

全身吸收剂量（Gy）	造成死亡的主要效应	照后死亡时间（d）
3～5	骨髓损伤（LD$_{50/60}$）[*]	30～60
5～15	胃肠道及肺损伤[**]	10～20
>15	神经系统损伤[**]	1～5

[*] LD$_{50/60}$ 为预计使一半的个体在 60 天内死亡所需的剂量描述。
[**] 脉管膜及细胞膜损伤在大剂量情况下尤为重要。

人体在较长时间内（数周至数月）连续或间断接受较大剂量外照射也会引起全身性疾病，称为外照射亚急性放射病。起病隐匿，分期不明显，没有神经衰弱综合征，临床上以造血功能障碍为主，表现为贫血、易感染、出血等症状。血常规：HGB<120 g/L，WBC<4.0×10^{9}个/L，PLT<80×10^{9}个/L 为轻度；HGB<80 g/L，WBC<1.0×10^{9}个/L，PLT<20×10^{9}个/L 为重度。γ 射线、中子、X 射线等穿透力强，外照射的生物学效应强。

辐射工作人员在较长时间内连续或间断受到超剂量限值的外照射，达到一定积累当量后引起的以造血组织损伤为主并伴有其他系统改变的全身性疾病，称为外照射慢性放射病。

放射性核素通过各种途径进入机体，在机体内发出射线引起的疾病为内照射急性放射病，进入人体的放射性核素对机体产生持续性照射,以放射性核素通过的途径和沉积部位的组织器官损伤为主,但可波及全身。内照射一般以射程短、电离强的 α、β 射线为主。

ICRP 发布的《国际放射防护委员会 2007 建议书》建议用组织反应(tissue reaction)来替代确定性效应这一术语,或者用作确定性效应的同义词。

组织反应是从组织损伤反应的动态过程等方面综合考虑,原来认为达到某阈值剂量会发生或不发生某种效应,现在认为有"不确定因素",因为有些效应临床可能还没有观察到,但是已经存在一定程度的组织或细胞反应,或者临床可能存在该效应但是通过一定方式的治疗又可以使效应不发生,它有较多的不确定性;还有一些组织反应很迟才表现出来,这些组织反应与发生时间、随访时间、个体敏感性差异、放疗及核事故后风险评估、迁延照射等因素有关,因此提倡用"组织反应"取代"确定性效应"。组织反应的相关概念包括组织反应阈剂量、正常组织早期(或晚期)反应和终身危险。组织反应阈剂量或阈值剂量是指:照射可导致某种组织反应发生,但效应发生率仅为 1% 时所对应的剂量。如正常组织受到照射后,在数周至数月内出现的组织损伤称为正常组织早期反应,若经数月至数年后才表现出来的损伤则称为正常组织晚期反应,放射性白内障就是正常组织晚期反应。终身危险是指在人的一生中发病或死于放射性照射的风险。应当注意的是,阈剂量与剂量限值(dose limit)的含义不同,阈剂量是指生物效应研究中的一个推荐值,而剂量限值是国际或国家基本安全标准给出的一个法定值。

2. 随机性效应　电离辐射的随机性效应被认为无剂量阈值,其有害效应的严重程度与受照剂量的大小无关,其效应的发生概率与照射剂量大小和细胞的 DNA 损伤有关。当电离辐射使细胞发生了改变而未被杀死,改变了存活着的体细胞繁殖出来的细胞克隆,经过长短不一的潜伏期后,可能呈现一种恶变的情况,即发生癌。由辐射引起癌的概率通常随剂量的增加而增大,很可能不存在阈剂量,而且这种概率大致正比于剂量,癌的严重程度不受剂量的影响,此种随机性效应称为致癌效应。如果这种损伤发生在这样一种细胞,其功能是传递遗传信息给后代,那么,效应发生的结果,在种类与严重程度上可以多种多样,将显现在受照射者的后代身上。这种随机性效应称为遗传效应,为线性无阈(linear non-threshold,LNT)模型。该模型认为所有的辐射剂量,即使是非常低的也会有一定的风险,因此极低剂量的辐射有时也需要防护。随机性效应发生具有随机统计性质:剂量越大,随机性效应发生的概率越高,所引发的随机性效应实际上是体细胞和生殖细胞突变的结果。

随机性效应最大的特点是效应是否发生存在不可预知性。由于随机性效应的生物学研究难以找到准确的阈值剂量,尤其是关于极低剂量水平的 LNT 模型目前仍然是一个正在研究的科学议题。LNT 模型认为所有的辐射照射,即使是非常低的剂量,仍有可能发生一定的辐射风险。

随机性效应分为两大类,第一类发生在体细胞内,并可能在受照者体内诱发癌症;第二类发生在生殖组织细胞内,并可引起受照者后裔的遗传疾患。

(1)致癌效应:癌症是威胁人类健康的重要疾病。有资料显示,人类所患全部癌症中,80%以上来自生活与环境(包括职业),其中大约 1% 来自天然本底和人工辐射源的照射,如果将职业照射计算在内,这个比例可能会更高些。由于核能与辐射的应用在人类生活中占有重要的地位,因此国际上对此进行了详细的统计和研究,这些统计和研究是确定人类辐射防护剂量限值的依据。

人类对于辐射致癌效应的资料,主要来源于原子弹爆炸受照人群的流行病学研究、接受放射治疗的患者和对从事与放射线有关的工作人员的研究。ICRP 列出了与放射线有关的 12 种癌症,包括甲状腺癌、乳腺癌、肺癌、食管癌、胃癌、肝癌、结肠癌、胰腺癌、唾液腺癌、肾与膀胱肿瘤及白血病。从受到辐射照射至临床上发现癌症之间存在着持续若干年的时间间隔,这一段时间称之为潜伏期。对于急性骨髓白血病,最短潜伏期约为 2 年,而对于其他癌症约为 5~10 年,甚至可能更长。表 7-7 中列出了 ICRP 1990 年建议书中给出的致死癌症和严重遗传效应的概率。

表 7-7　各器官对总危险的相对贡献[*]

器官或组织	致死癌症概率 F（每万人·Sv^{-1}）	严重遗传效应（每万人·Sv^{-1}）	寿命损失（年）
膀胱	30	—	9.8
骨髓	50	—	30.9
骨表面	5	—	15.0
乳腺	20	—	18.2
结肠	85	—	12.5
肝	15	—	15.0
肺	85	—	13.5
食道	30	—	11.5
卵巢	10	—	16.8
皮肤	2	—	15.0
胃	110	—	12.4
甲状腺	8	—	15.0
其余组织	50	—	13.7
性腺	—	100	20.0

[*] ICRP，1990。

　　不同组织或器官诱发癌症的概率差别很大，同样受到 1Sv 有效剂量的照射，则胃、肺、结肠、红骨髓、食管、膀胱和乳腺诱发癌症的危险性较高，这些癌症的死亡率也相对较高（表 7-8）。因此，在放射诊断中，应尽可能保护这些对射线较敏感的组织或器官。

表 7-8　成年人各部位癌症死亡率（U.S.DHHS，1989）[*]

组织器官	1980～1985 年 5 年的死亡率（%）	1950～1970 年 20 年的死亡率（%）
膀胱	0.22	0.58
骨	—	0.72
脑	0.75	0.84
乳腺	0.24	0.62
子宫颈	0.33	0.50
结肠	0.45	0.62
肾	0.48	0.78
白血病（急性）	0.98	0.99
肝	0.95	0.98
肺及支气管	0.87	0.96
食管	0.92	0.97
卵巢	0.62	0.74
胰腺	0.97	0.99
前列腺	0.26	0.84
皮肤	—	—
胃	0.85	0.90
甲状腺	0.06	0.15
子宫	0.17	0.35

[*] ICRP，1990。

　　影响辐射诱发致死性癌症的发病率与受照者的年龄有关，一般较年轻者更易受感。例如，对女性的乳腺癌而言，年幼的女性，易感性较高，且在一生中易感性随年龄下降。甲状腺癌的易感性也呈随年龄下降趋势。在任何情况下，儿童的终身发病率比成年人高 2～3 倍。资料表明，性别对辐射诱发致死性癌症的易感性差异并不大，女性所有癌症的超额死亡率只比男性高 20%。性别的差异很可能是由一些诸如激素之类的与促发因子有关的其他因素之间的相互作用所致，而并非由于辐射方面的敏感性差异。

还有一些因素也对辐射后的致癌性发生作用。如辐射对皮肤的致癌作用可因紫外线而被强化。另外，在旷工中也观察到吸烟对氡致肺癌的影响。

（2）遗传效应：性腺受到电离辐射的照射，引起生殖细胞的损伤（如基因突变或染色体畸变）可以传递下去并表现为受照者后代的遗传紊乱，这种出现在后代中的随机性效应称为遗传效应。遗传效应在临床上可表现为先天出生缺陷、死胎、流产、死产和新生儿死亡等。

遗传效应严重程度的变化范围很大。一种效应是导致第一子代遗传疾病的显性突变。在这类情况中有的对受患个人极为有害，有时会威胁生命。它们主要发生于受照后的第一、第二子代。染色体畸变也能引起儿童的先天畸形。另外一种效应是隐性突变，它对最初几个子代的影响很小，但对之后的后代遗传损伤的总数会增加。还有许多有害的情况在人类中有相当大的发生概率，并且是由遗传因子与环境因子相互作用而产生的，称为多因素疾患。

在小剂量与低剂量率的情况下，按分布于全体公众的性腺剂量计算，产生以后各代的严重遗传效应的概率系数为 $0.5\times10^{-2}Sv^{-1}$（不包括多因素效应）。多因素效应的概率系数按严重程度加权后大约为 $0.5\times10^{-2}Sv^{-1}$。因为工作人群的年龄分布不同，其系数比全人口的略小（约减少 40%），ICRP 认为按严重程度加权，全人口的遗传效应概率系数取为 $1.0\times10^{-2}Sv^{-1}$，而对工作人群取为 $0.6\times10^{-2}Sv^{-1}$，足以表示以后全部世代的加权遗传效应系数。如进一步按损害发生后的寿命损失加权，相应的数值是 $1.3\times10^{-2}Sv^{-1}$ 及 $0.8\times10^{-2}Sv^{-1}$。

（二）早期效应和迟发效应

按照生物效应出现的时间早晚，可把电离辐射生物效应分为早期效应和迟发效应。早期效应是指在受照后几个星期内发生的辐射效应，如急性放射病、急性皮肤损伤等；而在受照后数月甚至数年后发生的效应称为迟发效应，如慢性放射病、辐射致白血病、致癌效应、放射性白内障、辐射遗传效应等。

（三）躯体效应和遗传效应

构成机体的细胞可区分为体细胞和生殖细胞两大类，按照生物效应出现的部位可把电离辐射生物效应分为躯体效应和遗传效应。体细胞损伤引起的躯体效应是指出现在受照者本身的效应，躯体效应又可分为全身效应和局部效应；遗传效应是指生殖细胞的损伤引起的、影响到受照者后代的效应。

（四）电离辐射旁效应

电离辐射旁效应最早于 1992 年由 Nagasawa 和 Little 等人提出。电离辐射引起受照细胞损伤或功能激活，产生的损伤或激活信号可导致其共同培养的未受照射细胞产生同样的损伤或激活效应，称辐射旁效应（radiation bystander effect）。电离辐射旁效应与在体内诱导基因组不稳定性之间的联系对目前辐射诱导损伤机制，特别是辐射诱发恶性肿瘤的复杂机制是一个严峻的挑战。电离辐射旁效应在低至几 mGy 剂量照射就可观察到，而且不随照射剂量的增加而明显增加。但是，这种现象依赖于不同因素：①引起照射损伤的方式（如低剂量常规照射、微束照射或用照射条件培养基处理）；②细胞类型（如正常或癌细胞、人或动物上皮或成纤维细胞等）和细胞周期时相；③直接照射情况，细胞与细胞接触程度；④用照射条件培养基处理情况，照射细胞数量和可能的培养基组成。

电离辐射旁效应的机制较为复杂，涉及多种机制，不同于传统的辐射细胞效应，与受照细胞产生活性氧自由基、细胞因子和细胞间缝隙连接通讯关系密切。这种效应不仅影响非照射细胞的后代，而且涉及基因组不稳定性的后代。辐射旁效应的发现，无疑冲击了传统观点，即机体对电离辐射的反应不仅是单个独立细胞对损伤的累积反应，而且是一种群体细胞相互作用的结果。进一步了解辐射旁效应的本质，有助于正确理解低剂量辐射效应，并且对临床放射肿瘤有重要的指导意义。

辐射诱导的旁效应是非靶效应，因照射剂量和其他条件不同，可以是损伤性效应，也可以是保护性效应，这取决于产生旁效应信号的细胞类型和接收信号的细胞类型。细胞间隙连接抑制剂可减弱或消除某些辐射旁效应。细胞共同培养体系研究表明，受照射细胞与未受照射细胞共培养时，因受照射剂量不同，未受照射细胞可出现不同改变。一般相同组织的旁细胞才产生旁效应。高 LET 辐射所致的旁效应比低 LET 明显。

三、胎儿出生前受照效应

人类在胚胎发育阶段，自受精卵开始至孕龄 8 周为胚胎，8 周以后为胎儿。在胎儿发育过程中被认为是对射线高度敏感，假如怀孕的妇女子宫内的胚胎或胎儿受到射线的照射，则此照射可使胚胎或胎儿在子宫内及胎儿出生后出现各种损害。胎儿出生前受照效应的研究对于放射实践与防护具有重要意义，是制定怀孕妇女辐射剂量限值的基础。胚胎或胎儿在不同发育时期受照后出现的效应有所不同，主要包括：胚胎死亡、畸形、智力迟钝、诱发癌症及遗传效应。其中既有确定性效应，也有随机性效应。最易发生确定性效应的时期为妊娠第 2~20 周，在正常情况下，诊断用医学检查后不会发生如畸形、生长发育迟缓、智力低下及死亡等确定性效应。在一次（累积）胎儿剂量低于 0.1Gy 时一般不发生确定性效应，而临床（累积）胎儿诊断成像的辐射照射均保持在 0.1Gy 以下。与成年人类似，胎儿接受照射后其辐射诱发癌症的随机性效应较低，但胎儿在子宫内的辐射照射诱发癌症的风险与儿童时期一致，大约为整个人群的 3 倍。

（一）胚胎死亡

动物实验结果表明，胚胎植入子宫壁之前或在其植入之后的即刻，通常称为植入前期（相当于人受孕后 0~9 天）。此阶段接受相对较小的剂量（如 0.1Gy）即能诱发胚胎死亡。在宫内发育的其他阶段，受到较高的剂量照射后，也会诱发胚胎或胎儿死亡。

（二）畸形

胚胎在器官形成期（相当于人受孕后 9~42 天）受到照射，可能引起在照射时正在发育的器官畸形，多见于中枢神经系统。此效应在性质上属于确定性效应，根据动物实验估计，对人引起此效应的阈值约为 0.1Gy。胚胎或胎儿在发育的各个阶段（尤其是妊娠后期）受照，还会发生没有畸形的生长障碍。

（三）智力低下

照射可导致不同程度的智力受损，其严重程度随剂量而增加，直至认知功能严重迟钝。在妊娠第 8~15 周受到照射，导致严重智力低下的危险系数为 0.4 Sv^{-1}，即受到 1 Sv 有效剂量的照射，诱发智力低下的概率为 40%；对于在妊娠第 16~25 周期间的照射来说，此危险系数为 0.1 Sv^{-1}。因此，在妊娠第 8~15 周是射线照射引发智力低下最敏感的时期，其次是第 16~25 周。

曾于子宫内受照的儿童，还会出现程度较轻的智力受损。这种情况表现为智力测验得分随剂量增加而降低、身体发育主要特征的发生时间有改变、学习有障碍、对癫痫发作有易感性及可能出现别的效应。

（四）诱发癌症

受照胎儿在出生后至 10 周岁表现为儿童白血病及其他的儿童癌症发病率增高。人们已将出生前受照所致致死性儿童癌症的危险估计为 2.8×10^{-2} Sv^{-1}。

由于胎儿在出生前受照可能出现上述有害效应，所以无论对职业或非职业的孕妇，国际上或我国均有剂量限制及明文规定，以避免出现上述有害效应。

四、皮肤效应

在受照的皮肤上，电离辐射既可引起确定性效应（如急、慢性放射性皮肤损伤），也可诱发癌症，而在皮肤的辐射防护中，两者均需考虑。

（一）急性放射性皮肤损伤

身体局部受到一次或短时间（数日）内受到多次大剂量 X、γ 及 β 射线等外照射所引起的急性放射性皮炎及放射性皮肤溃疡，称为急性放射性皮肤损伤（acute radiation injury of skin）。

在医用辐射过程中，放射工作人员进行正常操作，操作者和患者均不会发生急性放射性皮肤损伤。但若违章操作或设备发生故障，或长时间进行局部照射，就可能使患者身体局部受到大剂量照射，从而导致急性放射性皮肤损伤。

急性放射性皮肤损伤可基于以下标准予以诊断：①根据患者的职业史、皮肤受照史、法定局部剂量监测提供的受照剂量及现场受照个人剂量调查和临床表现，进行综合分析做出诊断。②皮肤受照后的主要临床表现和预后，因射线种类、照射剂量、剂量率、射线能量、受照部位、受照面积和身体情况等而异。依据表 7-9 做出分度诊断。③最后诊断，应以临床症状明显期皮肤表现为主，并参考照射剂量值。

表 7-9　急性放射性皮肤损伤分度诊断标准

分度	初期反应期	假愈期	临床症状明显期	参考剂量（Gy）
I			毛囊丘疹、暂时脱毛	≥3
II	红斑	2～6 周	脱毛、红斑	≥5
III	红斑、烧灼感	1～3 周	二次红斑、水疱	≥10
IV	红斑、麻木、瘙痒、水肿、刺痛	数小时～10 天	二次红斑、水疱、坏死、溃疡	≥20

（二）慢性放射性皮肤损伤

由急性放射性皮肤损伤迁延而来或由小剂量射线长期照射（职业性或医源性）后引起的慢性放射性皮炎及慢性放射性皮肤溃疡称为慢性放射性皮肤损伤（chronic radiation injury of skin）。

慢性放射性皮肤损伤是由于局部皮肤长期受到超过剂量限值的照射所致，年累积剂量一般大于 15Gy，受照数年后皮肤及其附件出现慢性病变，亦可由急性放射性皮肤损伤迁延而来。应结合健康档案，排除其他皮肤疾病，进行综合分析做出诊断。在医用放射工作中，慢性放射性皮肤损伤多发生于早年从事 X 射线透视的放射诊断人员的手部，而且其发生率是比较高的，随着防护条件的改善现已很少见。慢性放射性皮肤损伤的临床表现和分度诊断标准见表 7-10。

表 7-10　慢性放射性皮肤损伤分度诊断标准

分度	临床表现（必备条件）
I	皮肤色素沉着或脱失、粗糙，指甲灰暗或为纵嵴色条甲
II	皮肤角化过度、皲裂或萎缩变薄，毛细血管扩张，指甲增厚变形
III	坏死溃疡，角质突起，指端角化融合，肌腱挛缩，关节变形，功能障碍（具备其中一项即可）

（三）放射性皮肤癌

放射性皮肤癌（radiation induced skin cancer）是指在电离辐射所致皮肤放射性损害的基础上发生的皮肤癌（epidermal cancer）。放射性皮肤癌诊断依据如下：①须是在原放射性损伤的部位上发生的皮肤癌；②癌变前表现为射线所致的角化过度或长期不愈的放射性溃疡；③凡不是在皮肤受放射性损害部位的皮肤癌，均不能诊断为放射性皮肤癌；④发生在手部的放射性皮肤癌其细胞类型多为扁平上皮细胞。

ICRP皮肤问题工作组发现，引起皮肤癌发病率的当量剂量为0.1Sv，而皮肤癌的死亡率为0.2%，即2×10^{-3}。

电离辐射诱发皮肤癌症的危险与皮肤的色素沉着程度有关系。浅肤色的人（极端例子就是白化病人）危险最大。人种之间易感性相差50倍，黑肤色的人种中，天然发生皮肤癌或者由电离辐射诱发皮肤癌的危险都很低。

五、小剂量率照射的生物学效应

在研究辐射效应时，把一次或分次受到1.0 Gy以下的γ射线和X射线或中子流的外照射，或经常受到低剂量率的慢性外照射看成是小剂量照射的上限，用于区别产生急性效应的大剂量照射。

自20世纪80年代初开始经常使用"过量照射"一词，国家标准（GB/T49605—1996）给出这样定义："应急或事故情况下，所受剂量超过年有效剂量限值的照射。还可按年均照射的100 mSv为界划分轻度过量照射与明显过量照射。"过量照射在具体应用中，因作者的用意和统计的需要，可能做出不同数值的限定，如IAEA汇总1945～1999年世界范围内主要辐射事故时，就将过量照射具体定义为："外照射源对全身造血器官或其他主要器官的照射剂量大于0.25 Sv，对局部皮肤约6 Gy，或其他组织或器官约0.75 Gy。"

从以上内容看出，过量照射和小剂量照射均指超过剂量限值的照射，指的是同一个受照剂量区域，但没有具体数值规定。其区别是过量照射是以超过剂量限值，即从下限起步的；而小剂量照射是从上限加以限定的，即把不致引起急性放射病的受照剂量（≤1.0 Gy）作为其上限值。所以小剂量率的生物效应特别是低水平电离辐射的致癌效应。

低水平辐射是指低剂量、低剂量率的照射，就人群照射而言，低剂量是指0.2 Gy以内的低LET辐射或0.05 Gy以内的高LET辐射，而低剂量率则指0.05 mGy/min以内的各种照射。但多数实验研究中辐射剂量率超过0.05 mGy/min，故只要剂量在0.2 Gy以内的低LET辐射均称为低剂量辐射。经过多年研究证实低剂量辐射或低水平辐射均可出现适应性反应或兴奋效应。

从上述资料可以看出小剂量照射下限区域生物效应表现比较复杂，在0.2 Gy以内可能出现兴奋效应，对机体有益；超过0.25 Sv可能对造血器官或其他主要器官造成损伤。对小剂量研究还有许多问题不清楚，由于剂量小，效应反应轻微，个体差异比较大，剂量-效应关系不明显，尚待今后深入研究。

小剂量照射包括事故照射、应急照射、职业照射、医疗照射、高本底辐射或因多次高空飞行受到宇宙线照射等。

（一）小剂量外照射的概念

小剂量外照射包括两个方面的含义：①一次受到较小剂量的照射。它可以是一次或在数天内多次受到小剂量的照射，如事故性照射或应急照射。②长期受到低剂量率的慢性照射。这是指受到当量剂量限值范围内的照射。如放射工作者的职业性照射、医疗诊断照射及环境污染照射等。

目前国际上对小剂量的定义及其剂量范围尚无统一明确的规定。根据辐射事故统计资料分析，大部分人员受照的剂量都低于1Gy，其中又以0.5 Gy以下者占多数。同时，能引起轻度放射病的剂量通常为1Gy左右，因此，本节着重讨论一次剂量低于1Gy的外照射或长期接受低剂量率照射所引起的生物效应。

（二）小剂量一次照射效应

1. 近期效应　近期效应是指机体在受照后 60 天以内所发生的变化。人员受到一次小剂量照射后，近期主要出现两方面的变化。

（1）早期临床症状：多在受照当天出现，持续时间较短，不经治疗一般数天后可自行消失。其表现以自主神经功能紊乱为主，如头昏、乏力、睡眠障碍、食欲减退、口渴、易出汗等。早期临床症状的发生除受剂量大小的影响外，与机体的精神状态、受照前健康状况及劳累程度等因素有关。因而，在受到相同剂量照射的情况下，有的反应较重，有的却无异常感觉。

（2）血液学变化：主要变化是外周血白细胞总数和淋巴细胞绝对值减少，受不同剂量照射后，血液学的主要变化如下：

1）一次照射剂量低于 0.1Gy，血象基本在正常范围内波动。

2）一次照射剂量 0.1～0.2Gy，白细胞总数变化不明显，淋巴细胞绝对值先略降后升高，以后逐渐恢复至原水平。

3）一次照射剂量 0.25～0.5Gy，白细胞和淋巴细胞计数较正常值略减少，但白细胞总数不低于正常值的下限。

4）一次照射剂量 1Gy，早期即可出现白细胞总数下降，尤其是淋巴细胞下降更明显，最低值可降至受照前水平的 50%，一般于一年后恢复至原先水平。

以上为受照射群体的一般变化规律，在个体间可出现较明显的差异。有的剂量虽然很小，但白细胞总数下降很明显。如果照射方式是分次照射或是在短时间内连续照射，由于机体的修复机能将在不同程度上发挥作用，故其变化与一次急性照射相比表现较轻。

（3）淋巴细胞染色体畸变：人类淋巴细胞染色体对辐射较敏感，仅为 0.05Gy 的剂量照射后，早期就可见到畸变增多，其畸变率随剂量增加而增高，且畸变可以长期存在。例如，在一次钴源事故中受到 0.05～0.1Gy 小剂量照射者，受照后 10 年做血细胞检查，仍见畸变率增高。畸变类型以无着丝点畸变为主。

（4）其他指标的变化：生殖系统对辐射亦较敏感，表现为精子数量减少。受照射剂量愈大，减少愈明显，开始恢复的时间也愈慢，生化指标方面有报道称受照后早期尿中氨基酸排出增多和血中白蛋白减少而球蛋白增加等。

2. 小剂量一次照射的医学随访结果　国内学者对一些曾受到数百 mGy 剂量照射的事故受照者进行了为期 3～10 年的随访观察，其主要结果如下：

（1）一般健康状况良好，均能从事本职工作或体力劳动。临床检查未发现阳性体征。

（2）血液学常规检查，包括白细胞总数、淋巴细胞绝对值、血小板计数及血红蛋白含量等，均在正常值范围内波动。

（3）染色体畸变率在受照剂量偏大者仍高于正常值水平。

（4）生育能力不受影响，所生子女生长发育正常，智力体力与正常儿童比较未见差异。

从上述可见，一次小剂量外照射对机体的影响是轻微的。临床的阳性所见一般在短期内可自行消失。

（三）小剂量慢性照射效应

人员受到当量剂量限值范围内的长期照射，称为小剂量慢性照射或低水平照射。由于受照次数多，叠加时间长，因而机体既有损伤的表现，又有修复和适应的表现。当修复能力占优势时，在相当长的时期内可不出现明显的损伤反应，如果机体修复适应能力差或累积剂量达到一定程度时，就可能出现慢性损伤性效应。

1. 临床表现

（1）临床症状：可在接触射线后几个月、数年或更长时间后才出现。主要有自觉乏力、头晕头痛、睡眠障碍、记忆力减退、食欲减退和性功能减退等。

（2）实验室检查

1）外周血象的变化：长期小剂量照射最明显的变化是出现不同程度的白细胞减少。包括外周白细胞总数、中性粒细胞和淋巴细胞绝对值及血小板数量等均有降低。其变化程度与累积剂量、年剂量及接触射线时间长短呈正相关。也有报道长期受小剂量照射后，白细胞总数可出现增高趋势。

2）淋巴细胞染色体畸变及微核检查：外周血淋巴细胞染色体畸变率和微核率均显示增高。畸变类型以无着丝点畸变为主。微核率与年剂量呈直线相关。

2. 小剂量慢性照射的医学随访结果　小剂量慢性照射的远期效应要通过对大量人群的长期观察才能得出结论。根据我国在 1984 年对 26 983 名医用 X 射线工作者（平均工龄为 11 年，累积剂量为 450mGy）的调查结果，与职业照射有关的变化主要有：

（1）造血系统以中性粒细胞为主的白细胞降低和淋巴细胞绝对值减少。单核细胞、嗜酸性粒细胞、嗜碱性粒细胞则表现增高。

（2）外周血淋巴细胞染色体畸变率和微核率明显增高。

（3）恶性肿瘤发病率增高，其中白血病的发病率增高较为明显。

（4）子女遗传性疾病和先天性畸形的总发病率均有增高。

从上述可见，小剂量慢性长期照射导致的机体损伤效应比小剂量一次照射的损伤效应更为明显。

（四）微小剂量辐射的兴奋效应和适应性反应

近年来，国内外放射医学界对微小剂量辐射，尤其是很低剂量率辐射效应的研究颇为重视，做了大量调查和实验，积累了丰富的、很有意义的资料。研究发现，累积剂量在 0.5Gy 以下的单次或持续低剂量率的 X 射线、γ 射线辐射，可以诱导产生与大剂量辐射明显不同的效应。证明低于该剂量水平的辐射可以刺激动物的生长发育、延长动物寿命、提高生育能力，还可以增强动物和人体的免疫功能，降低肿瘤发生率等。这些现象称为兴奋效应（hormesis）。近年来还发现，经微小剂量（如 50~75mGy）辐射预处理的细胞、脏器或整体动物，当它相继接受较大剂量辐射时，能够对损伤产生抗性，尤其在增强 DNA 的修复能力和减轻染色体损伤等方面表现更为明显。这种现象称之为适应性反应（adaptive response）。进一步探讨上述效应的发生机制及其生物学意义对辐射防护的理论和实践具有重要的价值。

（五）小剂量外照射的医学处理原则

1. 正确的健康评价　小剂量电离辐射作用于人体，由于剂量小、剂量率低、机体损伤轻，使健康评价工作难度增大。评价小剂量辐射对人体的影响应在长期随访观察的基础上，根据射线接触史、临床表现、化验检查，注意选择合适的非照射人群或采用自身照前的数值做对照和动态观察，并排除其他因素的影响，所得资料经全面分析后才能做出结论。

2. 合理休息和治疗　受照人员应有合理的休息，每半年至一年进行一次健康复查，给予必要的对症治疗。个别症状明显、白细胞长期不能恢复正常者可以适当休息或调离放射工作。

3. 加强防护，避免不必要的照射　如改善环境和工作条件、进行个人剂量限制，以使个人所接受的辐射剂量不超过规定的剂量限值。

第二节　电离辐射生物学效应的影响因素

影响电离辐射生物学效应的因素主要来自两个方面：一个是与电离辐射有关的因素，另一个是与受照机体有关的因素。另外还与环境因素有关。

一、电离辐射相关的因素

（一）辐射种类和能量

在受照剂量相同的情况下，因辐射的种类不同，机体所产生的生物效应也不一样。射线的电离密度与其穿透能力成正比关系（表7-11）。即电离密度越大的射线，穿透能力越小。就α、β、γ三种射线来说，α射线的电离密度最大，穿透能力最小，外照射时对机体的影响小，但由引入体内的放射性核素发射出的α射线在体内照射时，对机体的损伤作用很大；γ射线的电离密度最小，穿透能力最大，外照射时可引起严重的机体损伤；β射线的电离密度和穿透能力介于三者中间，无论是内照射还是外照射均能引起机体的生物学效应。

表7-11 三种射线在空气中的射程及电离密度

能量为2MeV的射线	空气中射程（m）	每毫米行程上的离子对
α射线	0.01	6000
β射线	1	60
γ射线	100	0.6

同一类型的射线，由于射线的能量不同产生的生物效应也会不同。例如，低能X射线造成皮肤红斑所需的照射量小于高能X射线。这是由于低能射线主要被皮肤吸收，而高能射线能够进入到深层组织。这也是高能射线能够对深层组织进行放射治疗的基础。

（二）吸收剂量

辐射的损伤主要与吸收剂量有关。在一定范围内，吸收剂量愈大，生物效应愈显著，但不全呈线性关系。衡量生物效应可以采用不同的方法和判断指标，若以机体的死亡率或存活率为判断生物效应的指标，则可得出图7-2的函数关系。

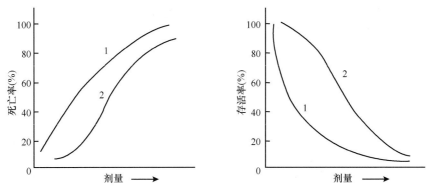

图7-2 电离辐射引起的典型死亡曲线及存活曲线（1为指数曲线，2为S形曲线）

图7-2左右两图中各有两条曲线，1为指数曲线，2为S形曲线。许多实验资料和理论计算证明，指数曲线可反映病毒、细菌、某些低等原生动物和植物的规律，而S形曲线则符合多细胞机体，特别是高等动物的规律。

若以平均生存时间或死亡时间作为指标，将辐射剂量范围扩大到100Gy以上，即可看出受照射动物的平均生存时间随辐射剂量加大而缩短，但不是完全的直线关系（图7-3）。当剂量小于1Gy时，效应不甚明显，早期看不出生存时间的变化，在某些情况下晚期可能有寿命的缩短，故称为晚死。当剂量超过1Gy时，部分个体的存活时间缩短，出现早死。剂量在1～10Gy时，剂量愈大，平均生存时间愈短，剂量与效应基本上呈线性关系。在此剂量范围内机体主导病变是造血功能抑制。

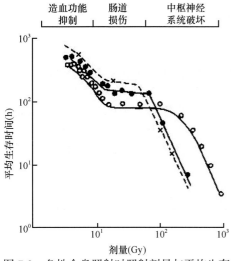

图 7-3　急性全身照射时照射剂量与平均生存
时间的关系

×：人；●：猴；○：大鼠、小鼠

剂量在 10～100Gy 时，平均生存时间处于一个坪值，约为 3～5 日。此时机体的主导病变是肠道损伤。剂量超过 100Gy 时，平均生存时间又随剂量加大而缩短，基本上呈线性关系。这种剂量下机体的主导病变是中枢神经系统的破坏。以上规律是从大、小鼠的大量实验性放射损伤的研究中总结出来的，基本上也适用于所有的哺乳类动物，只是剂量范围的具体数值略有不同。例如，人和猴发生肠道性死亡和中枢神经性死亡的剂量低于鼠类发生同类死亡的剂量。

不同照射剂量对人体损伤的估计见表 7-12。目前对人体损伤的剂量效应关系主要是根据事故新损伤、参考动物实验资料而进行估计的。

此外，从辐射作用的远期效应来看，照射剂量愈大，后果也愈严重。例如，日本长崎、广岛受原子弹爆炸辐射作用后的幸存者中，受辐射的剂量越大者发生实体癌和白血病的频率越高（图 7-4）。

表 7-12　不同照射剂量对人体损伤的估计

照射剂量（Gy）	损伤类型	初期症状或损伤程度
<0.25		不明显和不易觉察的病变
0.25～0.50		可恢复的功能变化，可能有血液学变化
0.5～1.0		功能变化，血液变化，但不伴有临床征象
1～2	轻度骨髓型急性放射病	乏力，不适，食欲减退
2.0～3.5	中度骨髓型急性放射病	头昏，乏力，食欲减退，恶心，呕吐，白细胞计数短暂上升后期下降
3.5～5.5	重度骨髓型急性放射病	多次呕吐，可有腹泻，白细胞明显下降
5.5～10.0	极重度骨髓型急性放射病	多次呕吐，腹泻，休克，白细胞急剧下降
10～50	肠型急性放射病	频繁呕吐，严重腹泻，腹痛，血红蛋白升高
>50	脑型急性放射病	频繁呕吐，腹泻，休克，共济失调，肌张力增高，震颤，抽搐，昏睡，定向和判断力减退

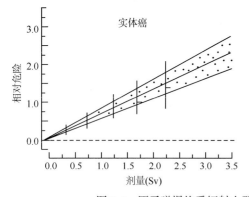

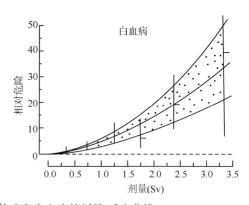

图 7-4　原子弹爆炸受辐射人群实体癌和白血病的剂量-反应曲线

（三）剂量率

剂量率是指单位时间内机体所接受的照射剂量，常用 Gy/d、Gy/h、Gy/min、Gy/s 表示。一般情况下，剂量率愈大，生物效应愈显著。这是因为高剂量率的照射使机体对损伤的修复作用不能充分体现出来。

要引起急性放射损伤必须要达到一定的剂量率阈值。例如，每日 0.005～0.050Gy/min 的剂量率即使长期照射、累积很大剂量也不会产生急性放射病的症状，只能导致慢性放射损伤的发生。若当剂量率达到 0.05～0.10Gy/min 或更高时，则有可能引起急性放射病，且其严重程度随剂量率增大而加重。在小剂量慢性作用的条件下，剂量率对生物效应的发生也有明显的影响。例如，当累积剂量相同时，不同剂量率（Gy/d）所引起的机体寿命缩短及白血病发生率也不一致（图 7-5，图 7-6）。

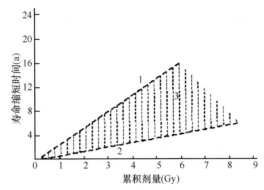

图 7-5　不同剂量率对机体寿命缩短时间的影响

1. 高剂量率（≥0.5Gy/d）；2. 低剂量率（≤0.01Gy/d）；3. 中等剂量率

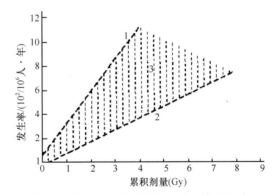

图 7-6　不同剂量率对白血病发生率的影响

1. 高剂量率（≥0.5Gy/d）；2. 低剂量率（≤0.01Gy/d）；3. 中等剂量率

（四）分次照射

分次照射可以减轻放射生物学效应。一次大剂量急性照射与相同剂量下分次慢性照射引起的生物效应截然不同。当总剂量相同时，分次愈多，各次照射时间间隔愈长，生物效应愈小。这与机体的修复过程有关。例如，大白鼠 1 次全身照射 10Gy，其死亡率为 100%；若将 10Gy 分为 10 次给予，每次 1Gy，则死亡率降低至 90%；若同样的照射剂量分 20 次给予，每次 0.5Gy，则死亡率降至 30%。分次照射的时间间隔与死亡率的关系见表 7-13。

表 7-13　照射时间间隔与死亡率的关系

一次照射剂量（Gy）	间隔时间（d）	照射次数	总照射剂量（Gy）	60d 死亡率（%）	动物数
4.75	一	1	4.75	39	42
1.19	2	4	4.75	20	33
1.19	4	4	4.75	0	51
1.19	8	4	4.75	7	54
1.19	16	4	4.75	0	51

（五）照射部位

当吸收剂量和剂量率相同时，机体受照的部位不同，引起的生物效应也不同。这是因为机体不同的器官对于射线的敏感程度不同，而不同的器官受损后给整个机体带来的影响也不同。对大鼠的照射实验表明，近期致死效应以腹部引起的后果最为严重，其次是盆腔、头颅、胸部和四肢。如果同样用 20Gy 的剂量辐射，若照射大鼠的腹部，被照大鼠在 3～5 天内全部死亡；若照射大鼠的盆腔，只有部分死亡；而照射大鼠的头部、胸部，则不发生急性死亡。

（六）照射面积

其他条件相同时，受照面积愈大损伤愈严重。以同样的剂量照射全身，可能引起急性放射病，而照射局部一般不会出现全身症状。例如，全身受到 γ 射线照射 5Gy，有可能发生重度骨髓型放射病，而若以同样的剂量照射某些局部部位，则可能不会出现明显的临床症状。

在临床肿瘤放射治疗中，一般将照射野缩至尽可能小的范围，并且采用分次照射的方式以减少每次的剂量，这样可降低正常组织的放射损伤效应，以达到对局部肿瘤尽可能大的杀伤的目的。

（七）照射方式

照射方式可分为外照射、内照射和混合照射。外照射可以是单向照射或多向照射，由于多向照射组织接受的剂量较均匀，故其引起的效应大于单向照射。例如，狗多向照射的致死剂量为 5Gy，而单向照射的致死剂量为 8Gy，且多向照射在引起与单向照射相近的死亡率时，狗的死亡时间也较早（表 7-14）。

表 7-14　狗的单向照射和多向照射效应的比较

照射方式	照射剂量（Gy）	死亡率（%）	死亡时间（d）
单向照射	8	100	7.5～21.5
	5	83±4.8	8.0～31.5
	4	57.7±6.3	10～50
多向照射	5	100	5～12
	3	79±3.4	10.5～17.5
	2.25	50±20.4	10～23

二、机体相关的因素

关于放射生物学的研究很早就曾注意到，电离辐射生物效应与机体有关的影响因素主要是生物机体的放射敏感性。不同种系、不同个体、不同组织和细胞、不同生物大分子，对射线作用的敏感性有很大差异。因此，即使辐射的各种物理因素和照射条件完全相同，所引起的生物效应也可能有很大差别。下面从种系发生、个体发育、组织和细胞三个方面来阐述机体的放射敏感性。

（一）种系

不同种系的生物对辐射的敏感性差异很大。总的趋势是种系演化愈高，组织结构愈复杂，辐射敏感性愈高。微生物的致死剂量要比哺乳动物高千百倍。放射生物学中常用引起被照射机体死亡 50% 时的剂量作为指标衡量机体的放射敏感性，称为半数致死剂量（median lethal dose，LD_{50}）。LD_{50} 数值越小，机体放射敏感性越高。一般在 LD_{50} 的后面还加一个下标，如 $LD_{50/30}$ 或 $LD_{50/15}$。此下标的数值表示死亡发生的平均日数，$LD_{50/30}$ 代表 30d 内引起 50% 死亡的照射剂量。$LD_{50/15}$ 代表 15 d 内引起 50% 死亡的照射剂量，一般未明确标示时间者多指 30 d。表 7-15 为不同种系接受 X、γ 射线照射时的半数致死剂量。总的来说，人、狗和豚鼠等生物种系的放射敏感性高于猴、大鼠、小鼠等生物种系的放射敏感性。关于不同种类动物的放射敏感性差异产生的原因,尚无十分满意的解释。

表 7-15　不同种系接受 X、γ 射线照射时的半数致死剂量

生物种系	LD$_{50}$(Sv)	生物种系	LD$_{50}$(Sv)
豚鼠	2.5	鸡	7.15
狗、山羊	3.4	龟	15
人	4	大肠杆菌	56
猴	6	酵母菌	300
小鼠	6.4	变形虫	1000
大鼠	7	草履虫	3000
蛙	7	芽孢、病毒	20000

(二)个体及个体发育过程

即使是同一种系,由于个体的原因,放射敏感性也不相同。同一个体,不同的发展阶段,放射敏感性也不相同。总的趋势是随着个体的发育过程,放射敏感性降低,但老年时由于机体各种功能的衰退,对于辐射的耐受力又明显低于成年期,也就是说对于射线比成年时敏感。

植入前期的胚胎对射线最敏感,剂量在 0.05~0.15 Gy 时可杀死受精卵,受孕第 1 天的大鼠在 0.1 Gy 照射后,胚胎吸收率为 11.9%(正常对照为 4.7%)。人的这一阶段为妊娠第 0~9 天,小鼠为第 0~5 天。小鼠实验结果表明,此时的 LD$_{50/30}$ 为成熟动物的 1/3。

器官形成期受到照射时,主要出现先天性畸形,胚胎死亡率较前一阶段降低。大鼠和小鼠在此阶段(受孕第 5~13 天)受 1~2 Gy 照射者畸形率很高。人类在这个阶段(受孕第 35 天左右)对辐射、药物或病毒都很敏感,常引起先天性畸形。与动物不同的是,人类除中枢神经系统以外其他畸形较少见。

胎儿期放射敏感性较低,引起各器官结构和功能的变化需要较大剂量,一般在几十 cGy 以上。广岛原子弹爆炸时适值此阶段而受照射孕妇生出的子代小头症者的百分率较高,并随剂量加大而升高。关于胚胎发育不同阶段个体对电离辐射的敏感性变化可参看表 7-16。

表 7-16　胚胎发育不同阶段受照后可能发生的畸形

胚胎发育不同阶段(天)	可能发生的畸形
0~28	大多数被吸收或流产
28~77	多数系统的严重畸形
77~112	主要是小头症、智力异常和生长延迟;骨骼、生殖器官和眼畸形很少
112~140	小头症、智力低下和眼畸形的病例很少
>210	不大可能引起严重的解剖学缺陷,可能有功能障碍

胚胎在器官形成期以后,个体的放射敏感性逐渐下降。在出生后的个体发育过程中,幼年比成年的放射敏感性要高,但老年的机体由于各种功能的衰退,其耐受辐射(特别是大剂量辐射)能力明显低于成年时期。

关于电离辐射对个体发育影响的研究,对临床医学和卫生防护都有重要的意义。有的研究者提出了"十日法规",建议除了医疗指征绝对必须以外,对育龄妇女下腹部的 X 射线检查都应当在月经周期第 1 天算起的 10 天内进行,这样就可避免对妊娠子宫的照射,研究者认为即使是小剂量的辐射作用也应完全避免。

(三)不同组织和细胞的放射敏感性

同一个体的不同组织、细胞的放射敏感性有很大差异。一种组织的放射敏感性与其细胞的分裂

活动成正比,而与其分化程度成反比。按这一规律,有丝分裂活动旺盛、正常时进行许多次分裂及在形态和功能上未分化的细胞放射敏感性高。

人体对辐射高度敏感组织有:淋巴组织(淋巴细胞和幼稚淋巴细胞)、胸腺、骨髓(幼稚红细胞、粒细胞和巨核细胞),胃肠上皮(特别是小肠隐窝上皮细胞),性腺(睾丸和卵巢的生殖细胞)和胚胎组织等;中度敏感组织有:感觉器官(角膜、晶状体、结膜),内皮细胞(主要是血管、血窦和淋巴管内皮细胞),皮肤上皮(包括毛囊上皮细胞),唾液腺和肾、肝、肺的上皮细胞等;轻度敏感组织有:中枢神经系统、内分泌腺(包括性腺内分泌细胞)、心脏等;不敏感组织有:肌肉组织、软骨、骨组织和结缔组织等。

三、其他因素

环境因素也会影响辐射生物效应。低温、缺氧的情况可以减轻生物效应。另外,受照者的年龄、性别、健康情况、营养情况及精神状态等不同,引起的生物效应也不同。

第三节 放射损伤的影响因素

一、电离辐射对造血系统的作用

成年人造血系统由骨髓、脾脏、淋巴组织和胸腺组成,是体内比较活跃的细胞更新系统之一。造血系统承担着机体防御、气体交换和止血等重要生理功能,同时还具有修复其他组织损伤的潜能。造血组织是电离辐射最敏感组织之一,在一定剂量范围内,它的变化速度和程度与机体受照剂量呈正相关。由于它的终末细胞数的变化趋势可以反映机体疾病严重程度,所以辐射致造血系统变化常作为急性放射病的临床诊断、疗效观察及预后判断的重要参数。尤其是外周血淋巴细胞染色体畸变率与机体受照剂量呈正比,已将其作为测定受照剂量的较为理想指标。同时,造血系统的恢复与重建又是急性放射病能否痊愈的决定性因素。因此,深入研究造血系统的生理功能、辐射损伤规律和修复途径,对认识造血系统辐射损伤的本质和制定防治措施具有重要意义。

(一)造血系统的辐射损伤特点

造血系统辐射损伤的程度与照射剂量关系密切。造血干细胞是造血系统受损后重建造血的根系,放射线作用于机体后,造血干细胞数量虽呈指数性减少,如果受照剂量不是很大,造血干细胞不会消失殆尽,非全身均匀照射更是如此,造血系统损伤后有自行恢复、自我重建造血的能力。但人体受到大剂量照射时,造血功能低下甚至衰竭,白细胞、红细胞和血小板数明显减少,容易诱发感染、贫血、出血等并发症,这些并发症相互影响彼此加重,一方面使并发症日趋严重,另一方面又增加造血组织的负担,从而形成恶性循环,最后可导致集体死亡。一般当造血系统辐射损伤达到1Gy时就可诊断为轻度急性放射病,表7-17是人体受不同剂量照射诱发的造血系统确定性效应。

表7-17 人体受不同剂量照射诱发的造血系统确定性效应

剂量(Gy)	确定性效应
0~<0.25	不明显或不易察觉的病变
0.25~<0.50	可逆性功能变化,可能有血象改变
0.5~<1.0	功能和血象的改变,但无临床症状
1.0~<2.0	轻度骨髓型急性放射病
2.0~<3.5	中度骨髓型急性放射病
3.5~<5.5	重度骨髓型急性放射病
5.5~<8.0	极重度骨髓型急性放射病

当人体受到＞10 Gy（肠型）和＞50 Gy（脑型）剂量照射造成急性放射病时，虽然胃肠道和神经系统的临床表现掩盖了血液系统的症状，但造血系统辐射损伤实际上比骨髓型的损伤更为严重，通常骨髓仅残留若干变性、退化、不成熟的造血细胞，出现结构模糊的血窦，甚至出现大片荒芜区域和"血湖"状的骨髓腔。

（二）电离辐射出血综合征

出血是电离辐射对机体造成损伤的主要症状之一，也是急性放射损伤死亡的主要原因之一。放射损伤出血发生的时间、部位、严重程度及对机体的影响均有一定的规律性，故又称为电离辐射出血综合征。

正常机体血液中存在着凝血和抗凝血因子，两类因子保持着动态平衡，在完整的血管系统内，血液始终处于流动状态，血液循环得以进行。典型的急性放射病出血多发生在极期之前，出血部位主要在皮肤和黏膜，出血的严重程度与受照剂量呈正比，损伤严重的患者出血可遍及全身，包括内脏器官大出血等；广泛、大量的出血，加速了贫血的发生，由于患者造血功能已严重抑制，造血器官的结构破坏，各种血细胞的生成已陷于停滞，终致贫血。

电离辐射所致出血综合征的主要原因是：①凝血功能障碍；②血管通透性增加；③血管脆性增加；④血小板数量和质量上的改变，其主导环节是血小板的数量减少和功能低下。

照射后凝血障碍的主要原因是血小板减少所致的血小板第三因子缺乏，然后又造成凝血物质生成不足。毛细血管脆性增加是指其坚韧性降低，易破坏性增高。其发生原因一方面是放射线对毛细血管内皮细胞的直接破坏作用；另一方面是照射后组织细胞崩解，析出组胺或类组胺物质引起小血管扩张等，造成肝解毒功能受损，毒性物质在体内积聚。此外，血循环中透明质酸酶活性的增高，使血管壁内皮细胞间黏合质被分解及照射后神经调节失去平衡，血管紧张性降低等，引起毛细血管脆性增高。

电离辐射作用后血小板的改变表现在以下几个方面。

1. 血小板数量减少 由于骨髓造血抑制、巨核细胞再生障碍，血小板生成停滞，当外周血小板数低于5×10^{10}/L 时，出血分布广泛，严重的出血如咯血、尿血、黑便等均可出现。

2. 血小板形态的改变 发生在血小板明显减少之前，照射后数小时就可见血小板有"左移"现象，即在血液中出现幼稚型血小板。照射后 4～5 d 可见巨型血小板、成熟衰老型血小板，反映了生成血小板功能障碍。这种血小板质量的低下是由骨髓巨核细胞造血功能异常所致。

3. 血小板凝血功能障碍 照射后血小板数量减少，结构损伤，血小板各因子不足，血块退缩不良，甚至血液不凝固。血小板第三因子缺乏导致凝血过程第一阶段受阻，凝血酶原消耗减少，凝血过程障碍。

4. 血小板携带 5-羟色胺功能障碍 5-羟色胺是缩血管物质，同时还可以提高毛细血管壁的坚韧性及降低通透性，并能拮抗血浆中的抗凝血物质，加速纤维蛋白的形成，促进凝血过程。由于射线对血小板数量和形态的损伤，血小板携带 5-羟色胺的功能障碍，5-羟色胺失去正常的依附场所而被分解，不能发挥其生理功能，加重出血倾向。

5. 血小板对毛细血管的保护作用减弱 血小板在正常血液中保持与血管壁的直接接触，对血管壁发挥机械的保护作用，同时血小板携带的 5-羟色胺对维持血管壁的正常通透性和坚韧性也有一定作用。当血小板减少且功能不全时，这些保护血管的正常作用减弱，血管壁的通透性和脆性增高，易使血液中有形成分漏出。

以上是电离辐射引起机体出血的主要原因。除此之外，电离辐射对纤维蛋白溶解系统的影响，使纤维蛋白溶解酶活性增高，此外，放射损伤并发的感染等均可加重出血症状。

总之，全身照射后出血综合征的发病机制是非常复杂的，但主导环节是血小板数量和质量的变化。

（三）造血系统辐射损伤的近期和远期效应

人体在中等剂量放射线作用下，首先遭受严重损伤并危及生命的是以骨髓为主的造血系统，此时造血功能严重受抑制，出现造血系统的早期辐射效应。除了造血干细胞、祖细胞分裂增殖受抑制，造血微环境调控失衡，血细胞来源匮乏之外，机体的防御、免疫、凝血和止血功能均有所降低。在放射病的早期极易并发感染和出血，严重者可致死亡。倘若损伤不重、治疗及时恰当，机体可望恢复，但辐射可能导致造血系统远期效应的发生和发展，如诱发白血病等，仍是危及健康和生命的难题。

1. 造血系统辐射损伤的近期效应　不同剂量放射线作用后，造血系统中各类细胞和血管等的变化类型基本相同，但其损伤程度可因受照剂量、时间、射线能量、照射方式、机体内在特点的不同而不同，使病变的范围、严重程度、发展速度和恢复时间有一定的差异。机体如能顺利通过早期辐射效应期而进入恢复期，造血干细胞一旦开始再生，就可以以很快的速率增长，成为造血重建的细胞来源。造血微环境在调节造血、生成并传递造血因子信息及构成血细胞营养成分等方面有重要作用，但造血微环境受到放射损伤后恢复较缓慢，尤其是小血管和毛细血管的纤维化改变，表现为该造血器官局部功能持续低下使造血功能不能完全恢复正常，甚至发生其他并发症。

2. 造血系统辐射损伤的远期效应　如果造血系统辐射损伤无近期效应或近期效应得以消除，机体造血功能及健康状况可经过数月后恢复，而在一段时间内无严重血液学改变。放射线最初破坏机体内在的正常稳态造血系统后，造血干细胞被迫提高增殖速率，加速干细胞、祖细胞和骨髓前体细胞的分裂、分化和成熟，这些反应可以满足机体在当时对血细胞生成的迫切需要。但是，造血干细胞长期处于较高或异常的细胞增殖活动，缺乏必要的休整修复时间，其后果可能是：①造血干细胞增殖功能衰退，即造血干细胞老化；②无效造血增加，即造血干细胞、祖细胞及幼稚细胞增生活跃，而外周血细胞没有相应增多；③造血干细胞的 DNA 损伤未能正确修复或未能及时修复，导致基因突变形成突变造血干细胞；④微血管壁纤维化，微循环不畅。这些后果最终可诱发再生障碍性贫血、骨髓纤维化、白血病等远期效应的出现，再次危害健康。

（四）骨髓造血损伤的靶分子基础

DNA、细胞膜等作为辐射作用的敏感靶分子，在辐射时极易发生结构的改变。DNA 碱基损伤或脱落将导致密码的改变及基因的点突变，这时经转录和翻译所生成的蛋白质和酶功能异常，不仅使细胞功能无法执行，而且可致细胞突变或癌变。

辐射引起的 DNA 损伤以双链断裂较为多见。在分子水平上，辐射可激活 p53 基因等，影响蛋白质的合成及引起信号级联反应和在转录水平上诱发某些特异基因表达。cDNA 芯片技术、基因测序等提供了一些实用方法来分析照射后的转录反应。利用表达谱基因芯片，通过对骨髓细胞功能已知基因的分析，发现照射后差异表达基因涉及细胞凋亡、细胞周期、免疫和应激、核酸、转运蛋白和通道蛋白等多个方面，其中以信号转导和免疫应激相关基因所占比例较多，反映出辐射对细胞损伤的多靶点、多层次及多通路的特点。在信号转导差异基因中，蛋白酪氨酸磷酸酶表达升高，蛋白激酶表达下降，提示辐射可能通过影响磷酸化与去磷酸化平衡来调节某些信号转导通路。

二、电离辐射对免疫系统的作用

免疫系统在高等动物和人体内具有十分重要的作用，因此受到生物医学界的高度重视并进行了大量的研究，逐步揭示了其复杂结构和调节机制。免疫系统辐射效应的研究随着这些基础性研究的进展而不断深入。这方面的科学资料来自人体观察和动物实验。有关大剂量辐射免疫效应的研究，对于理解急性放射综合征的临床经过、发病机制和治疗原则具有重要意义。有关低水平辐射免疫效应的研究，为评价环境天然辐射和职业照射对健康的影响，提供了重要的科学依据。有关局部照射免疫效应的研究，是理解临床肿瘤放射治疗限制因素的重要基础。为了深入理解免疫系统的辐射效应，我们必须掌握有关免疫系统的组成和调节及其不同成分的相对放射敏感性。

（一）免疫系统的组成及功能特点

机体的免疫系统包括免疫器官（组织）、免疫细胞和体液性免疫因子。免疫器官可区分为中枢免疫器官和外周免疫器官两大类。人体中枢免疫器官有骨髓和胸腺，外周免疫器官有脾脏、淋巴结、扁桃体和其他淋巴组织。免疫细胞可分为淋巴细胞（T 淋巴细胞、B 淋巴细胞、自然杀伤细胞），抗原呈递细胞（主要包含吞噬细胞）和粒细胞等其他细胞。体液性免疫因子为免疫细胞的产物，除抗体、补体等以外，还有各种调节性因子，包括细胞因子（其中许多为淋巴因子）、生长因子和其他体液因子。这些器官、细胞和体液因子在完整机体内相互联系，彼此影响，共同发挥防卫功能。

（二）免疫系统的放射敏感性

电离辐射对免疫系统的作用是辐射损伤救治的关键环节，受大剂量照射的人员在造血障碍的同时免疫系统的功能也严重低下，表现为免疫活性细胞数量减低。患者处于对细菌、病毒等病原体和其他损伤因子的高度敏感状态，会加重病情，导致早衰和死亡。因此，辐射引起免疫系统的效应越来越受到重视。从总体上来讲，免疫系统对电离辐射十分敏感，但免疫系统内的不同组织、不同细胞成分和不同免疫反应的放射敏感性存在着明显的差异，免疫系统的放射敏感性的规律是：

淋巴样组织对辐射敏感，其中：B 淋巴细胞>T 淋巴细胞；潜在免疫活性细胞>激活免疫活性细胞>成熟免疫效应细胞；淋巴结、脾系统>骨髓系统，体液免疫系统>细胞免疫系统。

1. 免疫器官的放射敏感性　胸腺是机体的中枢免疫器官之一，淋巴细胞在此发育、分化、成熟。胸腺对辐射十分敏感，小鼠经 X 射线全身照射后胸腺细胞及其亚组的计数呈剂量依赖性下降。小鼠受 0.5Gy 以上全身照射后，胸腺细胞的多项参数均呈线性下降；但在低剂量（0.075Gy）全身照射后胸腺细胞总数增加 23%，提示低剂量全身照射可促进胸腺细胞自我更新和增殖。

小鼠全身照射 1～4Gy 后，胸腺细胞的 DNA 合成受抑制。胸腺细胞辐射敏感性表现之一是全身及离体照射可很快引起其凋亡。实验表明，用不同检测方法在各种淋巴器官均可发现，0.2Gy 以上的剂量即可诱导剂量依赖性的胸腺细胞凋亡增多，1Gy 剂量可使凋亡发生率增高约 50%。

脾是重要的外周免疫器官，其细胞成分较胸腺复杂，但其有核细胞的辐射反应与胸腺类似。在 0.5～6.0Gy 全身照射后，多数免疫学参数呈线性下降。对 C57BL/6J 小鼠脾测得其不同成分和功能的放射敏感性，结果显示，B 淋巴细胞及相关功能辐射敏感性最高，T 淋巴细胞及相关功能辐射敏感性居中，而抗体依赖性细胞介导的细胞毒作用和 NK 活性具有很高的辐射抗性。

淋巴样组织对辐射十分敏感，有人观察到 0.05Gy 就足以引起其改变。小鼠受亚致死剂量照射后，胸腺、脾和淋巴结均发生萎缩，但发展进程各不相同，胸腺出现双相变化，照射后 24h 内其大小和质量达最低点，于 12d 内几乎恢复到正常水平，但在 18～22d 出现再次下降，以后缓慢恢复，若在照射时屏蔽肢体或在照射后给予骨髓移植，则二次下降较轻，说明来源于骨髓的淋巴细胞有利于胸腺的再生和恢复；脾萎缩的程度轻于胸腺，可能与脾有核细胞中只有 70%左右为淋巴细胞有关，脾的生发中心最为敏感，T 淋巴细胞恢复较 B 淋巴细胞早。

胸腺和脾的间质成分抗辐射性较高，因而为存活或外来的干细胞的恢复提供了适宜的微环境。淋巴结在局部照射后再生非常迅速，而在全身照射后恢复慢于脾。骨髓移植可加速免疫系统的恢复。

2. 免疫细胞的放射敏感性　免疫细胞是复杂的非均质群体，不同细胞成分的放射敏感性差异很大。巨噬细胞、NK 细胞和成熟粒细胞属于放射抗性较高的细胞，可分别耐受 100Gy、20Gy 和 10Gy 的体外照射。造血前体细胞和 B 淋巴细胞属于放射敏感性较高的细胞，但 B 淋巴细胞经抗原刺激转化成浆细胞后，可耐受 60～90Gy 的照射。胸腺细胞对射线十分敏感，但胸腺细胞各亚群的放射敏感性却有明显的差别，$CD4^+CD8^+$细胞放射敏感性最高，$CD4^-CD8^-$细胞放射敏感性次之，$CD4^+$细胞放射敏感性较低。

外周血液的成熟细胞以淋巴细胞对电离辐射最敏感，其中 B 淋巴细胞的敏感性又高于 T 淋巴细胞。T 淋巴细胞为非均质群体。激活的淋巴细胞放射敏感性随时间而变化，经数日后恢复到原先状态，可见淋巴细胞的不同亚组之间存在放射敏感性差异，其功能状态又可明显影响放射敏感性。

3. 细胞表面分子表达的辐射反应　T 淋巴细胞的功能激活依赖于抗原呈递细胞（antigen presenting cell，APC）之间的相互作用。T 淋巴细胞的 TCR-CD$_3$ 与 APC 的主要组织相容性复合体——抗原肽相互作用提供免疫激活的第一信号，同时 T 淋巴细胞的 CD$_{28}$ 与 APC 的 CD$_{80/86}$ 的共刺激提供第二信号，以实现 T 淋巴细胞向效应细胞的转化和克隆、扩增，实现辅助性 T 细胞和细胞毒性 T 细胞的特异功能和免疫记忆。免疫系统受电离辐射作用后，免疫突触中 APC 和淋巴细胞总数对不同剂量辐射的反应各有其特点，决定免疫反应发展方向的主要是 T 淋巴细胞的辐射效应。

机体对微生物的入侵或抗原性物质的引入发生特异性免疫反应，包括体液免疫和细胞免疫。受致死剂量全身照射后，机体体液免疫反应和细胞免疫反应均受到抑制，但体液免疫（抗体形成）反应的放射敏感性高于细胞免疫反应。抗体形成反应分为初次反应和二次反应，前者的放射敏感性高于后者。

（三）急性全身照射的免疫效应

急性全身照射对免疫功能的影响取决于照射剂量，一般 0.5 Gy 以上的剂量照射即可显示免疫抑制作用，剂量越大，抑制程度越深，抑制持续时间越久，半数致死剂量以上的照射可出现免疫功能的全面抑制。

1. 对固有免疫系统的抑制　固有免疫又称非特异性免疫，致死剂量照射后固有免疫的许多成分受严重抑制，皮肤黏膜的屏障作用下降，阻挡及杀灭微生物的功能减弱，增加了细菌入侵组织的机会；更大的剂量照射导致，肠道上皮细胞大量凋亡、绒毛裸露，使肠壁通透性增高，成为导致菌血症和毒血症的重要因素。

急性放射损伤时炎性反应异常，常表现为炎症灶白细胞游出减少，炎症灶屏障功能减弱，肉芽形成不良，组织坏死加重。因此急性放射损伤时机体的炎性反应缺乏细胞反应和坏死特征，增加了细菌播散的机会。吞噬细胞，包括小吞噬细胞和巨噬细胞，易受大剂量急性照射的损伤，此时中性粒细胞的吞噬率下降，其下降幅度随剂量而增大，单核巨噬细胞系统的吞噬作用、消化功能和增殖反应在急性放射损伤时均受到抑制，其阻留和清除细菌的功能下降。用化学致炎模型发现，小鼠受大剂量 X 射线全身照射后炎症灶呈现出血性坏死特征，白细胞渗出和游出减少，肉芽形成受抑制，炎症灶屏障功能减弱。家兔受 7.5Gy X 射线全身照射后发现其血流中清除 ^{32}P 标记的鸡红细胞的功能减弱；小鼠 4.5Gy 全身照射后腹腔巨噬细胞吞噬功能下降。

NK 细胞属于非特异性免疫功能细胞。有实验指出，每周 1 次急性照射 1.6Gy，连续 4 周，可使 93% 的 C57BL/6J 小鼠发至淋巴瘤，同时其 NK 细胞活性受到抑制，而移植正常骨髓可纠正受照动物的 NK 细胞功能，并有抑制致癌效应，所以认为分次照射诱发淋巴肉可能与 NK 细胞活性受抑制有关。

2. 对获得性免疫应答的抑制　获得性免疫又称特异性免疫，具有抗原特异性。主要由抗原刺激诱导的特异性抗体形成和特异细胞毒活性组成，大剂量急性放射损伤时淋巴细胞迅速减少，在第 1 天就达到极低点，因此照射后接受抗原刺激引起的特异性免疫反应严重受抑制。以抗体形成为例，研究最多的是以绵羊红细胞（sheep's red blood cell，SRBC）为抗原，无论是外周血溶血素效价或脾细胞空斑形成细胞反应，照射后均急性下降。抗原注射与照射时间间隔对抗体形成抑制的程度影响很大。例如，家兔受亚致死剂量 4～6Gy 照射后第 0.5～3 天，注射抗原时抗体形成反应受抑制最严重，表现为抗体形成的潜伏期延长，抗体效价平均上升速率变慢，抗体峰值效价降低，抗体效价总上升时间延长；当照射剂量减少时，上述变化减轻，在 0.2～6Gy 的范围内上述效应呈现明显的剂量依赖性。

剂量率效应在低 LET 辐射作用时比较明显，例如，当总剂量相同时，剂量率越高，免疫抑制幅度越大。照射后 12h 注射抗原，小鼠和大鼠均显示抗体反应的抑制程度随剂量率上升而加大。但高 LET 照射后剂量率影响不大。抗体形成涉及 APC 与 T 淋巴细胞、B 淋巴细胞的协同作用。APC 能将抗原处理并传递给 T 淋巴细胞中的一类细胞，这类细胞的放射敏感性较高。

未经抗原刺激的 B 淋巴细胞对辐射十分敏感，受抗原激活后其放射敏感性降低，当其转化为浆细胞后则有很高的放射抗性，大剂量急性照射后，B 淋巴细胞迅速减少，于 24h 降至最低值，2～3 天内维持于极低水平。因此，在照射后这一段时间内感受抗原刺激的细胞很少，抗体形成反应受严重抑制。经过这一阶段后，造血及淋巴组织中存留的干细胞开始产生新的淋巴细胞，抗体形成反应亦随之逐渐恢复。若在注射抗原后接受照射，由于激活的淋巴细胞逐渐增多，其放射敏感性降低，抗体形成反应受抑制程度亦较轻。当剂量较小时，注射抗原后接受照射甚至可刺激抗体形成。

3. 急性放射损伤并发感染及其特点 并发感染是急性放射损伤死亡的重要原因之一。受照机体的并发感染主要是由体内的条件致病菌引起的内源性感染。造成并发感染的因素是：①电离辐射使外周血细胞数极度下降；②机体的非特异性免疫系统和特异性免疫系统高度抑制，机体失去对外界的抵抗力；③病原微生物繁殖和入侵，致病作用增强。

急性放射损伤的并发感染有如下特点：①很少量的微生物就能引起感染，照射剂量越大，引起感染所需的微生物的数量越少；②感染的潜伏期缩短，病情表现重、症状出现早；③炎症灶内缺乏炎症特有的细胞，增生性炎症反应弱；④体温调节紊乱，热型紊乱，不发热或体温反而下降等；⑤特异性的血清反应不出现；⑥皮肤变态反应出现异常；⑦潜在感染活化；⑧对毒素的易感染性增高；⑨耐药菌株的出现和菌群失调。

（四）慢性照射的免疫效应

长期受到较低剂量照射对机体免疫功能的影响，取决于每次照射剂量、照射剂量率和累积剂量及动物种类和所观察的免疫学参数。当人累积剂量超过 1.5Sv 时，可出现以造血组织损伤为主并伴有其他组织改变的全身性疾患；小鼠每日受 0.01～0.04Gy 全身照射，当累积剂量达到亚致死剂量时，某些抗原刺激抗体形成的反应受到抑制。

免疫学参数对慢性照射的效应有一定的影响。例如，狗在受到低剂量辐射持续作用的过程中，外周血淋巴细胞对植物血凝素的反应受严重抑制，而对伴刀豆球蛋白的反应无变化，当照射持续时间较长，引起严重再生障碍性贫血时，淋巴细胞对伴刀豆球蛋白的反应才受到抑制。这种差别可能提示，植物血凝素和伴刀豆球蛋白作用的靶细胞分别为 T 淋巴细胞的不同亚组。

免疫器官的微环境也对慢性照射的后果产生影响。小鼠受到剂量率为 0.05 Gy/h 的持续照射，当总剂量达 9Gy 时，脾的 SRBC 的空斑形成细胞（plaque forming cell，PFC）降至最低点，于照射后 4 个月恢复到正常水平的有 40%～50%，以后长期维持此水平。用过继性转移方法证明，T 淋巴细胞、B 淋巴细胞在照射后 1～2 个月内仍有功能缺陷，而在照射后 100d 则恢复正常或接近正常。此时在受照动物体内 PFC 反应只有对照组的 50%，若将 T 淋巴细胞、B 淋巴细胞再转移至另一健康个体后却能发挥正常免疫反应，表明受照动物的脾内微环境的变化持续存在，调节 T 淋巴细胞、B 淋巴细胞对 T 淋巴细胞依赖性抗原发生免疫反应的细胞之间相互作用的机制仍未恢复正常，以至 T 淋巴细胞、B 淋巴细胞在受照射动物体内不能发挥其正常的功能反应。

对受低剂量辐射和放射性核素长期作用的不同人群的免疫功能进行的一些初步研究发现，在某些条件下免疫功能可能出现轻微的变化。某些在工作中长期接触低剂量难溶天然铀的人群，与同一单位的对照人群相比，其外周血液 T 淋巴细胞相对数减少，但由于淋巴细胞总数有增多的趋势（特别是接触铀尘时间较长者），T 淋巴细胞绝对数的减少并不显著。与此同时，外周血液淋巴细胞在植物血凝素刺激下的 ^{3}H-TdR 掺入率低于对照组，而 T 淋巴细胞本身的反应能力并未降低。这些变化在接触铀尘剂量较大、时间较长者中较为明显，且在减少接触后可以恢复。

对接触 X 射线工作的医务人员（如介入放射学、微创外科工作人员）的免疫功能的检测显示，其血液免疫学指标有一定的抑制。

总体上，接触 X 射线的医务人员在现有防护条件下所受平均累积剂量不大，免疫功能未出现明显异常，但介入放射学和微创外科累积剂量较大时，仍有加速或加重细胞免疫功能下降的趋势。

至于急性照射后免疫系统是否完全恢复正常，然后再次发生抑制，不同的实验资料所示结果不完全一致。2.7～5.3Gy X 射线照射 10～11 周龄小鼠，于照射后 1、2、3、6、12、18 个月腹腔注射 2×10^8 个 SRBC 作为免疫刺激，免疫后 1 周处死动物，测血清的血凝抗体效价、脾细胞对植物血凝素或脂多糖的反应、CTL 活性等，发现早期（4 周以内）出现剂量依赖性的功能抑制后可逐渐恢复，于照射后 3～6 个月接近正常，18～19 个月与同龄对照动物比较未发现异常。有人发现 3.5Gy X 射线照射后，18 个月小鼠脾细胞对同种抗原的混合淋巴细胞反应减弱，但用无菌动物重复时又未见这种效应。在剂量更大时（7.3～10Gy，^{60}Co γ 射线），在 2 年的观察过程中脾的 PFC 数一直没有完全恢复。^{60}Co γ 射线照射后，脾 T 淋巴细胞计数及脾细胞对植物血凝素或脂多糖的反应性在照射后 44 周内一直处于低下水平。

比较中子与 γ 射线的相对效应时，发现中子的远期效应比 γ 射线严重。例如，1.5Gy 的中子照射小鼠后 580 天，小鼠免疫后脾 PFC 的数目显著低于同龄对照组；而相应的 ^{60}Co γ 射线剂量（1.75 Gy）照射后却没有引起小鼠远期变化。2.4Gy 快中子照射后 33～39 周及 44 周，小鼠脾 T 淋巴细胞数分别为同龄对照组的 39% 和 46%；而 7.8Gy γ 射线照射后相同时间的脾 T 淋巴细胞计数为同龄对照组的 70% 和 64%。

人体检测资料对辐射防护具有非常重要的实际意义，但有关照射后远期人体免疫功能变化的资料却十分有限。有人曾对马绍尔群岛氢弹爆炸放射性落下灰受害渔民的远期免疫功能进行过一些检查，照射剂量为 1.75Gy，在照射后 16 年检查时，与对照组相比，其血清 IgG 和 IgA 含量下降，但其淋巴细胞对植物血凝素的反应却未见下降，其他参数如抗体反应、血清补体水平等均未见改变。

在分析辐射所致免疫功能的远期变化时，应认识到两种可能性：一种是辐射损伤恢复时，免疫系统的功能完全恢复正常，但随后的老龄化过程加速，因此在生命的晚期，机体的免疫力低于一般同龄个体；另一种是在某些情况下，辐射损伤后免疫系统实际上未完全恢复正常，以后又随着年龄的增长而进一步衰退，目前尚难以将这两类情况完全区别清楚。

表 7-18 列举了动物学研究得出的电离辐射对免疫系统的远期效应。

表 7-18　电离辐射对免疫系统的远期效应

检测指标	辐射种类	照射剂量	动物种类及年龄	照后时间	效应
抗 SRBC 抗体形成	X 射线	6.10～8.50Gy	小鼠<100 天	30～700 天	↓
抗 SRBC 抗体形成	X 射线	3.50Gy	小鼠 12～15 周	18～22 个月	↓
脾 T 淋巴细胞计数	γ 射线	7.88Gy	小鼠 100 天	44 周	↓
脾 T 淋巴细胞计数	快中子	2.40Gy	小鼠 100 天	44～60 周	↓
脾 T 淋巴细胞计数、B 淋巴细胞计数	X 射线	1.75～3.50Gy	小鼠 10～12 周	18 个月	→
脾细胞对植物血凝素的反应	X 射线	3.50Gy	小鼠 12～15 周	22～23 周	↓
脾细胞对植物血凝素的反应	γ 射线	7.88Gy	小鼠 100 天	44 周	↓
脾细胞对植物血凝素的反应	快中子	2.40Gy	小鼠 100 天	44～60 周	↓
脾细胞对植物血凝素的反应	X 射线	0.90～3.50Gy	小鼠 10～12 周	6～18 个月	→
PBL 对植物血凝素和 PWM 的反应	^{144}Ce 颗粒吸入	肺累积 250Gy	狗	3 年	↓
脾细胞对脂多糖的反应	γ 射线	7.88Gy	小鼠 100 天	44 周	↓
脾细胞对脂多糖的反应	快中子	2.40Gy	小鼠 100 天	44～60 周	↓
脾细胞对脂多糖的反应	X 射线	1.75～3.50Gy	小鼠 10～12 周	6～18 个月	→
GVH 反应	X 射线	3.50Gy	小鼠 12～15 周	22～23 周	↓
GVH 反应	X 射线	5.20Gy	小鼠 3 个月	12 个月	↓

检测指标	辐射种类	照射剂量	动物种类及年龄	照后时间	效应
混合淋巴细胞反应	X 射线	1.75～3.50Gy	小鼠 10～12 周	18 个月	↓
NK 细胞	γ 射线	2.50～5.00 Gy	小鼠 3～4 个月	13～18 个月	↓
诱导 T 淋巴细胞活性	γ 射线	2.50～5.00Gy	小鼠 3～4 个月	13～18 个月	↓
淋巴细胞形态转化	γ 射线	1.31～3.15Gy（累积）	狗	—	↓

注：PBL，外周血淋巴细胞；PWM，美洲商陆有丝分裂原；GVH，移植物抗宿主。

三、放射损伤的类型

放射损伤是由放射线照射引起的机体组织损害。

一般来说，放射线是由天然或人工能源产生的高能电磁波或高能粒子。大剂量射线瞬间照射或低剂量射线长时间照射都可能引起组织损伤。某些射线的有害影响仅持续很短时间，而有的可引起慢性疾病。受大剂量射线照射后几分钟或几天内就出现明显早期损害，而远期的影响在几周、几个月甚至几年内都不明显。如果某人受辐射引起生殖细胞的遗传物质突变，怀孕后出生的孩子可能发生遗传疾病。

放射线照射可引起两类损伤：急性损伤（即刻效应）和慢性损伤（延迟反应）。急性辐射综合征能损伤很多器官。

1. 大脑综合征　是在受到很高剂量（大于 30Gy）辐射时引起的，常危及生命。最初的症状是恶心、呕吐，随后出现疲倦、昏睡甚至昏迷。这些症状很像脑炎。在几小时内出现震颤、痉挛、共济失调直至死亡。

2. 胃肠综合征　是在受到比上述剂量小但仍然较高（4Gy 以上）的辐射引起的。症状有严重恶心、呕吐和腹泻，可导致严重失水。最初，症状是由胃肠道黏膜细胞坏死造成的。由于肠壁进行性损伤和细菌感染，症状反复出现。最后，吸收营养的细胞完全破坏，损伤部位大量渗血。通常在辐射后 4～6 天细胞再生。即使这样，病人也很可能在 2～3 周后，因骨髓衰竭死亡。

3. 造血系统综合征　射线损伤骨髓、脾和淋巴结等造血器官，2～10 Gy 的辐射后可出现症状，开始时有食欲不振、淡漠、恶心和呕吐，受辐射后 6～12 小时症状最明显，24～36 小时后症状可完全消失。症状相对稳定期间，淋巴结、脾和骨髓中造血细胞开始减少，致红细胞和白细胞严重不足。抵抗感染的白细胞减少可能引起严重感染。

（侯立霞）

思　考　题

1. 电离辐射引起人体的生物效应是如何分类的？
2. 胎儿出生前受照效应和皮肤效应属于哪类效应？
3. 电离辐射可引起机体的损伤受哪些因素的影响？
4. 电离辐射对造血系统和免疫系统的影响有哪些？

第八章　医疗照射防护的基本原则和方法

【学习要求】

记忆：医疗照射防护的三项基本原则及其内涵、辐射剂量限制的基本概念及医疗场所防护屏蔽的要求。

理解：医疗照射防护在整个放射防护体系中的特殊性和意义，内、外照射中放射剂量评价的主要方式。

运用：医疗照射防护的基本方法、医疗放射设备与设施、操作技术和规程要求及质量保证和质量控制。

案例 8-1

在伦琴发现 X 射线的第二年，就有个别从事该项研究的工作人员出现皮炎和眼部炎症。1897 年，物理学家居里夫人也开始了放射性物质的研究，并于 1898 年因发现放射性核素镭和钋而获得诺贝尔物理学奖。1911 年，她又因放射化学方面的成就第二次获得诺贝尔奖。然而，当时人们并不知道放射性物质的损害作用，她的身体受到了伤害，晶状体出现白内障，几乎失明，1934 年居里夫人死于不明原因的恶性贫血。

虽然居里夫人当年否认放射线对她有伤害，但其长女在长期的放射性研究中同样受到了极大伤害并于 59 岁死于放射性疾病。临终前，她希望设立一个特殊服务组，研究和开展受到射线照射和污染人员的治疗。

问题： 如何对射线照射进行防护？

分析： 在后面的学习中寻找答案。

人类生活在天然辐射场中并一直接受天然辐射源的照射。除此之外，随着科学技术的发展和进步，在某些生产实践中，人类还经常受到人工辐射源的照射。目前主要的人工辐射源有：核武器爆炸落下的尘埃、反应堆与核电生产、医疗照射、科研与生产用放射源、核事故等。

医疗照射主要指在放射诊断检查、介入治疗、核医学诊疗或放射治疗中的患者所受的照射，此外还包括照顾或抚慰患者的人员所受的照射及生物医学研究中志愿者所受的照射。医疗照射分为外照射和内照射。医疗照射在个人和群体中造成的照射剂量是比较大的。仅 X 射线诊断的医疗照射所致的全世界居民人均年有效剂量就达 0.66mSv 左右。全世界居民人均年有效剂量主要来自天然本底辐射和医疗照射，因此医疗照射是唯一可能大大减少平均剂量的一类照射。

放射防护的出发点是减少辐射对人类健康的危害。辐射对人体健康造成的效应主要分为"确定性效应"和"随机性效应"两大类。确定性效应存在剂量阈值，当吸收剂量大于阈值时，辐射会对人体健康造成一定的危害。而随机性效应没有剂量阈值，但效应出现的概率与剂量有关。放射防护的目的就在于防止有害的确定性效应并限制随机性效应的发生率，使其达到认为可以接受的水平。因此国际放射防护委员会（ICRP）1977 年第 26 号出版物中提出放射防护的基本原则是实践的正当性、防护的最优化和个人剂量限值。

医疗照射防护的原则，是指医疗照射实践中对患者应考虑的防护原则，是针对患者而建立的基本原则。它要求医师为患者进行的放射学诊疗必须有正当的理由，并且在确保达到治疗目的的前提下，把医疗照射剂量限制到可以达到的最低水平，避免一切不必要的照射。由于患者患病情况复杂，为了挽救患者的生命，有时候患者接受很大的照射剂量也被认为是正当的，因此医疗照射没有剂量限值标准。但我国建立了医疗照射剂量约束和质量保证制度，而且要求医生事先告知患者放射学诊疗对其健康的潜在影响。

医疗照射防护的基本原则包括：医疗照射的正当性、医疗照射的防护最优化、潜在危害告知义务与剂量限制。本章将主要介绍医疗照射防护的三项基本原则及防护的基本方法。

第一节　医疗照射的正当性

案例 8-2

在某促销活动中，顾客利用自己购物的发票抽奖。销售人员将涂有 ^{131}I 放射性核素的乒乓球作为获奖概率高的诱饵来欺骗消费者，其实暗箱中仅有一个涂有 ^{131}I 的球为一等奖，销售人员依靠携带的手表（一个小型放射性探测器）操作暗箱中抓乒乓球。

问题： 该操作违反了辐射防护的哪项基本原则？

分析： 这是一例有科技人员参与并利用先进科学技术的商业欺诈行动，违背了商业道德和放射实践的正当化的基本原则。发生该类事件的根源在于放射防护知识在大众中没有普及。我国广大群众的核辐射安全文化素养没有形成，包括销售人员他们自身也受到了不必要的照射。

实践的正当性（justification of radiological practice）是指在实施伴有辐射照射的任何实践之前，都必须经过正当性判断，确认这种实践具有正当的理由，即能够获得超过代价的纯利益。要求引入的任何实践都应有利益 > 代价 + 危险，利益指的是对整个社会的利益，它包括经济效益和社会效益、辐射危害的减少等；代价指的是所有消极方面的总和，包括经济代价、健康危害、不利的环境影响、心理影响和社会问题等；危险是未来可能遭到损害的风险，是一种潜在的代价。尽管实践的正当性判断主要是由主管部门做出决策，但是从事该实践的管理人员和辐射防护人员应当为决策提供必要的资料，使得决策人员能够做出正确和恰当的决策。

医疗照射的正当性是指患者接受的任何放射学诊疗必须有正当的理由，并且在考虑了可供采用的不涉及医疗照射替代方法的利益和危险之后，通过权衡利弊证明该医疗照射给患者个人或社会所带来的利益大于可能引起的辐射危害时，该医疗照射才被认为是正当的。

一、医疗照射正当性的三个层次

为了保证医疗照射实践的正当性，1996 年，ICRP 第 73 号出版物提出"在辐射的医学应用中，正当性原则适用于三个层次"；2007 年，ICRP 第 103 号出版物中沿用了原有三个层次的划分，并补充了新的资料和例证。

第一个层次是对放射照射技术采用是否利大于弊的判断。在医疗活动中恰当地应用医疗照射技术，已被普遍认为对患者带来的利大于弊。例如，脑梗死诊断的首选方式是 MRI，而不是 CT。第二个层次是对特定对象（患者、病症）的特定医疗过程进行判断，判断放射诊疗程序是否有助于改善诊断和治疗效果，是否可以提供受检者的必要医学信息。例如，对大多数肺部疾病，胸部 X 射线摄影即可取得诊断的足够信息，且诊断率较高，因此将肺部疾病采用 X 射线摄影定为正当性实践。第三个层次是对患者个体的医疗程序的正当性判断（即应判定对患者个体的具体应用是否利大于弊）。因此，应当在考虑到照射的具体目的和所涉及人员的特征的基础上，事先对所有人员的医疗照射的正当性作出判断。

值得注意的是，随着医疗技术水平的发展，对过去认为是正当的医疗照射，还应重新进行正当性判断。对于复杂的诊断或治疗，要逐例进行正当性判断；正当的医疗照射还应当严格掌握其适应证，新的适应证必须另行正当性判定。

二、医疗照射正当性判断的责任

放射诊疗程序的正当性判断是专业机构的职责，需与国家卫生和放射防护审管部门、相关国际组织配合进行。

　　某一医疗程序的总利益,不仅包括给患者带来的直接健康利益,还包括患者家庭和社会的收益。应当注意,对一项程序的正当性判断,并非必然会得出在各种情况下都同样是最佳程序的结论。例如,对严重肺部疾病的诊断,X射线透视的利益大于风险,但社会经济条件较好的国家则倾向于首选X射线摄影,因为其带来更大的利益/危险比值。然而,在欠发达国家,如果透视仍能产生经济利益,且没有更好的替代方法,则仍可选择透视。与此类似,应用常规放射学手段筛查某些特定类型肿瘤的正当性,取决于该国家的发病情况和是否能够对检出的肿瘤病例提供有效的治疗服务。

　　医疗照射的主要受照对象是患者,但是,也应当充分考量职业照射、公众照射、潜在照射和事故的可能性,患者利益并非唯一目的,其正当性应综合考虑,现有医疗程序和新技术可利用的信息在不断增多,因而应对所做决定进行适时的评审。

　　对个人照射的正当性判断,应当核实所需信息是否已经存在,拟定的检查对于提供所需临床信息是否是最合适的方法。

　　当对一名已有某一公认其放射诊断正当性的症状或适应证的人员实施简单检查程序时,通常无须额外的正当性判断。但对受检者可能受到较高放射剂量和危险的检查,如CT或介入放射学操作,总体正当性判断可能不够,执业医师还应逐例分析判断其施用于具体受检者的正当性。下列因素均应纳入考虑范围:①拟定程序和备选程序的详细情况;②受检者个人的特性;③受检者预期受照剂量;④既往或预期的检查、治疗资料的具备情况。

　　执业医师和相关医技人员,应尽可能使用该受照者先前已有的医学资料,以避免不必要的照射。对生物医学和医学研究志愿者接受的医疗照射,也要进行正当性判断,志愿者对所要进行的研究,应当事先知情并同意接受该项实践活动。

　　对于X射线检查的医生,正当性判断主要在于掌握好检查技术的适应证,切忌进行重复性检查,慎重对待妇女与儿童。例如,健康检查类的群体检查的正当性判断应该注意下面两个因素:所采用的技术可能检出疾病的确诊概率及带来的辐射损害之间的权衡。

案例8-3

　　某地教研科研单位为员工组织体检,每年常规体检项目包括体检生化全项、肾功、肝功、骨密度、胸片、颈椎片、女性X射线乳房摄影等。

问题: 50岁以下的妇女是否可以把乳腺X射线摄影当作常规体检项目?

分析: 软射线乳腺检查其射线穿透能力有限,年轻女性乳腺腺体致密,射线无法完全穿透,也就造成了对病灶的掩盖,而且年轻女性以乳腺良性肿块疾病为主,通常以乳腺彩超为常规的检查手段,对50岁以下、没有乳腺癌家族史和高危因素的年轻女性,每年的体检选用乳腺彩超就可以了,钼靶是软射线,穿透力有限,对年轻女性的乳房检查效果反而不理想。对50岁以上的女性,推荐每年进行乳腺钼靶检查。随着更年期的到来,女性体内雌激素水平下降,乳腺组织开始退化,越来越多的脂肪组织代替了腺体组织,使得钼靶射线容易穿过,更易发现手法检查及彩超都无能为力的早期乳腺癌征兆细小钙化灶。对于有乳腺癌家族史和高危人群,可以提早到35岁开始进行钼靶检查。

三、医疗照射正当性判断的原则和要求

(一)一般原则

　　医疗照射应有足够的净利益,在能取得相同净利益的情况下,应尽可能采用不涉及医疗照射的替代方法,在无替代方法时也应权衡利弊,仅当证明医疗照射给受检者个人或社会带来的利益大于可能引起的放射危害时,该医疗照射才是正当的。对于复杂的诊断与治疗应逐例进行正当性判断。

　　对于新型医疗照射的技术和方法,使用前均应进行正当性判断;已判断为正当的医疗照射类型,

当取得新的或重要的证据时，应重新对其进行正当性判断。通过正当性判断的所有新型医疗照射技术和方法，应严格控制其适应证范围，拟用于新的适应证时应另行正当性判断。

（二）诊断检查的正当性判断

在判断放射学或核医学检查的正当性时，应掌握好适应证，并考虑有关的准则，正确合理地使用诊断性医疗照射，尽量以胸部 X 射线摄影代替透视检查。应根据临床目的和受检者个人特征对其进行正当性判断；如果某一项程序通常被判定为不正当的，在特殊情况下又需要使用时，应逐例判断。

（三）群体检查的正当性判断

涉及医疗照射的群体检查的正当性判断，应考虑通过普查可能查出的疾病、对被查出的疾病进行有效治疗的可能性和由于某种疾病得到控制而使公众获得的利益。只有在国家卫生部门认定在特定年龄段有较高发生率、早期疾病确诊有较高的效能、被筛查人员接受的照射量较低及早期治疗有效且易于进行、具备较高的利益/危险比的情况下，才可对无症状受检者进行筛查。

（四）关于医学研究中志愿者的照射

国家审管部门要求注册者和许可证持有者，只有当研究按照《世界医学协会赫尔辛基宣言》的条款和国际医学科学组织理事会（CIOMS）与世界卫生组织规定的准则进行时，才能对医学研究的志愿者实施照射。这种研究也要符合《电离辐射防护与辐射源安全基本标准》（GB18871—2002）和国家法规的相应要求，并接受伦理委员会的意见，必须对受试者如实说明照射带来的危险和可能的益处，取得书面的知情同意书。受试者能够完全地按照自己的意志行事，有权同意或拒绝参加试验，并在任何时候可自由撤销其所参加的试验。健康儿童不应作为生物或医学研究计划的受试者，禁止将孕妇作为涉及胎儿受照的研究项目的受试者，除非妊娠本身是研究的焦点，而且无法采用危险更小的其他手段。

（五）与临床指征无关的放射学检查的控制

除非检查预期可提供关于受检者个人健康状况的有用信息或要求进行这种检查的人员与有关专业机构进行磋商后判断这种检查是正当的，否则与临床指征无关的任何为职业、法律需要或健康保险目的而进行的放射学检查均被认为是不正当的。

（六）经济利益驱动带来的问题

因各国的医疗卫生体制不同，收费标准较高的一些放射学检查项目（如 CT、PET）可能是医院的一个重要收入来源，导致医院为商业利益而滥用放射学检查，对受检者造成不必要的放射危害和经济负担，也有悖于医学伦理的放射防护原则。因此，应当考虑采取必要的行业监管和自律。

案例 8-4

某医院为吸引更多的患者就诊，在其广告词中宣传："如在本医院做全面体检，可以免费赠送价值 120 元的 CT 检查（相当于一次头部的 CT 检查费用）。"

问题： 如何从辐射防护角度看待这则广告？

分析： CT 检查属于放射学诊断项目，同样是一种辐射实践。患者是否需要 CT 检查，首先要根据病情进行正当性判断，分析其获得的利益与受到的伤害之间的关系。医疗照射实践的正当性是在考虑了可供采用的不涉及医疗照射的替代方法的利益与危害之后，通过权衡利弊，证明医疗照射给受照个人或社会所带来的利益大于可能引起的辐射危害的情况下进行的。

　　CT 检查，对受检者皮肤表面辐射剂量为普通 X 射线拍片检查的几倍到几十倍，不管其病情如何，医院只看到眼前经济利益，不对 CT 检查做正当性判断，患者似乎得到了一点儿便宜，但 CT 检查伤害的随机性效应一般是不易马上察觉的，检查造成的潜在危害有可能给日后埋下"隐患"。

　　这是一则典型的医疗机构违背辐射防护基本原则的广告，诱人的"优惠"条件，对患者放射实践不做正当性和最优化分析，对广大群众负面社会影响巨大。

第二节　医疗照射防护的最优化

　　放射防护的最优化是一种源相关的过程，即在考虑经济和社会因素的基础上，将遭受照射的可能性、受照人员数量、个人受照剂量均控制在可合理达到的最低水平，适用于那些已经认为具有放射实践正当性的情况。防护最优化应选择利弊之差的最大值，同时为避免优化过程的严重不公平，应对个人剂量和风险进行限制。

　　防护最优化是一个持续、反复和前瞻性的过程，主要步骤包括：①估计照射情况，包括任何潜在照射；②选择适宜的剂量约束或参考水平值；③确定可能的防护选项；④根据当前情况选择最佳防护方案；⑤执行选定的防护方案。在防护最优化过程中，选择最佳防护方案时，与剂量约束或参考水平进行比较的通常是预期剂量，即未来可能受到的剂量，而不是已经受到的实际剂量，因为只有预期剂量才能够被防护行动影响。防护最优化过程需要注意几个方面：①要考虑技术、经济和社会因素，并做定性和定量的判断，而不是剂量的最小化；②要系统、谨慎地构建最优化过程，以确保考虑到所有相关方面；③最优化是一个主观过程，要不断探究是否在当前情况下已经做到了最好、已经采取了所有可合理减少剂量的措施；④相关组织的各级防护委员会具有足够的程序和资源。

　　防护最优化过程对任何一个辐射事件都是必要的，其剂量限制也不能随便设定和改变。社会价值、道德等会影响防护水平的最终决定，因此，决策过程常需要相关利益方的参与，而不是只有辐射防护专家。另外，最佳防护方案通常是与具体照射情况相对应的，即当前情况下能够获得的最佳防护水平，因此，其与事先决定的剂量水平无关。

　　医疗照射比较特殊，因为患者的医疗照射是出于患者直接利益有意而为的，其防护方法不同于其他计划照射情况（包括职业照射和公众照射），在考虑防护最优化原则时，剂量主要根据医疗需要来决定，并且不宜对患者采用剂量约束和个人剂量限值，以免影响诊疗效果。不过对患者的照射仍然需要某些管理，推荐使用诊断参考水平（diagnostic reference level，DRL）。对患者的医疗照射剂量是经过深思熟虑的，为保证诊疗效果也不能无限制减少。本质上，医疗照射是患者对预期的利益和危害知情、认同后自愿接受的。医生是医疗照射的最终责任人，因此应熟知该程序的风险与利益。参与患者照射程序的所有医疗人员应接受放射防护原理的培训，包括物理学和生物学基本原理。医疗外照射中，通常只涉及身体的有限部位，医疗人员应充分了解照射野内正常组织剂量，以避免不良的组织反应。

案例 8-5

　　一对夫妇带着患肠套叠的 1 岁男孩，进行透视仪下空气灌肠复位。

问题：治疗操作过程中的防护最优化应注意哪些方面？

分析：防护最优化需考虑受照射的可能性、受照人员数量、个人受照剂量。案例中，首先应考虑是否可以选择 B 超下水压灌肠复位；患儿 1 岁，操作时需要家长配合固定、安抚等，最好父母中只选 1 人进入操作室；透视次数和时间应尽可能少，透视区域应尽可能小，并对男孩和操作室其他人员采取必要的辐射屏蔽措施，如穿铅衣等。

一、设备与设施

常见的放射设备与设施主要是人工放射设备，包括医用和非医用放射设备与设施。

（一）医用放射设备与设施

医用放射设备与设施主要是用于患者诊断、介入和治疗等医学过程。

1. 放射诊断和介入设备 主要通过 X 射线管产生的 X 射线、放射性核素产生的 γ 射线等进行医学成像，帮助医生进行疾病诊断和治疗。

（1）X 射线诊断设备：主要有普通 X 射线机、X 射线血管造影装置、CT 机等，产生的射线能量一般在数十到数百 keV 范围，属于中、低能 X 射线。

（2）核医学放射诊断设备：包括单光子发射计算机体层显像仪（SPECT）、正电子发射体层仪（PET）、甲状腺功能仪、肾图仪、骨密度仪、γ 计数器等。SPECT 一般采用产生数百 keV 能量 γ 光子的放射性核素，如锝-99m；大多数 PET 使用放射性核素氟-18 作为示踪剂，氟-18 发射出的正电子在移动过程中与碰到的负电子结合，发生电子对湮灭现象，转化成一对方向相反、能量相等（511keV）的 γ 光子。

2. 放射治疗设备 主要分三类。

（1）发射 α、β、γ 射线的放射性同位素或同位素装置，能量多在数+keV 到数 MeV 范围，如近距离照射中使用的碘-131，远距离照射（也称外照射）中使用的钴-60 治疗机。

（2）产生高能 X 射线的各类加速器，如直线加速器、回旋加速器等，射线能量在几 MeV 到数十 MeV 范围。

（3）产生电子束、质子束、中子束、碳离子束、负 π 介子束及其他重粒子束的各类加速器，射线能量一般在几 MeV 到数百 MeV 范围。

（二）非医用放射设备与设施

1. 核工业放射设备与设施 核工业是核能开发、利用的综合性新兴工业，涉及放射性地质勘探、核原料矿开采和加工（如铀）、核燃料元件制造、各种类型反应堆、核电站、放射性同位素生产、核武器生产及核工业废物处理等设备和设施。

2. 其他社会生产生活放射设备与设施 煤中含有天然放射性物质，所以燃烧煤排放的气态和液态流出物中可能含有放射性物质，对周围居民产生照射。另外，人们生活中可能会接触或使用一些放射性设备，如机场、车站 X 射线安检仪等，但这些放射源对个人的照射剂量较小。

二、操作技术和规程要求

为了放射防护的最优化，在进行辐射相关操作之前，必须制定相应的操作技术和规程，下面主要针对医疗照射的操作技术和规程进行介绍。

（一）诊疗前操作技术和规程

1. 认真核对诊断申请单或治疗单，确保诊疗程序和患者对应无误，了解病情，明确诊疗目的，对于书写不清楚、不完整及存在其他问题的诊断申请单或治疗单，要及时与医生、物理师、剂量师进行沟通并确认。

2. 检查患者是否符合程序要求，如是否能配合摆位要求，放疗患者体模或皮肤标记是否完好等。

3. 检查患者衣服、饰品等是否影响诊疗过程，并提醒患者进行必要的处理。

4. 根据诊疗要求选择适宜的设备及设备参数（如射线能量等）。

5. 诊疗前对患者进行训练或特殊准备告知，如对有屏气等特殊要求的患者进行屏气等特殊训练，对需要禁食或清洁肠道的患者应提前告知。

6. 与患者沟通诊疗过程中需要注意的其他细节，以确保达到诊疗目的，同时尽可能减少不必要的照射。

（二）诊疗中操作技术和规程

1. 患者取良好的诊疗体位或体位固定，并与诊疗设备间保持正确的空间位置关系，利于诊疗目的及放射防护。

2. 判断诊疗过程中可能存在的问题并及时处理，如判断摆位是否符合要求及精度，避免因体位问题导致重复检查或放疗中脱靶和照射太多邻近的正常组织。

3. 选用适宜的诊断扫描方式或放疗计划方案，尽可能在保证诊疗目的的基础上减少不必要的照射。

4. 采用合适的诊疗辅助装置，如乳腺射野使用压迫板、二维放疗使用铅挡块等。

5. 遵循其他与设备和诊疗程序相关的操作注意事项。

（三）诊疗后操作技术和规程

1. 记录诊疗过程。

2. 确保患者安全离开放射诊疗设备，完成全部诊疗程序后应正确关闭诊疗设备，如钴-60治疗机的源应回收到位，避免进入机房的工作人员或家属受到意外的照射。

3. 对于诊疗过程中的疑问或异常状况及时同主管医生和医院管理者沟通。

4. 发生放射事故或差错应及时上报相应的主管部门。

三、放射剂量评价

（一）放射剂量评价概述

低剂量照射主要引起随机性效应，其发生率虽与辐射剂量成正比，但没有阈值。由于有效剂量的基础是对照射与人体组织的原始物理作用及对引起随机性效应的生物反应的判断，有效剂量计算中，w_R 考虑了不同辐射诱发随机性效应作用的差异，w_T 考虑了不同组织发生随机性效应的辐射敏感性，因此低剂量照射适宜采用有效剂量描述。而高剂量照射可引起确定性效应，具有阈值，且损伤程度不仅与辐射质、组织敏感度有关，还取决于吸收剂量和剂量率大小，因此不宜采用当量剂量和有效剂量进行定量描述，应使用吸收剂量，涉及高 LET 辐射，应使用相对生物效应（RBE）加权后的吸收剂量。患者照射计划和风险收益评估采用当量剂量或受照组织的吸收剂量，而有效剂量用于患者照射的评价是受到严格限制的，尤其是对于器官、组织部分受照或非均匀受照的情况。有效剂量适用于职业和公众照射中随机效应风险的管理、不同诊断程序剂量大小的比较、同类技术和方法在不同国家和医院中的应用比较及相同医疗检查中不同技术的应用比较。

当量剂量和有效剂量不可测量，有效剂量的评估程序以测量运行实用量（如吸收剂量）为基础，并对指定器官或组织的吸收剂量求平均值，然后应用 w_R 和 w_T 得到有效剂量。

在外照射和内照射剂量的计算中，都可能用到参考体模，目前 ICRP 推荐使用一种体素模型，是基于真人的有效影像资料创建的具有解剖和生理特征的模型，比数学、模拟体模提供的人体信息更真实。目前已建立的体素模型可以提供人体的三维表达和主要器官、组织（约 140 个）的空间形态。参考体模还细分为不同性别，即成年参考男性体模和成年参考女性体模（二者的平均即参考人）。参考体模能够模拟辐射传输和能量沉积，进而可以计算在标准照射条件下相对物理量（如外照射粒子注量、空气比释动能、内照射摄入活度等）的转换系数，然后计算器官和组织的当量剂量，并进一步计算有效剂量，还能计算外照射下人体组织器官平均吸收剂量、有效剂量与辐射场特定量的关系等。

（二）外照射剂量评估

1. 对于外照射（放射治疗患者除外）**剂量的评估** 通常采用下列方式：①通过佩戴在身体上的个人剂量计进行个人剂量监测；②测量或估计 $H^*(10)$ 并乘以适当的转换系数，不同辐射场的外照射转换系数基于参考体模得到。个人剂量监测的运行实用量是 $H_p(10)$ 和 $H_p(0.07)$。如果受照人体将个人剂量计佩戴在具有代表性的部位，并且处于低剂量和全身均匀性照射的情况下，$H_p(10)$ 就提供了一个对放射防护目的足够精确的有效剂量评估。

2. 对于外射束治疗患者剂量的评估 有两种方式：①通过放疗计划系统工具直接评估患者剂量，如等剂量线分布、剂量体积直方图（dose-volume histogram，DVH）等可以评价相应危及器官或其他正常组织体积受到的放疗剂量；②通过治疗过程中的监测数据，重建患者体内剂量分布，再利用等剂量线、DVH 等类似工具评估患者各组织器官受到的照射剂量。

（三）内照射剂量评估

1. 放射性核素摄入量的估算方法 放射性核素摄入量可以被看作内照射剂量评估的运行实用量，摄入量可以根据直接测量估算，如全身或指定器官或组织的体外监测；也可以通过间接测量来估算，如尿或粪便等排泄物和其他生物样品的放射性水平监测数据；或者通过测量环境样本（如水和食物、空气等）及运用生物动力学模型来估算。然后根据摄入量和 ICRP 推荐的相应放射性核素的剂量系数，计算得到有效剂量。

2. 内照射剂量的估算方法 对于内照射当量剂量和有效剂量，还没有定义出可以直接评价的运行实用量，一般先测量滞留在体内的放射性物质的量，再利用参考剂量系数转换。参考剂量系数是指单位摄入量所致剂量，单位为 Sv/Bq。而计算摄入放射性核素的剂量系数，需采用核素的生物动力学模型，参考生理学数据及参考体模来得到。其中，模型描述不同化学形态的放射性核素的摄入、进入血液后的体内分布和滞留。

一般情况下，如果已知放射性核素的总摄入量 Q_0，可由式（8-1）求出全身待积有效剂量。

$$E_{(50)} = Q_0 \sum_T w_T \cdot H_{T(50)} \tag{8-1}$$

式中，$H_{T(50)}$ 为摄入单位放射性活度核素的靶器官（T）所接受的待积当量剂量；w_T 为靶器官（T）的组织权重因子。

四、质量控制和质量保证

质量控制（quality control，QC）和质量保证（quality assurance，QA）都是质量管理的重要组成部分，前者是保持产品、过程或服务满足规定的质量要求所采取的技术措施和活动，后者是确保一个组织、系统及其组成部分良好运行所必需的计划和系统措施。

（一）医疗照射的质量控制和质量保证

医疗照射质量控制和质量保证的基本内容至少应包括：①建立诊疗过程放射防护的质量管理体系，单位质量管理组织应有明确的岗位职责，所有人员应经过培训并取得相应的资质；②依据相关政策、指导性文件制定质量保证计划和规程，包括明确诊疗设备放射防护的目标和标准、检测方法、检测周期等；③评价检测仪器是否符合要求并定期检定和校准，校准结果应有溯源性；④实施设备检测和程序评价，包括对新安装或重大维修后的诊疗设备进行验收检测，对运行中的诊疗设备进行状态检测和稳定性检测及对诊疗程序实施过程进行评价；⑤及时对检测和评价结果进行分析，如果不符合标准或规范要求，应立即停止诊疗操作，然后分析原因，设备经校正或维修并检测合格、程序经纠正后才能恢复诊疗操作；⑥应建立质量档案，记录质量检测、评价结果、纠正和维修经过等，并长期保存，设备转让时质量档案应一并转让。诊疗设备的使用人员应能够及时了解最新检测结果，以便根据设备状态调整照射条件和防护措施。

（二）医疗照射质量管理制度

医疗照射（包括放射诊断和放射治疗）的质量管理制度至少应包括以下内容：①完善诊疗申请及处方程序；②诊疗实施过程操作规范，包括患者信息及身份识别，首次放疗，放疗医师、物理师必须和放疗技师一起参与患者摆位，精确确定治疗靶点等；③诊疗程序应尽可能减少不必要的照射，如放射诊断使射线仅仅覆盖待检查部位，采用铅衣等屏蔽周围区域。放射治疗计划设计要求在给予靶区足够剂量的同时，尽可能减少危及器官和其他正常组织剂量；④规范放射性药物的管理和使用，包括放射性药物制备及转运、临床环境、可靠的施药程序及药物施用量质控、患者的运送和准备、设备操作、采购规程和废物处理等内容；⑤放射诊疗操作室外张贴放射标识和相关安全防护知识等；⑥人员应接受相应的技术培训，单位应制定经验收集程序；⑦完善数据分析、处理和结果报告程序，包括处理规程、设备性能、数据精确度和完整性等内容。

第三节　剂量限制

一、剂量限制基本概念和准则

（一）剂量限制基本概念

1. 剂量约束（dose constraint）　是计划照射（医疗照射除外）情况下，一个预期的源相关的个人剂量限制，对来自某个源的最高被照射个人提供一个基本防护水平，在防护最优化中作为该源预期剂量的上限。对于职业照射，剂量约束是在研究最优化过程中选定的个人剂量限制数值；而对于公众照射，剂量约束是公众成员预期从任何可控源计划照射中接受的剂量上限。注意，医疗照射中的抚育者、照顾者及生物医学研究志愿者适宜采用剂量约束。

在计划过程中，必须确保源相关的剂量不得超过剂量约束，防护最优化将寻求剂量约束下的可接受的剂量水平。在超过剂量约束时的必要行动包括：确定防护是否已经是最优化，是否已经选择了适当的剂量约束，进一步减少剂量到可接受水平的措施是否适当。

剂量约束是确保防护最优化过程中避免不公平结果的手段，大多数防护最优化的方法倾向于强调社会和全体受照人员的利益和损害。但利益和损害不可能以相同的方式分配到整个社会，因此可能在人与人之间形成实质的不公平，优化过程中引入剂量约束可以减少这种不公平。

2. 参考水平（reference level）　在应急照射或可控的现存照射下，参考水平代表一个剂量或风险水平，高于该水平的照射将被判为不宜计划允许其发生，当然低于该水平也应进行防护最优化，参考水平值的选择取决于所考虑照射当时的环境情况。当一个应急照射情况已经发生或一个现存照射情况已经确定，并且防护行动已经实施，工作人员和公众成员的剂量就能够被测量或评价。参考水平可以作为一个具有不同功能的基准，并以此对防护选择进行回顾性判断。计划的防护策略实施后导致的剂量分布可能包含或不包含参考水平以上的照射，这取决于策略实施的成效，如有可能应努力将照射降到参考水平以下。另外，DRL 用于医学影像诊断程序中判断患者剂量或注射活度是否异常高或低，这部分内容将在后面单独讲述。

3. 剂量限值（dose limit）　是计划照射情况下对个人产生的有效剂量或当量剂量不得超过的数值。剂量限值仅适用于计划照射情况（医疗照射除外），在一种照射类型中，职业或公众的剂量限值适用于正当性实践中源的照射总和。因为很难评估所有源对一个人的照射总量，所以有必要取剂量近似值与剂量限值比较，尤其是对于公众照射。

剂量限值不适用于应急照射情况，对于承担紧急救援行动的知情志愿者，正常的剂量限制可以放松。但应急照射后期，承担恢复重建的人员应视为受职业照射的工作人员，遵循职业照射剂量限值，并按正常职业照射防护标准采取防护措施。对于经非密封放射性核素治疗后出院的患者，抚育、照顾他们的知情人员通常也不宜遵循公众剂量限值。

（二）剂量约束、参考水平和剂量限值的关系

对于计划照射情况，与源相关的个人剂量限制是剂量约束，而对应多个源的是剂量限值；对于应急照射和可控的现存照射情况，则为参考水平。剂量约束和参考水平是防护最优化过程的关键，以确保在考虑社会和经济因素基础上，所有照射保持在可合理达到的最低水平。剂量约束或参考水平以下的源相关最优化原则是最有效的防护工具。在数值上，剂量约束总是低于相关的剂量限值。剂量限值仅适用于计划照射情况（医疗照射除外），是个人剂量不得超过的数值，是更加严格的剂量限制，而剂量约束和参考水平则不然。表 8-1 总结了剂量约束、参考水平和剂量限值的应用情况。

表 8-1　防护体系中剂量约束、参考水平和剂量限值的使用

照射情况类型	职业照射	公众照射	医疗照射
计划照射	剂量限值	剂量限值	诊断参考水平[c]
	剂量约束	剂量约束	（剂量约束[d]）
应急照射	参考水平[a]	参考水平	不适用
现存照射	不适用[b]	参考水平	不适用

a 长期的恢复作业应作为计划职业照射的一部分。

b 在受影响区域内长期从事补救工作或从事延续性工作所接受到的照射应作为计划职业照射的一部分，即使辐射源是"现存"的。

c 患者。

d 仅指抚育者、照顾者及生物医学研究志愿者。

（三）剂量约束和参考水平的准则

当剂量超过 100mSv 时，发生确定性效应的可能性增加，同时具有显著的致癌风险，因此，参考水平的最大值为 100mSv（急性或 1 年内遭受剂量）。对于 1 年内或短期超过 100mSv 的照射，只有在极端情况下才能判断为正当的，这些极端情况包括：不可避免的照射或者因挽救生命或阻止严重灾害等而受到的额外照射。

ICRP 还推荐了一些可以用于剂量约束和参考水平的数值准则，包括三个剂量层次，适用于三类照射情况，分别对应与所考虑照射情况相适应的一段时间内的预期剂量（表 8-2）。计划照射的剂量约束和现存照射的参考水平习惯性地表示为年有效剂量（mSv/年）。对于应急照射，参考水平表示为总的个人剩余剂量。假定不采取防护行动，预期因应急照射导致的总剂量叫作预期剂量，当实施了防护行动后可能产生的剂量叫作剩余剂量，而采取或制定防护措施所避免的剂量称为可防止剂量。

表 8-2　源相关剂量约束和参考水平的数值准则

剂量约束和参考水平层次[a]（mSv）	照射情况特征	放射防护要求	举例
>20~100[b, c]	个人受到非受控源的照射，或降低剂量的行动极其复杂。常通过对照射途径采取行动来控制照射	应考虑减小剂量。当剂量接近 100 mSv 时应更加努力减小剂量。受照个人需要得到辐射危险和减小剂量行动方面的信息。需要进行个人剂量评价	对辐射应急引起的最高计划剩余剂量设定参考水平
>1~20	个人通常会从照射情况受益，但未必来自照射本身。可以对源或照射途径采取行动来控制照射	如果可能，受照个人应该可以得到基本信息以便降低他们所受到的剂量。对于计划情况，需要进行个人照射评价与培训	对计划情况下的职业照射设定约束值。为接受放射性药物治疗患者的抚育者或照顾者设定约束值
≤1	个人很少或不从照射受益，但对整个社会有益。常通过对源直接采取行动来控制照射。防护要求可以预先计划	应该可以得到照射水平的基本信息。关于照射水平，应当对照射途径进行定期检查	对计划情况下的公众照射设定约束值

a 急性照射或年剂量。

b 在特殊情况下，为了挽救生命、防止严重的辐射诱发健康效应或阻止灾难的发展，知情的志愿工作者所受的剂量可能高于这一层次。

c 超过有关组织和器官的确定性效应剂量阈值的那些情况，总是需要采取行动。

二、医疗照射剂量限制

（一）诊断参考水平

1. 诊断参考水平定义 DRL 在医学影像特定程序中，判断电离辐射所致患者剂量或注射放射性药物活度是否异常高或低，是一种容易测量的与患者剂量相关的量，通常使用空气中的吸收剂量、标准体模或代表性患者表面组织等效材料中的吸收剂量。

特定程序的 DRL 适用于类似患者群体而非个人，用于确保剂量不会明显偏离同等部门针对该程序实现的剂量。DRL 不适用于管理某些程序导致的确定性效应，如荧光镜引导介入程序诱发的皮肤损伤。同时，DRL 也不适用于放射治疗。

2. 诊断参考水平的设置 医学成像中的 DRL，是在特定程序中给予患者的剂量水平或放射性物质的总量，其数值与剂量约束或剂量限值没有直接关系，也不是"好"和"坏"之间的分界线，而是在专业医疗团队和国家卫生和放射防护管理部门协调下，根据患者或参考患者剂量分布的百分数来选定。DRL 的选择要在剂量和图像质量之间取得良好的平衡，并进行区域评审及运行过程中的定期评审，评审周期要综合考虑稳定性和剂量分布的长期变化，选定的数值只适用于某一国家或地区。如果发现程序一直导致剂量超出相关的 DRL，则应对程序和设备进行本地审查，以确定防护已得到充分优化。DRL 应该具有灵活性，以便在合理的临床判断下允许更高的剂量。DRL 的数值是建议性的，因此不宜用于监管限制或商业目的。

设置 DRL 的指导原则是：①明确界定区域、国家或地方目标，包括医学影像任务的临床和技术条件的规范程度；②DRL 的选定值基于相关的区域、国家或地方数据；③用于 DRL 的量能够通过实际方式获得；④用于 DRL 的量是患者组织剂量相对变化的合适量度，因此是给定医学成像任务的患者风险的相对变化的合适量度；⑤清楚地说明在实践中应用 DRL 的方式。

（二）放射治疗剂量限制

放射治疗（简称放疗）不要求完全避免照射（包括某些严重损害组织的照射），而是在提高肿瘤照射效果和减少正常组织并发症之间寻求最佳平衡，使不必要的辐射剂量降至可合理达到的最低水平。这需要适当的医学训练，合理的临床判断，适宜的计划和设备、防护材料的使用，细致的治疗记录等以便患者能够被更好地治疗。放疗剂量评估和限制一般采用吸收剂量，并且具体到某一器官或组织，如脊髓。正常组织、器官损伤同它受到的吸收剂量和受照体积相关，其中串行器官更相关于最大剂量，并行器官更相关于受到某一剂量的体积。临床中，根据正常组织并发症发生概率，对危及器官给出了相应的耐受剂量（剂量或剂量体积上限值），如脊髓最大剂量为 45Gy，50% 腮腺体积不超过 30Gy。并且，这个耐受剂量和放疗实施方式相关，例如，剂量分割方式：大分割、短间期照射损伤更大，因此相应器官的耐受剂量更低。注意，很多文献中，耐受剂量的英文表述为"dose constraint"，这与放射防护学中的"剂量约束"不同，耐受剂量是一种严格的剂量限制，而"剂量约束"则应该考虑具体情况。

> **案例 8-6**
>
> 一例晚期鼻咽癌患者，肿瘤颅底侵犯贴近脑干，拟行放疗。
>
> **问题**：放疗计划设计时如何处理肿瘤和危及器官剂量？
>
> **分析**：明确肿瘤处方剂量和危及器官耐受剂量，明确放疗过程摆位误差，在照射肿瘤的同时使其他危及器官剂量尽可能低，尤其要平衡肿瘤和脑干剂量（脑干不超过耐受量）。

（三）特殊人群医疗照射的剂量限制

1. 妊娠患者医疗照射的剂量限制 由于胚胎和胎儿对电离辐射非常敏感，所以对怀孕女性患者的医疗照射的可行性和效能需进行特殊的考虑。大多数正确实施的诊断程序所致的出生前剂量，不会增加出生前后的死亡、发育障碍风险，但放疗等大剂量照射可能引起发育损害。通常远离骨盆的癌症可以采用放疗，但放疗计划应充分考虑散射等成分对胚胎或胎儿的预期照射剂量。骨盆癌症放疗难以避免对胚胎或胎儿产生严重甚至致死后果。妊娠患者具有医疗照射风险的知情权，并对是否因医疗照射而终止妊娠做出个人决定。ICRP 认为胚胎或胎儿的吸收剂量低于 100mGy 时，不应终止妊娠。

2. 放射性核素治疗中抚育和照顾者的剂量限制 非密封的放射性核素以药物形式注入、食入或吸入患者体内，并集中在人体组织直到衰变或排泄完成。核医学诊断程序结束后，很少需要进行公众防护，但诸如涉及碘-131 的核医学治疗程序，可能使他人产生较高剂量，尤其是抚育和照顾患者的人员，因此需要特殊的考虑。对于婴幼儿和没有直接参与抚育、照顾或探视的人员，推荐按公众成员对待（1mSv/年）；对于直接参与抚育和照顾的非婴幼儿人员，适宜采用每个疗程 5 mSv的剂量约束，但特殊情况可以适当放宽。甲状腺在 15 岁之前对辐射更敏感，应特别小心以避免婴儿、儿童、孕妇受到放射性碘治疗患者的污染。对于患者治疗后是否出院，应综合考虑患者体内剩余放射性活度、患者愿望、家庭情况（尤其是儿童）、环境因素、防护原则和规定等多种因素而确定。候诊室和公交工具内不需要对核医学患者采取特别的限制措施，除非其接受了放射性碘治疗。上述原则也适用于永久性植入密封源治疗的患者，但对死亡患者需要延迟其火化时间。

3. 生物医学研究中的志愿者 对妊娠妇女因参与生物医学研究而接受电离辐射并不绝对禁止，但并不鼓励参与，除非有怀孕时研究的必要条件，但这种情况应严格控制电离辐射剂量。不同情况下志愿者和抚育者、照顾者的剂量约束见表 8-3。

表 8-3 医疗照射的抚育者、照顾者及生物医学研究志愿者的剂量约束

照射的类型	ICRP 推荐
生物医学研究志愿者，如果对社会的利益是：	
一较小的	<0.1mSv
一居中的	0.1~1mSv
一适中的	1~10mSv
一相当大的	>10mSv
抚育者和照顾者	每次急性发作，5mSv

三、职业照射和公众照射的剂量限制

（一）职业照射剂量限制

计划情况下，职业照射剂量应通过最优化程序控制在源相关约束以下，并使用规定的剂量限值，该值应该在设计阶段确定。很多计划照射情况下的工作，通常可以得出在管理良好情况下的大致个人剂量水平，该信息可以用来建立相应工作的剂量约束。这种剂量约束值应该是源相关的，因为工作人员可能同时受到多个源的照射，制定剂量约束值是负责工作人员照射的相关组织的职责。对于短期或流动工作人员涉及多个雇主（包括许可证持有者）、监管机构的情况，需要多方密切合作，跟踪这些人员所受到的全部照射。

（二）公众照射剂量限制

计划照射情况下，公众照射剂量应基于最优化程序控制在源相关约束值以下，并采用剂量限值，并且公众成员的剂量约束必须小于公众剂量限值，这些数值应由国家监管机构规定。ICRP 推荐对于废物处置的公众照射不超过 0.3mSv/年，其中长寿命放射性废物的计划处置，一年内控制在0.1mSv 量级的剂量约束值。为了确保持续实践导致的年剂量累积不会在未来超过剂量限值，可以使用剂量负担，即一个事件最终可能产生的总剂量。表 8-4 和表 8-5 分别总结了计划照射情况下，

应急和现存照射的剂量限制。

表 8-4 计划照射情况下职业照射和公众照射的剂量限值和剂量约束

照射类型	ICRP 推荐	我国标准
	个人剂量限值[a]	
职业照射包括恢复作业	规定 5 年期内年均有效剂量 20 mSv[c]	连续 5 年的均有效剂量 20 mSv[d]
一晶状体	150 mSv/年[b]	50 mSv/年[b]
一皮肤	500 mSv/年[b]	150 mSv/年[b]
一手和脚	500 mSv/年[b]	150 mSv/年[b]
一孕妇,其他妊娠者	胚胎或胎儿 1 mSv	
公众照射	一年内 1 mSv	1 mSv/年,或 5 mSv/年,但 5 年平均不超过 1 mSv/年
一晶状体	15 mSv/年[b]	15 mSv/年[b]
一皮肤	50 mSv/年[b]	50 mSv/年[b]
	剂量约束[a]	
职业照射	≤20 mSv/年	
公众照射	在低于 1 mSv/年之下选择	
— 一般情况	视情况	
一放射性废物处置	≤0.3 mSv/年	
一长寿命放射性废物处置	≤0.3 mSv/年	
一持续照射	<~1 和~0.3 mSv/年[e]	
一长寿命核素的持续照射成分	≤0.1 mSv/年[f]	

a 有效剂量,除非另外指明。

b 当量剂量。

c 任意一年内有效剂量不超过 50 mSv,附加的限制适用于孕妇的职业照射。当用于放射性核素的摄入量时,剂量量是待积有效剂量。

d 由审管部门决定,剂量不可作任何追溯性平均。任意一年的有效剂量不超过 50 mSv,16~18 岁人员年有效剂量不大于 6 mSv。

e 剂量约束应小于 1 mSv,并以不超过约 0.3 mSv 的数值为宜。

f 如果没有剂量评估方法能够确保适用于任何可能的剂量组合情况,则考虑使用。

表 8-5 应急和现存照射情况下参考水平

照射类型	ICRP 推荐[a, d]
应急照射情况	参考水平
职业照射	
一抢救生命(知情的志愿者)	如果对其他人的利益超过了抢救者的危险,无剂量限制[c]
一其他紧急抢救作业	1000 或 500 mSv[c]
一其他抢救作业	≤100mSv[c]
公众照射	
一总体防护策略中的所有防范措施	视情况,在计划过程中典型值在 20~100mSv/年
现存照射情况	参考水平[a, d]
氡	
一住宅	<10mSv/年(<600 Bq/m^{-3})
一工作场所	<10mSv/年(<1500 Bq/m^{-3})
天然存在的放射性物质,天然本底辐射,人类栖息地放射性残留物	视情况,在 1~20mSv/年之间[b]

a 有效剂量,除非另指明。

b 任意一年内有效剂量不应超过 50mSv,附加的限制适用于孕妇的职业照射。当用于放射性核素的摄入时,剂量量是待积有效剂量。

c 由审管部门决定,剂量不可作任何追溯性平均。有效剂量低于 1000mSv 应避免严重的确定性效应;低于 500mSv 应避免其他确定性效应。

d 参考水平是指剩余剂量并用于评估防护策略。

第四节 医疗照射防护的基本方法

我国医疗照射防护的总趋势是：受检人数逐年增多，技术装备越来越好，职业放射人员接受的辐射剂量越来越小（介入、骨科复位和粒子植入医生除外），放射防护的重点，从原来的单纯关注医务人员，转向了同时关注医生和患者。

一、内照射防护的基本方法

放射性物质进入人体后，既具有生物化学毒性，又能以它的辐射作用造成人体损伤，这种作用称为内照射。内照射与外照射的显著差别是，即使不再进行放射性物质的操作，已经进入体内的放射性核素仍然在体内产生有害影响。

（一）内照射途径

造成内照射的原因，通常是吸入放射性物质污染的空气，饮用放射性物质污染的水，吃了放射性物质污染的食物，或者放射性物质从皮肤、伤口进入体内。由于核素的种类不同、毒性不同，带来的危险程度也不同。因此，根据放射性核素摄入体内产生危害作用的大小和在空气中的最大容许浓度，把它们分成极毒、高毒、中毒和低毒四组（表 8-6）。操作不同毒性的核素时，对操作设备和建筑物的设置地点等都有不同的要求。

进入人体的放射性核素，最终经过肝、肾、肠、肺或皮肤的生物过程排出体外。排出途径有大小便、汗和呼气。排出速度随放射性核素在细胞外体液中的浓度而变化，体内核素数目呈指数衰减。

（二）内照射防护的基本措施

内照射防护的基本原则，是在内照射实践正当性和防护最优化判定的基础上，尽可能地隔断放射性物质进入人体的各种途径，采取的基本方法有：

1. 防止放射性物质经呼吸道进入体内 空气污染是放射性物质进入体内的主要途径，因此应做到：①空气净化，通过空气过滤、除尘等方法，尽量降低空气中放射性粉尘或放射性气溶胶的浓度；②换气稀释，利用通风装置不断排出被污染的空气并换以清洁空气；③密闭操作，把可能成为污染源的放射性物质放在密闭的手套箱或其他密闭容器中进行操作，使它与工作场所的空气隔绝；④加强个人防护，操作人员应戴高效过滤材料做成的口罩、医用橡皮手套，穿工作服；在空气污染严重的场所，操作人员要戴头盔或穿气衣作业。

2. 防止放射性物质经口进入体内 避免水源、手、衣物等被污染或错误操作的发生，不得在开放型放射性工作场所或污染区进食或吸烟，不许穿着放射性工作场所的工作服进入食堂和宿舍等。

3. 防止放射性物质经皮肤进入体内 手或皮肤有小创伤，要妥善包扎好并戴上手套后，才能操作低水平的放射性物质；不准用有机溶剂洗手，避免增加皮肤渗透性。

4. 防止放射性物质排放 不经过处理的放射性物质大量排入江河、湖泊或注入地质条件差的深井，造成地面水或地下水源的污染。

5. 建立内照射监测系统 应对工作环境和周围环境中的空气、水源和有代表性的农牧产品进行常规监测，以便及时发现问题，改进防护措施。

（三）放射性工作场所及工作条件

1. 对放射性工作场所的划分 放射性工作场所指人类操作一定量的放射性物质或使用电离辐射装置的工作场所或单位。凡符合下列条件之一的工作单位或场所称为放射工作单位或场所。

（1）操作放射性物质的比活度大于 $7 \times 10^4 Bq \cdot kg^{-1}$，且每日最大操作量按毒性分组大于表 8-6 所列值。

表 8-6   放射性核素的每日最大操作量

放射性核素毒性组别	每日最大操作量	
	开放性放射源（Bq）	封闭性放射源（Bq）
极毒组（Ⅰ）	4×10^3	4×10^4
高毒组（Ⅱ）	4×10^4	4×10^5
中毒组（Ⅲ）	4×10^5	4×10^6
低毒组（Ⅳ）	4×10^6	4×10^7

表 8-7   操作性质的修正系数

操作性质	修正系数
干式扬尘操作	0.01
产生少量气体、气溶胶的操作	0.1
一般的湿式操作	1
简单的湿式操作	10
在工作场所储存	100

各组别的开放性放射源的日最大操作量应按操作性质将表 8-6 的值乘以表 8-7 的修正系数。

放射性工作单位的等效年用量以开放型工作单位所用的各种放射性核素的年用量分别乘以放射性核素毒性组别系数（极毒组为 10，高毒组为 1，中毒组为 0.1，低毒组为 0.01）的积之和。

开放型放射工作场所，按所用放射性核素的最大等效日操作量大小分为三级（表 8-8）。甲级单位的工作场所、干式扬尘操作的工作场所，应设在单独的建筑物内。乙、丙级单位的工作场所，可设在一般建筑物内，但应集中在同一层或同一端，与非放射工作场所隔开。

（2）操作带有放射性物质的仪器、仪表或产生电离辐射的设备装置，其放射性活度大于封闭性放射源的日最大操作量；或不加任何防护措施，放射源表面的当量剂量率高于 $0.04\text{mSv}\cdot\text{h}^{-1}$；或工作位置的当量剂量率高于 $2.5\mu\text{Sv}\cdot\text{h}^{-1}$；或间断性工作的年有效剂量高于 5mSv。

（3）使用电子加速器和操作产生电子束的装置，其电子束能量大于 5keV，且工作位置的当量剂量率符合上条所列的数值。

表 8-8   开放型放射工作场所的分级

工作单位级别	等效日最大操作量（Bq）
甲级	$>4\times10^9$
乙级	$2\times10^7\sim4\times10^9$
丙级	豁免活度值以上$\sim2\times10^7$

（4）在满足一般的卫生防护条件下，工作场所空气中放射性物质的浓度大于放射工作场所中导出空气浓度的 1/10。

对放射性核素进行毒性分组，主要是为了帮助确定工作场所内应有的装置、设备及应采取的防护措施，提供制定放射性工作场所剂量下限值的依据。

表 8-9   各类放射工作单位的防护监测区

单位类别	防护监测区的范围（m）
第一类	>150
第二类	30～150
第三类	<30

2. 开放型放射工作单位环境监测分类   对放射工作单位除按其所属性质进行类别划分外，还需在其周围划出防护监测区定期监测（表 8-9）。

这三个区域分别为第一类（非限制区）、第二类（监督区）、第三类（控制区）。

控制区（controlled area）是在辐射工作场所划分的一种区域，在这种区域内要求或可能要求采取专门的防护手段和安全措施，以便在正常工作条件下控制正常照射或防止污染扩散、防止潜在照射或限制其程度。在其中连续工作的人员一年内受到的照射剂量可能超过年限值的 3/10，如制备、分装放射性药物的操作室、给药室、治疗室、治疗病人的床位区等。

监督区（supervised area）是未被确定为控制区、通常不需要采取专门防护手段和安全措施，但需要经常对职业照射条件进行监督和评价的任何区域。在其中连续工作的人员一年内受到照射剂量一般不超过年限值 3/10，如使用放射性核素的标记实验室、显像室、诊断病人的床位区、放射性核素或药物的储存区、放射性废物储存区等。

非限制区（unrestricted area）指在其中连续工作的人员一年内受到的照射，一般不超过年限值1/10的区域。如工作人员的办公室、电梯、走廊等。

二、外照射防护的基本方法

位于人体外的放射源对人体产生的照射称为外照射。外照射的特点是只有当机体处于辐射场中时，才会引起辐射损伤，当机体离开辐射场后，就不再受照射。对人体而言，外照射引起的辐射损伤主要来自γ和X射线、中子，其次是β射线。由于α射线在空气中的射程短，能被一张纸或衣服挡住，一般来说，α射线不会造成外照射辐射损伤。外照射的危害有两种产生方式，一种来自装置或设备使用时所产生的电离辐射，如X射线机。另外一种来自具有自发衰变规律的放射性物质所产生的电离辐射。前者随机器关闭，外照射危害自动消除。而后者所产生的危害是持续性的，在其全部衰变成稳定核素之前，必须将其置于具有屏蔽性能的容器中封装起来，才可降低外照射的危害。

因此外照射防护的基本方法可归纳为：时间防护、距离防护和屏蔽防护。在实际防护工作中，三种防护手段要互相权衡、合理调节、联合使用。

（一）时间防护

人体受照剂量的大小，正比于与放射源接触的时间。时间防护就是利用这一原理，接触的时间越短，摆脱辐射的速度越快，所受到的照射就越少。所以时间防护是一种简单易行且无须经济代价的防护手段。要控制受照时间，放射工作人员就要事先做好操作计划，提高工作的熟练程度，掌握操作技巧，从而达到缩短受照时间的目的。

在某些场合下，如抢修设备或排除故障，工作人员不得不在强辐射场内进行工作，且可能持续一段时间，此时应采用轮流、替换方法，限制每个人的操作时间，将每个人所受照的剂量控制在拟定的限值以下。当然，这样安排并不能减少集体剂量，因此整个工作过程，要事先做好周密的计划，使得与完成这项工作相关的集体剂量保持在最低水平。

（二）距离防护

距离防护依据的基本原理是平方反比定律。对于外照射而言，若观测点离源的距离比源的线性尺寸大10倍以上，则放射源可被视为点源。如果忽略电离辐射在空气中的吸收和散射，那么辐射强度随放射源距离平方的增加而减弱。例如，距离放射源1cm处的辐射强度为I_0，距离放射源5cm和10cm处的辐射强度为I_2和I_3，则$I_2 = I_0 / d_2^2 = I_0 / 25$，$I_3 = I_0 / d_3^2 = I_0 / 100$。可见对于外照射的防护，距离因子$d^2$为一重要因素。

距离防护对任何辐射源都十分有效。增大人体与放射源之间距离的措施多种多样，常用的是使用灵活可靠的长柄操作工具，或者采用遥控设施远距离操作。操作室也要求有一定的面积和室高。

（三）屏蔽防护

屏蔽防护是外照射防护的主要方法，如铅防护服、机房设计等均涉及利用屏蔽对辐射的吸收。屏蔽防护，是指在人体和放射源之间放置能有效吸收放射线的材料，使穿过屏蔽材料后的射线强度降低到可被接受的水平，从而达到衰减或消除射线对人体危害的目的。屏蔽防护措施是否到位，直接关系到工作人员和公众的受照剂量和安全。对于单能窄束X（γ）光子辐射，经过屏蔽时其强度的变化遵从指数衰减规律。而实际情况较之复杂，主要是由于康普顿效应的存在，会产生能量较低的散射光子。散射光子偏离了原入射线的方向并离开屏蔽体，或在屏蔽体中几经散射后离开屏蔽体混入原入射线方向中，使原射线束展宽形成宽束射线。外照射防护中遇到的辐射大多是宽束辐射，在屏蔽防护设计中必须予以特别考虑。

三、外照射屏蔽材料的要求和确定方法

在放射诊断中，仅靠缩短时间和增大距离所起到的防护作用是有限的，因此屏蔽就显得尤其重要。屏蔽设计应遵循的原则，也是外照射防护的基本原则，应尽量减少或避免电离辐射从外部对人体的照射，无论是接受职业照射的工作人员或者广大公众，都应使之所接受的剂量低于有关法规确定的剂量限值，做到可合理达到的尽可能低的水平，即符合 ALARA 原则。屏蔽设计中最主要的内容，是各类 X 射线机的机房的设计。在机房的设计中，既要考虑防护安全，又要便于临床的使用；既要考虑接触辐射工作的医疗人员，又要考虑患者及陪伴的家属和其他非放射线工作者等公众人员。由于各类人员的剂量限值不同，所以在设计中对于各种因素的取舍、参量的引用要给予综合分析和考虑。

（一）对屏蔽材料的要求

只要所用物质的厚度足以将辐射衰减到可以被接受的水平，则可用作辐射屏蔽的材料。但是，在选择医用辐射屏蔽材料时，除主要考虑材料的防护性能、结构性能、稳定性能三项基本因素外，还应考虑经济成本。

1. 屏蔽材料的防护性能　主要是指材料对辐射的衰减能力。具体来说，就是为达到某一预定的屏蔽效果所需要的材料的厚度和重量。显然，只要屏蔽效果相当，且成本差别不太大，则厚度最薄、重量最轻的材料是最理想的。因为某些场合下，屏蔽材料的厚度和重量常会受到可供占用的空间大小和建筑物承重能力的制约。此外，还要求所选用的材料在衰减入射辐射的过程中不产生贯穿性的次级辐射，或者即使产生，也易于衰减。这一点在屏蔽电子束、中子束时应格外注意。如果辐射场是由中子和 X（γ）射线组成的混合辐射场，则选用的材料最好既可屏蔽中子，也可屏蔽 X（γ）射线。

2. 屏蔽材料的结构性能　屏蔽防护设计中，要求选用的屏蔽材料不仅起到屏蔽辐射的作用，而且能够成为建筑结构的一部分。所以，屏蔽材料应具有一定的结构性能，其中包括材料的物理形态、力学特性、加工工艺和机械强度等。

通常屏蔽材料的结构形式可分为固定式和移动式两种类型。固定式的有防护墙、地板、防护门、天棚等；移动式的主要指在操作辐射源时使用的防护器材，包括铅板，铅手套，防护屏风及运送、储存放射源的铅罐，运载工具汽车，火车等。

3. 屏蔽材料的稳定性能　稳定性能关系到屏蔽效果的持久性。为了保证屏蔽效果不随时间而衰退，要求材料具有抗辐射损伤的能力，而且还要求当材料处于水、汽、酸、碱、高温环境中时，能耐高温、抗腐蚀。

此外，屏蔽材料的选择还应造价低廉、来源广泛、加工方便。铅有毒、不易进行操作，且大块的铅在没有良好支撑情况下容易下垂。此外，还应易于安装、便于维修等，混凝土价格便宜、易于处理，但需要较厚的混凝土才能达到预期的防护效果。

（二）常用屏蔽防护材料

1. 屏蔽 X（γ）光子辐射　一类是高原子序数、高密度的金属材料，如铅、铁、钨、铀等；另一类是低原子序数的通用建筑材料，如混凝土、砖、土等。

（1）铅：原子序数是 82，密度为 $11.3g/cm^3$，有很好的抗腐蚀性能，在射线辐照下不易损伤。其缺点是价格较贵、结构性能不好、硬度低、机械强度差、不耐高温。铅对低能和高能 X（γ）射线有很强的衰减本领，是屏蔽 X（γ）射线的良好材料。但是，在 1MeV 到几 MeV 这一较窄的能区内，同样的屏蔽效果，铅的重量与中低原子序数物质的重量差不多。铅常用在需要移动的局部屏蔽的设备中，如铅屏风、放射源容器等。在可供占用的空间较为紧凑的情形下，也可考虑用铅作固定的防护屏障。铅常做成铅皮形式，安装铅皮时，须以木头或钢作背衬，否则铅会因自重而下垂。

（2）铁：原子序数为 26，密度 7.8g/cm³，成本不高，易于获得，对 X（γ）射线有较好的防护性能。一般情况下，对于相同的衰减倍数，铁的重量大致仅比铅重 30%。铁的机械强度很高，因此是防护性能和结构性能兼优的屏蔽材料。多用于固定的防护屏障中。

（3）混凝土：由水泥、粗骨料（石子）、砂子和水混合而成，密度约为 2.3g/cm³。普通混凝土成本低廉，有良好的结构性能，多用作固定的防护屏障。在可供占用空间有限的地方，需要提高混凝土对 X（γ）射线的屏蔽能力，这时可以通过加进重骨料，如重晶石、铁矿石或铸铁块等，制成密度较大的重混凝土。但重混凝土的成本较高，且浇注时必须保证重骨料在整个防护屏障内的均匀分布。

如果计划将辐射源安放在现存的建筑物内，则在屏蔽计算中应该考虑建筑物中原有的砖墙、灰泥等建筑材料对屏蔽的贡献。由于这些建筑材料大多由低原子序数物质构成，因此可以用 $d_{混凝土} = d_{材料} \times (\rho_{材料} / \rho_{混凝土})$，将实际厚度折合成等效的混凝土厚度。

2. 屏蔽高能电子 靠近辐射源处选择含较轻元素高的材料，在含轻元素高的材料后采用含重元素高的材料，一般用铝或铅玻璃防护。

铝的原子序数是 13，密度为 2.7g/cm³，密度中等、购买成本不高、易加工，对高能电子束有较好的屏蔽效果。

3. 屏蔽快中子 一般选择含氢量高的水、石蜡、塑料制品及含较轻元素的材料，如石墨混凝土等。

（1）水：水的有效原子序数为 7.4，密度为 1g/cm³，含氢量丰富。容易获得、可流动、透明、无毒性，在大多数情况下性质是稳定的。循环水屏蔽中子源效果比较好。

（2）石蜡：石蜡密度为 0.880～0.915g/cm³，含氢量比水要更丰富些，屏蔽同能量的中子，厚度可比水减少 20%左右。能做成各种形状的防护物，化学性质稳定，但不耐高温、结构性能较差。

（三）铅当量

为测定各种防护材料的屏蔽性能，通常用铅厚度进行比较。因此，把与防护材料屏蔽效果等同的铅厚度值称为该屏蔽材料的铅当量，单位为毫米铅（mm Pb）。铅当量的大小反映屏蔽材料对射线吸收能力的强弱，但防护材料的铅当量值不是固定不变的，它与射线的能量、防护材料厚度、照射野大小等因素有关。所以，在标明防护材料的铅当量时，必须注明材料厚度和测试用的射线能量（通常用管电压和滤过厚度表示）。铅当量的测定参照半值层的测量方法。

在实际应用中屏蔽材料的选择，应根据射线与物质作用的形式、辐射源的强度、用途和操作等情况来综合考虑。例如，在建筑机房、γ射线辅助室等，应选择砖和混凝土。如果安装可移动的辐射装置，如钴治疗机头，因屏蔽体应尽量小，通常选择铅等高密度材料。

（四）屏蔽厚度的确定依据

从放射性的衰减理论讲，经屏蔽后的放射线剂量永远不会变成零。因此放射线的屏蔽设计，并不在于确定一个完全吸收放射线的物质层厚度，而是设法找到使穿过屏蔽层的放射线剂量降低若干倍，并满足剂量限值的屏蔽层厚度。

1. 当量剂量限值和最优化 医用射线的屏蔽计算，首先应根据剂量控制原则进行，工作人员和公众的受照剂量均不得超过规定的当量剂量限值，并按最优化原则处理。即在考虑了经济和社会因素后，使辐射照射保持在可以合理做到的最低水平。按国家有关防护法规所规定的剂量限值，辐射工作人员年有效剂量应低于 20mSv；公众成员的年有效剂量应低于 1mSv。根据这一要求，在实际的屏蔽设计中，辐射控制区的空气比释动能应低于 0.1mGy/周，非辐射控制区的空气比释动能应低于 0.02mGy/周。

2. 屏蔽用途和距离 被屏蔽的射线分为有用射线、散射线和漏射线。防御有用射线的屏蔽为初级防护屏，防御散、漏射线的屏蔽为次级防护屏。应根据屏蔽用途、放射源的类型、放射源的能量、放射源的活度及放射源距离的远近，设计各种防护设施和防护用品的防护厚度。

由于屏蔽材料的种类、密度不同，它们的防护性能也不同，因此，对于同一屏蔽设施所需的屏蔽厚度也各不一样。

3. 工作负荷 W 是指周工作负荷，在数值上等于每周 X 射线机的曝光时间与管电流的乘积。W 一般取数月或 1 年工作量的平均值。它表征 X 射线机使用的频繁程度。同时也是输出量多少的一种标志。若是 γ 射线源，则 W 是指 1m 处射线束（有用线束和漏射线）1 周的空气吸收剂量。

4. 居留因子 T 除非辐射源设施孤立地建立在偏僻的地方，否则只要有人在辐射控制区外居住、逗留，对辐射源均应设置足够的防护屏障，以便将公众成员受到的辐射照射控制在相应的限值以下。显然，在控制区外的每一个地方，不会在辐射源开启时间内始终有人居留；在辐射源开启的时间内，必然有的地方人们逗留的会短暂一点。可见，人们在控制区外逗留的时间只是辐射源开启时间的一个分数。在屏蔽设计中，各类人员停留相关区域的时间与 X 射线机总出束时间的比例称为居留因子，用于校正有关区域居留程度和类型。对于操作室、邻近医生诊断室、邻近走廊等，居留因子 $T=1$。而对于那些非经常性逗留的区域，如过道、休息室等，居留因子 $T=1/4$；偶尔有人逗留的区域，如洗手间、楼梯、共浴室、行人或车辆通行的外部区域等处，居留因子 $T=1/16$。

5. 使用因子 U 原射线或散射线、漏射线射向防护计算点方向的剂量负荷比或照射时间比称为使用因子。该值依赖于辐射源装置类型及所涉及的阻挡层。例如，对主防护墙和天花板，它受照的时间只为整个照射时间的分数，使用因子 U 可能为 1/2～1/4；但对大面积固定侧墙照射，U 应该取 1；对漏、散射线，因所有时间都有照射，其 U 值必须取 1。

6. 距离因子 d 指的是以米为单位，防护计算点或防护区域代表点距放射源的直线距离。在屏蔽设计中，对原射线和散射线均要应用平方反比定律。

7. 透射因子 B 在屏蔽设计中，把在同一位置阻挡层后的空气比释动能与未加阻挡层前的空气比释动能的比值称为透射因子，用来描述宽束 X 射线在屏蔽材料中的衰减能力。

（五）医疗照射屏蔽厚度的估算方法

1. 透射量计算法 利用有用线束的透射量，确定其屏蔽厚度：

$$B = \frac{Pd^2}{WUT} \qquad (8\text{-}2)$$

式中，B 为有用线束的最大允许透射量（透射参数），单位是 mSv · m²/（mA · min）或 mGy · m²/（mA · min）；相应于 B 值的屏蔽厚度可由图 8-1、图 8-2 中的透射曲线读出；d 为辐射源到考查点的距离，单位 m；P 是以每周的剂量当量（或集体剂量当量）表示的剂量限值，单位 Sv/周；W 为有用线束的工作负荷，单位 mA · min/周；U 是使用因子（表 8-10）；T 是居留因子（表 8-11）。

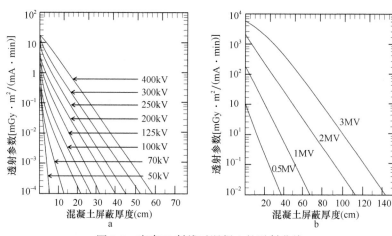

图 8-1 宽束 X 射线对混凝土的透射曲线

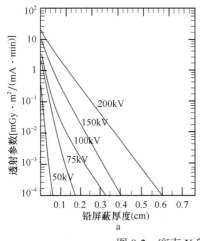 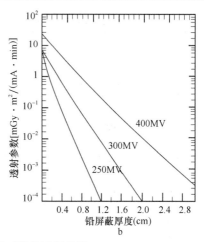

图 8-2　宽束 X 射线对铅的透射曲线

表 8-10　周剂量限值 P 和使用因子 U

受照人员类型	剂量限值 P（mSv/周）	有用线束方向	使用因子
放射工作人员	1	有用线束固定照射方向旋转式治疗机	1
公众中的个人	0.1	有用线束朝向墙壁	0.25
公众中的个人长期受照	0.02	顶棚	0.0625

表 8-11　居留因子 T

场所	居留因子
工作室、办公室、候诊室、居住区等有人居留的地方	1
公共走廊、人操纵的电梯、无人看管的停车场等	0.25
有时有人居留的地方	0.0625

例 8-1　一台工作电压为 200kV 的 X 射线机，管电流 30mA，每周工作 5 天，每天工作 4 小时，观察点与辐射源的距离为 3m，计算初级防护屏混凝土屏蔽墙厚度是多少？如果采用铅做防护，其厚度如何？

解：$W = I \cdot t = 30 \times 4 \times 5 \times 60 = 36000$ mA·min/周

查表 8-10，表 8-11 可得 U 和 T；代入

$$WUT = 36000 \times 0.25 \times 1 = 9000 \text{ mA·min/周}$$

若在表 8-10 中取公众中的个人，$P = 0.1$ mSv/周，所以

$$B = \frac{Pd^2}{WUT} = \frac{0.1 \times 3^2}{9000} = 10^{-4} \text{ mSv·m}^2/（\text{mA·min}）$$

由图 8-1（a）查出混凝土的厚度为 40cm，再由图 8-2（a）查出铅的厚度为 0.60cm。

2. 查表法计算屏蔽厚度　初、次级防护屏蔽厚度也可用查表法来确定。表 8-12 和表 8-13 是在符合周剂量限值的前提下，通过计算和实际测量得到的铅和混凝土的初、次级防护厚度。表 8-12 表示有用线束在周剂量限值下的防护厚度，即对初级线束在周剂量限值下的防护厚度；而表 8-13 表示散、漏射线在周剂量限值下的防护厚度，或称对次级线束在周剂量限值下的防护厚度。表中数据的条件是，X 射线管焦点到散射体的距离为 50cm；90°方向散射；有用线束入射到散射体的照射量率与散射到 1m 处的照射量率之比为 0.1%；管电压为 50～150 kV 时，距焦点 1m 处的漏射线为 1mGy·h^{-1}，管电压在 200～400kV 时为 10mGy·h^{-1}；未考虑空气造成的衰减。

表 8-12　有用线束在周剂量限值下的防护厚度

管电压 （kV）	工作负荷 （mA·min/周）	铅厚度（cm）				混凝土厚度（cm）			
		距焦点 1m	距焦点 2m	距焦点 4m	距焦点 8m	距焦点 1m	距焦点 2m	距焦点 4m	距焦点 8m
50	500	0.04	0.03	0.02	0.01	3.4	2.5	1.6	0.9
	125	0.03	0.02	0.01	0.01	2.5	1.6	0.9	0.4
	30	0.02	0.01	0.01	—	1.6	0.9	0.4	—
	8	0.01	0.01	—	—	0.9	0.4	—	—
75	500	0.10	0.08	0.05	0.03	9.7	7.4	5.0	3.0
	125	0.08	0.05	0.03	0.02	7.4	5.0	3.0	1.2
	30	0.05	0.03	0.02	—	5.0	3.0	1.2	—
	8	0.03	0.02	—	—	3.0	1.2	—	—
100	1000	0.24	0.19	0.14	0.09	17.1	13.6	10.4	7.1
	250	0.19	0.14	0.09	0.05	13.6	10.4	7.1	4.1
	60	0.14	0.09	0.05	0.03	10.4	7.1	4.1	1.5
	16	0.09	0.05	0.03	—	7.1	4.1	1.5	—
150	1000	0.30	0.25	0.19	0.14	25.5	21.1	16.8	12.3
	250	0.25	0.19	0.14	0.09	21.1	16.8	12.3	8.0
	60	0.19	0.14	0.09	0.05	16.8	12.3	8.0	4.0
	16	0.14	0.09	0.05	—	12.3	8.0	4.0	0.8
200	40000	0.66	0.58	0.51	0.43	46.3	41.0	35.9	30.6
	10000	0.58	0.51	0.43	0.35	41.0	35.9	30.6	25.4
	2500	0.51	0.43	0.35	0.28	35.9	30.6	25.4	20.1
	625	0.43	0.35	0.28	0.20	30.6	25.4	20.1	15.0
250	40000	1.26	1.09	0.91	0.74	51.8	46.5	41.0	35.4
	10000	1.09	0.91	0.74	0.59	46.5	41.0	35.4	29.82
	2500	0.91	0.74	0.59	0.44	41.0	35.4	29.8	4.1
	625	0.74	0.59	0.44	0.31	35.4	29.8	24.1	18.6

表 8-13　散、漏射线在周剂量限值下的防护厚度

管电压 （kV）	工作负荷 （mA·min/周）	铅厚度（cm）				混凝土厚度（cm）			
		距焦点 1m	距焦点 2m	距焦点 4m	距焦点 8m	距焦点 1m	距焦点 2m	距焦点 4m	距焦点 8m
50	500	0.02	0.01	0	0	1.0	0.3	0	0
	125	0.01	0	0	0	0.3	0	0	0
75	500	0.06	0.02	0.01	0	3.1	1.1	0.1	0
	125	0.02	0.01	0	0	1.1	0.1	0	0
	30	0.01	0	0	0	0.1	0	0	0
100	1000	0.08	0.04	0.02	0	5.5	2.7	0.3	0
	250	0.04	0.02	0	0	2.7	0.3	0	0
	60	0.02	0	0	0	0.3	0	0	0
150	1000	0.11	0.06	0.03	0	8.9	4.9	1.3	0
	250	0.06	0.03	0	0	4.9	1.3	0	0
	60	0.03	0	0	0	1.3	0	0	0
200	40000	0.40	0.32	0.24	0.16	26.9	21.6	16.4	11.3
	10000	0.32	0.24	0.16	0.09	21.6	16.4	11.3	6.4
	2500	0.24	0.16	0.09	0.04	16.4	11.3	6.4	2.0
	625	0.16	0.09	0.04	0	11.3	6.4	2.0	0
250	40000	0.78	0.61	0.45	0.28	30.6	25.1	19.4	13.9
	10000	0.61	0.45	0.28	0.14	25.1	19.4	13.9	8.5
	2500	0.45	0.28	0.14	0.05	19.4	13.5	8.5	3.4
	625	0.28	0.14	0.05	0	13.5	8.5	3.4	0

例 8-2　有一台管电流为 40mA 的 X 射线机,最高管电压为 150kV,平均周工作量为 250mA·min/周,焦点离防护墙的距离为 2m,求初级和次级混凝土防护墙的厚度各是多少? 若用铅做防护屏蔽,初级和次级铅板的厚度各是多少?

解:从表 8-12 和表 8-13 中分别查出初级、次级混凝土防护墙的厚度各是 16.8cm 和 1.3cm;初级和次级铅板的厚度各是 0.19cm 和 0.03cm。

3. 利用半值层估算屏蔽厚度　此方法主要用于 γ 源的计算。根据半值层概念(射线进入物质,其强度衰减到初始值一半时所具有的物质厚度),在 γ 射线照射下,空间距源 r(m)远距离的照射量率为

$$\dot{X} = \frac{2.13 \times 10^{-4} \times m}{r^2} \tag{8-3}$$

式中,m 为物质质量,单位用 g 表示;照射量率单位是 $C \cdot kg^{-1} \cdot h^{-1}$。不同材料对 γ 射线照射的半值层厚度不同,表 8-14 列出了几种防护材料的半值层值。

表 8-14　几种防护材料的 γ 射线衰减的半值层值

γ 射线能量(MeV)	水	混凝土	铁	铅
0.5	7.4	3.7	1.1	0.41
0.6	8.0	3.9	1.2	0.49
0.7	8.6	4.2	1.3	0.59
0.8	9.2	4.5	1.4	0.70
0.9	9.7	4.7	1.4	0.80
1.0	10.3	5.0	1.5	0.90
1.1	10.6	5.2	1.6	0.97
1.2	11.0	5.5	1.6	1.03
1.3	11.5	5.7	1.7	1.10
1.4	11.9	6.0	1.8	1.20
1.5	12.3	6.3	1.9	1.20
1.6	12.6	6.6	2.0	1.30
1.7	13.0	6.9	2.0	1.30
1.8	13.4	7.2	2.1	1.40
1.9	13.9	7.4	2.2	1.40
2.0	14.2	7.6	2.3	1.50
2.2	14.9	7.9	2.4	1.50
2.4	15.7	8.2	2.5	1.60
2.6	16.4	8.5	2.6	1.60
2.8	17.0	8.8	2.8	1.60
3.0	17.8	9.1	2.9	1.60

例 8-3　要在水井下装一个 100g 镭当量的 ^{60}Co 源,离水井表面 3m,要求井面的照射量率为 $4.70 \times 10^{-6} C \cdot kg^{-1} \cdot h^{-1}$,求需加多深的水屏蔽?

解:根据公式(8-3),可求出不加水时井面的照射量率为

$$\dot{X}_1 = \frac{2.13 \times 10^{-4} \times m}{r^2} = \frac{2.13 \times 10^{-4} \times 100}{3^2} = 2.37 \times 10^{-3} C \cdot kg^{-1} \cdot h^{-1}$$

要求屏蔽后井面的照射量率为 $\dot{X} = 4.70 \times 10^{-6} C \cdot kg^{-1} \cdot h^{-1}$,则需减弱的倍数为

$$k = \frac{\dot{X}_1}{\dot{X}} = \frac{2.37 \times 10^{-3}}{4.70 \times 10^{-6}} = 504$$

需要多少个"半厚度"才能减弱这些倍数？可以由 $2^n = 504$ 求得：

$$n \log 2 = \log 504$$

解得 $n = 9$。因 ^{60}Co 的 γ 线源能量为 1.25MeV，查表 8-14 中水的半值层在能量为 1.2MeV 时是 11.0，而 1.3MeV 时是 11.5，因此用内差法估算 1.25MeV 的半值层至少是 11.2cm，所以需要水屏蔽的厚度为

$$9 \times 11.2 = 100.8 \ （\text{cm}）$$

（徐春环　肖江洪）

思　考　题

1. 医疗照射防护的基本原则是什么？
2. 医疗外照射防护的基本方法是什么？外照射防护的屏蔽材料有哪些？
3. 放射防护最优化的定义是什么？简述防护最优化的主要步骤。
4. 简述外照射剂量评估的主要方式。
5. 简述剂量约束、参考水平和剂量限值的定义和相互关系。

第九章 医用 X 射线诊断的放射防护

【学习要求】

记忆：各种医用 X 射线诊断的剂量学表征量及典型患者剂量；医用 X 射线诊断的设备防护要求及机房防护要求。

理解：低剂量辐射宫内照射的生物学效应；儿童低剂量照射的健康风险。

运用：各种医用 X 射线诊断的放射防护临床操作最优化要求；孕妇和儿童放射检查的特殊放射防护。

第一节 普通 X 射线摄影的放射防护

一、剂量学表征量

案例 9-1

2017 年某地区疾病预防控制中心对比不同级别医院在使用数字 X 射线摄影及屏片 X 射线摄影对受检者进行摄影诊断时受检者剂量的差别进行了调查分析，采用了热释光剂量计（TLD）法测量 X 射线摄影成人受检者入射体表剂量（ESD），选择 20 家医院，年龄为 21～70 岁的受检者，男性体重在 53～80kg，女性体重在 48～70kg。测量部位包含头颅后前位（PA）和侧位（LAT）、胸部（PA、LAT）、腰椎（PA、LAT）及胸椎（PA、LAT）。共对 961 次摄影进行了调查，比较各级医院的受检者体表剂量平均值，在满足诊断需求的基础上，三级医院的受检者体表剂量平均值最小，分别为：0.28mGy、0.37mGy、0.32mGy、0.10mGy、2.57mGy、1.89mGy、4.0mGy 和 4.71mGy。结果显示：数字 X 射线摄影对受检者产生的剂量比屏片 X 射线摄影低；使用同种摄影设备对受检者产生的剂量中，三级医院最低，一级医院最高。

问题：

1. 案例中入射体表剂量 ESD 的含义是什么？
2. 减少患者入射皮肤吸收剂量的方法有哪些？

分析：

1. 案例中 ESD 的含义是指患者入射体表处的空气吸收剂量，不能与患者的入射空气比释动能相混淆。
2. 用高千伏低毫安秒的摄影方式，减少屏片摄影，增加数字摄影方式。做好非投照区域放射防护。加强医院放射工作人员的培训，提高放射工作人员的业务能力，尽量减少受检者所受剂量。

（一）入射空气比释动能及入射体表剂量

X 射线摄影中患者剂量测量的主要剂量学表征量包括入射空气比释动能 K_i（无反散射）、入射表面空气比释动能 K_e（包括反散射）及空气比释动能-面积乘积（P_{KA}），以前常用入射体表剂量（entrance surface dose，ESD，包括反散射）、入射体表剂量率（entrance surface dose rate，ESDR）和剂量面积乘积（dose area product，DAP）。可根据用户需求测量其中一个或多个量。对每一患者，可利用曝光参数的记录值和球管输出量 $Y(d)$ 测量值计算得到 K_i。通常将 K_e 或 ESD 也称入射皮肤吸收剂量，他们提供了患者剂量的直接评估，可用 TLD，或光激发光剂量计（OSL）、辐射光致发光剂量计（radio-photolu-minescence dosimeter）、电离室剂量仪等固体发光剂量计测量。较为常用的为 TLD 法，其优点是能监测入射体表处的剂量分布和导出平均的入射体表剂量率（ESDR），其缺点是不能进行实时监测。利用 DAP 仪可方便地实现实时在线显示剂量率或者累积剂量。根据测得的 DAP 值、照射野位置与大小可估算出受检者的器官剂量与有效剂量。

普通 X 射线检查中，从简单和使用的角度出发，通常直接检测入射体表剂量 ESD（含反散射）或 K_e 在数值上可以视为入射体表的吸收剂量。以 ESD 或 K_e 为基础，利用入射皮肤剂量和器官剂量转换系数按照公式（9-1）计算器官或组织的吸收剂量：

$$D_{T, R}=C_R \cdot D_S \qquad (9-1)$$

式中，$D_{T, R}$ 为器官或组织的吸收剂量，mGy；C_R 为器官剂量转换系数，mGy/Gy；D_S 为入射皮肤剂量，Gy。

可利用器官或组织的吸收剂量和组织权重因子按公式（9-2）计算有效剂量 E：

$$E = \sum_T w_T \cdot \sum_R w_R \cdot D_{T,R} \qquad (9-2)$$

式中，E 为有效剂量，mSv；$D_{T, R}$ 为器官或组织的吸收剂量，mGy；w_R 为辐射权重因数，对 X 射线为 1，无量纲；W_T 为组织权重因数，无量纲。

蒙特卡罗（Monte-Carlo）技术是用计算机模型（数学模体或体素模体）模拟 X 射线束与人体相互作用的物理过程，推导 X 射线光子在人体解剖计算机模型中的能量沉积。通常，可对常规测量值（K_e、ESD、P_{KA}）通过适当的蒙特卡罗计算得到的转换系数来估算患者剂量。

芬兰辐射与核安全全局（STUK）开发了基于蒙特卡罗方法的 PCXMC 计算机程序，用于计算医学 X 射线检查（摄影和透视）所致患者器官剂量和有效剂量。该程序对新生儿到成人的 6 个年龄段使用男女同体的模体，可计算 29 个组织或器官的剂量，给出基于 ICRP 第 103 号出版物和第 60 号出版物不同组织权重因数的有效剂量估算值。该程序使用简单，界面友好，只需输入检查数据。用户可自由选择患者剂量测量的实测值、检查技术因素、曝光条件、显像部位和方向及患者的身高、体重、年龄等参数。在计算器官剂量转换系数时，PCXMC 程序与其他软件之间有很好的一致性。RadtechDose 是一款国产剂量估算软件，也是基于蒙卡方法使用中国人体素模型对 X 射线摄影和透视的患者器官剂量和有效剂量进行估算，其结果更贴合中国人实际，并实现临床检查的自动批量估算和辐射剂量大数据的统计分析，以实现放射剂量数据和患者受照累积剂量的管理。

（二）典型患者剂量

不同 X 射线诊断检查患者皮肤吸收剂量、器官剂量典型值、有效剂量等"典型剂量"并不能代表某一具体患者在检查中所接受的实际剂量。患者在检查时的实际剂量在不同国家和地区、不同医院乃至同一医院的不同检查室之间可能存在显著差异，可能受到设备类型和性能、操作者的技能、技术因子的选择、质量控制及患者身材等多因素的影响。自 20 世纪 80 年代以来，由于设备改进、广泛的剂量调查与核查、推行诊断参考水平（医疗照射指导水平）和影像质量标准，许多国家常规 X 射线检查所致患者剂量水平呈大幅度下降趋势。

联合国原子辐射效应科学委员会（United Nations Scientific Committee on the Effect of Atomic Radiation，UNSCEAR）2008 年报告显示，从上次调查（1991～1996 年）以来，1997～2007 年每年全球放射学（医学和牙科）检查总数从 24 亿人次上升到 36 亿人次，增加了约 50%；就常规 X 射线摄影和透视而言，不同国家间检查频度和患者剂量差异相当大，反映了各地实践、设备和人员方面的显著差异：全球范围内许多医疗中心引入数字化成像设备（DR 或 CR），但现有证据尚不能准确评估数字 X 射线成像检查对摄影和透视患者剂量水平的影响。

典型成年受检者 X 射线摄影的剂量指导水平见表 9-1、每次 X 射线摄影或透视所致成人患者有效剂量典型值见表 9-2。

表 9-1 典型成年受检者 X 射线摄影的剂量指导水平

检查部位	投照方位	每次摄影入射体表剂量（mGy）
腰椎	AP	10
	LAT	30
	LSJ	40

续表

检查部位	投照方位	每次摄影入射体表剂量（mGy）
腹部，胆囊造影，静脉尿路造影	AP	10
骨盆	AP	10
髋关节	AP	10
胸	PA	0.4
	LAT	1.5
胸椎	PA	7
	LAT	20
牙齿	牙根尖周	7
	AP	5
头颅	PA	5
	LAT	3

注：AP，前后位投照；LAT；侧位投照；LSJ，腰骶关节投照；PA，后前位投照。入射受检者体表剂量系空气中吸收剂量（包括反散射）。这些值是对通常胶片-荧光屏组合情况（相对感度 200），如对高速胶片-荧光屏组合（相对感度 400~600），则表中数值应减少到 1/3~1/2。

表 9-2　每次 X 射线摄影或透视所致成人患者有效剂量典型值

X 射线摄影/透视程序	有效剂量平均值（mSv）
四肢关节摄影（髋除外）	0.01
胸部摄影（PA，胶片）	0.02
头颅摄影	0.06
胸椎摄影	0.70
腰椎摄影	1.00
髋关节摄影	0.40
骨盆摄影	0.70
腹部摄影	0.70
门诊胸透	0.33
体检胸透	0.16

二、设备和机房的要求

案例 9-2

某省医科大学附属医院准备对某数字 X 射线摄影机房进行改建，本项目位于医院门诊楼一楼。原有设备参数为（最大输出电压 120kV，最大管电流 300mA）拟在房屋结构不做改动情况下，新购置一台 DR 机安装于机房内，参数为（最大输出电压 150kV，最大管电流 500mA）。机房北为控制室，南为走廊，西为检查室，东为走廊，有用线束朝向：地板，西墙。机房东西长 6.5m，南北宽 5m，层高 3m，有效使用面积约 32.5m²，各墙体、地板、工作人员出入门、受检者出入门、观察窗，医院屏蔽设计经计算等效铅当量为 3mm。

问题：改建 DR 机房防护主要应考虑哪些内容？

分析：对工作人员和公众辐射危害主要来自运行时产生的 X 射线、散射及其泄漏辐射危害。平面布局与分区、屏蔽防护、有效使用面积满足放射卫生学要求，符合国家《电离辐射防护与辐射源安全基本标准》（GB18871—2002），《放射诊断放射防护要求》（GBZ130—2020）等规定。改造项目中针对辐射危害因素拟采取的屏蔽防护材料和厚度设计、防护安全措施及个人防护措施等，对放射工作人员及公众能够起到合理有效的防护，能满足放射工作人员及公众的年有效剂量管理控制值。

（一）设备防护要求

医用诊断 X 射线设备有各式各样类型，所有此类设备的放射防护与安全性能，是保证 X 射线诊断应用满足放射防护与安全需要的基础。无论用于透视，还是用于摄影，以及特殊用途的 X 射线设备，在放射防护与安全方面都有共性的通用要求。

1. 设备通用要求　所有此类设备共有核心部件——X 射线管必须装配在有限束装置的专门 X 射线管套内，X 射线管套均有必不可少的放射屏蔽防护层等措施。构成合格的 X 射线源组件的一部分，才可以使用；除了牙科 X 射线机外，当 X 射线源组件在相当于规定的最大输入能量加载条件下，以标称 X 射线管电压运行时，对源组件泄漏射线的限制值是：距焦点 1m 处，在任何的每 100cm² 区域内的平均空气比释动能应不过 1.0mGy/h；控制台通过调节管电压、管电流及时间来控制 X 射线的量和质。各种医用诊断 X 射线机，所输出有用 X 射线束的"质"（即能量）决定其穿透力。鉴于 X 射线管发射的 X 射线是连续能谱，因

表 9-3　医用诊断 X 射线机的半值层

使用类型	X 射线管电压 （kV）	可允许的最小第一半值层 （mmAl）
正常使用范围	50	1.5
	60	1.8
	70	2.1
	80	2.3
	90	2.5
	100	2.7
	110	3.0
	120	3.2
	130	3.5
	140	3.8
	150	4.1

此只能用半值层来表征其品质，反映 X 射线束的平均能量水平。对于可在正常使用中采用的一切配置，投向患者体表的 X 射线束的第一半值层必须分别满足表 9-3 的要求。

除了乳腺摄影 X 射线机外，X 射线管组件中遮挡 X 射线束材料的质量等效过滤必须符合以下规定：在正常使用中不可拆卸的材料，滤过应不小于 0.5mmAl；必须用工具才能拆卸的固定附加过滤片与不可拆卸材料的总滤过，应不小于 1.5mmAl。所有介质和材料相对于 X 射线束都会有吸收，规定 X 射线管组件出射窗口应有一定的固有滤过值，也是要滤除没有诊断价值的低能 X 射线，以减少对受检者与患者皮肤的不必要照射。除了牙科 X 射线机和乳腺摄影 X 射线机外，投向患者 X 射线束中的材料所形成的质量等效总滤过，应不小于 2.5mmAl。

2. 透视用 X 射线机的防护设备

（1）遮线器：或称缩光器，是安装于 X 射线管套窗口处可调开口大小的防护装置。形成的有用射线束照射野尺寸不得超过荧光屏尺寸，且四周留有 10～20mm 宽的无光区，开口铅门厚度应大于 2mm。

（2）遮线筒：或称集光筒，是安装于 X 射线管窗口，紧贴于遮线器防护装置。它主要是起消散遮线作用，一般遮线筒可用 0.5mm 铅皮及 1mm 厚的铝板复合而成。

（3）滤过片：X 射线管窗口必须装有适当厚度的铝滤过片，除了牙科 X 射线机和乳腺摄影 X 射线机外，使其透视时投向患者 X 射线束中的材料所形成的质量等效总滤过（固有滤过、附加滤过，诊视床板等铅当量总和）等效值不得小于 2.5mmAl，其中 1.5mmAl 必须是固定的，以利于吸收有用射线束中软线成分。

（4）荧光屏：荧光屏铅玻璃应有足够的铅当量，一般应有 2mm 的铅当量。屏周、床侧应设置有效的屏蔽防护及采取其他防护措施。透视用 X 射线荧光屏的灵敏度不应低于 0.08（cd·m⁻²）/（cGy·min⁻¹）。

在透视的任何工作位置，X 射线管焦点、遮光器、遮线筒和荧光屏的中心均应在一条直线上。照射野中心与荧光屏中心的偏差不得大于焦点至荧光屏距离的 2%。

（5）铅帘：对于没有铅椅或非隔室操作的 X 射线机，在荧光屏下面的铅帘配有用铅橡皮条做成的铅帘，厚度相当于 0.5mm 以上的铅当量；每条之间有 10mm 的重叠，其宽度应达 600mm 左右，

长度应达 500m 左右，并且铅帘与荧光屏之间连接处不应有空隙。铅帘下面应与铅椅有一定重叠，并保持荧光屏移动时两者始终衔接。在卧位透视时，把荧光屏下的铅帘移至侧位，两侧把手处的铅橡皮防护手套应当宽大。

（6）透视开关：透视曝光开关应为常断式开关，并配有透视限时装置。

3. 摄影用 X 射线机防护设备

（1）滤过板：X 射线管头窗口处应装有铝滤板，以使固有滤过的铝当量不小于规定值，200mA 及其以上的摄影用 X 射线机应有可更换附加滤过板的装置，并配备不同规格的附加铝或铜滤过板。

（2）遮线筒：摄影用 X 射线机应有调节有用线束矩形照射野的限束装置，并且应提供可标示照射野的灯光野指示装置。

（3）灯光野：灯光野与照射野相应边之间的偏差之和不应超过 X 射线管焦点到灯光野垂直距离的 2%。

移动式和携带式 X 射线设备应配备能阻止使用焦皮距小于 30cm 的装置。

手术期间透视用、焦点至影像接收器距离固定且影像接收面不超过 300cm² 的 X 射线设备，应有线束限制单位，并将影像接收器平面上的照射野减小到 125cm² 以下。

移动式设备连接曝光开关的电缆长度应不少于 3m，或配置遥控曝光开关。

4. 防护性能标识及随机文件 从确保放射防护与安全出发，各种医用诊断 X 射线设备的部件应有必要的防护性能标识，例如：X 射线管套上应清晰标示焦点位置；X 射线管组件应标明其固有滤过；供选用的附加滤过片均应标明其材料和厚度。这些考虑是基于焦点位置与滤过条件等因素对 X 射线束给有关人员带来的照射剂量有很密切关系。此外，医用诊断 X 射线机在正常使用中，能够拆卸的且与相关防护标准要求有关的所有部件均应给出清晰标记，并在随机文件中有相应说明。这些防护性能标识和指示保证了 X 射线设备的正常使用，以尽可能减少人为因素差错造成的设备故障。

各种医用诊断 X 射线设备，都必须有齐全的随机文件。一般要求随机文件的文字应是使用者所在国的通用规范文字。要求随机文件应给出设备或部件有关放射防护与安全的性能，可以在使用中更好地掌握、实施与核查有关放射防护与安全技术参数和措施。例如：①X 射线管组件的固有滤过；②X 射线源组件的滤过；③滤过片的特性；④限制有用射线束的方法；⑤在各种焦点到影像接收器的距离下有用射线束照射野情况；⑥焦点到影像接收面的最大和最小距离；⑦管电压和管电流加载条件；⑧各种使用条件下焦皮距的说明；⑨位于有用射线束中床板和滤线栅对 X 射线束的衰减当量；⑩适合医用 X 射线诊断工作人员在正常使用中有效防护杂散射线的措施。

随机文件应给出所列项与放射防护和安全密切相关的性能，对防护和安全操作非常重要。各种专用和特殊场合应用的 X 射线机，应在随机文件中具体指出各应用条件下必须注意采取的相应防护措施。例如，病房或手术中使用的 X 射线机，在骨科整复、特殊检查、体外碎石、儿科及妇科应用 X 射线机场合等。至于牙科 X 射线机、乳腺 X 射线摄影、介入放射学等特殊专用设备更应注意明确指导采取各自相应的放射防护措施。

5. 设备质量控制要求 医用常规 X 射线诊断质量保证的一般要求、医用常规 X 射线诊断设备质量控制检测的项目、技术要求及检测方法见《医用 X 射线诊断设备质量控制检测规范》（WS76—2020）。

X 射线摄影设备质量控制主要检测项目及技术要求应符合表 9-4 的规定。

表 9-4 X 射线摄影设备质量控制主要检测项目及技术要求

检测项目	检测要求	验收检测判定标准	状态检测判定标准	稳定性检测	
				判定标准	周期
管电压指示的偏离	数字式高压测量仪	±5.0% 或 ±5.0kV 内，以较大者控制	±5.0% 或 ±5.0kV 内，以较大者控制	—	—

续表

检测项目	检测要求	验收检测判定标准	状态检测判定标准	稳定性检测	
				判定标准	周期
输出量重复性	测量5次	≤10%	≤10%	≤10%	3个月
输出量线性	相邻两挡间	±10%内	—	—	
有用线束半值层（mmAl）	80kV	≥2.3	≥2.3	—	
曝光时间指示的偏离	t≥100ms	±10%内	—	±10%内	3个月
	t<100ms	±2ms内或±15%内	—	±2ms内或±15%内	3个月
自动曝光控制响应	剂量法	平均值±20%内	平均值±20%内	基线值±25%内	3个月
自动曝光控制重复性	曝光后管电流时间积读数或探测器剂量指示	≤10%	≤10%		
有用线束垂直度	检测筒和检测板	≤3°	≤3°	≤3°	3个月
光野与照射野四边的偏离	1m SID	任一边±1.0cm内	任一边±1.0cm内	任一边±1.0cm内	3个月
光野与照射野中心的偏离	1m SID	±1.0cm内	±1.0cm内	±1.0cm内	3个月
聚焦滤线栅与有用线束中心对准	SID与会聚滤线栅的聚焦距离一致	中心点密度最高，两边密度对称			

（二）机房防护要求

1. 防护设计原则　法规规定："新建、改建、扩建放射工作场所的放射防护设施，必须与主体工程同时设计审批，同时施工，同时验收投产。放射防护设施的设计，必须经所在省、自治区、直辖市的卫生行政部门会同公安等部门审查同意。竣工后需卫生、公安、环境保护等有关部门验收同意。获得许可登记证后方可启用。"对医用诊断X射线工作场所的放射防护设施，包括X射线机房的屏蔽防护设施、防护用品、通风和工作信号装置等，有关法规和标准均做出了明确规定。X射线成像设备工作时会产生大量X射线，由于X射线具有放射性，机房就成为局部区域的放射源。因此，X射线机房的设计与建造，不同于一般建筑，而有其特殊要求，必须遵循放射防护最优化和质量保证程序原则。以确保医学放射工作人员和有关公众的放射防护安全。

机房的位置选择要适当，否则不仅影响X射线机的使用寿命，而且影响工作效率。一般来说，确定机房应包括以下原则：

（1）机房应有足够使用面积：旨在保证所安装的放射学设备能够正常运行，包括特殊患者及其运载工具可方便进出。

（2）医用诊断X射线机：机房的设置必须充分考虑邻室（含楼上和楼下）及周围场所的防护与安全，一般可设在建筑物底层的一端。

（3）机房内布局要合理：应避免有用线束直接照射门、窗和管线口的位置。不得堆放与诊断工作无关的杂物。机房应设有动力排风装置，并保持良好的通风。

（4）机房门外应有电离辐射警告标志、辐射防护注意事项、醒目的工作状态指示灯，以便在X射线工作时间能明确告诫外人勿闯入机房或在门外作不必要的逗留。机房门应有闭门装置，且工作状态指示灯与机房相同的门能够有效联动。受检者的候诊位置要选择恰当，并有相应的防护措施。

（5）根据医院整体规划选择X射线机房地址，然后上报，环保部门和卫生监督部门到现场进行环境评价，经其确认许可后方能确定所选地址，完成建设并进行X射线防护装修。

X射线诊断设备等射线装置机房建设必须符合《放射诊断放射防护要求》（GBZ130—2020）、《电离辐射防护与辐射源安全基本标准》（GB18871—2002）等标准。机房墙壁、楼板、门窗等射线防护都应根据影像设备最大管电压或所发射射线的能量（诊断设备单位通常为keV）进行放射防护，一般主照方向防护要求高于侧墙，防护材料可选择铅板、钡水泥、混凝土等，达到相应的铅当量即可。

2. 机房面积及屏蔽防护要求 单管头 X 射线机机房内最小有效使用面积 20m²，且机房内最小单边长度 3.5m。双管头或多管头 X 射线机机房内最小有效使用面积 30m²，且机房内最小单边长度 4.5m。碎石定位机机房内最小有效使用面积 15m²，且机房内最小单边长度 3m。全身骨密度仪机房内最小有效使用面积 10m²，且机房内最小单边长度 2.5m（表 9-5）。

标称 125kV 以上的摄影机房，有用线束方向的墙壁应有 3mm 铅当量的防护厚度，非有用线束方向应有 2mm 铅当量的防护厚度；标称 125kV 及以下的机房，有用线束方向的墙壁应有 2mm 铅当量，非有用线束方向应有 1mm 铅当量的防护厚度。透视机房的墙壁，至少应有 1mm 铅当量的屏蔽厚度（表 9-6）。

设于多层建筑中的机房，天棚、地板应视为相应侧墙壁考虑，充分注意上下邻室的防护与安全。若机房在楼上，不能用空心预制楼板地板，而应采用约 18cm 厚混凝土浇筑。确定机房的防护铅当量时，要特别注意两个因素：一是机房门外环境情况，二是机房门是否对应主射线或散射线。摄影机房对应有用线束的门，其铅当量应不小于 3.0mm 屏蔽厚度，对应散射束的门，其铅当量不应小于 2.5mm 屏蔽厚度，透视机房防护门铅当量应不小于 2.5mm 屏蔽厚度。

机房门窗的防护要求：机房在楼的底层时，应设高窗，即窗的下缘至少高出地面 2m。在没有用线束朝向而窗外又经常无人停留的情况下，窗的铅当量约为 2.5mm 屏蔽厚度即可，如窗外常有人居留，其铅当量应至少 3.0mm 屏蔽厚度。X 射线机摄影操作台应安置在具有 0.5mm 铅当量防护厚度的防护设施内。

表 9-5 X 射线机机房面积和单边长度要求

设备类型	机房内最小有效使用面积（m²）	机房内最小单边长度（m）
CT 机	30	4.5
双管头或多管头 X 射线机[a]	30	4.5
单管头 X 射线机[b]	20	3.5
透视专用机[c]、碎石定位机、口腔 CT 卧位扫描	15	3
乳腺机、全身骨密度仪	10	2.5
牙科全景机、局部骨密度仪、口腔 CT 坐位扫描/站位扫描	5	2
口内牙片机	3	1.5

[a] 双管头或多管头 X 射线机的所有管球安装在同一间机房内。
[b] 单管头，双管头或多管头 X 射线机的每个管球各安装在 1 个房间内。
[c] 透视专用机指无诊断床、标称管电流小于 5mA 的 X 射线机。

表 9-6 X 射线机机房有用和非有用方向铅当量要求

机房类型	有用线束方向铅当量（mm）	非有用线束方向铅当量（mm）
标称 125kV 以上的摄影机房	3	2
标称 125kV 及以下的摄影机房、口腔 CT、牙科全景机房（有头颅摄影）	2	1
透视机房、全身骨密度仪机房、口内牙片机房、牙科全景机房（无头颅摄影）、乳腺机房	1	1
介入 X 射线设备机房	2	2
CT 机房	2（一般工作量） 2.5（较大工作量）	

3. 个人防护用品与辅助防护设施 对陪检者应至少配备铅防护衣；防护用品和辅助防护设施的铅当量应不低于 0.25mm；应为不同年龄儿童的不同检查配备有屏蔽相应组织和器官的防护用品，防护用品和辅助防护设施的铅当量应不低于 0.5mm。

个人防护用品与辅助防护设施的性能应符合有关标准的要求。应根据工作场所 X 射线的能量和强度的差异或按相关标准的要求，选用不同类型和铅当量的防护材料及用品。使用中的个人防护用品及材料应定期自行检查，防止因老化断裂或损伤而降低防护效能。

个人防护用品和辅助防护设施配置要求见表 9-7。

表 9-7　个人防护用品和辅助防护设施配置

放射检查类型	工作人员		患者	
	个人防护用品	辅助防护设施	个人防护用品	辅助防护设施
诊断放射学用X射线设备隔室透视、摄影	—	—	铅橡胶性腺防护围裙（方形）或方巾、铅橡胶颈套 选配：铅橡胶帽子	或可调节防护窗口的立位防护屏、固定特殊受检者体检的各种设备
诊断放射学用X射线设备同室透视、摄影	铅橡胶围裙，选配：铅橡胶帽子、铅橡胶颈套、铅橡胶手套、铅防护眼镜	或铅防护屏风	铅橡胶性腺防护围裙（方形）或方巾、铅橡胶颈套 选配：铅橡胶帽子	或可调节防护窗口的立位防护屏、固定特殊受检者体检的各种设备
床旁摄影	铅橡胶围裙，选配：铅橡胶帽子、铅橡胶颈套	或铅防护屏风	铅橡胶性腺防护围裙（方形）或方巾、铅橡胶颈套 选配：铅橡胶帽子	或铅防护屏风
骨科复位等设备旁操作	铅橡胶围裙，选配：铅橡胶帽子、铅橡胶颈套、铅橡胶手套	或铅防护屏风	铅橡胶性腺防护围裙（方形）或方巾、铅橡胶颈套 选配：铅橡胶帽子	—

三、临床操作的防护最优化要求

放射技术给人类带来巨大利益的同时，也带来了对人体的潜在的损伤效应，即随机性效应和确定性效应，有些损伤是不可逆转的。辐射防护的目的就是在不过分限制对人类产生照射的有益实践活动基础上，有效地保护人类健康，防止有害的确定性效应发生，并将随机性效应的发生率降低到可接受水平，合理应用防护手段来降低辐射带来的伤害。为了实现辐射防护目的，对于实践活动引起的照射提出了辐射防护的三项基本原则，即：辐射实践的正当性；辐射防护的最优化；剂量限制。这三项基本原则是相互关联的，在实践中不可偏废任何一项，它们共同构成了辐射防护体系的主体。在临床操作中放射工作人员必须熟练掌握业务技术和射线防护知识，认真配合有关临床医师做好 X 射线检查的正当性判断，正确掌握其适用范围，并注意查阅以往检查资料，避免额外的检查，合理使用 X 射线诊断。不论对受检者还是操作者都具有非常重要的意义。

（一）医用诊断 X 射线安全操作防护要求

医用诊断 X 射线机装机时需进行验收检测，日常运行需定期进行状态检测。

医师对患者和受检者进行医疗检查时，要有明确的医疗目的，对不同检查方法进行利弊分析，在保证诊断效果的前提下，要优先采用对人体健康影响较小的诊断技术。严格控制受照剂量，并事先告知患者辐射对健康的影响。

参照国际原子能机构基本安全标准有关放射诊断的医疗照射指导水平，认真选择各种操作参数，力求患者所受到的照射是达到预期诊断所需的最低剂量。

控制并记录照射时间，所有医用 X 射线诊断检查时间的运行启动开关应当配置能在任何情况下都能以手动方式终止照射的开关，X 射线透视装置应当配置积分计时器。

一般采用"高电压、低电流、厚滤过"和小照射野进行工作，同时应考虑临床诊断所需的影像对比度。

摄影时，工作人员必须根据使用的不同 X 射线管电压更换附加滤过板，并注意防散射滤线栅的使用。

摄影时，工作人员应严格按所需的投照部位调节照射野，控制可行的最小照射野并准直定位，减少患者的受照剂量，提高影像质量。

摄影时，工作人员应在屏蔽室（区）等防护设施内进行曝光操作，正确佩戴个人剂量计，并应通过观察窗等密切关注受检者。

避免操作失误，获得一次成功的诊断检查结果，减少重拍率。

在放射诊断临床教学中，对学生必须进行射线防护知识教育，并注意对他们的防护，对示教病例不应随意增加曝光时间和曝光次数。

■ （二）医用诊断 X 射线受检者陪检者防护要求

进行 X 射线检查时应注意候诊区铅门是否完全关闭，注意公共区域候检者的防护安全。

摄影中除正在接受检查的受检者外，其他人员不应留在机房内。透视时拟同时进入机房候诊的受检者要妥善安置，并有相应屏蔽防护措施。

只有在把受检者送到固定设备进行检查是不现实的情况或在临床上不可接受的情况下，并采取严格防护措施（包括距离和屏蔽防护等）后，才可使用移动或携带式 X 射线机施行检查。应对毗邻床位（2m 范围内）患者采取防护措施，不允许将有用线束朝向其他患者，携带式 X 射线机不应作为常规检查用设备。

在 X 射线检查中，对儿童等特殊检者可采取相应固定体位措施。经过儿科放射学专门培训的 X 射线技师进行儿科 X 射线摄片时，能明显降低患者受照剂量。

如果不影响诊断检查结果，努力避开患者的性腺、晶状体、乳腺、甲状腺等区域。慎用对已怀孕或可能怀孕的妇女进行腹部或盆腔照射的放射学检查。

第二节　普通X射线造影检查的放射防护

案例 9-3

随着医学影像事业的发展和科学技术的不断进步，各种新技术快速地在医学 X 射线影像诊断设备中得以广泛应用，使辐射剂量不断降低。但 X 射线检查作为一种常见的医学诊断方法，X 射线影像设备的检查种类和使用频繁度在不断提高，现代临床应用 X 射线影像设备进行检查和诊断的依赖性不断增加。除常规 X 射线摄影外，各类造影检查不断增加，使患者接受 X 射线照射的次数和总的辐射剂量也在增加。

1998 年我国六省市不同类型 X 射线诊断检查年频度调查结果显示，与普通 X 射线造影检查相关的检查按加权平均排序，依次是胸部透视 22.1%，胃肠道造影 3.68%，其他透视 4.76%。1998 年我国不同类型 X 射线诊断检查对集体有效剂量的贡献中，胃肠道检查占 25.8%，胸部透视占 21.3%，其他透视占 4.6%。

目前，尽管有了对组织器官分辨能力比普通 X 射线强 100 倍的 X 射线计算机体层成像（CT），但造影检查仍不失为一种重要的 X 射线检查方法。由于公众的 X 射线辐射防护知识欠缺，放射防护意识淡薄，从事放射工作的医务人员对患者的防护意识淡漠，因此，对造影检查技术的放射防护不容忽视。

问题：

1. 何为普通 X 射线造影检查？

2. 如何降低受检者普通 X 射线造影检查的辐射剂量？

3. 怎样进行普通 X 射线造影检查辐射危险评估？

人体组织有相当部分只依靠自身的密度、厚度、原子序数的差异不能在普通摄影检查中显示。于是，就发展了造影检查，即将原子序数高于或低于该组织结构的物质引入器官或周围间隙，使之产生对比，从而获得有诊断价值的影像，如常见的消化道钡餐造影检查等。通常，造影剂可分高密度和低密度造影剂两类，前者为原子序数大、密度高的钡剂和碘剂，也称阳性造影剂；后者系原子序数小、密度低的物质，如二氧化碳、氧气、空气等，也称阴性造影剂。造影检查显著扩大了 X 射线检查范围，既可直接通过口服、灌注或穿刺注入；也可先引入某一特定组织器官内，后经吸收并聚集于欲造影的组织器官，即间接引入使之形成对比显影（如静脉胆道造影、静脉肾盂造影等）。显然，造影检查必须注意各自的适应证和禁忌证，尤其应注意造影检查的操作安全性，避免使用不当发生意外事故。

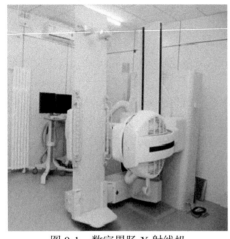

图 9-1　数字胃肠 X 射线机

目前，在临床上应用的 X 射线造影设备主要为直接荧光屏透视设备和带有影像增强技术的隔室透视设备，而应用较为广泛的是数字胃肠 X 射线机（图 9-1）。它是以传统胃肠透视点片装置为基础，与视频信号数字转换装置计算机图像处理及控制系统组合的新设备，可以把消化道造影的影像立即显示在高清晰度的显像管屏幕上，既可在检查中及时拍摄点片，也可以实时存储。数字胃肠 X 射线机能够实现每秒数张的连续摄片，对观察和记录吞咽及胃肠消化道的动态功能很有利。当然，普通 X 射线摄影设备也可行静脉肾盂造影、尿道造影等检查，其设备及机房要求参照本章第一节的叙述。而本节所述内容，重点在直接荧光屏透视设备和带有影像增强技术的隔室透视设备的相关要求。

一、剂量学表征量

剂量是多种因素的函数，如组织成分、密度和身体厚度。即使施行一个给定的检查程序，在不同医疗机构由于设备、操作及受检者等因素不同，对受检者所致辐射剂量的差异很大。这种差异可达 10 倍，甚至更高，通常是程序的技术因素造成的，如胶片/增感屏感度、胶片的冲洗和管电压。

X 射线造影检查中患者剂量测量的主要剂量学表征量、测量方法、测量模体、计算公式参照本章第一节"普通 X 射线摄影的放射防护"中的内容。对于 X 射线透视的模体剂量测量，可用水模体，最好用聚甲基丙烯酸甲酯（PMMA）模体，测量入射表面空气比释动能率 K_e。要求探测器应对直接辐射和反散射辐射均有响应（如电离室）。如果探测器对反散射辐射无响应（如固体探测器），则可用测得的入射空气比释动能率 K_i 乘以适当的反散射系数计算出 K_e。通常某些半导体探测器对反散射辐射没有响应，在使用前应予以确认。P_{KA} 易于测量，而且与射线束授予患者的总能量和有效剂量密切相关。

从放射防护角度，推荐首选的检查方式是所致受检者剂量相对小的 X 射线摄影。但在需要检查观察脏器动态功能及用于介入放射学导引插管时，还要用 X 射线透视。

根据临床实际需要，在 X 射线透视检查中，照射位置和照射野的大小是变动的。如果用热释光剂量计（TLD）监测入射体表剂量（ESD）和入射体表剂量率（ESDR），则 TLD 要根据检查类型相应布于一定范围。TLD 方法的优点是能监测入射体表处的剂量分布和导出平均的 ESDR 值，其缺点是不能进行实时监测。而利用剂量面积积分仪（DAP 仪）可方便地实现实时在线显示剂量率或者累积剂量。一些较好的医用 X 射线诊断设备（如 DSA）已经直接装备有 DAP 仪。通过基于蒙特卡罗计算方法的专用剂量估算软件（如 PCXMC、RadtechDose 等），根据测得的 DAP 值和照射野的位置与大小可方便地估算出受检者的器官剂量和有效剂量。因此 DAP 也是一个颇有价值的表征量。对 X 射线透视，宜推广应用 DAP 仪。但是，对于透视时间长，可能造成局部受照部位皮肤发生放射性损伤的一些检查，如某些介入放射学检查和治疗程序，仍需采用 TLD 方法监测可能受到大剂量照射部位的累积剂量。

各种 X 射线诊断所致受检者 ESD 是很重要的基本量，从简便和实用出发，实际上 ESD 在数值上可视为受检者体表的吸收剂量，可以进行直接监测得到。

（一）剂量学表征量的典型值

GB18871—2002 规定了我国常规 X 射线检查的医疗照射指导水平，其中，典型成年受检者 X 射线摄影的剂量指导水平见本章表 9-1；典型成年受检者 X 射线透视的剂量率指导水平见表 9-8。由于各种放射诊断检查千差万别，建立的指导水平只能针对中等身材受检者提出一种合理的典型值，作为当前良好实践的指南，但不能视为在任何情况下都能保证达到最佳效果的指南。因此，在应用中首先要注意该指导水平的应用条件，并充分考虑到不同受检者的年龄、身材等具体情况，还要注意适当灵活掌握，也允许依据正确的临床判断实施高于某些指导水平的照射。

表 9-8　典型成年受检者 X 射线透视的剂量指导水平

X 射线机类型	入射体表剂量率（mGy/min）
普通医用诊断 X 射线机	50
有影像增强器的 X 射线机	25
有影像增强器并有自动亮度控制系统的 X 射线机（介入放射学中使用）	100

X 射线造影检查有很大的剂量变化范围。患者剂量可以表示为对单一组织或器官的吸收剂量，或表示为对全身的有效剂量，有效剂量可与来自其他辐射源（如天然本底辐射）的剂量进行比较。联合国原子辐射效应科学委员会（UNSCEAR）2000 年报告书中指出，天然本底辐射所致全世界人口平均的年有效剂量为 2.4mSv，当年天然本底辐射的有效剂量范围大致在 1～10mSv。

表 9-9 列出了我国透视检查的患者 ESD 的典型值（部分），于 1985 年数值相比，由于设备和技术条件的改进及质量控制的推行，1998 年不同类型检查所致患者 ESD 降低了 52%～85%。每次 X 射线摄影或透视检查所致成年患者器官剂量的典型值见表 9-10。一般情况下，常规 X 射线摄影和透视检查的患者剂量比 CT 检查低得多，器官剂量远远小于 100mGy。但是，因检查类型和部位而异，一些检查中辐射敏感器官或组织（如甲状腺、红骨髓、乳腺和性腺等）的剂量相对较高，需要重视检查的正当性判断和防护最优化问题。

表 9-9　与 X 射线造影检查相关或类似检查的患者 ESD 的典型值　　　　（单位：mGy）

照射类型	1985 年	1998 年
门诊透视	10.4	3.04
腹部摄影	22.1	3.23
尿路造影	—	11.9

表 9-10　每次 X 射线摄影或透视检查所致成年患者器官剂量的典型值　　　　（单位：mGy）

检查类型	各器官或组织的吸收剂量							
	红骨髓	骨表面	甲状腺	乳腺	卵巢	睾丸	肺	其余平均
食管造影	19.00	4.30	0.99	10.00	0.03	0.02	6.20	1.90
上消化道造影	6.00	13.20	1.20	13.60	0.22	0.09	10.60	33.20
下消化道造影	9.30	20.80	0.30	0.58	9.10	0.58	0.57	27.10
全消化道造影	7.00	15.20	0.82	15.40	5.70	0.62	7.50	30.60
胆囊造影	1.23	2.70	0.08	0.60	0.07	<0.01	2.28	4.32
肾盂造影	2.45	5.36	0.14	1.12	6.01	0.54	0.86	16.27

表 9-11 提供了胸部摄影和 X 射线造影检查所致成年患者有效剂量典型值的直观比较。不同程序所致患者有效剂量的差异很大，某些摄影程序和透视程序的剂量可达一次 X 射线后前位胸部摄

影有效剂量的数十倍至数百倍。

表 9-11　胸部摄影和 X 射线造影检查所致成年患者有效剂量的典型值

胸部摄影/透视程序	有效剂量平均值（mSv）	P_{KA} 平均值（Gy•cm²）	相当于后前位胸部摄影的次数（每次约为 0.02mSv）
胸部摄影（后前位）	0.02	—	1.00
排泄式膀胱尿道造影（MCU）	1.20	6.40	60.00
子宫输卵管造影（HSG）	1.20	4.00	60.00
钡吞咽	1.50	—	75.00
瘘管造影	1.70	6.40	85.00
膀胱造影	1.80	10.00	90.00
脊髓造影	2.46	12.30	123.00
钡餐	2.60	—	130.00
钡餐小肠造影	3.00	—	150.00
鼻旁窦造影	4.20	16.00	210.00
钡灌肠	7.20	—	360.00
小肠灌肠	7.80	30.00	390.00
门诊透视	0.33	—	16.50
体检透视	0.16	—	8.00

2013 年美国放射学会（American College of Radiology，ACR）和美国医学物理师学会（American Association of Physicists in Medicine，AAPM）联合推荐的 X 射线透视检查的诊断参考水平（DRL）和可达到剂量列于表 9-12，其中 X 射线透视所使用的量为模体测得的入射表面空气比释动能率（包括反散射，mGy/min）。

表 9-12　ACR 和 AAPM 推荐的 X 射线透视检查的诊断参考水平和可达到剂量　　（单位：mGy/min）

检查类型	诊断参考水平	可达到剂量
X 射线透视检查（模体：成人腹部前后位，有滤线栅）		
上胃肠道透视，无口服对比剂	54	40
上胃肠道透视，有口服对比剂	80	72

DRL 的数值仅仅是建议性质的，不是剂量限值，不能用于管理或商业目的。不应将所确定的 DRL 视为在任何情况下都能保证达到最佳性能的标准。DRL 是对专业判断水平的补充，而不是在医疗的好与坏之间提供一条区分线。这些水平只适用于典型的成年患者，因此实践中应用这些 DRL 时应注意具体条件，如医疗技术水平、受检者的身材和年龄等。

GB18871—2002 对于 X 射线透视的指导水平数值是参考《国际电离辐射防护与辐射源安全基本安全标准》（IAEA 安全丛书第 115 号，1996）确定的，这些数据是由国外提供调查数据推导出的。近 20 年来，我国 X 射线设备、技术条件和实际情况发生了显著的变化，这些数值未必能代表目前我国的实际情况并发挥其应有的指导作用，亟待在广泛患者剂量调查的基础上复审和修订。此外，既有的数值大多是针对评片系统和其他模拟成像方式，不适用于 CR 系统和 DR 系统，应用时应注意这一点。我国的指导水平只适用于成年患者，不适用于儿童患者，而许多国家已针对儿童患者制定了诊断参考水平。建议用更为通行的"诊断参考水平"取代"医疗照射指导水平"这一术语。

（二）胎儿与儿童剂量学表征量的估计值

对胎儿的任何照射都可能引发对潜在胎儿健康影响的担心。虽然绝大多数诊断性 X 射线摄影检查中胎儿吸收剂量通常很小，这种担心往往会导致医务人员不恰当地建议推迟或取消必要的诊断程序，甚至考虑终止妊娠。ICRP 第 84 号出版物认为："终止妊娠应该是一个受多种因素影响的按个人情况做出的一项谨慎的决定，小于 100mGy 的胎儿剂量不应该当作终止妊娠的理由；大于这个水平的剂量，可能会对胎儿造成损害，损害的程度和类型与剂量和妊娠的时期有关。"

除非在高剂量程序中胎儿处于主射束中或非常接近主射束，在检查完成之后一般不需要专门估算胎儿剂量。如果接受腹部或骨盆部位的 X 射线透视检查，则需要评估胎儿剂量。由于涉及多方面的不确定性，胎儿剂量评估并非易事，需要在有资质的诊断放射物理师的帮助下实施。

诊断放射学中，胎儿剂量通常远低于 50mGy，除非胎儿处于直射束照射的一些高剂量程序。英国常用 X 射线诊断检查（部分）所致的胎儿剂量近似值列于表 9-13。在腹部或骨盆 X 射线透视时，如果没有认定妊娠，可能不会注意限制透视时间，如果透视时间超过 7min，胎儿剂量可能达到或超过 50mGy。

表 9-13 英国常用 X 射线诊断检查（部分）所致的胎儿剂量近似值

检查	平均值（mGy）	最大值（mGy）
腹部	1.4	4.2
骨盆	1.1	4.0
钡餐（上消化道）	1.1	5.8
钡灌肠	6.8	24.0
静脉尿路造影	1.7	10.0

英国健康保护局（Health Protection Agency，HPA）给出的英国一些常用 X 射线造影检查所致胎儿典型吸收剂量和儿童期癌症风险的估计值（部分数据）见表 9-14。

需要说明的是，由于所用成像设备检查技术、患者身材和解剖学情况的千差万别，在不同国家、不同医院和不同患者之间，任何特定类型的检查所致胎儿实际剂量可能存在相当大的差异，胎儿剂量和辐射诱发癌症危险之间的关系远非确知。

表 9-14 常用 X 射线造影检查所致胎儿典型吸收剂量和儿童期癌症风险

检查	胎儿典型吸收剂量范围（mGy）	每次检查的儿童期癌症风险
腹部 X 射线摄影	0.1~1.0	$1 \times 10^{-5} \sim 1 \times 10^{-4}$
骨盆 X 射线摄影	0.1~1.0	$1 \times 10^{-5} \sim 1 \times 10^{-4}$
钡餐 X 射线透视	0.1~1.0	$1 \times 10^{-5} \sim 1 \times 10^{-4}$
钡灌肠 X 射线透视	1.0~10.0	$1 \times 10^{-4} \sim 1 \times 10^{-3}$
X 射线静脉尿路造影	1.0~10.0	$1 \times 10^{-4} \sim 1 \times 10^{-3}$

注：胎儿典型吸收剂量仅适用于妊娠早期；每次检查的儿童期癌症风险约为 0.002。

英国辐射防护局（NRPB）对该国 2000 年 X 射线检查所致儿童剂量进行了综述，三种 X 射线透视检查的剂量与面积乘积（DAP）的数据见表 9-15。表中显示<1 岁和 1 岁组剂量远远低于成人，但年龄较大时（如 15 岁组），则更接近于成人剂量。国际原子能机构（IAEA）将这些数据视为儿科放射学的典型剂量水平。然而由于抽样数量有限，或许并不一定具有广泛的代表性。

表 9-15　儿科患者每次 X 射线透视检查的 DAP 平均值

检查	年龄（岁）	归一化的 DAP 值（mGy·cm²）
排泄性膀胱尿道造影（MCU）	<1	430
	1	810
	5	940
	10	1640
	15	3410
钡餐	<1	760
	1	1610
	5	1620
	10	3190
	15	5670
钡吞咽	<1	560
	1	1150
	5	1010
	10	2400
	15	3170

（三）风险评估

　　人体受到放射线照射后，可能产生潜在危害，但是危害发生的概率、程度与接受辐射的剂量有关，小剂量的放射检查对人体无明确的危害。由于目前我国对公众医学常识的普及远跟不上医疗技术的发展，为有效提高公众对放射检查潜在风险的认知水平，医疗机构应当履行 X 射线造影检查健康风险的告知义务。

　　表 9-16 列出了英国 1990 年用 X 射线进行医学诊断检查所致的终身癌症附加危险度（部分数据）。

表 9-16　英国 1990 年用 X 射线进行医学诊断检查的相应的危险度水平

诊断程序	有效剂量（mSv）	相当于天然本底辐射时间	每次检查导致的终身癌症附加危险度
腹部 X 射线诊断	1	几月至一年	危险度很低：十万分之一到万分之一
骨盆 X 射线诊断	1	几月至一年	危险度很低：十万分之一到万分之一
肾和膀胱 X 射线诊断（IVU）	10	几年	危险度低：万分之一到千分之一
胃部 X 射线诊断（钡餐）	10	几年	危险度低：万分之一到千分之一
肠 X 射线诊断（钡灌肠）	10	几年	危险度低：万分之一到千分之一
腹部 CT	10	几年	危险度低：万分之一到千分之一

注：这些很小的危险度水平再加 1/3 为受照个体发生癌症的总危险度水平。

　　为便于与受检者的风险沟通，表 9-17 提供了不同来源终身死亡风险估计值之间的比较（美国数据）。根据此表，再结合表 9-16 的数据，我们可大致评估不同 X 射线造影检查程序的风险水平。但是，一些 X 射线透视程序中患者剂量相对较高且差异很大，医生应当注意患者剂量的监测，对致癌风险做出大概的估计。

表 9-17　不同来源终身死亡风险的估计值

死因	估计每 1000 人中的死亡人数
癌症（美国肿瘤协会 2008 年数据）	228
机动车事故	11.9

死因	估计每1000人中的死亡人数
室内氡	
美国平均水平	3
高暴露（1%~3%）	21
饮用水中的砷	
2.5μg/L（美国的平均估计值）	1
50μg/L（2006年之前的可接受限值）	13
辐射诱发致死性癌症	
常规腹部/盆腔单相扫描，约10mSv（有效剂量）	0.5
行人受伤事故	1.6
溺水	0.9
骑自行车	0.2
雷击	0.013

　　值得注意的是,风险并非平均分布于人群之中。上述列表所作估计并未考虑年龄和性别的差异,只适用于全体人口而不可用于具体某一患者的危险评估。当然,各种新技术在 X 射线造影检查中的广泛应用,也使得辐射剂量不断降低。因此,辐射致癌的个人风险可能与理论计算的平均值有所不同。

案例 9-4

　　2017 年 9 月 2 日,某纺织厂工人高某(怀孕 2 个月余)就餐时误吞鱼刺,自觉卡至喉部,于当地某三甲医院就诊。耳鼻喉门诊接诊医生询问症状后,为其开具食管 X 射线造影检查,高某遂至放射科行该项检查。

　　放射科接诊医生王某在履行 X 射线造影检查健康风险的告知义务后,高某自述已怀孕 2 个月余。高某因对辐射危害知之甚少亦不知该作何选择,故请求王某解释有何具体风险。在王某根据相关专业知识耐心讲解后,高某自觉该检查会对胎儿造成不好的影响,遂放弃该项检查,返回耳鼻喉科门诊寻求他法。

问题: 结合表 9-16、表 9-17,王某可做出怎样的风险评估?

分析: 王某可作如下评估:根据英国 1990 年的统计数据,一般单次胃部造影检查的有效剂量大约为 10mSv(与单次腹部 CT 检查近似),相当于几年的天然本底辐射时间,检查导致的终身癌症附加危险低(万分之一到千分之一)。再依据美国不同来源终生死亡风险估计值的统计数据可知,因单次胃部造影检查诱发致死性癌症死亡的每 10 000 人中有 5 人,该数值远远低于美国肿瘤协会 2008 年统计的因癌症死亡的每 1000 人中有 228 人的数据。上述数据来源于10 年甚至 20 年前,随着医疗技术的快速发展,现代 X 射线造影设备的辐射剂量不断降低,因此,单次胃部造影检查的有效剂量比上述统计数据更低,而单次食管造影检查的有效剂量比单次胃部造影检查的有效剂量还要低。所以,小剂量的食管造影检查对人体无明确的危害。

二、设备和机房的要求

　　GBZ130—2020《放射诊断放射防护要求》规定了医用诊断放射学、牙科放射学和介入放射学所用设备防护性能、机房防护设施、X 射线诊断操作的通用防护安全要求,并未将医用诊断 X 射线设备进行分类。因此,X 射线造影检查设备应当满足本章第一节关于医用诊断 X 射线设备防护性能的通用要求,本部分内容重点介绍 X 射线造影检查的特殊规定,其他通用要求(如机房选址、机房高度、窗口设置)参照第九章第一节相关内容,本节不重复介绍。

1. X 射线造影检查设备防护性能的专有要求

（1）在任何透视工作位置，X 射线管焦点、限束装置中心和荧光屏中心应在同一直线上，且照射野中心与荧光屏中心的偏差不得大于焦点至荧光屏距离的 2%。

（2）透视用 X 射线设备的焦皮距应不小于 30cm，以避免对受检者的过量照射。

（3）普通透视用 X 射线机荧光屏的灵敏度应不低于 0.08（cd·m^{-2}）/（cGy·min^{-1}）。

（4）X 射线机诊视床床板的等效滤过不应超过 1mmAl。

（5）透视用 X 射线诊断设备的曝光开关应为常断式开关，并配有透视限时装置，以有效控制过度曝光。

（6）同室操作的普通荧光屏透视机按 GBZ130—2020 的要求，在立位和卧位透视防护区测试平面上的空气比释动能率应分别不超过 50μGy/h 和 150μGy/h；有影像增强器并且是遥控操作的 X 射线机不受此限制。

（7）有影像增强器的 X 射线机有用 X 射线束入射患者体表空气比释动能率应控制在 25mGy/min 以下；无影像增强器的透视用 X 射线机有用 X 射线束入射患者体表空气比释动能率应控制在 50mGy/min 以下。

2. 自动控制系统

（1）辐射装置中应该具有自动曝光控制系统，还应具有达到预置时间、管电流-时间乘积或剂量后自动停止照射的装置。

（2）在透视检查装置中应使用自动亮度控制（或剂量率控制）、脉冲 X 射线系统和影像保存功能。

（3）应有在持续按下时（如按下"事故自动关闸开关"）才能给 X 射线管通电的装置，并配备消逝时间的指示器和（或）入射体表剂量监测器。

3. 质量控制检测要求 X 射线透视设备影像质量控制检测项目、技术要求及检测方法需符合表 9-18～表 9-20 的规定。

表 9-18 X 射线透视设备影像质量控制检测项目及技术要求

检测项目	检测要求	验收检测判定标准	状态检测判定标准	稳定性检测 判定标准	稳定性检测 周期
透视受检者入射体表空气比释动能率典型值（mGy/min）	透视荧光屏设备，水模	≤50	≤50	—	—
	非透视荧光屏设备，水模	≤25	≤25	≤25	六个月
透视受检者入射体表空气比释动能率最大值（mGy/min）	水模，2mm 铅板	≤100	—	—	—
透视荧光屏灵敏度[（cd·m^{-2}）/（cGy·min^{-1}）]	透视荧光屏	≥0.11	≥0.08	—	—
空间分辨力（lp/mm）	透视荧光屏	≥0.8	≥0.6	—	—
	影像增强器透视设备	见表 9-7	≥0.6	基线值±20%内	六个月
低对比度分辨力	低对比度分辨力测试板	2%，≤7mm	≤4%，≤7mm	≤4%，≤7mm	六个月
影像接收器入射屏前空气比释动能率（μGy/min）	非透视荧光屏设备	见表 9-20	见表 9-20	—	—
亮度自动控制	不同厚度衰减层时亮度变化	平均值±10%	平均值±15%	基线值±30%	六个月
照射野与影像接收器中心偏差	非透视荧光屏设备	≤2%SID	—	—	—
最大照射野与普通荧光屏尺寸相同时的台屏距（mm）	透视荧光屏	≥250	—	—	—

表 9-19　影像增强器系统的空间分辨力要求

影像增强器入射屏直径（mm）	350（15 in）	310（12 in）	230（9 in）	150（6 in）
水平中心分辨力（lp/mm）	≥0.8	≥1.0	≥1.2	≥1.4

表 9-20　影像接收器最大入射屏空气比释动能率

影像增强器入射屏直径（mm）	350	310	230	150
平板探测器长边尺寸（mm）	400	300	250	200
入射屏前空气比释动能率（μGy/min）	≤30.0	≤48.0	≤60.0	≤134.0

三、临床操作的防护最优化要求

案例 9-5

输卵管造影是通过导管向子宫腔和输卵管注入造影剂，通过 X 射线来透视和摄片，然后再根据造影剂在输卵管和盆腔内的显影情况分析输卵管的通畅程度、阻塞的部位和宫腔的形态。输卵管造影是现代妇科检查中的一种常用的检查手段，它通常可以检查出输卵管疾病的原因和发病位置，很多不孕症的女性都希望通过这种检查手段来找出病因。

高某患不孕症，丈夫精液检查无异常。于是，在当地一家省级医院（某大学附属医院）门诊就诊，其被建议行输卵管造影检查，以查明输卵管的通畅程度。检查时，检查医生王某为提高工作效率未给予高某防护用品，高某丈夫刘某亦留于检查室内陪同检查，未穿戴防护用品。检查期间，王某发现此患者为典型教学病例。故此，为方便实习学生观察学习病例，特意延长了透视时间，对学生进行耐心讲解。

问题：

1. 上述案例中检查医生王某存在哪些不合规行为？
2. 王某应当如何做好检查中的防护措施？

分析：

1. 王某存在下列不合规行为：高某丈夫留于检查室内陪检；未给予高某及其丈夫适当防护；延长教学病例透视时间。
2. 除正在接受检查的受检者外，其他人员不应停留于检查室内，王某应当请高某的丈夫在检察室外候诊。在放射诊断临床教学中，学生必须进行射线防护专业知识的教育，并注意其在辐射场的防护，对示教病例不应随意增加透视时间。同时，王某应当给予高某颈部必要的防护用品。

伴随着科技的发展和数字化时代的到来，数字胃肠 X 射线机得到广泛应用，虽然单个受检者所接受辐射剂量降低，但考虑使用高频率对集体辐射剂量的增加，需积极制定有效防护优化方案，不断加强防护最优化。

我国放射防护基本标准 GB18871—2002 根据我国实际需要从设备要求、操作要求和医疗照射的质量保证三方面提出了具体的医疗照射防护最优化的规定。ICRP 第 73 号出版物就医疗照射的防护最优化原则指出，除了设备和设施的设计与建造外，每天的操作规程亦非常重要。

在 X 射线造影检查程序中，应当尽可能地遵守设备的合理操作规程，不论是进口还是国产的设备在使用时，均要遵守国家的相关标准和规范。在大多数工业化国家，禁止使用无影像增强器的直接荧光透视设备进行 X 射线造影检查。我国地域广阔，各地经济发展水平不一，直接荧光透视设备仍在部分地区使用。随着国民经济的持续增长和医疗卫生事业的不断发展，在边远地区基层医疗卫生机构淘汰荧光屏透视机势在必行。在考虑医疗和财政方面的因素后，为降低患者受照剂量，应当尽快以配有影像增强器的透视设备取代直接荧光透视设备。

（一）防护最优化的一般要求

执业医师在考虑开具 X 射线造影检查时，应当经过正当性判断，考虑其所选择的检查对特定的临床问题是否具有足够的灵敏性、特异性、准确度和可重复性，是否能够达到预期诊断价值。

从事 X 射线造影检查工作的医师或技师，应当认真阅读随机文件中的设备和安全操作使用说明书，在考虑可接受图像质量的标准和医疗照射指导水平后，应确保受检者所受到的照射是达到预期诊断目标时所受照射最小。

认真选择并综合考虑被检查的部位、每次检查时的观察次数和范围、每次检查的时间（如荧光检查时间）等因素，以使受检者与患者所受到的是与临床检查目的一致下的最低照射量，严格控制照射条件和避免重复照射。

用普通荧光屏透视进行 X 射线造影检查的工作人员，在透视之前必须做好充分的暗适应，在不影响诊断的前提下，应尽可能采用高电压、低电流、厚滤过和小照射野进行工作。

如果没有影像增强器（图 9-2）或相当技术，应尽量避免使用直接荧光透视设备进行造影检查。

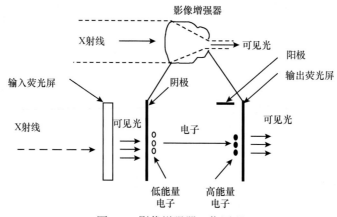

图 9-2　影像增强器工作原理

除非在临床上有充分理由要求，对已怀孕或可能怀孕的妇女进行会引起其腹部或盆腔受到照射的造影检查，否则要尽量避免；对有生育能力妇女腹部或盆腔的任何造影检查应十分慎重，以使可能存在的胚胎或胎儿受到的剂量最小。

应当配备防护性能和质量合格的各种防护用品（参照第八章第四节的要求），只要可行，就要酌情为辐射敏感器官（如性腺、晶状体、乳腺和甲状腺）提供适当的屏蔽。

除正在接受检查的受检者外，其他人员不应停留于检查室内；能给予镇静剂或限动器使患者配合检查的，尽量避免无关人员陪检；确需相关人员（如患者的亲属、朋友）扶持陪检的，应避免使其处于 X 射线球管的直接线束之内并使用适当的个人防护用品。

在放射诊断临床教学中，学生必须进行射线防护专业知识的教育，并注意其在辐射场的防护，对示教病例不应随意增加透视时间。

X 射线机曝光时，应关闭与机房相通的门；工作人员应在有屏蔽等防护设施的室（区）等防护设施内进行透视操作，并应通过观察窗等密切观察受检者状态。

所有放射工作人员应接受个人剂量监测，并符合《职业性外照射个人监测规范》（GBZ128—2019）中的有关要求。

对下列诊断价值不大的 X 射线造影检查应严格控制：①在没有提示泌尿道异常的其他临床或实验室检查时或没有任何指征的情况下为寻找高血压的病因、肾衰竭而进行泌尿道 X 射线检查；②在无任何症状情况下，进行钡剂灌肠检查。

钡剂检查前，不必预先行常规平片检查。

应制定 X 射线造影检查的质量保证大纲，以防止设备故障和操作失误。

（二）具体检查程序的特殊要求

1. 育龄妇女、孕妇及儿童 X 射线造影检查　育龄妇女、孕妇及儿童 X 射线造影检查的临床操作的防护最优化要求参照本章第六节的内容。

2. 胃肠道钡剂 X 射线透视检查

（1）下列任何一种情况均不应用胃和十二指肠钡剂检查

1）无症状的常规定期普查。

2）判断十二指肠溃疡愈合。

3）一般性腹部不适。

4）只需检查小肠者，不应顺便常规检查胃和十二指肠，甚至大肠。

（2）下列任何一种情况不应行结肠钡剂检查

1）未行直肠指诊检查之前。

2）作为腹股沟疝修补术的常规检查。

3）无临床症状的健康者作定期普查。

4）儿童慢性腹痛，而无其他症状者。

5）女性生殖器肿块拟行手术之前的常规检查。

6）直肠出血，而有内镜和血管造影检查条件者。

7）随诊息肉进展而有内镜检查条件者。

（3）小肠钡剂检查：怀疑小肠有重要器质性病变者应行钡剂检查；对消化不良患者不应行钡剂检查。

3. 静脉尿路造影

（1）输尿管绞痛是此项检查的主要适应证。

（2）不得将男性性腺置于主射束照射野之中，应对睾丸给予合适的屏蔽措施。

（3）下列情况不应进行此项检查：成年高血压；无其他泌尿系疾病指征者（药物疗效不佳者例外）；因前列腺肥大所致的急性尿潴留；作为尿道狭窄所致的急性尿潴留的常规检查；儿童夜尿，而其他检查正常者。

4. 其他造影检查程序　其他造影检查程序操作防护的特殊要求见表 9-21。

表 9-21　造影检查程序操作防护特殊要求

检查程序	特殊要求
子宫输卵管造影	（1）严格掌握子宫输卵管造影检查的适应证，减少不必要的照射
	（2）在子宫输卵管造影检查后 3 个月内应避免妊娠
口服胆囊造影	（1）不应以脂肪餐后 X 射线摄影作为评价胆囊功能的常规方法
	（2）黄疸患者禁用口服胆囊造影
静脉胆管造影	（1）任何有临床黄疸的患者，不应进行静脉胆管造影检查
	（2）胆囊切除后，检查胆总管，可用此项检查

（三）个人防护用品和辅助防护设施配置

个人防护用品：根据 X 射线工作者及受检者的防护需要，X 射线机房应注意配备各种式样的辅助防护用品，以及特殊受检体位的各种辅助防护设施。供 X 射线工作者使用的防护用品铅当量在 0.25～0.50mm；触诊时的防护用品铅当量不得小于 0.5mm；受检者使用的辅助用品铅当量应适当加大。防护用品包括防护帽、铅眼镜、防护衣、防护镜、防护颈套、防护围裙、防护手套。

辅助防护设施包括移动式 X 射线防护屏风、悬吊式 X 射线防护屏风、升降式移动 X 射线防护帘、X 射线防护玻璃等。

每台 X 射线透视设备现场个人防护用品和辅助防护设施的配置要求、性能要求参照本章第一节。

第三节　乳腺 X 射线摄影的放射防护

随着乳腺肿瘤发病率的升高，对乳腺肿瘤的诊断和预防性普查受到重视。国际癌症研究机构表明：定期做乳腺 X 射线摄影检查，可以早期筛查早期发现早期治疗乳腺癌，降低乳腺癌的危险性。针对乳腺结构的特殊性，人们开始设计专用 X 射线管和摄影系统，各种专用技术相继出现。现在，乳腺 X 射线机已经发展成为一种性能优越，使用方便，紧随时代发展，高技术含量的专用设备。

早年乳腺 X 射线检查采用传统的钨靶 X 射线球管进行乳腺 X 射线摄影，获得图像的软组织对比度差，也没有合适的压迫装置，不仅容易产生运动模糊，还使得患者在检查过程中接受的辐射剂量过大。后来专用的乳腺 X 射线机出现，采用产生波长为 0.063～0.071nm 的钼作为阳极靶面材料，并且采用了小焦点和脚踏式压迫装置，配有为乳腺摄影特殊设计的专用暗盒和增感屏-胶片组合系统，以及激光打印机。全视野数字化乳腺 X 射线摄影机的出现为乳腺摄影带来了革命性的变化，具有高的量子探测效率和图像密度分辨力，大的动态范围和高的线性度，缩短了摄影时间，优化了工作流程，同时可以进行多种图像后处理，以更低的辐射剂量获得更高的图像质量。由于图像是数字化采集，可以进行电子方式的存储和传输，从而减少了胶片存储占用的空间，并实现了 PACS 的网络连接。

乳腺 X 射线摄影设备的发展紧随技术与科技的进步，1965 年第一个钼靶 X 射线管用于乳腺摄影；1973 年旋转阳极钼靶 X 射线管投入使用，同年出现自动曝光控制（AEC），以及压迫器在乳腺机上使用；1976 年滤线栅用于乳腺摄影；1981 年小焦点（0.1mm）的 X 射线管启用；1996 年电荷耦合器件（CCD）应用于乳腺摄影机；2000 年全视野平板探测器投入使用；2002 年计算机辅助检测（CAD）用于乳腺摄影；2004 年三维乳腺摄影技术使用；2006 年数字合成体层成像技术用于乳腺 X 射线检查。

乳腺 X 射线摄影是早期乳腺癌筛查最有效的方法之一，但是 X 射线摄影所接受的电离辐射可能带来潜在的伤害风险。因此，平衡乳腺摄影检查的代价与收益非常重要。乳腺摄影检查中个体剂量可能受到以下因素的影响：影像探测器、滤线栅、X 射线束的能量、乳腺压迫程度、乳腺的厚度与密度等。而在摄影过程中，可调节管电压、乳腺压迫力度而改变辐射剂量。本节主要介绍乳腺 X 射线摄影检查中的剂量学表征量，乳腺 X 射线设备和机房的要求及临床操作中的防护最优化。

一、剂量学表征量

乳腺摄影使用专用的剂量检测装置，记录每个受检者每次曝光时的入射皮肤剂量，进而计算出平均腺体剂量（average glandular dose，AGD）。同时记录加压后乳房的厚度，管电压值，以用于 AGD 的计算。

乳腺平均腺体剂量是指乳腺 X 射线摄影中所致受检者受均匀压迫乳房的腺体组织中（不包括皮肤和脂肪组织）的平均吸收剂量。

对于 2D 摄影模式，AGD 依据式（9-3）计算：

$$AGD_{2D} = K \cdot g \cdot c \cdot s \tag{9-3}$$

式中，AGD_{2D}，乳腺平均剂量，单位为毫戈瑞（mGy）；K，模体上表面位置（无反散射时）入射空气比释动能值，单位为毫戈瑞（mGy）；g，转换因子，mGy/mGy，其值从表 9-22 可查得。若 HVL 处于表中两值之间，应用内插法计算 g 值；c，不同乳房成分的修正因子，其值从表 9-23 可查得；s，不同靶/滤过时的修正因子，其值从表 9-24 查得。

对于 3D 摄影模式，AGD 依据式（9-4）计算：

$$AGD_{3D} = K_T \cdot g \cdot c \cdot s \cdot T \tag{9-4}$$

式中，K_T，0° 照射时体模上表面位置（无反射时）入射空气比释动能值，单位为毫戈瑞（mGy）；

g，c，s，同式（9-3）；T，3D 摄影时不同投照角度的修正因子，其值从表 9-25 可查得。

表 9-22　入射空气比释动能转换为乳腺平均剂量的转换因子 g（mGy/mGy）

PMMA 厚度（mm）	等效乳房厚度（mm）	HVL（mmAl）							
		0.25	0.30	0.35	0.40	0.45	0.50	0.55	0.60
20	21	0.329	0.378	0.421	0.460	0.496	0.529	0.559	0.585
30	32	0.222	0.261	0.294	0.326	0.357	0.388	0.419	0.448
40	45	0.155	0.183	0.208	0.232	0.258	0.285	0.311	0.339
45	53	0.130	0.155	0.177	0.198	0.220	0.245	0.272	0.295
50	60	0.112	0.135	0.154	0.172	0.192	0.214	0.236	0.261
60	75	0.088	0.106	0.121	0.136	0.152	0.166	0.189	0.210
70	90	—	0.086	0.098	0.111	0.123	0.136	0.154	0.172
80	103	—	0.074	0.085	0.096	0.106	0.117	0.133	0.149

表 9-23　修正因子 c

PMMA 厚度（mm）	等效乳房厚度（mm）	等效乳房腺体组分（%）	HVL（mmAl）						
			0.30	0.35	0.40	0.45	0.50	0.55	0.60
20	21	97	0.889	0.895	0.903	0.908	0.912	0.917	0.921
30	32	67	0.940	0.943	0.945	0.946	0.949	0.952	0.953
40	45	41	1.043	1.041	1.040	1.039	1.037	1.035	1.034
45	53	29	1.109	1.105	1.102	1.099	1.096	1.091	1.088
50	60	20	1.164	1.160	1.151	1.150	1.144	1.139	1.134
60	75	9	1.254	1.245	1.235	1.231	1.225	1.217	1.207
70	90	4	1.299	1.292	1.282	1.275	1.270	1.260	1.249
80	103	3	1.307	1.299	1.292	1.287	1.283	1.273	1.262

表 9-24　不同靶/滤过时的修正因子 s

靶/滤过	修正因子 s	靶/滤过	修正因子 s
Mo/Mo	1.000	W/Rh	1.042
Mo/Rh	1.017	W/Al	1.050
Rh/Rh	1.061	W/Ag	1.042
Rh/Al	1.044		

表 9-25　不同模体厚度时对体层合成摄影设备不同投照角度的修正因子 T

PMMA 厚度（mm）	等效乳房厚度（mm）	不同投照角度时的修正因子 T				
		$-10°$ ～$+10°$	$-15°$ ～$+15°$	$-20°$ ～$+20°$	$-25°$ ～$+25°$	$-30°$ ～$+30°$
20	21	0.993	0.988	0.981	0.971	0.959
30	32	0.992	0.985	0.976	0.964	0.949
40	45	0.992	0.983	0.972	0.959	0.943
45	53	0.991	0.982	0.970	0.956	0.940
50	60	0.989	0.981	0.969	0.955	0.939
60	75	0.989	0.980	0.968	0.954	0.938
70	90	0.987	0.977	0.965	0.952	0.937
80	103	0.987	0.976	0.964	0.951	0.934

乳腺数字 X 射线摄影系统质量控制检测规范中要求，在标准 4cm 厚度 PMMA 摄影时，2D 摄

影的平均腺体剂量小于 2mGy，3D 体层合成摄影的平均腺体剂量小于 2mGy，2D+3D 摄影的平均腺体剂量小于 3.5mGy。

二、设备和机房的要求

根据国家标准 GB/T19042.2—2005 及国际标准 IEC61223—3—2《乳腺摄影 X 射线设备成像性能验收试验》规定要求，乳腺 X 射线机房的屏蔽防护见本章第一节，本节重点阐述乳腺 X 射线摄影设备的特殊规定，反映其设备的专用性能和特殊使用环境。

设备要求如下：

（1）乳腺 X 射线设备的管电压与指示值应该在规定的允差范围内。

（2）乳腺 X 射线摄影设备中，在投向患者的 X 射线束的路径上的材料，不包括任何压迫板材料的情况下，测量的乳腺 X 射线机总滤过应在规定的允许范围内，其测量是通过半值层（HVL）的测量得到。根据 GB/T19042.2—2005 规定中半值层的典型值（表 9-26），乳腺 X 射线设备的总滤过应该在典型值范围内。

表 9-26　采用不同阳极和滤板组合的乳腺摄影 X 射线设备的半值层典型值

阳极和滤板材料	25kV 时的 HVL（mmAl）	28kV 时的 HVL（mmAl）
Mo+30μmMo	0.28	0.32
Mo+25μmRh	0.36	0.40
W+60μmMo	0.35	0.37
W+50μmRh	0.48	0.51
W+40μmPd	0.44	0.48
Rh+25μmRh	0.34	0.39

（3）乳腺 X 射线摄影设备应该按照下面的要求提供一次屏蔽防护。这些要求应满足在正常使用中所有的 X 射线照射野和影像接收器面到焦点位置的垂直距离的组合。

a）一次屏蔽防护至少应能延伸到靠近患者胸壁的支架的凸出部分，另外的几个边应延伸到 X 射线照射野之外，至少应为影像接收器面到焦点垂直距离的 1%。

b）每次辐照所允许的最大空气比释动能为 1μGy。

c）用于符合性评价的基准 X 射线管电压应是标称 X 射线管电压。

（4）屏蔽防护：为乳腺 X 射线摄影设备而设计的有效占用区应有屏蔽防护，该屏蔽应设计为能将其安放在有效占用区和患者支架区域之间。在获取乳腺摄影图像期间，该屏蔽防护不应妨碍操作者对患者进行观察摆位，其底部离台面应不大于 15cm，顶部不低于 185cm，其宽度不得小于 60cm。

采用钼靶，35kV 的 X 射线管电压时的纹波百分率不大于 4 和 0.03mm 钼的总滤过，该屏蔽防护的等效铅当量应不低于 0.08mmPb。

（5）对装有活动防散射线滤线栅的乳腺 X 射线摄影设备，施加压迫器可得到的最大压力时，不得妨碍滤线栅的运动。

（6）自动曝光控制（AEC）系统：当某一均匀材料的厚度在 2～6cm 的范围内变化和 X 射线管电压按设备用于临床实践中所推荐的范围内变化时，AEC 系统应能够保持乳腺图像的光密度在平均光密度的 ±0.15 范围内，这就要确保 AEC 系统的稳定性。AEC 系统是根据不同乳腺个体特性，降低检查辐射剂量的有效方式，因此确定 AEC 系统稳定性对降低辐射剂量尤为重要。

三、临床操作的防护最优化要求

X 射线检查是一把双刃剑，它虽然在医学领域发挥了重要的作用，但如果过多的接受 X 射线的辐射就会对人体造成伤害。如若没有科学有效的监测与防护，从个体来说，电离辐射可能引起人体发生造血系统、免疫系统、消化系统和各种组织器官的损伤，即确定性效应；同时还可能发生白血病、癌症和遗传性疾病，也就是随机性效应。乳腺癌是一种严重危害女性身心健康的常见恶性肿瘤，虽然到目前为止，乳腺癌发病原因尚不清楚，但普遍认为乳腺癌的发生与以下两类因素有关：一类为非电离辐射因素，与体内激素、内分泌系统、遗传、环境、饮食等有关；另一类为电离辐射因素，乳腺是对电离辐射致癌活性较敏感的组织。因此在临床实践过程中，医务人员务必做到防护最优化，其要求如下：

使用取得有关审管部门批准或认证的乳腺 X 射线摄影专用 X 射线设备。标称 X 射线管电压不超过 50kV 的乳腺 X 射线摄影专用 X 射线设备，其总滤过应不小于 0.03mmMo 或 0.5mmAl。用于几何放大乳腺 X 射线摄影的 X 射线设备，应配备能阻止使用焦皮距小于 20cm 的装置。

每台医用 X 射线机都配有一套铅防护用品，在实践操作中要做好对受检者的辐射防护工作。

由于乳腺 X 射线摄影受照剂量存在引发随机性效应的危险，乳腺 X 射线摄影检查中受检者所受的医疗照射必须进行正当性判断，掌握好适应证并注意避免不必要的重复检查，遵循防护最优化原则，使其接受剂量保持在可能合理达到的最低水平。

从事乳腺 X 射线摄影的放射学技师及医师必须接受影像诊断的正规培训和辐射防护的培训，严格掌握乳腺 X 射线摄影检查适应证。操作中要根据乳房类型和压迫厚度选择合适的靶和滤过材料组合，宜使用摄影机自动曝光控制功能，获得稳定采集效果，达到防护最优化要求。

"持实"的加压可阻止曝光时乳房运动，将乳房横向展开，从而显著缩短 X 射线穿过乳房的路径，降低辐射剂量。

对年轻妇女特别是 20 岁以下妇女应慎用乳腺 X 射线检查，40 岁以下妇女除由乳腺癌个人史、家族史和高危因素外，一般不宜定期乳腺 X 射线检查，孕期妇女不宜进行乳腺 X 射线检查。要严格限制对育龄妇女进行乳腺 X 射线普查项目，必须使用时要认真论证乳腺癌普查的必要性、正当性，进行方法学选择和优化分析，要制定该普查项目的 QA 计划，并建立 X 射线设备普查项目的质量控制措施，严格执行国家标准的相关要求。

乳腺 X 射线摄影是早期乳腺癌筛查最有效的方法，但 X 射线摄影所接受的电离辐射易带来潜在射线致癌的风险，因此，平衡乳腺摄影检查的代价与利益非常重要。乳腺摄影检查中个体剂量可能受到以下因素的影响：影像接收器、滤线栅、X 射线束的能量，乳腺压迫程度、乳腺厚度和密度等。而在摄影过程中，可以通过调节管电压，乳腺压迫程度而改变辐射剂量。中国疾病预防中心多年来进行了大量放射防护研究，研究结果显示所有的乳腺摄影系统，在常用曝光条件下，随着剂量的增加，影像质量先有所提高，然后随着剂量继续增加，影像质量趋于平稳甚至变差。因此，针对不同厚度的乳腺选择适当的曝光条件，才能提高乳腺摄影的质量，而并非给予大剂量的照射就可以得到高质量的图像。因此，医务人员在实际操作中应该有足够的经验去把握剂量与图像质量的关系，尽可能地降低辐射剂量对患者的危害而又保证图像质量。

第四节 CT 的放射防护

X 射线计算机体层成像（CT），是在计算机技术和 X 射线的应用发展下有效结合在一起的一项技术，近年来开始大量的运用于医学诊疗领域，在临床上得到了很好的运用和发展，其原理主要依靠的是 X 射线在人体内的衰减系数的测定，利用数学基础及电子计算机的相关技术，建立有效的体层图像，为疾病的诊疗起到了关键的作用。

随着 CT 临床应用的增加，CT 扫描所带来的辐射风险也越来越受到公众的关注。CT 辐射照射已经成为公众受到人工照射剂量的主要来源，进行 CT 扫描的放射防护与管理，可在有效进行诊疗的基础上，减少患者所受到的辐射剂量，同时工作人员的防护和病患的防护也是目前 CT 发展中需要不断关注和解决的问题之一。本章着重介绍 CT 剂量学表征量，CT 设备与机房的防护要求和临床中 CT 扫描防护最优化。

一、剂量学表征量

（一）CT 剂量测量表征量

CT 检查的 X 射线束结构和 X 射线管的运动与普通 X 射线机有明显区别，因此受检者的剂量分布与普通 X 射线照射截然不同分布，不能用常规 X 射线机的受检者入射体表剂量（ESD）来表示。单次扫描初始射线集中照射到厚度为 T 的横截面上，构成一个截面较清楚的区域，其宽度远远大于扫描层。这是因为 CT 扫描机 X 射线束的发射、模体散射和线束半影区等的联合作用。对于多次扫描，某一层面上剂量分布受来自其他层面的照射，而使得该层面的剂量增加，整个层面上剂量分布形状与幅度取决于扫描层数与层间距，以及单次扫描剂量分布的特征等。CT 设备问世以来，很多学者就 CT 剂量测量进行了相关研究，直到 20 世纪 80 年代中期，全球对 CT 剂量测量才取得较为一致的共识。目前在 CT 中使用的剂量测量的量有三种类型：①加权 CT 剂量指数（$CTDI_w$）和容积 CT 剂量指数（$CTDI_{vol}$）；②剂量长度乘积（DLP）；③有效剂量。它们分别提供了对扫描区域内平均吸收剂量（$CTDI_w$，$CTDI_{vol}$）的指示；沿平行于旋转轴方向的直线上完整 CT 检查的累积吸收剂量（DLP）；从不同诊断成像方式比较患者剂量的一种方法（有效剂量）。

1. CT 剂量指数 CT 剂量指数（CT dose index，CTDI）是最早的 CT 剂量测量的概念。它代表沿 Z 轴一系列连续曝光的平均吸收剂量。它由一次轴向 CT 扫描（X 射线管旋转一圈）测得，是累积吸收剂量除以总线束宽度计算得来的。CTDI 在理论上估计了一个扫描容积的中心区域内的平均剂量，称之为多次扫描平均剂量（MSAD），而 MSAD 的直接测量需要多次曝光。CTDI 提供了一个更方便、等同估算该值的方法，只需要单次扫描采集。

MSAD 和 CTDI 等同性的要求是，辐射剂量分布轮廓曲线尾部的所有剂量贡献都要包含在 CTDI 剂量测量中。而满足这一标准的确切的积分限，取决于总线束宽度和散射介质长度。

$CTDI_{100}$ 是在单次轴向扫描时，特定积分界限内的辐射剂量分布曲线的积分。在 $CTDI_{100}$ 的情况下，积分限为 ±50mm，相当于商品化的 100mm 长度的"笔形"电离室长度。其计算公式为：

$$CTDI_{100} = (1/N) \cdot T \cdot \int_{-50mm}^{+50mm} D(z) dz \tag{9-5}$$

式中，$D(z)$ 代表沿 Z 轴的辐射剂量分布曲线，N 是体层层面的数目，T 是体层层面的标称厚度。$CTDI_{100}$ 使用一个长度为 100mm、有效容积为 $3cm^3$ 的 CT "笔形"电离室和标准 CTDI 丙烯酸模体进行测量。测量必须在一个静止的患者检查床上执行。推荐的做法是，CT 电离室应该在一个标准剂量学实验室内用符合参考标准的指定线束质，或空气比释动能长度乘积进行校准。

CTDI 在照射野截面是发生变化的。对于人体成像，身体表面的 CTDI 值通常高于旋转中心 CTDI 值的 1~2 倍。整个照射野截面的平均 CTDI 由以下的加权 CTDI（$CTDI_w$）给出：

$$CTDI_w = (1/3)CTDI_{100, 中心} + (2/3)CTDI_{100, 周围} \tag{9-6}$$

式中，数值 1/3 和 2/3 代表近似于中心和边缘值所对应的相对面积。

容积 CTDI（$CTDI_{vol}$）代表特定扫描方案下的辐射剂量。在包括一系列扫描的方案中，有必要考虑 X 射线源连续旋转中所产生的辐射剂量分布轮廓之间的任何间隙或重叠。这一点可通过剂量描述量，即众所周知的容积 $CTDI_w$（$CTDI_{vol}$）来实现，表示为：

$$CTDI_{vol} = (N \cdot T / I) \cdot CTDI_w \tag{9-7}$$

在螺旋 CT 中，X 射线管旋转一圈的移床距离（I）与总线束宽度（$N \cdot T$）的比值称为螺距，因此，

$$CTDI_{vol} = CTDI_w / 螺距 \tag{9-8}$$

这里，$CTDI_w$ 代表在 X 和 Y 方向上的平均吸收剂量，$CTDI_{vol}$ 代表在 X、Y 和 Z 方向上的平均吸收剂量。它在概念上类似 MSAD。$CTDI_{vol}$ 是标准化模体在特定的扫描方案下，表达扫描容积内

任一点平均吸收剂量的最佳参数。对于各种 CTDI 量的国际制（SI）单位都是毫戈瑞（mGy）。CTDI$_{vol}$ 是对特定检查方案的辐射剂量的一个有用指示，因为它将扫描方案的具体信息如螺距考虑在内。在新型 CT 扫描机中，要求 CTDI$_{vol}$ 值都必须预先显示在控制台上。如果对成人头部检查和儿科 CT 检查的 CTDI$_{vol}$ 进行评估，要使用 16cm 直径的 CT 剂量模体。对于成人躯干的检查，CTDI$_{vol}$ 的测量需要使用直径 32cm 的 CT 剂量模体。

当扫描一个类似 CTDI 模体衰减特性的物体时，CTDI$_{vol}$ 能够估计 CT 采集受照容积内的平均辐射剂量，但绝不代表能够很好地评估大小、形状或衰减特性显著不同的其他物体的平均剂量。此外，它也不能表示在该扫描容积内沉积的总能量，因为它与扫描的长度无关。

2. 剂量长度乘积 为了更好地表达某一扫描方案的总传递能量，可以根据欧盟（2000a）的建议将 CTDI$_{vol}$ 和扫描长度整合在一起来计算出剂量长度乘积（dose length product，DLP），计算式为：

$$\text{DLP}(\text{mGy}\cdot\text{cm}) = \text{CTDI}_{vol}(\text{mGy})\cdot \text{扫描长度}(\text{cm}) \qquad (9\text{-}9)$$

式中，DLP 反映了一次特定扫描采集中的总体吸收能量。因此，一个腹部 CT 检查可能与腹部和盆腔 CT 联合检查具有相同的 CTDI$_{vol}$ 值，但后者具有较大的 DLP 值，它正比于所扫描的较大解剖范围。这种剂量表述如 CTDI$_{vol}$ 和 DLP，可以用于临床扫描方案（如一组患者的平均值）与典型 CT 检查的参考剂量设定值的比较，但不能用于患者个体剂量（如器官剂量）的直接测量。

3. 有效剂量 有效剂量是一个计算出来的量，它反映了相当于全身照射下的一次非均匀照射的辐射危害。它的计算是基于所有年龄、男性和女性同等数目的群体的数据。有效剂量的计算需要人们对于人体内特定辐射敏感器官吸收剂量的了解，它通常由蒙特卡罗模型利用数学拟人模体来获得，最近也可利用人尸体 CT 扫描的体素模体来实现。有效剂量用毫希沃特（mSv）表示，可用于对不同电离辐射源的比较，如其他医用放射诊断检查和背景辐射（如地球和宇宙辐射）。

尽管有效剂量的计算需要知道不同 CT 扫描机的自身特性，但如果不考虑扫描机的类型，对有效剂量进行一种经验估计，可以由以下关系得出：

$$\text{有效剂量} = k\cdot\text{DLP} \qquad (9\text{-}10)$$

式中，k 是一个经验的加权因子（mSv·mGy^{-1}·cm^{-1}），与身体部位相关（表 9-26）。

在表 9-27 中，成人头颈部和儿科患者的换算因子是假定使用头部 CT 剂量模体（16cm）测量得来的数据。所有其他转换因子假定使用直径 32cm 的 CT 体部模体测量数据。

表 9-27 成人（标准体型）和儿科患者（各种身体部位和各种年龄）单位剂量长度乘积（DLP）的归一化有效剂量

身体部位	k（mSv·mGy^{-1}·cm^{-1}）				
	<1 岁	1 岁	5 岁	10 岁	成人
头部和颈部	0.013	0.0085	0.0057	0.0042	0.003
头部	0.011	0.0067	0.0040	0.0032	0.0021
颈部	0.017	0.012	0.011	0.0079	0.0059
胸部	0.039	0.026	0.018	0.013	0.014
腹部和盆腔	0.049	0.030	0.020	0.015	0.015
躯干	0.044	0.028	0.019	0.014	0.015

需要强调的是，有效剂量是以参考值（为所有年龄、男女各占一半的群体）为基础的用于辐射防护的量，因此不应该用于流行病学评价，也不应该用于人类照射的回顾性风险评估。此外，特定器官和组织比其他器官和组织的辐射敏感性高，辐射风险的差异受年龄和性别的影响。因此，为了评估辐射风险，应该将器官和组织的吸收剂量作为最适当的相对生物效应的指标，以及作为器官、年龄、性别的特定风险信息。有效剂量仅对前瞻性的辐射防护目的具有有效性。有效剂量

用于评估患者照射时具有严格的限制。在比较不同诊断程序的剂量、比较不同医院或国家对相同技术和程序的使用情况及相同医学检查中不同技术的应用情况等方面，有效剂量具有一定的价值，然而，对于 CT 检查中患者的照射量预设和风险-效益评估，受照器官和组织的平均吸收剂量是更有意义的量。

（二）典型患者剂量

国家卫生行业标准《X 射线计算机断层摄影成年人诊断参考水平》（WS/T637—2018）中给出了常见典型成人 X 射线 CT 检查的辐射剂量和诊断参考水平，见表 9-28。儿童患者诊断参考水平在孕妇和儿童辐射防护相关章节中有详细介绍，此处不作阐述。

表 9-28　成人常见 CT 检查项目的辐射剂量和诊断参考水平

检查项目	25%位数 [a]		50%位数 [b]		75%位数 [c]	
	$CTDI_{vol}$（mGy）	DLP（mGy·cm）	$CTDI_{vol}$（mGy）	DLP（mGy·cm）	$CTDI_{vol}$（mGy）	DLP（mGy·cm）
头颅 [d]	40	550	50	690	60	860
鼻窦	15	170	25	330	40	520
颈部	10	260	15	370	25	590
胸部	6	200	8	300	15	470
腹部	10	330	15	500	20	790
盆腔	10	320	15	480	20	700
腰椎（逐层）	15	70	25	130	35	200
腰椎（螺旋）	12	290	15	410	25	580
尿路造影	10	870	15	1780	20	2620
冠脉 CTA（前瞻）	15	210	25	360	40	600
冠脉 CTA（回顾）	30	490	45	750	60	1030
颅脑 CTA	15	420	20	710	40	1390
颈部 CTA	10	390	15	690	30	1130
胸腹 CTA	10	450	15	870	20	1440

注：CTA 为 CT 血管造影（CT angiography）的缩写。

a 调查数据的 25%位数，即异常低剂量的提示水平。

b 调查数据的 50%位数，即可能达到水平。

c 调查数据的 75%位数，即诊断参考水平。

d 头颅为 $CTDI_w$。

二、设备和机房的要求

（一）设备防护要求

X 射线源组件安全应符合 GB9706.11 和 GB9706.12 的要求。X 射线源组件应当有足够铅当量的防护层，使距焦点 1m 远处球面上漏射线的空气比释动能率<1.0mGy/h。随机文件中应由设备生产单位提交符合法定资质的有效证明材料。

CT 机的随机文件中应提供等比释动能图，描述设备周围的杂散辐射的分布。

CT 机定位光精度、层厚偏差、CT 值、噪声、均匀性、CT 值线性、高对比分辨力、低对比可探测能力、诊断床定位精度、扫描架倾角指标应符合 GB17589 的要求。

CT 机在使用时，应参考相关规定中的成人和儿童诊断参考水平，如高于诊断参考水平时，应检查扫描参数，确定在不影响影像质量时采取降低剂量的修正措施。

（二）CT 机房的防护要求

CT 机房的设置应充分考虑邻室及周围场所的人员驻留条件，一般应设在建筑物的一端。

CT 机房应有足够的使用空间，面积应不小于 $30m^2$，单边长度不小于 4.5m。机房内不应堆放无关杂物。

CT 机房的墙壁应有足够的防护厚度，一般工作量下的机房屏蔽：16cm 混凝土（密度 $2.35t/m^3$）或 24cm 砖（密度 $1.65t/m^3$）或 2mm 铅当量。较大工作量时的机房屏蔽：20cm 混凝土（密度 $2.35t/m^3$）或 37cm 砖（密度 $3.1.65t/m^3$）或 2.5mm 铅当量。

管孔要求：通往 CT 机房的电器和通风管道应避开人员驻留位置并采取弧式或多折式管孔。CT 机房的出入门和观察窗应与同侧墙具有同等的屏蔽防护。防护窗应略大于窗口，防止窗与墙接壤缝隙泄漏辐射。

CT 机房门外明显处应设置电离辐射警告标志，并安装醒目的工作状态指示灯。CT 机房应保持良好的通风。

（三）辅助防护设施

1. 技术方面　可以采取屏蔽防护和距离防护原则。屏蔽防护是指使用原子序数较高的物质，常用铅或含铅的物质，作为屏障以吸收不必要的 X 射线。距离防护是指利用 X 射线曝射量与距离平方成反比这一原理，通过增加 X 射线源与人体间距离以减少曝射量。从 X 射线管到达人体的 X 射线，有原发射线和继发射线两类，继发射线是原发射线照射穿透其他物质过程中发生的，其能量比原发射线小，但影响较大。通常采用 X 射线管壳、遮光筒和光圈、滤过板、铅玻璃、铅屏、铅橡皮围裙、铅手套及墙壁等，进行屏蔽防护。增加人体与 X 射线源的距离以进行距离防护，是简易而有效的防护措施。

2. 放射工作者方面　应遵照国家有关放射护卫生标准的规定制定必要的防护措施，正确进行 X 射线检查的操作，认真执行保健条例，定期监测放射工作者所接受的剂量。在 X 射线环境工作时要穿戴铅围裙、铅围巾、铅帽、铅眼镜、铅手套、铅面罩性腺防护等，并利用距离防护原则，加强自我保护。

3. 工作人员及患者的防护用品　个人防护用品方面具体要求在前文有详细介绍，此处不再重复表述，包括 X 射线防护服、X 射线防护眼镜、X 射线防护围巾、性腺防护等。

4. 防护装置　包括移动式 X 射线防护屏风、悬吊式 X 射线防护屏风、X 射线防护玻璃等。

三、临床操作防护最优化要求

CT 从发明至今，在不同的领域发挥着重要的作用，尤其是在医学和军工、科研及国防等方面都发挥着重要的作用，成为很多领域不可缺少的技术手段之一。随着医学技术水平的不断进步，很多 X 射线相关的技术的发展等为疾病的诊疗带来了准确性和便利性。各家单位不断地引进相关的设备和技术人员，X 射线相关从业人员不断增加。在实际的操作中，由于管理不当等，经常有防护不当造成各类事故的发生。放射会对人体产生不可逆的损伤，因此在进行相关的使用中，在保证诊疗的准确性下，应该加强对于病患和工作人员的有效防护，避免损害人体的身体健康。人体受到的辐射一般可以分为外辐射和内辐射两种类型。机体受到辐射以后，会不同程度的造成机体内部的生物效应，对机体产生各种不良的反应，严重的甚至会危及生命。很多的辐射造成的是眼球和皮肤及细胞的不可逆的损伤，但是损伤的程度一般与受到照射的剂量有着明显的关系，辐照对于人体的损伤往往是一个长期潜在的过程，会在一定时间后产生不良后果。因此，国家和卫生部门近年来不断出台相关的政策和措施，最大限度进行辐射行业的监管和工作人员的培训，要求对使用射线的部门进行重点监管，尤其是医院的放射科室，更是监管中的重点部门。

案例 9-6

目前多层 CT（MDCT）技术得到飞速发展，从 4 层到 8、16、32、64、128、256 层，320 层 16cm 探测器 CT 相继出现并投入到临床中广泛使用。MDCT 扫描速度的提高使单位时间可接受患者检查数量大大提高，同时也拓展了其临床应用范围及临床应用价值。在过去 30 年时间内，全世界 CT 检查频率增长超过 8 倍。由于 CT 检查对受检者产生了较高的有效剂量，CT 检查频率的不断增加，CT 新的临床应用及 CT 对集体剂量贡献的增加等因素，促使放射医师、技师、临床医师、医学物理师等 CT 相关人员越来越关注 CT 剂量与防护问题，特别是 MDCT 的辐射防护问题。

问题：

1. 案例中 CT 辐射剂量的表征量有哪些？
2. 如何做到临床操作防护最优化？

分析：

1. 由于 CT 是三维体层成像原理，其辐射剂量的表述与常规 X 射线照射不同，注意 CT 辐射剂量的表述方式及记录方案。
2. CT 临床操作防护最优化涉及的面主要有三个方面，一是 CT 扫描方案的低剂量扫描优化与实施，二是 CT 设备安全操作及防护，三是受检者及陪检者相应的防护保护。

（一）医用 CT 设备安全操作防护要求

CT 工作人员应接受上岗前培训和在岗定期再培训并取得相应资格，熟练掌握专业技能和防护知识，在引入新设备、新技术、设备大修及改装后，应需要有针对性的培训。

CT 工作人员应按照有关规定要求，重视并采取相应措施保证受检者的辐射防护与辐射安全。CT 受检者所受医疗照射的防护应符合规定。

CT 扫描应遵循最低剂量（as low as reasonably achievable，ALARA）的原则，仔细选择扫描参数对所有的扫描程序进行优化，在满足临床诊断要求的前提下，根据不同的临床要求，允许图像中存在一定的噪声，尽量降低患者剂量。除了硬件的改进以外，现代的多层 CT 还从扫描程序和软件上给降低剂量提供了许多先进的方法，在这方面最常用的方法就是使用 3D 自动毫安技术。使用者可以前瞻性地根据临床需要预先设置所需要图像的噪声指数，根据这个噪声指数，CT 设备利用一个扫描定位的数据决定所需的 X 射线剂量。在后续扫描过程中，根据患者体型在 X、Y、Z 轴上的变化，自动精准地调节相应的毫安量以达到一致的图像质量。使用这种技术可提高 X 射线利用率，降低 20%～40% 的毫安输出和患者辐射剂量。同时利用新的迭代重建算法等扫描方案，尽可能地降低患者的辐射剂量。尤其应注意对儿童的 CT 检查，应正确选取扫描参数，以减少受照剂量，使儿童的 CT 应用达到最优化。

CT 工作人员应定期检查控制台上所显示出患者的剂量指示值（$CTDI_w$、$CTDI_{vol}$ 和 DLP），发现异常，应找出原因并加以纠正。

应慎重进行对孕妇和儿童的 CT 检查，对儿童患者要采取固定措施。

开展 CT 检查时，应做好非检查部位的防护，使用防护用品和辅助防护措施：铅橡胶，铅围裙（方形）或方巾，铅橡胶颈套，铅橡胶帽子，严格控制对诊断要求之外部位的扫描（定位平扫除外）。

在 CT 检查过程中应对患者进行全程监控，防止发生意外情况。

在 CT 检查的教学实践中，学员的辐射防护应按规定执行。

（二）医用 CT 检查陪检者防护要求

进行 CT 检查时，其他人员不得滞留在机房内。当患者须携扶时，应对携扶者采取必要的防护措施。

陪护人员辐射防护措施：

1. 降低照射量　可减少随机性效应。陪护人员虽然没有直接接受射线束的照射，但散射线量的减少，可直接降低陪护人员产生随机性辐射效应的风险。

2. 防辐射器具的应用　CT 检查可以理解为射线从各个方向对人体进行旋转扫描，防护难度相对较大，特别是螺旋 CT，球管连续旋转扫描，辐射影响范围更大。因此，陪护人员应常规穿铅大衣对身体主要部分进行保护，必要时戴铅围巾保护颈部腺体，若手要进入扫描直接照射区，还应加戴铅手套进行保护。

3. 距离防护　射线辐射剂量与距离平方成反比，距离变远，辐射剂量可呈指数降低。CT 辐射剂量沿检查床呈 "8" 字形分布，即扫描机架中心开口处散射线量较高，而两侧面散射线量较低，如图 9-3。所以，只要扫描技术人员提高对陪护人员的辐射防护的关注，就可以根据本 CT 机的辐射剂量分布情况，有效地指导陪护人员站立在最小辐射区域内，以减少散射线照射对陪护人员的影响。

总之，CT 检查中如果必须要人员陪护和帮助，CT 工作人员应提高辐射保护意识，正确告知陪护人员受辐射损害的可能性，同时积极采用各种防护措施，控制确定性效应和随机性效应发生的概率在可接受的水平。

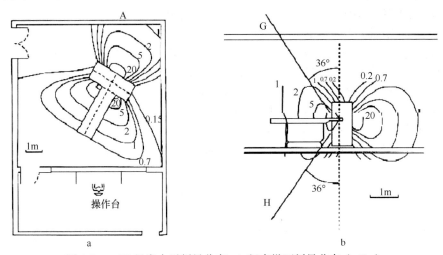

图 9-3　a.CT 机房水平剂量分布；b.竖直纵面剂量分布（μGy）

第五节　牙科放射学的放射防护

全球每年约 4.8 亿人次接受牙科放射学（又称口腔颌面放射学）检查，占到全部医用诊断放射学检查的 13%。随着 X 射线技术在口腔疾病诊断中的广泛应用，牙科 X 射线工作者、受检者和工作环境的 X 射线防护问题，日益引起人们的关注。ICRP、IEC 等国际机构已先后制定了 "牙科 X 射线卫生防护规定"，我国在《医用诊断 X 射线防护规定》中对此也做了相应的规定。

一、剂量学表征量

（一）牙科放射剂量测量表征量

1. 入射空气比释动能及入射体表剂量　口腔 X 射线摄影所致患者剂量的表征量，通常用入射体表剂量（ESD），实际直接测得的是包括散射线在内的入射体表处的空气比释动能（ESAK）。关于剂量学表征量的介绍在本章第一节中有详细介绍，此处不作重复阐述。

2. 剂量面积乘积（DAP）和空气比释动能长度乘积（PKL）　对于口腔颌面全景体层摄影，监测 DAP 更为合适。联合国原子辐射效应科学委员会（UNSCEAR）2008 年报告推荐在口腔颌面全景体层摄影和口腔颌面专用锥形束 CT（CBCT）患者剂量调查中监测空气比释动能长度乘积（PKL）。利用测量获取的基本量数据和模体实验测得的剂量转换系数，可进一步估算出器官吸收剂量和有效剂量。

3. 当量剂量和吸收剂量 有效剂量只是在一定范围内比较和评价医疗程序与随机性效应相关剂量的工具，然而对于患者的照射计划和危险利益分析而言，特别是旨在进行危险评估时，当量剂量或受照组织中的吸收剂量可能是更合适的表征量。在牙科放射学中，主要辐射危险器官包括甲状腺、甲状旁腺、腮腺和喉部。非常局部和低水平的照射使得有效剂量的评价存在很大程度的不确定性，在比较有效剂量数据时应注意这一事实。

（二）典型患者剂量

不同国家对牙科放射学患者剂量所作调查的平均值范围如下：口腔 X 射线摄影的 ESAK 为 1～8mGy，有效剂量为 1～7μSv。口腔颌面全景体层摄影 DAP 为 89～103mGy·cm²，有效剂量为 4～30μSv。X 射线头影测量的 ESAK 范围为 0.25～7.00mGy，有效剂量为 2～3μSv。较小体积的牙槽骨和较大体积的颅面 CBCT 扫描所致有效剂量范围分别 34～652μSv 和 30～1079μSv。所用设备、技术条件和质量保证措施不同，导致患者剂量存在较大差异。

国家标准电离辐射防护与辐射源安全（GB18871—2002）中规定牙齿照射中，牙根尖周位和 AP 位置的入射体表剂量分别为 7mGy 和 5mGy。

总体而言，牙科放射学的剂量水平低于其他类型的诊断放射学检查，由于胶片和片屏系统的改善，1988 年以来每次检查所致剂量呈下降趋势。口内牙科 X 射线摄影、头影测量所致剂量，通常小于一天中受到的本底辐射。口腔曲面全景体层摄影检查剂量差异较大，但即使高剂量也与一次胸部 X 射线摄影或几天天然本底辐射剂量相当。CBCT 剂量可能比常规牙科 X 射线摄影剂量高几十至数百倍，但仅约为多层探测器 CT 剂量的 1/400，由于技术迅速改进，其典型剂量仍有很大的降低空间。据估计，孕妇接受牙科 X 射线检查时胎儿剂量约 0.11μSv，远远低于胎儿一日内受到的天然本底照射。

二、设备和机房的要求

案例 9-7
　　随着我国经济的高速发展，人们生活水平的快速提高，人民对健康的关注度也越来越高。这其中最明显的现象之一就是人民对口腔健康及管理的意识越来越高。人们对口腔诊所的需求越来越多，相应的个体口腔诊所需求量也越来越大。某口腔诊所新开诊所因业务需求，需安装牙片机设备，但是未遵循国家放射防护的有关规定，未使用安全防护装置和个人防护用品；牙片机的设备机房防护要求未达标，牙片机的设备性能要求未达标，未按照规定进行相应的屏蔽。有关部门经检查，责令停业整改，并根据有关法律规定作相应的处罚。

问题：
　　1. 案例中牙科 X 射线设备的要求是什么？
　　2. 案例中牙科 X 射线设备机房的具体要求是什么？
　　3. 案例中如何配备个人防护用品及如何对患者进行防护最优化检查？

分析：
　　1. 本案中牙科 X 射线设备因为其管电压的要求与常规诊断 X 射线机不同，其设备检测标准也不尽相同。
　　2. 由于牙科 X 射线设备的特殊性，其机房的大小及屏蔽的要求也有其具体的特殊性。
　　3. 牙科 X 射线检查剂量较低，仍需注意避免或尽量减少不必要的照射，并做好检查防护的最优化。

（一）牙科 X 射线设备要求

根据辐射防护检测参考的标准[《放射诊断放射防护要求》（GBZ130—2020）]，牙科摄影用 X 射线设备防护性能的专用要求见表 9-29。

表 9-29 牙科 X 射线机检测项目及控制标准

检测项目	验收检测要求	状态检测要求	检查方法
管电压 全景机	≥60kV	≥60kV	WS76
牙片机	≥60kV（管电压固定）	≥60kV（管电压固定）	WS76
管电压指示的偏离	±≤10%	±≤10%	WS76
半值层	见附录 A	见附录 A	WS76
曝光时间指示的偏离	±（≤10%读数+1 ms）	±（≤10%读数+1 ms）	WS76
集光筒出口平面的最大几何尺寸（直径/对角线）	≤60mm	—	

牙科 X 射线摄影的最短焦皮距：标称 X 射线管电压 60kV 的牙科摄影最短焦皮距 10cm；标称 X 射线管电压 60kV 以上的牙科摄影最短焦皮距 20cm；口外片牙科摄影最短焦皮距 6cm；牙科全景体层摄影最短焦皮距 15cm；口腔 CT：①坐位扫描/站位扫描最短焦皮距 15cm；②卧位扫描最短焦皮距 20cm。

（二）牙科 X 射线机房要求

1. 牙科 X 射线机应有单独机房，机房应满足使用设备的空间要求 ①口腔 CT 卧位扫描：机房内最小有效使用面积为 15m²，单边长度为 3m；②口腔 CT 坐位扫描/站位扫描：机房内最小有效使用面积为 15m²，单边长度为 2m；③牙科全景机：机房内最小有效使用面积为 5m²，单边长度为 2m；④口内牙片机：机房内最小有效使用面积为 3m²，单边长度为 1.5m。

2. 牙科 X 射线设备机房屏蔽防护应满足的要求 ①口腔 CT 机房：有用线束方向铅当量为 2mm；非有用线束方向铅当量为 1mm。②牙科全景机房（有头颅摄影）：有用线束方向铅当量为 2mm；非有用线束方向铅当量为 1mm。③口内牙片机房，牙科全景机房（无头颅摄影）：有用线束方向铅当量为 1mm；非有用线束方向铅当量为 1mm。在距机房屏蔽体外表面 0.3m 处，口内牙片摄影、牙科全景摄影、牙科全景头颅摄影机房外的周围剂量当量率控制目标值应不大于 2.5μSv/h。

3. 牙科 X 射线设备机房防护设施应满足相应设备类型的防护要求 患者个人防护用品有大领铅橡胶颈套等。

4. 牙片机房的防护检测 采用辐射防护用 X、γ 辐射剂量当量率仪在巡测的基础上，对关注点的局部屏蔽和缝隙进行重点检测。关注点应包括：四面墙体、地板、顶棚、机房的门、观察窗、管线洞口等。①防护门距门外表面 0.3m 处，在门的左、中、右、上、下及门缝四周设置关注点；②四面墙体距墙外表面 0.3m 处，每面墙体选 3 个关注点；③观察窗距窗外表面 0.3m 处，在窗的左、中、右、上、下设置关注点；④操作位置，在头、胸、腹设置关注点；⑤顶棚，距顶棚上方地面 1m 处设置关注点；⑥地板，距地板下方地面 1.7m 处设置关注点。考虑目前牙片机的工作场所情况，分为无防护和有防护两种情况，对机房周围辐射剂量水平进行测量。周围环境辐射本底水平室内为 0.13μSv/h，室外为 0.11μSv/h。由于墙体采用 24cm 厚的实心砖，以及观察窗采用铅玻璃，因此，牙片机房的防护重点为门的防护，在防护门为木门时的剂量率为（2.5～14.3μSv/h），大于《放射诊断放射防护要求》（GBZ130—2020）所规定的周围剂量当量率控制目标值 2.5μSv/h 的要求。

三、临床操作的防护最优化要求

牙科放射学是口腔颌面疾病最有价值的辅助诊断手段之一，虽然患者受照剂量较低，仍需进行必要的正当性判断。避免不必要的 X 射线检查，乃是最为有效的患者辐射防护方法。

牙科摄影不应作为患者每次就诊时的例行检查。除非急症，在未采集病史和进行临床检查评估的情况下，不得实施牙科放射学检查（特别是儿童）。英国 2004 年推荐的牙科放射学检查患者选择标准见表 9-30。

表 9-30 英国 2004 年推荐的牙科放射学检查患者选择标准

患者分组	有牙齿者		无牙齿的成人
选择标准	儿童：乳牙列	儿童：混合牙列	青少年（恒牙列）和有齿成人	
所有初诊患者，评估牙病、牙齿生长发育	如临床检查判断有适应证，拍摄后翼片	如临床评估有适应证，进行个性化的牙科 X 射线摄影检查	个性化的 X 射线摄影，包括后翼片或选择的根尖片。如患者有广泛牙病临床证据或牙病治疗史，选择全口牙齿口内片可能是恰当的。在某些场合，也可选择全景摄影	对任何有症状或临床怀疑的区域拍摄根尖片
复诊，评估牙齿生长发育	通常不是适应证	如临床评估有适应证，进行个性化的牙科 X 射线摄影检查	如有症状，仅进行一次根尖片全景摄影检查，以评估第三磨牙的发育	通常不是适应证
复诊，高度龋齿风险		拍摄后翼片，间隔 6 个月（不应过于频繁，迫切需要对龋齿风险再评估，以证实再使用这一周期的正当性），或直至没有新发或进展的龋齿病变证据		不适用
复诊，中度龋齿风险		拍摄后翼片，间隔 1 年		不适用
复诊，低度龋齿风险	拍摄后翼片，间隔 12~18 个月	拍摄后翼片，间隔 2 年。如有证据表明龋齿病风险持续在低水平，应考虑延长拍片周期		不适用
复诊，牙周病或牙周病史		对临床表明存在牙周病（除外非特异性牙龈炎）的区域进行患者特异的 X 射线摄影检查，包括后翼片和（或）选择的根尖片		不适用

注：在未采集病史并完成临床检查的情况下，不得实施 X 射线摄影。

牙科 X 射线检查中，禁止使用透视 X 射线检查方法；口内牙科放射学检查应使用专用设备，管电压不应低于 60kV，新设备应在 60~70kV 范围内操作，最好选 70kV，所选择电压误差应小于 10%。与影像接收器尺寸和形状相仿的矩形准直器优于圆形准直器，射束尺寸不超过 40mm×50mm，由于减少了照射面积，可减少 60%以上的剂量。应使用开放式准直器，准直器末端射野直径不应超过 6cm。X 射线球管滤过板应当在足以提供良好的影像质量的同时，减少患者的皮肤表面剂量。X 射线管的质量等效总滤过，就管电压上限 70kV 的 X 射线管而言应为 1.5mmAl；就电压超出 70kV 的 X 射线管而言应为 2.5mmAl，其中 1.5mmAl 应为不变值。

管头应安装一个位置指示装置，确保操作电压在 60kV 以上和 60kV 时焦皮距（FSD）分别为至少 20cm 和至少 10cm。

全景摄影应使用专用设备，管电压应在 60~90kV 范围内可调，照射野尺寸不应超过接收器的高度和宽度。新型全景摄影设备可使射野限制在临床兴趣区（ROI），使用此功能有助于显著降低剂量。

患者病例应包括所实施的牙科放射学检查的详情，避免不必要的重复检查。每次检查的摄影次数，应控制在满足临床需要前提下合理可行的尽可能最少的水平。

如设备具有可选儿童检查模式，对儿童实施检查时就应使用该模式。如无儿童检查模式，应适当调整照射参数（如照射时间等），可使受检儿童剂量降低 50% 以上。

进行牙科放射学检查前，应取得患者的知情同意。对于育龄妇女，应明确其是否妊娠，如果妊娠或可能妊娠，应考虑不涉及电离辐射的替代检查手段。

实施 CBCT 检查时，应基于临床目的和患者个人特征，优化照射参数的设置。体素大小和患者成像体积的选择，应与临床诊断需要一致，尽量减少患者剂量。合理减少投照数量并适当应用影像重建技术也有助于降低剂量。

牙科胶片应固定在所需位置或由患者本人扶持。在拍摄根尖片时，使用持片器可代替患者手指将胶片固定在口内适当位置，可减少患者手部受照剂量。

推荐对患者使用甲状腺铅领，特别是儿童或孕妇。

对有适当准直及恰当保养的牙科 X 射线摄影设备来说，尤其在使射束远离躯干和性腺的情况下，铅围裙相对而言几乎没有价值。没有证据表明在牙科放射学检查中常规穿戴铅围裙是正当的。当患者怀孕或可能怀孕时可出于谨慎目的考虑使用。但是，如果患者要求使用铅围裙，都应当提供使用。

个人剂量限值不适用于医疗照射。在诊断放射学中，可应用诊断参考水平（DRL）来实现患者防护最优化的目标，使得患者受照剂量与具体临床目的相适应。加拿大的牙科放射学诊断参考水平列于表 9-31，患者实际皮肤吸收剂量高于相应高端值，提示胶片处理技术不良或设备性能不符合标准要求；患者皮肤吸收剂量低于低端值，则意味着剂量降低带来的利益可能无法补偿影像质量不符临床需要所带来的损失。

表 9-31　加拿大牙科放射学诊断参考水平

X 射线管电压（kV）	每次摄影的入射体表剂量范围（mGy）	
	D 速胶片	E 速胶片
50	3.49~4.80	1.92~2.44
55	3.23~4.54	1.66~2.18
60	2.79~4.15	1.48~1.92
65	2.36~3.62	1.27~1.66
70	2.01~3.14	1.09~1.44
75	1.57~2.66	0.87~1.18
80	1.40~2.27	0.92~1.00
85	1.22~2.01	0.74~1.00
90	1.05~1.83	0.61~0.83
95	0.87~1.70	0.52~0.74
100	0.79~1.57	0.44~0.66

对在检查中需要协助患者的随行成年人（不应是孕妇）应提供铅围裙，其身体任何部位应处于主射束路径之外。

甲状腺在主射束范围的情况下，以及受检者是儿童或孕妇时，均强烈推荐使用甲状腺铅领。如果不会对检查造成干扰，也建议对成人患者提供甲状腺铅领。如果甲状腺距离照射野边缘 2cm 以上，甲状腺屏蔽所致剂量减少作用甚微。

第六节　孕妇和儿童放射检查的放射防护

X 射线检查自发现至今，为临床疾病诊断提供了强有力的信息，是重要的临床检查手段。但是由于存在辐射危害的风险，所以其临床选择要谨慎对待，坚持防护最优化原则。孕妇与儿童是对 X 射线辐射最敏感的群体，故而其放射防护管理最为迫切及重要。本节重点阐述孕妇及儿童 X 射线防护与管理，突出其放射防护的特殊化和放射防护管理的具体化。

一、低剂量辐射宫内照射的生物学效应

（一）概述

众所周知，发育中的胚胎或胎儿对电离辐射高度敏感。宫内照射的生物学效应，取决于照射发生相对于胚胎发育的阶段及总的吸收剂量。器官形成期和胎儿早期的辐射危险最大，妊娠中期危险稍微降低，而晚期危险最低。对于宫内照射，值得关注的辐射剂量为胚胎或胎儿（而不是孕妇）的吸收剂量。

国际放射防护委员会（ICRP）第 90 号出版物对新发表的出生前受照动物实验数据、人类胚胎和胎儿辐射生物效应的再评估数据进行汇总和审议，总体而言是对其第 60 号出版物中宫内照射健康危险判断的强化和补充，为 ICRP 2007 年建议书的相应评估结论提供了重要的科学依据。

（二）确定性效应（有害的组织反应）

对于确定性效应（有害的组织反应）的剂量阈，ICRP 目前的基本判断是在吸收剂量（单次剂量或年剂量）在约 100mGy 的范围内，主要器官和组织不会在临床上表现出功能损伤。ICRP 2007 年建议书动物实验显示，对剂量低于 100mGy 的情况下，这种致死效应是非常少见的。现有数据无法表明低剂量辐射会对出生后健康产生显著的影响。

辐射照射诱发的畸形主要发生在主要器官形成期。在主要器官形成期（对人类而言为受孕后 3～7 周）的一定阶段，某些特殊畸形的敏感性明显增加。根据动物数据判断，对于诱发畸形，存在着一个约为 100mGy 的剂量阈。因此，基于放射防护的目的，ICRP 认为，远低于 100mGy 的宫内照射预计不会产生畸形危险。

ICRP 第 90 号出版物对日本原爆幸存者在生前最敏感时期（受孕后 8～15 周）受照诱发的严重智力迟钝资料审议结果显示，支持该效应具有至少 300mGy 剂量阈的结果。在小剂量情况下没有致畸风险。但是，即使不存在真实的剂量阈，低于 100mGy 的剂量对智商（IQ）所产生的任何影响都是无从探知的，因此并无实际意义。该判断与 ICRP 第 60 号出版物的结果一致。

高剂量照射对胎儿的智力有严重影响，其严重程度随剂量而增加，直至认知功能严重迟钝。在妊娠 8～15 周内是射线引发智力低下最敏感的时期，其次是 16～25 周（表 9-32）。

表 9-32　对胚胎和胎儿的效应[1]

效应（智力影响）	照射时间	概率
智商下降	妊娠 8～15 周	30IQ 点 Sv^{-1}[2]
严重智力迟钝	妊娠 8～15 周	$40 \times 10^{-2} Sv^{-1}$
严重智力迟钝	妊娠 16～25 周	$10 \times 10^{-2} Sv^{-1}$

注：①低 LET（线性能量传递）辐射，高剂量、高剂量率照射；②智商单位，亦即智商点（IQ point）表示。

（三）出生前照射的癌症危险

鉴于现有数据的局限性，ICRP 2007 年建议书无意于推算出生前照射的终身癌症危险标称系数的特定值，而是支持其第 90 号出版物的结论：可以合理地假定，这个危险最多是全体人群危险的 3 倍。据判断，出生前宫内受照的危险不大于儿童早年受照的危险，而第 60 号出版物对此未给出明确标准。

（四）遗传效应

2009 年，英国健康保护局（HPA）估计，出生前受照剂量为 25mGy（高剂量诊断性照射）时，胎儿出生后其头两代后代遗传性疾病的绝对超额危险约为 0.012%。远低于该国人群先天性缺陷的自然危险（1% ～6%），几乎可以忽略不计。

二、X 射线检查的胎儿典型剂量

（一）X 射线检查的胎儿典型剂量

对于 X 射线的胎儿典型剂量，由于检查受限制，所以相关数据很难获取。HPA 给出的英国一些常见 X 射线检查所致胎儿典型吸收剂量和儿童期癌症危险的估计值（表 9-33）。需要注意的是，其每次检查的儿童期肿瘤危险是在受孕早期（妊娠 8～15 周），其胎儿受孕晚期，低剂量照射（低于 100mGy），对胎儿及儿童的辐射风险无明显证据比本底风险高。

表 9-33　X 射线检查所致胎儿典型吸收剂量和儿童期癌症危险估计值

检查	胎儿典型剂量范围[1]（mGy）	每次检查的儿童期肿瘤危险[2]
头颅 X 射线摄影	$0.001\sim0.01$	$<1\times10^{-6}$
牙齿 X 射线摄影		
胸部 X 射线摄影		
胸椎 X 射线摄影		
乳腺 X 射线摄影		
头和（或）颈 X 射线 CT		
X 射线 CT 肺血管造影	$0.01\sim0.1$	$1\times10^{-6}\sim1\times10^{-5}$
腹部 X 射线摄影	$0.1\sim1.0$	$1\times10^{-5}\sim1\times10^{-4}$
钡餐 X 射线透视		
骨盆 X 射线摄影		
髋关节 X 射线摄影		
X 射线 CT 骨盆测量		
胸部和肝脏 X 射线 CT		
钡灌肠 X 射线透视	$1.0\sim10$	$1\times10^{-4}\sim1\times10^{-3}$
X 射线静脉尿路造影		
腰椎 X 射线摄影		
腰椎 X 射线 CT		
腹部 X 射线 CT		
骨盆 X 射线 CT	$10\sim50$	$1\times10^{-3}\sim5\times10^{-3}$
骨盆和腹部 X 射线 CT		
骨盆、腹部和胸部 X 射线 CT		

注：①仅适用于妊娠早期；②儿童期癌症的自然危险约为 2×10^{-3}。

（二）孕妇 X 射线检查的辐射防护

对于确认的孕妇，由于 X 射线检查宫内照射存在诱发胎儿出生后癌症的危险，必须优先考虑采用不涉及电离辐射的替代成像手段（如超声波或磁共振成像）获取诊断信息的可能性，根据临床指征确实认为 X 射线检查是合适的检查方法时方可进行 X 射线检查。在许多情况下，特别在估计胎儿成熟度和胎盘位置时，使用超声波检查可靠而又不涉及电离辐射，应予优先考虑，超声波诊断设备的日益普及必将大大减少用 X 射线检查妊娠子宫的需要。

放射科工作人员应与申请医师进行必要的磋商，进一步核实拟申请检查的正当性，决定是否可将检查推迟到分娩之后。两个基本原则需要考虑：一项可对母亲带来临床利益的检查可能对胎儿也有间接的利益；推迟到妊娠晚期进行检查可能对胎儿带来更大的健康危险。如果经复核，该检查仍考虑具有正当性并确需实施，应尽一切合理的努力将胎儿剂量降到与诊断目的相称的最低水平。

应避免不必要的重复检查，尽量以 X 射线摄影代替透视检查。在没有充分证据表明疾病可能累及心肺的情况下，分娩前进行常规胸部 X 射线检查是不正当的。因此，国家标准明确规定："孕妇分娩前，不应进行常规的胸部 X 射线检查。"

在多个国家，没有明令禁止在生物医学研究中使孕妇接受电离辐射照射。但是，不应鼓励将孕妇作为涉及胎儿受照的研究项目的受试者，除非妊娠本身是研究的焦点，而且无法采用危险更小的其他手段。为保护胚胎和胎儿，对此类研究应当加以严格控制。

妊娠的患者有权知道宫内照射可能引起的潜在辐射效应的大小和类型，执业医师有义务进行适当形式的告知，确保得到患者的知情同意。

在进行一个诊断程序之前，应注意判断胎儿是否处在主要受照区域中，以及程序是否会产生相对较高的剂量（如钡灌肠和骨盆 CT 检查）。对于任何具备临床目的正当性的远离胎儿部位（如胸部、头颈、牙齿、四肢等部位）的 X 射线检查，如果 X 射线设备是严格屏蔽的，并采用严格限束的 X 射线束，在妊娠期的任何时间均可安全地实施。一般情况下，不作出诊断的健康危险远远大于检查涉及的辐射危险。

当孕妇需要做 X 射线射束直接照射胎儿的腹部或骨盆 X 射线诊断检查（尤其是 CT 检查）时，要特别小心注意确认，该项检查在当时确实是有指征的，不能推迟到分娩之后实施。应制订最佳的检查方案，选择最优化的摄影条件或摄影条件组合，尽一切合理的参数设置将胎儿剂量降低到与诊断目的相称的最低水平。专门拟定合适的检查程序和减少胎儿受照剂量最常用的方法：把射束准直到一个非常特定的感兴趣区；在可能时去掉防散射线滤线栅；如果不会对获取影像造成干扰，使用屏蔽用具；减少曝光数量；增加管电压千伏峰值也可降低胎儿剂量，特别是胎儿直接受照的情况下。但是，技术上的变更不应当损害 X 射线检查的诊断价值。ICRP 第 84 号出版物提供了降低胎儿剂量的一些典型示例，可作为参考。

进行涉及高剂量的检查时，或已知胎儿处在初级 X 射线射束内时，应当记录有关技术条件，以便事后估算胎儿剂量。重要的技术条件包括是否使用滤线栅、管电压峰值、剂量率、透视时间、剂量与面积之积（DAP）、几何条件说明及投照方式，用以对胎儿宫内照射后是否终止妊娠的考虑。

对于放射工作从业者，女性工作人员明确自己怀孕后要及时通知用人单位以便必要时改善其工作条件，孕妇和哺乳期妇女应避免受到内照射。用人单位不得把怀孕作为拒绝女性工作人员继续工作的理由。用人单位有责任改善怀孕女性工作人员的工作条件，以保证为胚胎和胎儿提供与公众成员相同的防护水平。

（三）对胎儿宫内照射后是否终止妊娠的考虑

对一度未察觉自己已怀孕的患者进行的照射往往会引起其焦虑不安，担心辐射对胎儿可能产生的影响，甚至提出终止妊娠。在孕妇有这种顾虑的情况下，应由医学专家或保健物理专家为其提供咨询，必要时尽可能准确地估算吸收剂量及相应的胎儿危险度，在听取专家意见之后，方可审慎做出是否终止妊娠的决定。

ICRP 第 84 号出版物的观点是，在胎儿吸收剂量低于 100mGy 的情况下，基于辐射危险而做出终止妊娠的决定是缺乏正当性的。绝大多数 X 射线检查的宫内照射剂量及其健康危险水平，很少有正当理由来终止妊娠。

在妊娠 8~15 周宫内受照剂量在 100~500mGy 范围内（非常少见）时，应慎重考虑畸形、发育迟缓、中枢神经系统损伤和 IQ 下降的危险度；如果胎儿吸收剂量刚刚超过 100mGy，而其父母多年来渴望生育子女，他（她）们可能不希望终止妊娠，在医师给予适当的意见后，应由胎儿的父母做出个人的决定。

三、儿童低剂量照射的健康风险

儿童正处于生长发育旺盛期，流行病学已证实其对电离辐射的损伤更为敏感。儿童期望寿命长，受到电离辐射照射后有更充分的时间表现健康效应，加之其各个组织器官的质量和尺寸较小、空间结构更为紧密及组织能提供的屏蔽作用弱，同样的辐射条件，如同样的放射诊断程序，往往导致儿童接受的剂量更大，健康风险更为明显。既往的文献一般认为，就辐射致癌而言，儿童的风险为成人的 10～15 倍，是全年龄组人群的 2～3 倍。儿童（包括婴儿、儿童和青少年，是指年龄在 15 岁及以下的人群亚组），接受电离辐射的重要途径之一是放射诊疗程序，以及可能的事故照射和其他途径的照射。近年来，随着研究深入，对儿童接受电离辐射照射的健康效应有了更为深入的认识。2012 年以来，英国等国家和地区对儿童接受 CT 检查的致癌效应进行了回顾性队列研究，获得了低剂量照射致健康效应的更多的流行病学资料。同时，开展了对医院实施儿童放射性检查中的防护现状和存在的问题调查。本小节将概述近年来儿童低剂量照射的健康风险。

（一）儿童的辐射照射效应

联合国原子辐射效应科学委员会（UNSCEAR）2013 年发表了题为《儿童辐射照射的效应》报告认为，与成人相比，儿童期的辐射致癌具有更大的变异性，主要与肿瘤的类型、年龄和性别等因素有关。它评估了 23 种不同类型的肿瘤，大约 1/4 的肿瘤，包括白血病、甲状腺癌、皮肤癌和乳腺癌，儿童比成人更为敏感。其中有些肿瘤，取决于具体的情形，儿童受照的风险要大大高于成人后受照。大约有 15% 类型的癌症，如结肠癌，儿童与成人期接受照射的敏感性是一样的。10% 类型的癌症，如肺癌，就外照射而言，儿童期接受照射的敏感性比成人还要低一些；而对于内照射，如氡及其短寿命子体与肺癌的关系，对儿童期照射的研究还很少。大约 20% 的癌症，如食管癌，相关的资料很少，不足以得出结论。最后，大约 30% 的癌症，如霍奇金病、前列腺癌、直肠癌和子宫癌，目前的研究表明，他们的风险与任何年龄组接受辐射照射之间仅仅存在弱相关性，甚至根本就没有相关性。

（二）儿童接受辐射的确定性效应

这一报告在科学附件中还讨论了急性或分次照射的确定性效应问题，这一类效应主要见于放射治疗或事故照射后。研究揭示，儿童与成人期接受照射在确定性效应方面的差别与随机致癌效应方面的差别是不一样的，儿童期接受辐射照射，其认知效应、白内障和甲状腺结节的风险更高一些。就导致神经内分泌异常而言，儿童与成人的敏感性是一样的。也有一些组织，如肺和卵巢，儿童可能比成人更不敏感。鉴于以上这些结果，UNSCEAR 认为，应该避免泛泛地讨论儿童期接受辐射照射的健康风险。讨论儿童期接受电离辐射照射的风险，要具体到是内照射还是外照射，具体受照时的年龄、具体组织的吸收剂量和具体什么效应。

（三）儿童 CT 低剂量照射的健康风险

据调查，儿童 CT 检查的首要部位是头部，主要的原因是头部外伤，约 7% 接受了 2 次及以上的头部检查。关于儿童 CT 扫描检查的健康风险，研究可分为两个阶段。首先是 21 世纪初，通过辐射致癌模型预测 CT 检查导致的癌症风险。2001 年美国 Brenner 等估计，一年全美进行 60 万 15 岁以下的儿童头部和腹部 CT 检查，将导致 500 例癌症。第二阶段是进行流行病学观察性研究。英国、澳大利亚等国家和地区开展了回顾性队列研究。这些研究的基本方法是利用医院或医疗保健系统保存的儿童 CT 扫描的数据库，获得儿童的姓名等个人身份信息、扫描的时间、次数并估计头部和红骨髓的器官剂量，将个人身份信息与国家或地区的肿瘤癌症登记系统进行记录连接，获得接受 CT 扫描的儿童后来罹患白血病、脑瘤等疾病的发病或死亡情况，进而分析 CT 检查与脑瘤和白血病风险之间的关系。2012 年 *Lancet* 中发表"英国儿童 CT 检查癌症风险"论文后，引起了很大的震动和热议。该论文揭示低剂量 CT 检查显著增加儿童的白血病和脑瘤风险。需要强调的是，儿童 CT 检查带来的癌症的绝对风险是很小的。有文献估计新生儿头部 CT 扫描导致的白血病终身风险为 1/1000。近年的研究提示不是不能进行儿童 CT 检查，而是警示儿童 CT 检查是有一定的健康风险，对检查要进行正当性判定，要避免不必要的儿童 CT 检查，特别是反复的检查。即使是正当的检查，相关的医务人员也要有剂量和风险的概念，尽可能降低检查的剂量，屏蔽邻近照射部位的敏感器官，如果可能也可以考虑其他的非辐射方法如 MRI 代替。

案例 9-8

CT 在临床放射学诊断中有着重要的作用，随着各种不同性能的 CT 设备应用越来越多。CT 诊断技术的应用也越来越广泛，儿童 CT 检查的频率也在不断增加。由于儿童处在生长发育的旺盛时期，因此他们对射线的照射更加敏感，尤其对辐射高敏感的组织如胸腺、性腺、甲状腺、骨髓等危害更大。因儿童的预期生命比成人长，所以辐射的有害效应在儿童中表现出更大的潜在危害。据报道，接受同样剂量放射辐射，儿童一生患癌症的风险远高于成人，且年龄越小危险性越大。射线可以严重地影响人类的遗传性，使受辐射的人群及其子女的寿命缩短。由此可见儿童的辐射防护十分重要，在 CT 检查中要重视儿童的辐射防护与管理，做到儿童放射防护最优化。

问题：

1. 案例中儿童低剂量照射的健康风险是什么？
2. 如何做好儿童放射防护的最优化？

分析：

1. 儿童低剂量照射的健康风险需要区分内照射与外照射，具体到年龄、吸收剂量等因素。
2. 儿童作为对射线敏感群体，其在放射防护中有特别的要求，最重要的是优化检查方案，通过个性化的扫描技术及参数的设置，采用低剂量扫描技术及特定的放射屏蔽防护要求，降低照射剂量，做好儿童的辐射防护。

四、X 射线检查的儿童典型剂量

自 2003 年 4 月实施的我国放射防护基本标准《电离辐射防护与辐射源安全基本标准》（GB 18871—2002），首次设定了我国的诊断性医疗照射的诊断参考水平，其中规定了未成年人的工作条件。年龄小于 16 周岁的人员不得接受职业照射。年龄小于 18 周岁的人员，除非为了进行培训并受到监督，否则不得在控制区工作，且他们所受的剂量应参照规定进行控制。对于年龄为 16～18 岁接受涉及辐射照射就业培训的徒工和年龄为 16～18 岁在学习过程中需要使用放射源的学生，应控制其职业照射使之不超过下述限值：年有效剂量 6mSv、晶状体的年当量剂量 50mSv、四肢（手和足）或皮肤的年当量剂量 150mSv。其中还规定了，慰问者及探视人员的剂量限制中，应将食入放射性物质患者的探视儿童所受的剂量限制于 1mSv 以下。

2020 年 10 月实施的《放射诊断放射防护要求》（GBZ 130—2020）的附录中录入了各年龄段儿童胸部和头部 CT 检查的诊断参考水平（表 9-34）。

表 9-34　典型儿童受检者常见 CT 检查部位的辐射剂量和诊断参考水平

检查部位及年龄（岁）	CTDI$_{vol}$（mGy）			DLP（mGy·cm）		
	英国（2005 年）	德国（2008 年）	法国（2009 年）	英国（2005 年）	德国（2008 年）	法国（2009 年）
头部：0～1	30	33	30	270	390	420
头部：5	45	40	40	470	520	600
头部：10	50	50	50	620	710	900
胸部：0～1	6	1.7	3	10	28	30
胸部：5	6.5	2.7	3.5	55	55	63
胸部：10	28	4.3	5.5	105	105	137
腹部：0～1	—	2.5	5	—	70	80
腹部：5	—	4	8	—	125	121
腹部：10	—	6.5	13	—	240	245

注：本表数据源于 ICRP 121 号出版物。头部剂量用直径为 16cm 的剂量模体测量和计算得到，胸部和腹部剂量用直径为 32cm 的剂量模体测量和计算得到。

五、儿童放射防护最优化

（一）检查原则

儿童X射线检查所受的医疗照射，必须遵循X射线检查的正当性和辐射防护最优化原则，在获得必要诊断信息的同时使受检儿童受照剂量保持在可以合理达到的最低水平。

对儿童施行X射线诊断检查，对必须注意到儿童对射线敏感、其身躯较小又不易控制体位等特点，采取相应有效防护措施。儿童X射线照射条件加以控制。

必须建立并执行X射线诊断的质量保证计划，提高X射线诊断水平，减少儿童受检者所受照射剂量。

各种用于儿童的医用诊断X射线机的防护性能、工作场所防护设施及安全操作均须符合《医用X射线诊断放射防护要求》的规定。

（二）X射线防护设备和用品的防护要求

X射线机房必须具备为候诊儿童提供可靠防护的设施。

专供儿童X射线检查用的机房内要合理布局，并应按儿童喜欢的形式装修，以减少儿童恐惧心理，最大限度地争取儿童合作。

使用单位必须为不同年龄儿童的不同检查配备有保护相应组织和器官的具有不小于0.5mm铅当量的防护用品。

（三）对临床医师的要求

应严格掌握儿童X射线诊断适应证。对儿童受检者是否进行X射线检查应根据临床实际需要和防护原则进行分析判断，确有正当理由方可申请X射线检查。

在对儿童受检者进行诊断时，应优先考虑采用非电离辐射检查方式。

在X射线透视下进行骨科整复和取异物时，不得连续曝光，并注意尽量缩短曝光时间。

（四）对X射线工作者的要求

必须熟练掌握儿科放射学业务技术和射线防护知识，仔细复查每项儿童X射线检查的申请是否合理，有权拒绝没有正当理由的X射线检查。

除临床必需的X射线透视检查外，应对儿童采用X射线摄影检查。

荧光屏透视前必须做好充分的暗适应，透视中应采用小照射野透视技术。

对儿童进行X射线摄影检查时，应严格控制照射野，将有用线束限制在临床实际需要的范围内。照射野面积一般不得超过接收器面积的10%。

对儿童进行X射线摄影检查时，应采用短时间曝光的摄影技术。

对婴幼儿进行X射线摄影时，一般不应使用滤线栅。

对儿童进行X射线检查时，必须注意非检查部位的防护，特别应加强对性腺及晶状体的屏蔽防护。

使用移动式设备在病房或婴儿室内做X射线检查时，必须采取防护措施减少对周围儿童的照射，不允许将有用线束朝向其他儿童。

未经特殊允许不得用儿童做X射线检查的示教和研究病例。

对儿童进行X射线检查时，应使用固定儿童体位的设备。除非特殊病例，不应由工作人员或陪伴者扶持患儿。必须扶持时，应对扶持者采取防护措施。

（五）儿童CT检查的防护

当临床诊断需求必须进行CT检查时，应遵循可合理达到的尽可能低的原则（ALARA）。根据儿童受检者体型、扫描部位及 CT 机的性能等具体情况，采用儿童扫描条件，综合运用自动管电流或管电压调制技术，影像重建技术（迭代重建算法）及屏蔽防护等多种方式，个性化、最大限度地降低 CT 检查所致受检者的辐射剂量。降低儿童受检者辐射剂量最好的方法是避免不必要的放射检查或寻求非电离辐射的诊断模式，以最大程度地保护儿童的健康，降低其风险。

（暴云锋　刘小明）

思　考　题

1. 简述医用诊断 X 射线安全操作防护要求。
2. 简述乳腺 X 射线摄影的剂量学表征量定义及其含义。
3. 简述乳腺 X 射线摄影的临床操作最优化要求。
4. 简述 CT 剂量指数（CTDI）、剂量长度乘积（DLP）的含义。
5. 简述 CT 设备机房的防护要求及医用 CT 设备安全操作防护要求。
6. 简述牙科 X 射线设备机房屏蔽防护。
7. 简述孕妇 X 射线检查的特殊辐射防护要求。
8. 简述儿童放射防护最优化中的检查原则。

第十章 核医学诊疗中的放射防护

【学习要求】

记忆： 核医学涉及的内容、核医学关键技术的发展史、核医学诊疗场所的选址要求。

理解： 放射性药物的分类、核医学的非显像设备、非密封源工作场所的分级、开放型放射性工作单位的分类、核医学诊疗场所的流程布局、核医学场所的防护要求。

运用： 核医学的定义、核医学显像设备的基本原理及临床应用、放射性药物的定义、放射性药物的特点及临床应用、核医学场所的分区设计及要求、放射性废物的处理原则、射线的屏蔽。

第一节 概 述

一、核医学的定义及内容

（一）核医学的定义

核医学（nuclear medicine）是一门利用开放型放射性核素诊断和治疗疾病并探索其机制与理论的学科，是临床医学的重要组成部分，能灵敏有效地反映脏器或组织的功能、代谢、血流、基因及受体密度和功能的变化，对疾病的临床诊断、疗效判断、预后评价等有着特殊、不可替代的作用。核医学是核技术与医学相结合的产物，广泛应用于疾病诊断、治疗及研究，几乎涉及医学各个学科专业领域。在医疗单位，核医学是一门独立的临床医学学科，核医学技术包括放射性药物与核设备的发展经历了一个漫长的岁月，核医学技术应用中放射防护也不断成长、成熟，其中放射性药物是临床核医学辐射危害的主要根源。核医学关键技术的发展史见图 10-1。

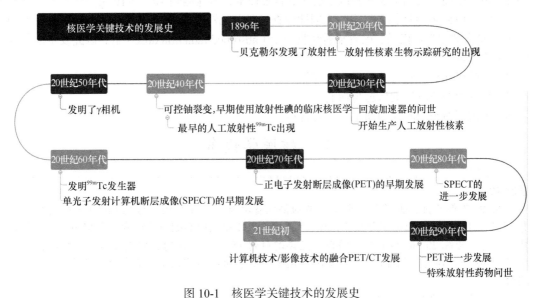

图 10-1 核医学关键技术的发展史

（二）核医学的内容

核医学分为临床核医学（clinical nuclear medicine）和实验核医学（experimental nuclear medicine）两大部分。临床核医学主要利用核医学示踪原理、相关技术和方法对疾病发生、发展、转归及机体病理生理、生物化学和功能结构变化进行研究，为临床提供病情、疗效及预后信息。根据应用目的不同，把临床核医学分为诊断核医学（diagnostic nuclear medicine）和治疗核医学（therapeutic nuclear medicine）。诊断核医学包括体外诊断（in vitro diagnosis）和体内诊断（in vivo diagnosis）。体外诊断通常指临床检验核医学（clinical laboratory nuclear medicine），常用发射 35keV 低能 γ 射线的放射性核素 ^{125}I 标记抗原或抗体来进行患者体液中各种生物活性物质的检测，如甲状腺功能、肿瘤标志物。体内诊断包括放射性核素显像（radionuclide imaging）和功能测定（functional determination）。放射性核素显像的射线类型多为能量在 80～500keV 的 γ 射线。常用的显像放射性核素是 ^{99m}Tc，较少用 ^{201}TI、^{123}I、^{131}I 及 ^{67}Ga 等，主要用于显像设备 SPECT、SPECT/CT 等组织器官功能显像；正电子核素常用 ^{18}F，临床上还应用 ^{11}C、^{13}N、^{15}O 等超短半衰期核素，主要用于显像设备 PET、PET/CT、PET/MRI 等器官的代谢显像。功能测定常用的放射性核素是 Na^{131}I，主要用于甲状腺摄碘-131 功能检查。

治疗核医学主要通过口服、注射、植入等方式将放射性核素（主要发射 β 射线，包括 ^{32}P、^{89}Sr、^{90}Y、^{131}I；或 γ 射线如 ^{153}Sm、^{188}Re、^{125}I 粒子等）引入体内或病变组织，通过放射性核素或其标记物高选择性聚集在病变部位，受大剂量照射的细胞因繁殖能力丧失、代谢紊乱、细胞衰老或死亡，从而抑制或破坏病变组织，达到治疗目的。常用的核医学治疗方法主要有特异性内照射治疗，包括 ^{131}I 治疗甲亢与分化型甲状腺癌及其转移灶，^{32}P 胶体腔内治疗，^{90}Sr、^{32}P 敷贴器敷贴治疗毛细血管瘤和瘢痕组织，^{125}I 粒子植入治疗实体瘤；其他治疗包括 ^{32}P 治疗血液病或 ^{90}Y-微球、^{188}Re-碘油治疗肿瘤动脉栓塞等。

实验核医学主要是应用放射性核素的标记、示踪及生物分布差异，通过体外探测或成像等核衰变的测量，对疾病及脏器功能状态进行研究。实验核医学包括放射药物学、放射性核素示踪技术、放射性核素示踪动力学分析、活化分析、放射自显影及稳定性核素分析等，目的是利用示踪技术进行医学研究，发展、创立新的诊疗技术和方法，从而推动临床核医学的发展，造福人类。

核医学诊断的特点：

（1）灵敏度高，可测量 300 种以上活体器官及样本，可探测到 10^{-15}～10^{-9}g。

（2）无创伤性，放射性核素显像为无创性检查，所用的放射性核素物理半衰期（physical half life, $T_{1/2}$）短，显像剂化学量极微，患者辐射吸收剂量（absorbed radiation dose）低，因此发生辐射毒副作用的概率极低。

（3）反映机体组织器官的生理生化过程。

（4）反映组织或脏器的形态与功能。

（5）实现了对组织脏器的动态、实时观察。

二、核医学设备

案例 10-1

在 2017 年 5 月，世界首台全景动态扫描仪首次全球公开亮相。传统 PET/CT 轴向视野只有 15.7～21.6cm，最长也不超过 30cm，如今 PET/CT uEXPLORER "探索者"实现了 2m 长的轴向视野，传统 20min 的全身扫描将被直接缩短到 15～30s。同时，它剂量极低，探测器灵敏度提升 40 倍，辐射降低 40 倍，并首次实现了全身多组织器官的 4D 高清动态成像。

问题：

1. 加长轴向视野的意义何在？

2. 为什么要提升探测器灵敏度？

分析： 通过提高影像设备探测器灵敏度，可以降低患者的照射剂量，使孕妇和婴幼儿也能安全接受全身扫描。

112 环数字光导 PET/CT，拥有业界最高灵敏度、业界最高分辨力、业界最大轴向视野等核心性能。最为关键的是，PET/CT 的核心部件探测器中，藏着一个全新的"物种"替代传统部件的高灵敏度硅光电芯片 SiPM。较传统光电部件而言，其尺寸从厘米级缩减至毫米级，突破了现有 PET 技术极限，极大地提升了系统稳定性与可拓展性，SiPM 所带来的全面模块化的设计更意味着机器具有良好的可扩展性，能够更方便地组成轴向视野长达 2m 的 PET。

核医学设备（nuclear medical instrument）主要为核射线探测设备及放射性药物制备设备。核射线探测设备一般由两大部分组成，包括辐射探测器（radiation detector）和电子测量装置或计算机装置。核医学设备分类方式有多种，可按用途、探测原理及探测器材料等分类。按用途主要分为显像设备、非显像设备、体外诊断设备、活度计、多种辐射探测设备及放射防护设备等。

（一）核医学显像设备

核医学显像设备经历了四个发展阶段：线性扫描机、γ 相机、单光子发射体层及正电子发射计算机体层仪，由逐点线形扫描到一次性成像。显像原理与 X 射线、B 超、CT 和 MR 等检查截然不同（表 10-1）。通过不同类型的放射性核素显像剂在体内的分布、代谢规律，选择性地聚集在特定的组织、脏器或病变部位，使其与邻近组织之间的放射性分布形成一定的浓度差。显像剂中的放射性核素发出 γ 射线，被核显像设备的辐射探测器在体外探测、记录，得到这种放射性浓度差，且获得患者体内显像剂被摄取、分布、排泄等情况，在体外显示出组织、脏器或病变部位的血流、功能、代谢甚至是分子水平的信息，有助于疾病的早期诊断。但由于受引入放射性活度及设备分辨力的限制，核医学影像的清晰度不如 CT、MRI，影响对细微结构的精确定位。近年来，图像融合（image fusion）技术可将 CT、MRI 解剖结构影像与核医学 SPECT 和 PET 获得的分子功能代谢影像相叠加融合形成 SPECT/CT、PET/CT 影像，可以同时显示脏器或病变的位置、形态、大小等解剖学结构，更有利于病变组织的精确定位、定性、定量及定期诊断，使核医学显像由传统的功能影像向分子功能影像，分子、功能与高分辨力形态影像相结合的方向发展。

表 10-1　不同影像学技术原理对比

影像学技术	成像原理	显像表现
γ 相机	放射性浓度差（平面成像）	血流、功能
SPECT	放射性浓度差（半定量分析）	血流、代谢、功能
PET	放射性浓度（定量分析）	血流、代谢、功能
CT	衰减系数（CT 值）	形态、解剖
B 超	超声波反射（回声）	形态、解剖
MR	质子密度（T_1、T_2）	解剖、功能

1. γ 相机及 SPECT　γ 相机是核医学较为简单且最基本的显像设备。它由准直器（collimator）、闪烁晶体[NaI（TI）]、光电倍增管（PMT）、预放大器、放大器、X 和 Y 位置电路、总和电路、脉冲高度分析器（PHA）、模数转换器（ADC）、显示或记录器件等组成，见图 10-2。

单光子发射计算机体层成像（SPECT）是单光子成像设备，是核医学临床中使用最多、最普及的核素显像设备，是 γ 相机平面显像的基础上增加了支架旋转机械部分、检查床、图像重建软件而成的高性能显像设备。探头能围绕躯体旋转 180° 或 360°，从多角度、多方位采集一系列平面投影像。通过数据处理、校正和图像重建而获得横断面、冠状面和矢状面的体内层面放射性分布图像，主要提供组织、器官的功能及分子变化信息。探头是 SPECT 的核心部件，一般有 1~3 个探头，见图 10-3。

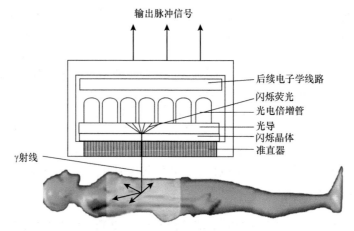

图 10-2　γ 相机探头基本结构示意图

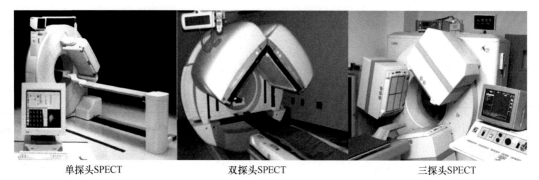

单探头SPECT　　　　　双探头SPECT　　　　　三探头SPECT

图 10-3　SPECT 探头种类

　　SPECT 的图像需要进行衰减校正，因为显像用放射性核素 γ 射线的能量主要在 80～500keV，人体组织的衰减（attenuation）对投影值有较大影响，SPECT 体层重建法忽略了组织对 γ 射线的衰减作用，因此使图像定量不准，出现伪影。图像衰减校正（attenuation correction，AC）是解决人体衰减的主要方法，衰减校正方法有两类：软件校正及投射扫描校正。重建图像时可用 CT 图像进行衰减校正。因此，把图像信息量小、分辨力低的 SPECT 影像与分辨力高、具有精细解剖结构，但缺乏功能信息的 CT 影像结合在一起，实现了图像衰减校正和图像融合技术。目前 SPECT/CT 中的 CT 有两种：一种仅提供 SPECT 图像衰减校正及图像融合定位，即把解剖形态图像和功能代谢图像融合在一起。这种 CT 辐射剂量很低，扫描一个探头视野需 10min 左右；另一种为诊断级 CT，除上述衰减校正及融合定位功能外，还可以提供诊断信息。因此，核医学显像设备 SPECT 通过配置 CT 的衰减校正可以获得高空间分辨力、大信息量的衰减校正图像，充分利用了 CT 的诊断信息，使 SPECT 的信息得到印证和补充，提高诊断的准确度。同时，由于采集时间缩短，减少了因患者扫描时间长可能出现躯体运动而造成的伪影，为临床医生提供更加全面的资料，这便是 SPECT/CT 的优势所在。但是，由于患者同时接受 X 射线及放射性核素的辐射，所受辐射剂量增加。

　　SPECT/CT 的特点：一是硬件同机，二是同机图像融合。目前，SPECT 与 CT 结合的方式是 SPECT 与 CT 位于不同的机架上，即在 SPECT 机架后再并排安装一个螺旋 CT，见图 10-4。

　　2. 正电子发射计算机体层仪（positron emission tomography，PET）　由扫描机架、主机柜、操作控制台和检查床、操作工作站、分析和报告工作站、打印设备等几部分组成（图 10-5）。PET 与 SPECT 有两个不同点：一是应用正电子核素标记的放射性核素药物作显像剂，如 ^{18}F、^{15}O、^{13}N、^{11}C 等本身是人体组成的基本元素，可标记参与活体代谢的生物活性分子，提供分子水平反映体内代谢和生理过程的影像；二是不使用准直器，常用排成一圈或多圈的探测器环，利用两个相对应的探测器对正电子湮灭辐射产生一对 γ 光子做时间符合探测（两个探测器单元同时检测到射线），依此确定湮灭地点发生在这两个探测器单元的连线上，这一确定方位的方法称符合探测（coincidence detection），相应的准直方式称电子准直（electronic collimation）。这种探测器由于免除了铅准直器的吸收和散射而具有较高的灵敏度和分辨力。

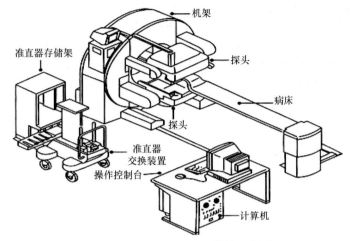

图 10-4 SPECT/CT 基本结构示意图

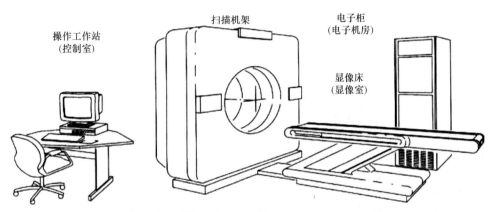

图 10-5 PET 组成示意图

（1）PET/CT：把 PET 与 CT 两种影像设备结合在一起形成的新设备。PET/CT 同一个机体内有两个机架，顺次排列 PET 探测路、CT 探测器和 X 射线球管，共用同一个扫描床、图像采集和图像处理工作站。PET/CT 显像通常先进行 CT 扫描，CT 扫描的目的主要是衰减校正、解剖定位及 CT 诊断，若仅用于衰减校正和解剖定位，可以采取低毫安·秒（mA·s）设置，以减少患者辐射剂量；而用于 CT 诊断时，则采用标准毫安·秒设置，以优化 CT 扫描的空间分辨力，调节球管的电流使患者收到的辐射剂量最少化，见图 10-6。

（2）PET/MRI：PET 和 MRI 融合是将 PET 提供的功能、代谢信息与 MRI 提供的软组织良好对比和功能信息（如 MR 波谱、弥散加权、弥散张量成像等）结合起来，提供丰富的多模态诊断信息。如果仅仅考虑 PET 的功能成像和高精度的解剖成

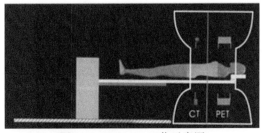

图 10-6 PET/CT 工作示意图

像的融合,那么 PET/MRI 和 PET/CT 的作用相差无几,差异仅在于 MRI 和 CT 影像间的区别。事实上,由于 PET 和 CT 无法共用一个探测器,也不能用两个探测器进行同时、等中心、同容积地采集,只能分别独立进行 PET 和 CT 扫描,所以 PET/CT 在功能相关性、同步呼吸等运动配准方面远不如一体式 PET/MRI,而分体式 PET/MRI 存在同样的限制。PET/MRI 检查与 PET/CT 比较,MRI 无任何放射辐射,因此对人体的辐射损伤可以大幅度减低。一体式数字化 PET/MRI 设备,PET 探测器环和 MRI 射频系统叠加式设计。带有射频屏蔽的 PET 探测器模块不受射频场的影响,磁场中可正常进行 PET 扫描,PET 探测器又不影响 MRI 成像。由此,运用 MRI 的软组织对比度、高的空间和时间分辨力、组织解剖和功能多参数成像优势,整合 PET 示踪高灵敏度和新型探针高特异性检测优势。PET 与 MRI 可完全同时、等中心、同容积、同步门控扫描,实现真正意义上的一体机。这一提供同步解剖和生理、生化代谢等功能信息的新型设备,对临床和科研意义非常重大,见图 10-7。

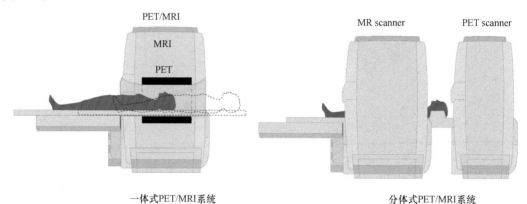

图 10-7　PET/MRI 系统示意图

（3）micro-PET：也称动物 PET（animal PET）或微型 PET。Micro-PET 是基于核医学临床诊断技术发展起来的专门用于小动物基础科学研究的体层显像。目前 micro-PET 主要用于啮齿小动物的正电子体层显像,其显著的特点是使用小孔径探头,见图 10-8。

（二）核医学非显像设备

1. 脏器功能测定仪　临床上常用的有甲状腺摄碘-131 仪（图 10-9）、肾功能仪、术中探查 γ 计数仪等。主要用于测定患者或动物体内某些组织器官的放射性药物摄取、排泄等发出的 γ 射线,以评价脏器的功能,并以数据、曲线等形式显示结果,因此称脏器功能测定仪。

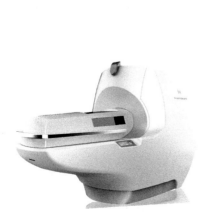

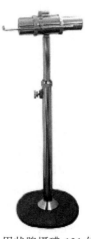

图 10-8　micro-PET 示意图　　　　图 10-9　甲状腺摄碘-131 仪示意图

2. 体外诊断设备　包括井型 γ 计数器、全自动放射免疫分析仪（图 10-10）、液闪仪、全自动化学发光免疫分析仪、时间分辨荧光分析仪等。体外诊断设备主要用于分析体外样品，从而达到临床检查及研究的目的。

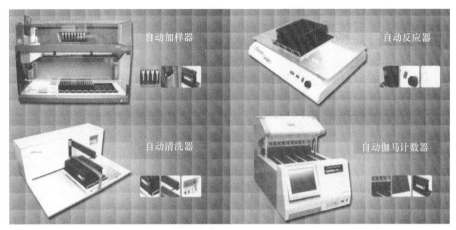

图 10-10　全自动放射免疫分析仪系统示意图

3. 活度计　主要用于测定放射性药物的活度。活度计是核医学必备的仪器，是放射性核素诊疗中所有定量的基础，见图 10-11。

4. 放射防护设备　主要包括用于防护目的、探测环境和工作人员所受辐射的装备，常用的有表面沾污检测仪、环境辐射监测仪、个人计量仪三类，是开展核医学工作的必备设备。表面沾污检测仪用于监测放射性工作场所和实验室的工作台面、地板、墙壁及手、工作服、鞋等表面 α、β 或 γ 射线的沾染水平；环境辐射监测仪用于监测放射性工作场所

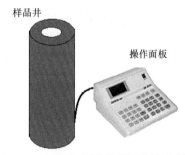

图 10-11　医用放射性核素活度计示意图

γ、X 射线辐射剂量率；个人剂量仪是用于测量个人接受外照射剂量的仪器，体积较小，可佩戴在人体的适当部位。我国放射防护现行有关规定：放射性工作人员必须佩戴个人剂量仪。目前我国放射工作人员常用的个人剂量仪为热释光剂量仪和可读式个人剂量报警仪，见图 10-12。

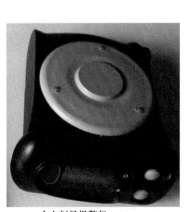

个人剂量报警仪

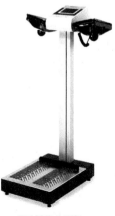

手足污染检测仪

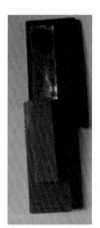

热释光个人剂量仪

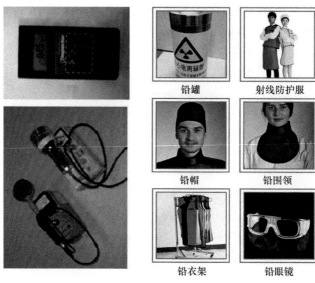

多功能辐射监测仪　　　　　　　系列放射防护用品

图 10-12　不同种类放射防护设备

5. 放射性药物制备设备　医疗机构使用的放射性药品有两种方式获得，一种外购，另一种是自制备。多数医疗机构需自己制备放射性药物，主要有制备 ^{99m}Tc 标记的 SPECT 使用的放射性药物及 PET 使用的正电子药物，所用的制备设备为放射性核素发生器、回旋加速器及合成装置，见图 10-13。

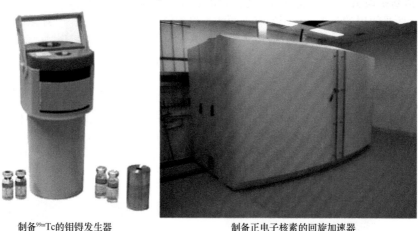

制备 ^{99m}Tc 的钼锝发生器　　　　　　　制备正电子核素的回旋加速器

图 10-13　放射性药物制备设备

三、放射性药物

案例 10-2

　　40 岁的钟女士在核医学检查后半年向法院提出诉讼，她在诉状中称，她因甲状腺囊性钙化结节在某医院做甲状腺 SPECT 显像，检查后出现全身骨骼持续性疼痛、脱发、肌肉萎缩等症状。由此她怀疑在检查中注入的药物有误。患者咨询了北京、上海、苏州等地的放射医学专家和机构并做了一系列的检查，证实体内存在放射性核素 ^{89}Sr，因此请求赔偿 220 万，其中精神损害赔偿达 100 万元。

问题：

　　1. 患者被注射放射性核素 ^{89}Sr 后出现全身骨骼持续性疼痛等症状的原因是什么？

2. 在核医学科工作中医、技、护必须通过培训持证上岗吗?

分析: ^{89}Sr 是用来治疗晚期骨转移肿瘤患者的,而锝(^{99m}Tc)是用来进行同位素扫描检查的。放射性药物分为诊断用放射性药物与治疗用放射性药物,诊断用射线类型多为 γ 射线,治疗用射线类型多为 β 射线、α 粒子、俄歇电子等。目前,临床常用的诊断用放射性核素多为短半衰期药物(显像剂),几乎全部由核医学科生产和合成,如回旋加速器生产的 ^{18}F-FDG 和 ^{99}MO-^{99m}Tc、发生器淋洗产生的 ^{99m}Tc-MDP 等,极少数由有资质的厂家在各省设置的"奶站"提供;而治疗用的放射性核素多为中长半衰期药物,核医学科不能自己生产和合成而购于厂家,到达科室的放射性药物有统一的包装、剂型、放射性活度和特制的防护设备。因此,通常对于核医学科有资质的老护士不应该发生这样的错误,若使用错误将会导致机体受到不必要的辐射损伤,甚至危害生命,作为核医学医务人员需认真谨慎使用放射性药物。

另外临床核医学医师岗位必须经过核医学规范化培训及考核合格后才能上岗,技、护岗位独立上岗前必须培训一年。

(一)放射性药物的定义和特点

1. 放射性药物(radiopharmaceutical)　指含有放射性核素并供医学诊断和治疗用的一类特殊制剂。凡在分子内或制剂内含有放射性核素的药品统称为放射性药物。放射性药物可以是放射性核素的无机化合物,如高锝(^{99m}Tc)酸钠(Na^{99m}TcO$_4$)、碘(^{131}I)化钠(Na^{131}I)、氯化铊(^{201}Tl)(^{201}TlCl)、氟(^{18}F)化钠(Na^{18}F)等,大多数是由放射性核素和被放射性核素标记的化合物、抗生素、血液成分、生物制剂(多肽、激素和抗体等)两部分组成的,如 ^{18}F-FDG、^{11}C-MET、^{68}Ga-Octreotide、^{99m}Tc-HSA 等。在我国只有获得国家药品监督管理部门批准文号的放射性药物才称放射性药品。

2. 放射性药物的特点

(1)具有放射性:这类药物的功效不在于调节人体生理功能,而在于利用其放射性核素发出的粒子或射线来达到诊断与治疗的目的。但一方面作为放射性药物的有效性,另一方面在放射性药物生产、制备或使用不当时,这些放射性核素又会对生产人员、患者、医护人员及公众等造成辐射危害,乃至对环境带来放射性污染。当然,放射性核素的这种双重性,主要针对少数物理半衰期较长、高毒性放射性核素而言。

(2)不恒定性:放射性药物中放射性核素不稳定,会自发地转变为另一种核素或核能态,放射性的量随时间而不断减少,其内在质量也可能改变。正是这一点在放射性药物生产、制备、质量控制、临床使用,以及放射性废物的处理中,均须给予足够的重视,强调放射性核素出入库"记录时间"的概念。与此相关的是,大多数放射性药物物理半衰期很短,这就给药品的检验、经销、进出口报关等诸多方面带来不便,显示出与普通药物截然不同的特点。

(3)引入量少:放射性药物引入量少,如常用诊断含 ^{99m}Tc 的放射性药物一次静脉注射 370MBq(10mCi),其中 ^{99m}Tc 的化学质量仅为 10^{-10}~10^{-9}mol,与 ^{99m}Tc 一并注射的其他组分也不过毫克水平,并且大多数为一次使用,因此几乎不存在体内蓄积而引起化学危害性的情况。即使某些治疗用放射性药物如"云克"(^{99}Tc-亚甲基二膦酸盐,^{99}Tc-MDP),每疗程多次注射,引入化学物质的量也在毫克水平。

(4)辐射自分解:放射性药物存放过程中,核素衰变发出的粒子或射线的辐射效能可直接作用于放射性药物分子,引起化合物结构或生物活性丧失,导致放射性药物在体内生物学行为改变,这种现象称作辐射自分解。放射性活度或比活度越高,辐射自分解作用越明显。

基于放射性药物的上述显著特点,放射性药物要注意管理其特殊性。

(二)放射性药物的分类

1. 按临床核医学用途可分为体内放射性药物和体外放射性药物。体内放射性药物又分为诊断用放射性药物和治疗用放射性药物两大类,诊断用放射性药物又分为显像药物和非显像药物;体外放射性药物主要指放射性核素标记的免疫诊断试剂盒,这类试剂盒作为放射性药物是国务院发布的《放射性药品管理办法》明确规定的,另外还有皮肤敷贴治疗用放射性药物。

2. 按放射线核素物理半衰期分为长半衰期、短半衰期和超短半衰期放射性药物。

3. 按放射性核素辐射类型分为单光子、正电子、β粒子及α粒子放射性药物等。

4. 按放射性核素生产来源分为加速器(accelerator)生产的、反应堆(nuclear reactor)生产的(包括裂变)、放射性核素发生器(radionuclide generator)生产的放射性药物等。

加速器生产的医用放射性核素多为短寿命和超短寿命的贫中子放射性核素,临床常见的多以电子俘获(EC)和β^+的形式衰变。临床用的加速器生产的医用放射性核素见表 10-2。

表 10-2 加速器生产的医用放射性核素

放射性核素	半衰期	核反应
^{11}C	20.4min	^{14}N(p,α)^{11}C
^{13}N	10.0min	^{16}O(p,α)^{13}N
^{15}O	2.05min	^{15}N(p,n)^{15}O
^{18}F	109.7min	^{18}O(p,n)^{18}F
^{64}Cu	12.7h	^{64}Ni(p,n)^{64}Cu
^{75}Br	96.7min	^{76}Se(p,2n)^{75}Br
^{111}In	2.80d	^{112}Cd(p,2n)^{111}In
^{123}I	13.27h	^{124}Xe(p,2n)^{123}I
^{124}I	4.17d	^{124}Te(p,n)^{124}I
^{201}Tl	72.9h	^{203}Tl(p,3n)^{201}Tl

反应堆是生产医用放射性核素的主要方式,可大量并且廉价地生产用于核医学诊断和治疗的多种放射性核素,可同时辐照多种样品,操作简单易行,但多为丰中子放射性核素,通常伴有 β^- 衰变,不利于制备诊断用放射性药物,见表 10-3。

表 10-3 核反应堆生产的医用放射性核素

放射性核素	半衰期	核反应
^{3}H	12.3a	^{6}Li(n,α)^{3}H
^{14}C	5730a	^{14}N(n,p)^{14}C
^{32}P	14.3d	^{31}P(n,γ)^{32}P
		^{32}S(n,p)^{32}P
^{51}Cr	27.7d	^{50}Cr(n,γ)^{51}Cr
^{89}Sr	50.5d	^{88}Sr(n,γ)^{89}Sr
^{99}Mo	2.75d	^{98}Mo(n,γ)^{99}Mo
^{125}I	60.1d	^{124}Xe(n,γ)+EC^{125}I
^{131}I	8.04d	^{130}Te(n,γ)+β^- ^{131}I
^{153}Sm	46.5h	^{152}Sm(n,γ)^{153}Sm
^{186}Re	90.6h	^{185}Re(n,γ)^{186}Re
^{198}Au	2.70d	^{197}Au(n,γ)^{198}Au

发生器是一种以长半衰期母体核素和短半衰期子体核素关系为基本原理而制备医用放射性核素的特殊装置。其中以^{99}Mo-^{99m}Tc 发生器目前的应用最普遍,见表 10-4。

表 10-4 发生器生产的医用放射性核素

母体核素及半衰期	子体核素及半衰期	色谱柱洗脱剂
^{99}Mo 66h	^{99m}Tc 6.02h	0.9%NaCl
^{188}W 69.4d	^{188}Re 16.9h	0.9%NaCl
^{113}Sn 115d	^{113m}In 99.5min	0.05mol/L HCl
^{68}Ge 271d	^{68}Ga 68min	0.05mol/L HCl
^{81}Rb 4.6h	^{81m}Kr 13s	H_2O
^{62}Zn 9.3h	^{62}Cu 9.7min	2.0mol/L HCl
^{82}Sr 25.5h	^{82}Rb 75s	0.9%NaCl

5. 按放射性药物的形状或剂型分为注射液、注射悬浮液、口服液、胶囊剂、气雾剂和喷雾剂（气体、气溶胶，因容易污染环境很少应用）等。

6. 按放射性药物给药途径分为静脉、动脉、腔内、鞘内、皮下注射药物及口服、敷贴等药物。

（三）临床上常用的放射性药物

1. 诊断用放射性药物 核射线中的 γ 光子（能量以 100～500keV 为宜），其穿透力强，引入体内后容易被核医学探测设备在体外探测，从而适用于显像；同时 γ 光子在组织内电离密度较低，机体所受电离辐射损伤较小，因此，诊断用放射性药物多采用发射 γ 光子的核素及其标记物。国际放射防护委员会第 106 号出版物估算了成年患者行诊断性核医学检查导致的全身有效辐射剂量见表 10-5，对儿童行放射性核素显像时放射性药物用量建议见表 10-6。

表 10-5 各类诊断性核医学检查致成年患者全身有效辐射剂量

检查项目	放射性药物	用量（MBq）	全身有效剂量当量（mSv/MBq）	全身有效剂量（mSv）
脑显像	^{18}F-FDG	370	0.019	7.0
肝胆显像	^{99m}Tc-DISIDA	185	0.017	3.1
骨显像	^{99m}Tc-MDP	925	0.005 7	5.3
呼气试验	^{14}C-Urea	0.2	0.081	0.02
心脏显像	^{13}N-NH3	740	0.002	1.48
	^{15}O-water	740	0.000 93	0.69
	^{99m}Tc-MIBI	1100	0.008 5	9.4
	^{82}Rb	1480	0.003 4	5.03
心血池显像	^{99m}Tc-RBC	1110	0.007	7.8
胃肠道出血	^{99m}Tc-RBC	1110	0.007	7.8
肺灌注	^{99m}Tc-MAA	185	0.011	2.0
肺通气	^{99m}Tc-DTPA	1300	0.004 9	0.2
甲状旁腺像	^{99m}Tc-MIBI	740	0.009	6.7
肾显像	^{99m}Tc-DMSA	370	0.008 8	3.3
	^{99m}Tc-DTPA	370	0.004 9	1.8
	^{99m}Tc-MAG$_3$	370	0.007	2.6
甲状腺显像	^{99m}TcO$_4$	185	0.013	2.4
	^{123}I-NaI	74	0.011*	0.81
	^{131}I-NaI	185	0.061*	11.3
甲状腺吸碘率试验	^{123}I-NaI	0.74	0.22$^\#$	0.16
	^{131}I-NaI	0.37	24$^\#$	8.88

续表

检查项目	放射性药物	用量（MBq）	全身有效剂量当量（mSv/MBq）	全身有效剂量（mSv）
肿瘤显像	^{11}C-Acetate	740	0.003 5	2.59
	^{11}C-Choline	400	0.004 7	1.9
	^{18}F-FDG	370	0.019	7.0
	^{18}F-FET	400	0.017	6.8
	^{18}F-FLT	400	0.016	6.4
	^{18}F-L-dopa	400	0.025	10
	^{18}F-NaF	400	0.024	9.6
	^{111}In-octreotide	170	0.054	9.2
	^{123}I-MIBG	400	0.013	5.2

*假定甲状腺吸碘率=0。
#假定甲状腺吸碘率=35%。

表 10-6　对儿童行放射性核素显像时放射性药物用量的建议

放射性药物	推荐用量（MBq/kg）	最低用量（MBq）
^{18}F-FDG		
体部显像	3.7～5.2	37
脑显像	3.7	37
^{18}F-NaF	2.22	18.5
^{99m}Tc-MDP	9.3	37
^{99m}Tc-DMSA	1.85	18.5
^{99m}TcO$_4$ 异位胃黏膜显像	1.85	9.25

2. 治疗用放射性药物　适宜的射线能量和在组织中的射程是选择性集中照射病变组织而避免正常组织受损并获得预期治疗效果的基本保证。此外，合适的半衰期也是影响治疗用放射性药物效果的重要因素。

发射纯的 β$^-$射线的放射性药物有 ^{32}P、^{89}Sr、^{90}Y 等，发射 β$^-$射线同时伴有 γ 射线的放射性药物有 ^{131}I、^{153}Sm、^{188}Re、^{117m}Sn、^{117}Lu 等。

临床各种常用治疗用放射性药物的理化性质及治疗疾病类型见表 10-7。

表 10-7　各种常用治疗用放射性药物的理化性质及治疗疾病类型

核素	标记化合物	半衰期	β$^-$最大能量（MeV）	g[keV（%）]	组织内最大射程（mm）	治疗疾病
^{32}P	磷酸盐	14.3d	1.71		8	真性红细胞增多症，原发性血小板增多症
	胶体磷酸铬					腔内治疗
	玻璃微球					肝癌动脉栓塞
^{131}I	MIBG	8.06d	0.61	365（81%）	2～3	甲状腺功能亢进症，分化型甲状腺癌及转移灶 嗜铬细胞瘤
^{153}Sm	EDTMP	40.6h	0.8	103（28%）	3.4	骨转移癌疼痛
^{89}Sr	锶	50.5d	1.46		6.7	骨转移癌疼痛
^{186}Re	HEDP	3.8d	1.07	137（9%）	4.7	骨转移癌疼痛
^{188}Re	HEDP	19.6h	2.12	155（10%）	3	骨转移癌疼痛
^{117m}Sn	DTPA	13.6d	CE	159（86%）	0.3	骨转移癌疼痛

续表

核素	标记化合物	半衰期	β⁻最大能量（MeV）	g[keV（%）]	组织内最大射程（mm）	治疗疾病
^{117}Lu	EDTMP	6.75d	0.497	113（6.4%）		骨转移癌疼痛
^{90}Y	EDTMP	2.67d	2.27		10	骨转移癌疼痛
	玻璃微球					肝癌动脉栓塞

特殊的治疗用放射性药物还有 α 粒子发射体（^{212}Bi），射程在 50～90μm，相当于 10 个细胞距离，还有内转换电子（^{125}I），射程有 10mm。此类放射性药物在细胞内定位是治疗效果的决定因素。

3. 临床试验中的放射性药物　Flurpiridaz F-18 是 ^{18}F 标记的线粒体复合物抑制剂类心肌灌注显像剂，目前在进行三期临床试验，其心肌摄取高，心肌显像清晰且能探测心肌血流缺损，在临床上使用能补充 SPECT 心肌灌注显像不能对血流进行绝对定量、缺乏组织衰减校正等缺点的有效方法。

^{18}F 标记的苯酰胺类似物（^{18}F-ISO-1）在试验中发现，能对肿瘤增殖状态进行显像，目前在进行一期临床试验。

第二节　核医学诊疗防护基本原则及射线危害因素

一、核医学诊疗射线种类

核医学诊疗中射线种类主要由 γ 射线、β⁺射线、β⁻射线、X 射线等射线组成。其中放射线来源主要是诊疗工作中使用的各种放射性药、患者、校正用放射源及放射性废物等。核医学诊断用放射性药物多采用发射 γ 光子（能量以 100～511keV 为宜）的核素及其标记物。核医学科显像检查中常用的显像放射性核素为 ^{99m}Tc、^{18}F 等。其中放射性核素 ^{99m}Tc 为纯 γ 光子发射体，能量为 140keV，半衰期为 6.02h，方便易得，是核医学 SPECT 显像检查中应用最广泛的放射性核素。放射性核素 ^{18}F，为正电子显像剂，其半衰期为 109.8min。随着 PET、PET/CT 的问世及推广，^{18}F 等正电子放射性药物的应用也逐年增多。^{18}F-FDG 测定葡萄糖代谢灵敏度很高，是目前临床应用最广泛的非特异性 PET 显像剂及正电子放射性药物。

治疗用放射性药物种类很多，核医学科常用的治疗用放射性核素多为发射纯 β⁻射线（^{32}P、^{89}Sr）或发射 β⁻射线时伴有丰度为 10%左右且能量适合显像（100～300keV）的 γ 射线（^{153}Sm、^{188}Re）的核素，其中适中的射线能量和在组织中的射程是核素治疗的前提。^{131}I 常被用于甲状腺癌、甲状腺功能亢进症等甲状腺疾病；^{89}SrCl$_2$、^{153}Sm-EDTMP 常被用于骨转移癌的缓解疼痛治疗中；放射性核素 ^{125}I 粒子常被用于肺癌、前列腺癌的治疗等。

另外 X 射线的主要来源为核医学科配置的 SPECT/CT、PET/CT。进行 CT 扫描时，X 射线装置成为一个很强的辐射源。核医学科操作的放射性核素是非密封源。非密封源是指工作中使用的那些能向周围环境播散放射性核素的气态、液态、固态或粉末状、气溶胶状态的电离辐射源或物质。它是临床核医学中辐射危害因素的主要根源，其特点是容易扩散，并污染工作场所表面及环境介质。药物注入患者体内，患者成为一个活动的放射源。核医学诊疗场所存在 X 射线、γ 射线、β 射线等引起的外照射（external irradiation），即放射性核素从人体外发射的射线对人体产生的照射；也存在由于放射性污染引起放射性核素进入人体内而引起的内照射（internal irradiation）。其中对患者主要是内照射，对医务人员主要是外照射，管理不当也可能产生内照射。

二、核医学诊疗防护基本原则

核医学诊疗防护主要包括核医学医务人员职业照射防护、核医学诊疗患者所受医疗照射的防护及公众人员的放射防护等。核医学诊疗防护的目的是防止确定性效应发生并降低随机性效应发生的概率。核医学诊疗防护基本原则必须坚持医疗照射防护的基本原则：核医学实践的正当化；放射防护与安全的最优化；个人剂量限制。这三项原则是相互关联的，在实践中不可偏废一项，它们组成了放射防护的主体。

（一）核医学实践的正当性

核医学实践的正当性即核医学诊疗的正当性，应该符合《电离辐射防护与辐射源安全基本标准》（GB18871—2002）的要求。在法规允许的情况下进行核医学诊疗的正当性与最优化判断，确保根据临床需要得到的诊疗预期利益将超过该医疗照射可能带来的潜在危险或危害才称实践的正当性（justification of radiological practice）。在判断核医学诊断和治疗的正当性时，应注意：

1. 执业医师在开具放射性药物诊疗申请及放射性药物处方前，应注意查阅以往患者检查资料，应掌握各种医学影像技术的特点和适应证，正确合理地使用各种放射性核素，使用时严格控制适应证范围避免不必要的重复检查和治疗。

2. 核医学科所有新型临床诊疗技术和方法在使用前都应通过正当性判断；已判断为正当的技术和方法，在用于新的适应证前，还应另行进行正当性判断；若出现了新的技术和方法可以替代该技术时，也应对其重新进行正当性判断。若有同等功能的新的非放射诊断技术方法，应首选非放射性的技术方法或检查。

3. 对妇女及儿童施行放射性核素诊疗，正当性判断更应慎重。妊娠或育龄妇女核医学检查时应考虑妊娠因素，特别是育龄妇女在申请核医学检查时如果月经已经过期或停止，通常按孕妇看待，均应严格掌握适应证；对哺乳妇女是否施行核医学检查，应该在所哺乳婴儿受到的照射危险和母亲疾病的诊断治疗这两者之间做出权衡，除非十分必要，一般情况下应当推迟核医学检查，如果接受核医学检查，应根据所用药物确定暂停哺乳时间；儿童除非有明显临床指征且没有其他无放射性检查可替代时方可进行放射性核素检查，但应根据临床实际需要及患儿体重、身体表面积等因素尽可能减少放射性药物的使用量及选择半衰期尽可能短的放射性药物。

4. 对志愿者进行以医学研究为目的的核医学检查，应使他们对所做研究事先知情并同意，不能对健康儿童因生物或医学研究而进行核医学检查。同时我国现行各种法规规定核医学检查不能用于健康查体。

5. 除非挽救患者生命需要，孕妇一般不接受放射性药物的治疗。在特殊情况下必须接受治疗时，应当考虑终止妊娠。对育龄妇女申请放射性核素治疗应考虑是否怀孕及近期是否有怀孕计划，接受治疗的育龄妇女应体内潴留射线不让胚胎所受吸收剂量大于 1mGy 而作为是否可以怀孕的控制限；哺乳妇女接受核素治疗应在一段时间内停止授乳。

（二）放射防护与安全的最优化

核医学诊疗中放射性防护应避免一切不必要的照射，使一切必要的照射保持在可以合理达到的尽量低的水平（as low as reasonably achievable，ALARA），从而用最小的代价获得最大的利益；同时不应盲目地追求无限地降低照射剂量，否则所增加的防护代价和降低的照射剂量相比是得不偿失的，应当谋求放射性防护与安全的最优化。放射防护与安全的最优化主要在防护措施的选择时使用较多。核医学诊疗中的防护又分为外照射防护和内照射防护。

外照射的放射性防护原则：①时间：尽可能地减少医务人员和公众接触放射源的时间，人体所受辐射的累积剂量与接触放射源的时间成正比。因此，医务人员应尽量合理安排工作，快而有效工作，以便减少受照时间，这是简单而有效的方法。提高医师、技师水平，避免重复操作、大剂量放射性轮转操作。②距离：尽可能地增大与放射源的距离。人体所受辐射的累积剂量与距放射源的距离的平方成反比。因此核医学科工作人员工作时，在保证医疗安全的情况下距离辐射源（主要是放射性药品及注射了药品的患者）应该尽量远，以减少受照剂量。医生询问病史也应该尽量在检查前，操作放射性药品尽量使用长柄镊。③屏蔽：长期从事放射性工作，仅靠减少接触辐射源的时间或者增大与辐射源的距离，将远不能达到安全防护的要求，此时，需要适当的增加屏蔽措施。屏蔽 X、 γ射线常用铅、钨等重元素物质作屏蔽材料，墙壁可采用钢筋混凝土屏蔽。屏蔽中、低能β射线常用有机玻璃、铝、塑料等低原子序数物质作屏蔽材料，而屏蔽高能β射线最好的措施是双层屏蔽，内层选用低原子序数物质屏蔽β射线，外层选用重元素物质屏蔽穿过内层后能量减少的β粒子及内层产生的韧致辐射。

内照射的放射性防护原则：采取各种有效措施，尽可能地切断放射性物质进入人体内的各种途径，在最优化范围内，尽可能减少放射性物质进入人体内的概率。核医学内照射防护的措施：①建立围封隔离包容设施，防止放射性药物向环境扩散和外泄，防止由于人员或物体的移动而将污染带到相邻房间或扩大污染等。②建立良好的场所净化通风系统，加强通风，降低空气中放射性物质的浓度。③清洁去污，减少污染，并防止扩大污染面积和空间，防止交叉污染。④穿戴个人防护用品，包括穿戴适当的防护衣具，限制暴露于污染环境中时间和讲究个人卫生等，特别是在开放源工作场所禁止进食、饮水、化妆、吸烟等，防止放射性药物经口、鼻、皮肤或伤口等途径进入体内。⑤如果发生污染，要妥善处理放射性废弃物或污染物等，措施包括放置衰变、浓缩储存、稀释排放等。⑥建立内照射监测系统等。

放射防护与安全的最优化，当然也包括核医学诊疗过程中对患者的放射性防护的最优化：①给予患者的放射性活度要最优化，以最低的放射性核素使用量达到预期的诊断目的。②使用放射性药物前认真核对患者信息及放射性药品是否与处方相同，并且详细记录放射性药品的使用信息，包括患者信息、药物名称、活度、使用时间和方式等，避免错误及不必要的重复检查。③对标准的检查程序推荐使用相应指导水平的活度，如果推荐活度仍产生质量很差的图像，则需充分考虑技术因素或患者情况对图像的影响。技术因素包括γ相机、剂量校准、采集协议、图像处理与质量控制、放射性药物的质量控制等。患者情况则包括年龄、体重、疾病及检查时体位的变化等。④为了降低非靶器官所受到的照射，根据放射性药物在体内的生物学行为，采取适当措施，阻断非靶器官放射性药物的吸收并加速非靶器官放射性药物的排泄，提高靶器官的图像靶本（底）比值并减少患者受照。例如，药物通过泌尿系统排泄的放射性核素检查，如全身骨显像、肾动态显像等，可通过鼓励患者多饮水、多排泄以加快肾脏排出放射性药物而提高图像质量并减少患者所受的照射。⑤对已施用放射性药物的患者提供书面或口头指导，以便患者离开医院后能有效地减少对家庭成员、护理人员和公众人员的接触性照射，特别是孕妇和儿童的接触性照射。⑥应尽量避免对哺乳妇女、妊娠妇女或拟妊娠妇女、儿童等进行核医学检查和放射性药物治疗。

放射防护最优化最终是研究如何在有限资源情况下最大限度地降低对工作人员和公众的辐射危险，并减少患者不必要的辐射。放射防护最优化还贯穿核医学诊疗场所的选址、设计、布局、运行等过程。

（三）个人剂量限制

即使满足核医学实践正当性、放射防护与安全最优化，也不能保证对每一个人提供足够的防护，因此提出了个人剂量限制。个人剂量限值是个人在1年期间所受到的外照射所产生的有效剂量和1年内摄入体内的放射性核素所产生的待积有效剂量两者相加之和的限值。个人剂量限制即个人所受照射的剂量不应超过GB18871—2002中规定的限值[见表10-8我国规定剂量限值和国际原子能机构（IAEA）规定剂量限值]。2021年5月1日实施的GBZ120—2020又对眼晶状体剂量监测进行了规定：保证眼晶状体连续5年期间，年平均当量剂量不超过20mSv，任何1年中的当量剂量不超过50mSv。个人剂量限值与个人相关，如果不超过该限值，个人所受的照射不会对人体产生伤害，但对随机性效应只保证在可以接受的水平，不能保证随机性效应不发生。随机性效应发生的概率与辐射剂量存在线性、无阈的关系，剂量越大发生随机性效应概率越大，反之发生随机性效应概率越小。"无阈"是指任何微小的剂量都可能引起随机性效应，只是概率小而已。剂量限值为个人提供了一个明确的界限，如果超过这个限值，个人所受剂量就会引起比较严重的个人危害。而且严重程度与剂量呈正相关。个人剂量限值不能保证随机性效应不发生，但对核医学科工作人员来说，个人受照剂量必须强调 ALARA，减少发生随机性效应的概率，防止发生确定性效应。女性医务人员一旦意识到自己怀孕，应通知用人单位以便必要时改善工作条件，孕妇和受乳妇应避免内照射。我国还规定，16 岁以下任何人员均不得接受职业照射。另外特别要指出的是那些明知受照而志愿帮助护理或探视正在接受核素治疗患者的人员，对他们同样必须进行剂量限制和剂量约束。对于陪护或探视人员在一个患者治疗期间所受到的辐射剂量不能超过 5mSv；如果陪护或探视人员是儿童，则照射剂量水平不应超过 1mSv。个人剂量限制只适用于可控源或实践，不适用于事故照射、应急照射、正常的天然辐射照射、医疗照射。个人剂量限值离不开个人剂量监测。目前，外照射的个人剂量监测常用热释光剂量仪。当辐射来源主要来自前方时，热释光剂量仪应佩戴在人体躯干前方位置，一般在左胸前；当辐射主要来自人体背面时，热释光剂量仪应佩戴在背部中间。如果穿戴围裙，通常应佩戴在围裙里面的躯干上。当受照剂量较大，还需在围裙外面衣领上再佩戴一个热释光剂量仪，以估算人体未屏蔽部分所受的剂量。在进行高活性大剂量操作时，应佩戴个人剂量报警仪。

表 10-8　基本标准中规定的个人剂量限值

	我国 GB18871—2002 规定剂量限值（mSv/年）			IAEA 规定剂量限值（mSv/年）		
	公众	学生	职业人员	公众	学生	职业人员
年有效剂量	1	6	50（5 年平均值＜20）	1	6	50（5 年平均值＜20）
晶状体	15	50	150	15	20	50（5 年平均值＜20）
皮肤	50	150	500	50	150	500
四肢（手足）	—	150	500	—	150	500

注：学生指 16～18 岁接受涉及辐射就业培训的实习生或学习过程中使用源的学生。

三、核素进入人体的途径和危害因素

案例 10-3

　　在核医学科工作期间，经常会遇到医务人员在操作间进食早点、零食、饮水或喝茶等现象。法规和科室规章制度里明确规定不允许在操作间等区域进食或饮水。

问题：

　　1. 在操作间等区域是否可以进食或饮水？法规或科室规定是否合理？

　　2. 在操作间等开放源区域我们应该怎么做？为什么要这么做？

分析：本案例主要讨论的是放射性核素进入人体的途径的相关内容。核医学科操作间属于监督区，空气中存在放射性核素气溶胶和气态或微小粉尘的可能，同时工作人员还需要对患者进行放射性药品注射等接触放射性药品或患者的操作，因此接触放射性药品或患者的手、衣物极易可能被污染，如果污染后没有进行去污处理或去污不彻底，然后再在操作间进行进食或饮水等事情，极易可能将放射性核素经手等途径引入体内而引起内照射。因此法规和科室规定的不允许在机房进食或饮水是正确的，我们大家都应该自觉遵守，杜绝在机房进食或饮水等可能将放射性核素引入体内的事情发生。

（一）核医学中核素进入人体的途径

　　从事放射性同位素药物标记或核医学诊疗等放射性核素的工作场所，会因为操作不当、失误或粗心大意等原因使放射性药物进入工作人员体内，放射性药物可以通过很多种路径进入人的体内，都会造成放射性核素人体内污染。核医学诊疗过程中，放射性同位素药物可以通过呼吸系统、胃肠道、皮肤、伤口等多种摄入途径进入血液循环，造成放射性药物对人体的内照射。

　　1. 通过呼吸系统的吸收　　放射性核素污染常以气溶胶和气态或微小粉尘的形式存在于空气中，如果发生空气污染，放射性核素可以通过呼吸道和肺吸收的途径进入体内造成内照射。呼吸道和肺吸收是核素进入人体的最主要、最危险的途径。同时核素还可以经鼻腔、气管被吸收。

2. 通过胃肠道食入　放射性核素被工作人员经沾染的手通过进食或饮水的途径进入体内，被胃肠道吸收引起内照射。进入呼吸道内的部分放射性药物，亦可通过气管廓清系统而转移到胃肠道。

3. 通过皮肤渗入　完好的皮肤能够阻挡大部分放射性核素渗入体内，但蒸气态核素如放射性碘、溶于有机溶剂和酸性溶液的核素均能通过完好皮肤渗入而被吸收，引起内照射。放射性核素经皮肤被吸收，除与核素理化性质有关外，还与被污染皮肤的面积大小、部位，污染持续的时间及湿度和温度等因素有关。

4. 通过伤口侵入　当皮肤破裂、划伤、刺伤、擦伤或烧伤时，放射性核素可经伤口被吸收引起内照射。放射性核素经伤口的吸收是完好皮肤的吸收的数倍且吸收与伤口的部位、面积、深度及核素的性质有关。核素标记的易溶性化合物从伤口吸收、转移非常迅速，核素标记的难溶性化合物（如超铀放射性核素或氧化物）非常容易在伤口处形成氢氧化物滞留于污染部位，高浓度的污染和放射性药物的刺激反应也可以增加放射性核素的吸收率。

另外为了诊断和治疗疾病，有时会通过腹腔、静脉、皮下和肌内注射，或者气管内注入和灌胃等方式将放射性药物引入体内。进入人体内的放射性核素及污染物，可以通过呼吸、出汗、排尿与粪便等途径排出体外。

（二）核医学中的主要危害因素

> **案例 10-4**
>
> 在工作中经常会遇到这种事情发生：有些患者由于家庭或其他原因孩子没人看护，所以就带着孩子来做核医学科的相关检查；或者还有些患者由孕妇陪同来做核医学检查。
>
> **问题：**
>
> 1. 上述两种情况在核医学发生是否会对儿童和孕妇造成辐射？造成这种情况的原因是什么？
>
> 2. 如果是你遇到这种情况，你会如何去做？
>
> **分析：** 本案例主要讨论的和核医学的主要危害因素有关。大多数患者对核医学的相关知识了解比较少，认为核医学和常规平片、CT 相同，辐射源在机器上。其实不然，核医学科所操作的放射性药品是非密封源，放射性药品注入患者体内，患者就成为一个流动性放射源。如果患者带儿或由孕妇陪同来做核医学检查，那么儿童或孕妇就会受到核医学科大量候诊患者或其他污染物与排放物的辐射，造成不必要的照射，因此不建议儿童或孕妇陪同检查。通常核医学常规检查全身骨显像（用药 ^{99m}Tc-MDP）患者回家后，一般建议 1~2 天内尽量少接触孕妇与儿童，以免儿童、孕妇受到不必要的照射。如果大家遇到相关情况，应该首先将儿童或孕妇劝离核医学科的候诊区域，和患者认真沟通，普及核医学科的辐射及放射性防护的相关知识，和患者共同商讨解决方法，必要时改约核医学相关检查。

1. 放射性药物的辐射　核医学工作中操作使用的放射性药物是非密封源，在源周围会形成一个辐射场。在放射性药物的制备、分装、注射、存储及转运的操作过程中工作人员就处在该辐射场中，会受到来自放射性药物而引起的外照射，同时也会引起公众人员的外照射。辐射剂量的大小与放射性药物的标记活度，辐射源与工作人员或公众的距离、接触或停留时间及屏蔽程度有关。目前我国很多地方 ^{99m}Tc 和 ^{18}F 标记的放射性药品仍为核医学科自行制备。采用钼-锝发生器（俗称"奶牛"）生产 ^{99m}Tc，回旋加速器生产 ^{18}F，然后将放射性核素标记到所需要的配体上形成各种放射性药物。在生产放射性核素药物的过程中，核素发生器和回旋加速器会成为一个辐射源，标记放射性药物时，所操作的放射性核素为非密封源或开放源。

2. 患者的辐射　注射了放射性药物的患者，其自身就形成了一个移动的辐射源。工作人员在注射、检查或其他诊疗工作中会受到来自患者的外照射。同时，患者在候诊或等候检查的过程中，到处走动或去做其他非辐射性项目医学检查，会增加公众人员及周围环境的不必要照射。此外，患者的分泌物、排泄物及呕吐物等均具有放射性，都会引起环境的放射性污染。因此，核医学科患者候诊区需与公共区域隔离或远离公共区域，特别是儿科、妇科更应该尽量远离，同时核医学科还应配有患者专用的候诊室、洗手间、厕所等专用场所，无关人员禁止入内。

3. 空气污染的辐射　工作人员在制备或使用气态的 $^{133}Xe_2$、$^{15}O_2$、$^{13}N_2$、$^{18}F_2$ 和易升华挥发的 ^{131}I、^{125}I 及 ^{67}Ga、^{201}Tl、^{99m}Tc、^{18}F 等本身虽不挥发扩散，但在标记合成过程中会随其他化合物（如盐酸）扩散到空气中的放射性药物时，有些操作会将放射性核素逸出到空气中造成空气污染，工作人员吸入被污染的空气造成内照射。

4. 表面污染的辐射　在放射性药物的生产、分装、注射等过程中，因操作不当或失误等原因而造成药物外洒、外溢，从而造成工作人员的手、工作服、工作台面、地面等表面污染。造成的污染首先引起外照射，同时还可能通过皮肤渗透或污染的手进食而引起内照射。

5. 外环境的污染　核医学科使用的放射性药物，会有一些放射性物质随废水与废气或其他途径而排入外环境，造成周围环境的局部污染。

6. X射线及校准源的辐射　核医学科配置的 SPECT/CT、PET/CT，在进行 CT 扫描时 X 射线装置成为一个很强的辐射源对周围人员造成外照射。另外，核医学科的显像设备均配有自身的校准源，校准源是密封源，分为内置型校准源及外置型校准源。内置型校准源封装在机器内，外置型校准源放置在机器外，如 PET 和 PET/CT 在使用校准源如 ^{68}Ge、^{22}Na 校准机器时会对工作人员造成一定的外照射，校准源的更换及移动也会对周围环境造成一定的辐射。

四、核医学诊疗患者对公众的影响

（一）放射性核素治疗患者对公众的辐射及限制措施

采用 ^{131}I 治疗的甲状腺癌等甲状腺疾病患者，服用 ^{131}I 治疗后出院或恢复正常的起居生活的时间在不同的国家和地区其标准是不同的。这些标准有的是以限制 ^{131}I 在体内的滞留量来决定出院时间，有的是以限制公众人员的受照剂量来决定患者恢复正常起居生活的时间。而我国《电离辐射防护与辐射源安全基本标准》中规定 ^{131}I 治疗患者出院时体内允许最大活度为 400MBq。因此需要获知 ^{131}I 患者在服药后多久才能使体内剂量低于 400MBq 以便能够出院。实验研究显示，分化型甲状腺癌患者服用 ^{131}I（3.7~7.4GBq）后 2~3 天后体内放射性活度低于 400MBq。

根据我国现行法律法规，公众人员年受照剂量不能超过 1mSv，甲状腺疾病患者在 ^{131}I 治疗后的一段时间内，须限制其与家属、同事等人员的接触，特别是儿童、孕妇更应该避免接触，见表 10-9。限制时间与服用的 ^{131}I 的活度、^{131}I 在体内的代谢时间及患者与家属或同事接触的方式等因素有关。实验研究显示，为保证患者家属的所受剂量低于 1mSv，分化型甲状腺癌患者在服用 ^{131}I（3.7~7.4GBq）治疗后 2~6 天内应尽量避免与家庭成员的近距离接触。Graves 甲状腺功能亢进症患者在服用 ^{131}I（370~555MBq）后 21~25 天内应尽量避免与家庭成员近距离接触。

表 10-9　甲状腺功能亢进症和甲状腺癌患者出院后与家属和同事接触的相关限制

施用量（MBq）	治疗类型	不上班时间（d）	与伴侣不同床时间（d）	限制与<2岁儿童接触时间（d）	限制与2~5岁儿童接触的时间（d）	限制与>5岁儿童接触的时间（d）
200	甲状腺功能亢进症	0	15	15	11	5
400	甲状腺功能亢进症	3	20	21	16	11
600	甲状腺功能亢进症	6	24	24	20	14
800	甲状腺功能亢进症	8	26	27	22	16
1850	甲状腺癌	3	16	16	13	10
3700	甲状腺癌	7	20	20	17	13
5550	甲状腺癌	10	22	22	19	16
7400	甲状腺癌	12	23	24	21	17

（二）放射性核素显像患者对公众的照射

通常核医学科诊断用检查患者使用的放射性药物其有效半衰期较短、能量相对也较低，其对陪护及公众人员的辐射相对较小。常规放射性核素显像在注射放射性药物后距离患者 1m 处的当量剂量率见表 10-10，多低于美国核监管委员会规定的公众自由活动区的当量剂量率限制（小于 20μSv/h）。同时实验显示，核医学检查患者离开医院后，在不同时间、不同距离接触公众人员时，公众人员的受照剂量都低于我国《电离辐射防护与辐射源安全基本标准》法规中规定的剂量限值（小于 1mSv）。即便如此，通常核医学科工作人员对进行核素诊疗患者（以锝标记的放射性药物为主）进行宣讲时会告知患者做完核医学检查后，在回家途中或家中 1～2 天内应尽量远离孕妇与儿童，并应大量饮水。

对于公众人员受到的照射，除了放射性工作场所周围的居民所受环境中的超本底照射之外，主要来自公众人员的放射性诊断和治疗所受的医疗照射。而且这些照射一般利大于弊，同时医疗照射也必须遵守国家剂量限制体系的规定，对一切诊断和治疗的照射应用，必须由持有合格证的医生判断必要时才可施行，其照射当量剂量也要严加限制。

表 10-10 放射性核素显像注入药物后距患者 1m 处当量剂量率

检查项目	骨显像		血池显像	心肌显像	肝胶体显像	肿瘤显像	
放射性药物	$^{99m}Tc\text{-MDP}$		$^{99m}Tc\text{-RBC}$	$^{99m}Tc\text{-MIBI}$	$^{99m}Tc\text{-SC}$	$^{18}F\text{-FDG}$	
用量（MBq）	740	740	740	740	148	370	370
注射药物后的时间（h）	0	3	0	0	0	0	1
当量剂量率（μSv/h）	9.0	3.5	14.0	9.0	2.0	39.8	18.8

第三节 核医学诊疗场所放射防护

一、核医学诊疗场所选址

核医学科主要利用开放型放射性核素进行诊疗活动，存在内、外照射和环境污染等放射防护问题。因此，在选址方面应周密考虑周围环境和工作流程的关系。

核医学科选址要坐落在常年下风向，避开人员稠密区，最好是独立建筑物内或者集中于一般建筑物内的一端或一层，并注意与其他部门有一定的间距，特别要注意远离或避免注射过放射性药物的患者途径食堂、妇产科、儿科及人口密集的门诊大厅等区域，有单独的出口及入口并贴有辐射警告标志。

二、核医学诊疗场所布局

在布局上，核医学科的建筑设计除满足使用和管理外，还应符合放射性防护要求，核医学科布局与其他科有很大区别，需要根据房间功能性和诊疗流程进行区域划分。

（一）核医学场所分区设计及要求

根据标准 GB18871—2002 和 GBZ120—2020，非密封源工作场所分为甲、乙、丙 3 级；临床核医学科工作场所分为 Ⅰ、Ⅱ、Ⅲ 三类；辐射工作场所分为三区即控制区、监督区和非限制区。

按照我国现行的基本标准 GB18871—2002，核医学使用的放射性药物属于非密封源，非密封源工作场所按放射性核素日等效最大操作量的大小分为三级（表 10-11），并采取相应放射防护措施，甲、乙级工作场所应设卫生通过间，根据操作性质和特点，要有良好的

表 10-11 非密封源工作场所的分级

级别	日等效最大操作量（Bq）
甲	$>4×10^9$
乙	$2×10^7～4×10^9$
丙	豁免活度值以上～$2×10^7$

排风换气设备。各类场所表面应采用易去污材料覆盖，操作伴有粉尘、挥发气体、气溶胶的放射性核素时，应有通风柜、密闭工作箱或手套箱等设备。

表 10-12　临床核医学工作场所具体分类

分类	操作最大量放射性核素的加权活度[*]（MBq）
Ⅰ	>50 000
Ⅱ	50~50 000
Ⅲ	<50

*加权活度=（计划的日操作最大活度×核素的毒性权重因子)/操作性质修正因子。

临床核医学工作场所操作放射性核素的加权活度分为三类（表 10-12），其中Ⅰ、Ⅱ类放射工作单位不得设于市区，Ⅲ类放射工作单位及属于Ⅱ类的医疗单位可设于市区。Ⅰ类放射工作单位的工作场所、干式发尘操作的工作场所，应设在单独的建筑物内。Ⅲ类单位的工作场所可设在一般建筑物内，但应集中在同一层或一端，与非放射工作场所隔开。放射工作单位按其所属类别，需在其周围划出防护监测区（Ⅰ类>150m，Ⅱ类 30~150m，Ⅲ类<30m）并定期监测。

放射性核素的日等效操作量等于放射性核素的实际日操作量（Bq）与该核素毒性组别修正因子的积除以与操作方式有关的修正因子所得的商（表 10-13，表 10-14）。

$$日等效操作量 = \frac{放射性核素的实际日操作量 \times 核素毒性组别修正因子}{操作方式修正因子}$$

表 10-13　操作方式与放射源状态修正因子

操作方式	放射源状态			
	表面污染水平较低的固体	液体，溶液，悬浮液	表面有污染的固体	气体，蒸气，粉末，压力很高的液体，固体
源的储存	1000	100	10	1
很简单的操作	100	10	1	0.1
简单的操作	10	1	0.1	0.01
特别危险的操作	1	0.1	0.01	0.001

注：根据环办辐射函[2016]430 号关于明确核技术利用辐射安全监管有关事项的通知，核医学中放射性药物基本上为液体，利用钼锝发生器淋洗 ^{99m}Tc 放射性药物时，^{99}Mo 的操作视为源储存，放射性药品生产中，分装、标记等活动视为"简单操作"，医疗机构使用 ^{18}F、^{99m}Tc 及 ^{125}I 粒子源相关活动视为"很简单的操作"，使用 ^{131}I 核素相关活动视为"简单操作"。

表 10-14　常用放射性核素的毒性分组与修正因子

毒性组别	极毒组	高毒组	中毒组		低毒组	
核素名称	^{241}Am	^{60}Co	^{24}Na	^{32}P	^{3}H	^{14}C
	^{210}Po	^{90}Sr	^{35}S	^{59}Fe	^{18}F	^{51}Cr
	^{226}Ra	^{131}I	^{75}Se	^{99}Mo	^{99m}Tc	^{113m}In
	^{239}Pu	^{234}Th	^{113}Sn	^{137}Cs	^{131}Cs	^{133}Xe
			^{203}Hg			
	^{252}Cf	^{235}U	^{198}Au	^{222}Rn	^{197}Hg	
修正因子	10.00	1.00	0.10		0.01	

临床核医学辐射工作场所的控制区通常是制备及分装放射性药物的操作室、给药室、显像室、治疗患者的床位区等。相应功能场所需要专门防护或安全措施，主要防止非密封放射性污染的扩散，同时预防潜在照射或限制潜在照射的范围。控制区在核医学科也称高活性区，因此控制区内工作人员一年内照射剂量可能超过年限值的 3/10。

监督区是使用放射性核素标记的实验室、诊断患者的床位区、放射性核素或药物储存区、放射性废物储存区等。通常不需要设有专门的防护手段或安全措施，但该区域需经常对职业照射条件进行监督和评价。监督区内工作人员一年内照射剂量不超过年限值的 3/10。

非限制区是工作人员的办公室、电梯和走廊等区域，见表10-15。

表 10-15 核医学科工作场所分区

区域划分	工作场所
控制区	SPECT、PET 等机房、高活性室、注射室、废物库、给药后候诊病房等
监督区	SPECT、PET 等控制室、放免室、专用卫生间、甲功室、敷贴室以及控制区周围的通道等
非限制区	给药前候诊区、登记室、工作人员办公室、控制区和监督区以外的电梯及走廊等

按照《临床核医学科内放射卫生防护标准》（GBZ120—2020）规定核医学工作场所室内不同房间也有不同要求，并可分为Ⅰ、Ⅱ、Ⅲ级，不同级别的工作场所室表面和装备的要求不同（表10-16）。其中，Ⅰ级工作场所和有放射药物治疗任务的单位应设有污水池，存放放射性污水直至符合排放要求时方可排放。

表 10-16 不同级别工作场所内表面和装备的要求（GBZ120—2020）

工作场所分级	地面	表面	通风橱（仅指实验室内）	室内通风	管道	清洗及去污设备
Ⅰ级	地面与墙壁链接无缝隙	易清洗	需要	应设抽风机	特殊要求（特殊要求包括下水道宜短，大水流管应有标记以便维修）	需要
Ⅱ级	易清洗且不易渗透	易清洗	需要	有较好通风	一般要求	需要
Ⅲ级	易清洗	易清洗	不需要	一般自然风	一般要求	只需清洗设备

（二）核医学流程布局

核医学科室内不同区域之间要有严格的分界和过渡，流程布局设计中需要考虑患者、医生及设备的流线。内部通道及流线（医护流线、患者流线、核素流线）应严格分开，患者通道应单向设计且设置单独的出入口，防止交叉污染（图 10-14），实现医患分流。在实际中核医学诊疗场所必须具备与服务项目适应且符合防护要求的各种实验室和候诊区、检查室、注射室或治疗病房等。其中核素治疗病房流程配置具有特殊性，在开展大剂量的核素治疗（如 ^{131}I 治疗甲状腺癌）时，还应考虑设置专用病房。若核医学设计有治疗病房应配置以下功能房间：

1. 病房 如需在同一间病房内容纳两名或两名以上的患者，要在患者之间做好隔断，如设置铅屏风、隔断墙等。

2. 卫生间 设置病房专用卫生间，最好是带有淋浴设备，与放射性废液处理系统连通。

3. 排风系统 要有独立的排风系统，采用带过滤系统的动力排风，增加排风次数，保证室内空气清新。

4. 抢救室 用于应对突发紧急状况的发生。

5. 值班室 配有监控系统，便于与患者沟通。

6. 配药室 配备手孔门和风速达到 1m/s 的分装通风橱。

7. 配餐 有条件的话可设置前厅，做好防护隔断和配餐兼用。

8. 污物与污物清洗间 在病房区域内完成清洗，做好放射性废物的储存。

9. 出入口 有单独的患者出入口，在出口设置检测系统。

总之，核医学布局的总原则：①将放射性区域和非放射性区域分开，监督区与控制区分开，避免相互交叉；②各功能区域的布局应符合工作流程，便于工作；③工作人员通道与施用了放射性药物的患者通道分开，避免交叉。

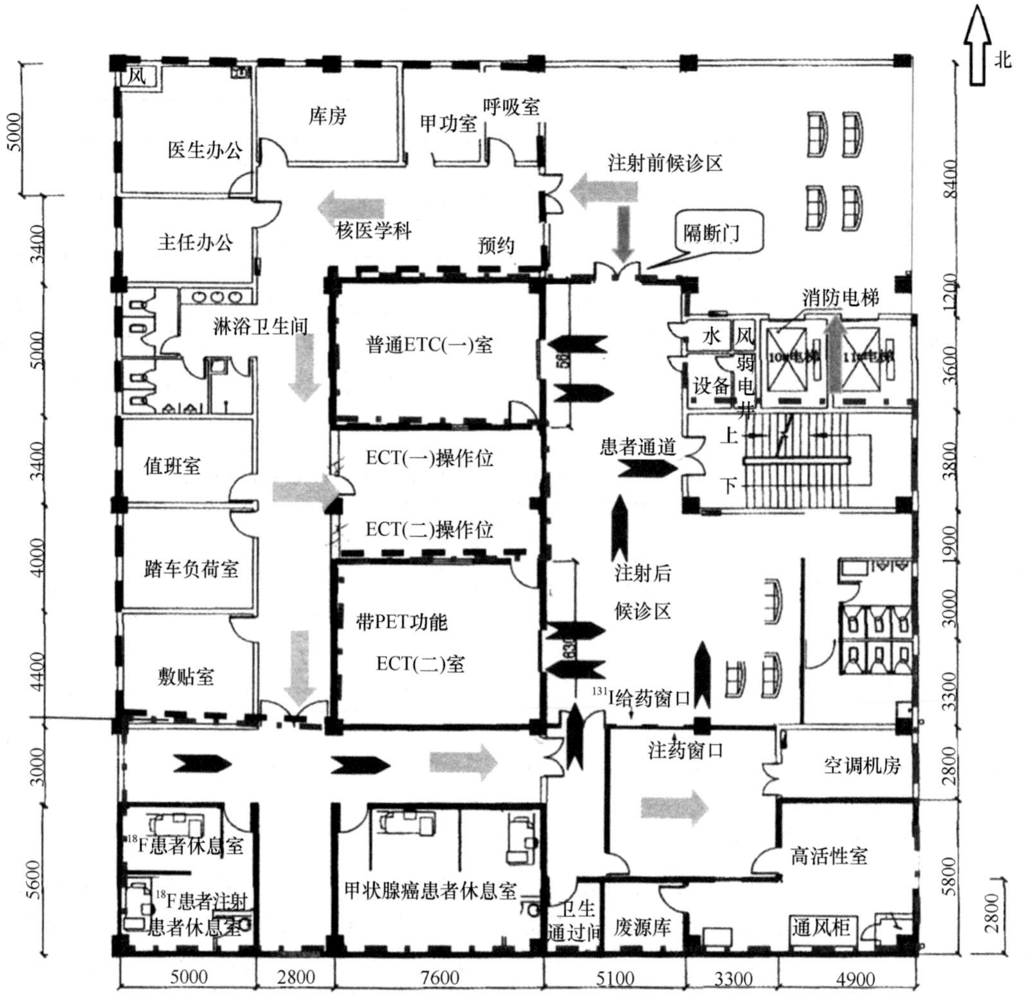

图 10-14　典型的核医学科室布局示意图

—·—表示控制区；———表示监督区；══表示非限制区；➡表示医生、护士、未给药患者通道；➡表示仅医生和护士专用通道；➡表示给药后的患者专用通道

三、核医学诊疗场所管控

案例 10-5

某省辐射站监督检查发现，某医院 PET/CT 中心在药物制备中发生工作人员受超剂量照射事故。两名工作人员受到超年剂量限值照射（1 名药剂师 2010 年一季度个人剂量 234mSv，二季度 48mSv，四季度 191mSv；1 名物理师一季度个人剂量 68mSv）。

问题：两名工作人员出现剂量超标的原因是什么？

分析：个人受照射剂量超标，但该事件未造成人员死亡，远期效应仍需再观察。原因是药剂师一季度合成 ^{11}C 药物时，合成器排风发生故障，排风扇反转，导致放射性气体富集，在故障没有排除的情况下仍继续工作 4 天。二季度个人剂量超标的原因是患者多，工作时间长；四季度合成 ^{18}F 药物时，药物输出管线两次出现断裂，在没有采取任何防护措施的情况下违反操作规程进行人工收集、过滤和分装药物，累计操作时间近 3 个小时。物理师四季度个人累积剂量超标是由于滤膜先后几次出现堵塞、破裂，物理师违反操作规程徒手换滤膜，累计操作时间近 1 个小时。事故发生后，省环保厅对该单位进行了 5 万元处罚并责令限期整改，对接受超剂量工作人员的辐射危险进行评估和处置。

（一）放射性药物的使用、储存管控

我国目前对放射性药物的管理有从上向下的各级法规，都专门对放射性药物的管理做出了相应的规定。按照《中华人民共和国药品管理法》的有关规定，对于放射性药物使用和储存有一定的要求。主要如下：

1. 医院使用放射性药物必须符合国家放射性同位素卫生防护管理有关规定，并由相应行政部门核发相应等级《放射性药品使用许可证》，否则临床不得使用放射性药物。

2. 严格把关放射性药物采购，降低管理风险，根据医院放射性治疗的使用特点，从健康、安全、环保的角度出发，采取按需订购，所有放射性药品均由生产厂家制剂送货，实现医院放射性药品零库存，确保放射性药品运输、保管的安全性。

3. 收到放射性药物时，应认真核对名称、出厂日期、放射性浓度、体积、容器号、溶液酸碱度、物理性质等，主要液体放射性药物有无破损、渗漏，主要发生器有无做细菌培养、热源检测，做好放射性药品使用登记，储存放射性药物容器应贴好标签。

4. 放射性药物应由专人负责保管，建立放射性药物使用登记表册，在使用时认真按账册项目要求逐一填写，并做好永久性保存。

5. 放射性药物应放入铅罐里，置于储源柜内，平时有专人负责保管，严防丢失。常用放射性药物应按不同分类放置在通风橱储源槽内，标志要鲜明，以防发生差错。

6. 放射性药物使用后的废物（包括患者排出物）必须按国家有关规定妥善保管。"三废"按相关要求进行处理。

7. 从事临床核医学的工作人员应有高度的责任心，应熟悉和掌握有关放射性核素的基本知识并严格遵守放射性药物的登记、保管、使用制度。

（二）核医学场所辐射监测管控

辐射监测主要是为了控制射线对人体的照射和估计射线对人体的影响，常常需要对辐射场的空间和接受照射的个人和群体进行辐射监测。

1. 个人辐射监测　监测个人外照射剂量，体表和工作服、口罩表面的沾染程度。对疑有内污染者，要进行生物样品的放射性测定，必要时做全身放射性测定。

2. 场所辐射监测　监测β、γ、X射线和中子辐射场所的剂量率水平，空气中放射性物质的浓度、粒度，以及各种表面的污染程度。

3. 环境辐射监测　监测环境中γ辐射的剂量率水平和各种环境介质内的主要放射性核素的活度。

4. 排放物辐射监测　监测排放物内的主要放射性核素的活度和总量。放射工作单位和场所应根据实际需要，开展监测项目。监测结果应记录归档，并对结果进行分析和评价，上报主管部门和所在地的放射卫生防护部门，接受监督和指导。

（三）放射事故及其处理措施管控

随着核能开发、各种射线装置和放射性核素的日益广泛应用，放射事故时有发生，应引起人们的高度重视，认真对待。

1. 放射事故　放射事故的性质可分为责任事故、技术事故和其他事故三种；放射事故的级别可分为一般事故、重大事故和特大事故三级；放射事故的类别可分为人员受超剂量照射事故，撒、漏、丢失放射性物质事故，超过年摄入量限值事故，超过表面污染控制水平事故和其他事故五类。

2. 事故处理原则

（1）事故发生后，当事单位要及时采取妥善措施，尽量减少和消除事故危害和影响，并迅速呈报，接受当地放射卫生防护机构的监督及有关部门的指导。

（2）处理事故时，应首先考虑工作人员和公众的生命安全，及时控制事故，防止扩大，避免农作物和其他食物及水源受到污染。

（3）要及时认真地收集与事故有关的物品和资料，仔细分析事故原因，判定事故级别；提出处理事故措施时，要讲究社会效益和经济效益，尽可能降低事故的损失，保护好国家和公众的财产。

（4）发生场所、地面、设备污染时，要在确定污染的核素、范围、水平后，再采取相应的去污染措施。

（5）发生放射性气体、气溶胶和粉尘污染空气事故时，要根据监测数据，采取相应的通风、换气、过滤等净化措施。

（6）当人员皮肤、伤口被污染时，要迅速予以去除污染和医学处理，对摄入体内者应采取相应的医学处理措施；当需要药物促进排出时，要在专业技术人员的指导下进行。

（7）对事故中受照人员，可通过个人剂量仪、模拟实验、生物及物理检测等方法迅速估算其受照剂量。

（8）凡事故受照人员剂量、医学处理及有关的资料，应由发生事故的单位及放射事故业务管理部门立档存查。

（9）对一次受照有效剂量超过 0.05Sv 者，应给予医学检查；对一次受照有效剂量超过 0.1Sv 者，应及时给予医学检查和必要的处理；对一次受照有效剂量超过 1.0Sv 者，应由放射临床部门负责处理。

四、放射性废物处理原则

在核医学工作中，放射性废物主要是固体废物、液体废物和气体废物。放射性废物应按理化性质（性状、体积、含放射性核素的种类、半衰期、活度等情况）分别收集，并给予适当地屏蔽。若"三废"处理不当会导致周围环境的污染，影响周边居民及工作人员的健康。

对于放射性"三废"处理效果的评价指标：一是浓缩倍数；二是去污倍数或净化倍数。

（1）浓缩倍数：放射性废物的原有体积与处理后放射性浓集物体积之比。浓缩倍数越大，说明浓缩后的体积越小，储存也就越经济、越安全。

（2）去污倍数或净化倍数：放射性废物的原有放射性浓度与处理后的剩余放射性浓度之比。去污倍数越大，说明处理后废物中剩余放射性浓度越低，排放、储存就越安全。

▌（一）放射性固体废物的处理

对于固体废物最简单处理方法是放置法。固体废物如污染的安瓿、试纸、棉签、纱布、实验动物的排泄物、针头、注射器和破碎的玻璃器皿等均不能随意放置，也不可与非放射性废物混放在一起，而是要放置在固定的有辐射标记的污物桶内，且有合适的屏蔽物加以保护，放置点应避开工作人员经常走动和作业的地方。放置放射性固体废物的桶需有显著废物类型、核素种类、活度范围、存放日期等标记。污物桶内应放入专业塑料袋收纳废物。废物装满后应及时从工作场所移送到专用的储存室，待放射性活度降低至达标水平（有关部门认定的水平），才能作为非放射性废物处理（一般把半衰期<15 日的归入短半衰期放射性核素，放置 10 个半衰期后视为非放射性废物）。若放射性活度不达标则由环保部门处理。

▌（二）放射性液体废物的处理

放射性液体废物包括含放射性核素残留的液体、患者或动物实验的排泄物、患者用药后的呕吐物、清洗器械的废液、冲洗污染物的液体等。液体废物处理方法主要有稀释法、放置法、浓集法。短半衰期的核素一般以放置法为主，也可采用稀释法使放射性核素浓度到达能容许排放的放射性浓度水平，核医学科通常设有衰变池，使放射性浓度降低至达标水平后排入本单位的下水道。另外，半衰期长的放射性核素废液应使用沉淀凝集法、离子交换法等进行有效减容或固化后，按照固体废物收集处理，不能排入下水道，避免造成污染。例如，池内沉渣若难以排出，可进行酸化，促进排入下水道系统。口服 ^{131}I 患者的排泄物处理必须同时加入 NaOH 或 10%KI 溶液，然后密闭存放待处理。

放射性液体废物的处理一般采用衰减法，这种方法主要适用于核医学科、核素病房及回旋加速器区域。核医学科一般也设有衰变池，而推流式衰变池和不锈钢自动衰变系统是常见放射性废液处理系统（表 10-17）。

表 10-17　推流式衰变池和不锈钢自动衰变系统对比

项目	推流式衰变池	不锈钢自动衰变系统
材质	钢筋混凝土	不锈钢、钢筋混凝土
安装位置	室外地下	室内、室外
排放口放射性检测	人工抽样检测	按照最长半衰期核素计算排放时间
使用特点	不同时点流入衰变池废液易混合	精确计算
数据存档	手工记录	自动存档

（三）放射性气体废物的处理

对于放射性气体废物的处理同时需要根据实际情况增加防护措施，气体废物主要来源于操作过程中含挥发性放射性核素标记药物时产生的，因此需在通风橱内并在通风条件下进行操作。在受污染区域设置独立的排风管道，采用带过滤系统的动力排风，通风橱排气口需要高出最高建筑物且加有高效过滤装置，保证排气次数，以使排出的气体废物达到环境保护的要求。同时，过滤装置需要根据使用的情况进行定期更换，更换的过滤装置视为放射性固体废物，应按处理放射性固体废物的方法进行处理。

第四节　核医学工作人员的放射防护

案例 10-6

某环境行政主管部门 2 名工作人员对某医院核医学科项目（已运行多年）进行现场检查。在对该院核医学科工作场所布局、污染防护措施等进行现场察看和监测过程中，工作人员发现即使在没有放射性核素操作活动的监督区，监测仪器的读数仍然显示在 0.6～0.8μSv/h，工作人员随即查找异常原因，发现辐射来源于两人身上的裤子和鞋子，工作人员意识到该工作场所可能已受到放射性污染。

问题：

1. 核医学科工作场所分哪几区？
2. 工作人员在进出高活性区应注意哪些？

分析：该核医学科各工作场所均受到了不同程度的放射性污染，同时也造成核医学科工作人员及 2 名验收监测人员的工作服、鞋、裤脚受到放射性污染。经调查，当天上午核医学科 1 名工作人员进行钼-锝发生器淋洗、分装过程中，操作人员未按操作规程进行操作，在药物转移过程中失手将一瓶淋洗好但尚未分装的试剂瓶打翻在地，造成高活性室内工作台面、地面等被严重污染。事故发生后，该工作人员及科室其他人员均未重视，未向科室负责人、医院主管部门和主管领导及时汇报，而是用普通拖把对工作台和地面的药物残液进行了拖擦清理，在未进行表面污染水平检测、确认污染是否完全清除的情况下继续当天的工作，随着科室工作人员的活动，污染被一步一步地扩大。核医学工作中有多种辐射危害因素，可造成内照射及外照射。在核医学每一个工作环节，均应注重放射防护。

一、放射性药物的操作防护

1. 操作放射性药物应在专门的场所，操作场所的门、窗和内部的设计及设备应尽量简单，且所使用的材料应便于去除污染。若给药不在专门场所则需要采取适当的防护措施，以减少辐射。药物使用前应有恰当屏蔽措施。无关人员不得入内。

2. 操作放射性碘化物等挥发性或放射性气体须在通风橱或工作箱内进行，并按操作情况进行气体或气溶胶放射性浓度的常规检测及必要的特殊检测，同时应注意对放射性碘在操作人员的甲状腺内沉积的防护。操作液体放射性物质时，应在塑料、不锈钢、玻璃或陶瓷的台面或盘内进行，其内铺吸水纸或草纸。用移液管取放射性液体时严禁口吸操作；操作 β 射线核素时，应使用原子序数较小的材料（如有机玻璃等）进行防护；操作 γ 射线放射性核素时，应根据其剂量大小使用铅砖、铅玻璃屏进行防护。工作人员应穿戴个人防护用品，并佩戴个人剂量仪。

3. 若床旁对患者进行注射，则需要采取适当防护措施，如采用注射铅车注射、给药用的注射器采用铅套屏蔽、采用长柄夹子或镊子取药、穿戴防护用品，难以屏蔽时应注意控制操作时间。

4. 放射性药物应放置在专用储存室内，放置放射性药物的储存容器或保险箱应有适当屏蔽，放射性物质的放置应合理有序、易于存取，每次取放的放射性物质应只限于需要的那部分。放射性物质的储存室应定期进行放射防护监测，无关人员不得入内。同时储存的放射性药物应及时登记建档，登记内容包括核素种类、生产单位、活度、到货日期、理化性质、容器表面放射性污染擦拭试验、药物去向等。无关人员不得入内。

5. 工作人员操作放射性药品后离开工作室前应洗手和进行表面污染监测，如其污染水平超过 GB18871—2002 规定值（表 10-18）应采取相应的去污措施。

6. 在控制区和监督区内严禁进食、饮水、吸烟和化妆等，禁止带伤操作，禁止用口吸、鼻嗅、舌舔或手摸等方式接触放射性药物，也不得进行无关工作及存放无关物品。从控制区取出任何物件都应进行表面污染水平检测，超过 GB18871—2002 规定值（表 10-18）的表面污染控制水平的物品不得带出控制区或监督区。

7. 储存和运输放射性药品时均应使用专用容器。取放容器中内容物时，不应污染容器，容器在运输过程中也应有适当的放射防护措施。

8. 严格遵守安全操作规则及各项规章制度，操作放射性药物前，充分做好准备，技术熟练，避免因为操作不当或失误引起各种不必要的污染或增加工作人员辐射事情的发生。同时操作完药物后严禁戴橡皮手套接触一切非污染的地面、台面、开关、把手等，避免不必要的污染。另外，严格区分污染用具和清洁用具，防止交叉污染。

9. 根据《女职工劳动保护特别规定》（国务院令第 619 号），女职工禁止在孕期和哺乳期从事非密封源放射性物质操作的工作及参与核事故与放射事故的应急处理。

10. 为体外放射免疫分析而使用含 ^3H、^{14}C 和 ^{125}I 等核素的放射免疫分析试剂盒可在一般化学实验进行。

核医学放射性药物主要用铅防护，铅半值层厚度见表 10-19。

表 10-18 工作场所的放射性表面污染控制水平 单位：Bq/cm

表面类型		α 放射性物质		β 放射性物质
		极毒性	其他	
工作台、设备、墙壁、地面	控制区*	4	4×10	4×10
	监督区	4×10^{-1}	4	4
工作服、手套、工作鞋	控制区			
	监督区	4×10^{-1}	4×10^{-1}	4
手、皮肤、内衣工作袜		4×10^{-2}	4×10^{-2}	4×10^{-1}

*该区内的高污染子区除外。

表 10-19　常用放射性药物的屏蔽材料

放射性核素	γ 射线能量 [a]	铅的半值层厚度 [b]（mmPb）
^{99m}Tc	140keV（89%）	0.3
^{131}I	364keV（81%）	3.0
^{18}F	511keV（194%）	5.5
^{11}C、^{13}N、^{15}O	511keV（200%）	5.5

a 括号内百分数表示每 100 次衰变 γ 射线的数目。

b 采用 10 个半值层厚度的铅将射线能量减少到未屏蔽值的 1/1024（2^{10}=1024）。

二、核医学诊断防护

核医学诊断中的防护要求：

1. 诊断用场所的布局应有助于核医学科工作流程，便于工作，如一端为放射性储存室，依次应为给药室、候诊室、检查室。出入口设置辐射警示标志，避免无关人员通过，同时各功能房间设置明显的标志牌及地面设置明显的标识线，以利于患者诊疗。

2. 工作人员通道与注射了放射性药物的患者通道分离，避免交叉。

3. 患者给药室与核医学检查显像室应分开。如必须在检查室给药，应具有相应的放射防护设备，以减少工作人员和患者的不必要辐射。

4. 给药前的候诊室应与注射后的候诊区分开，避免交叉照射。

5. 候诊室应靠近给药室和检查室，便于患者给药和检查，同时减少不必要的照射。

6. 在患者候诊区域，宜有患者专用厕所，以减少公众不必要的照射。

三、核医学治疗防护

核医学治疗中的防护要求：

1. 使用治疗量 γ 放射体药物的区域应划为控制区；用药后患者床边 1.5m 处或单人病房应划为临时控制区。控制区入口处应有 GB18871—2002 规定的明显电离辐射警示标志，除医护人员外，其他无关人员不得入内，并且医务人员在患者周围停留时间也应限制在最低限度，患者也不应该或不能随便离开该区域。

2. 配药室或服药区应靠近病房或在病房内，做好患者治疗之前的宣讲工作，尽量减少放射性药物和已接受治疗的患者通过非限制区或非放射性区域。

3. 根据所用放射性核素的种类、形态、特性和活度，确定临床核医学治疗病房的位置及各种放射防护要求。病房应有防护栅栏，以控制已给药患者同其他人员保持足够的安全距离，必要时可使用附加屏蔽防护措施。同时病房应装有监控系统和对讲系统，以保证医务人员可以随时掌握患者情况并及时与患者沟通并做进一步处理。

4. 接受放射性药物治疗的患者应配有专用便器或者设有专用浴室和厕所。

5. 使用过的放射性药物注射器或已用药品容器可以厂家回收处理和已使用的绷带和敷料一起，进行污染物件处理或作放射性废物处理。住院接受放射性核素治疗患者的被服和个人用品使用后应先做去污处理，并经表面放射性污染监测合格后方可作一般物品处理。

6. 接受 ^{131}I 治疗的患者，须考虑剂量约束值，应使出院时体内允许最大放射性活度为 400MBq，以控制患者家属与公众成员可能受到的照射。

7. 对近期接受过放射性药物治疗的患者，外科手术处理应遵循下列原则：

（1）尽可能推迟到患者体内放射性辐射水平降低到可接受水平且不需要辐射安全防护时再对患者进行手术处理，并尽量将放射性浓集的器官屏蔽起来。

（2）对患者进行手术的外科医师及其他护理人员应佩戴个人剂量仪，监测个人所受剂量。

（3）手术后的手术间应进行辐射监测和去污处理，待降低到可接受水平方可使用。对敷料、覆盖物等其他物件也应进行辐射剂量监测，无法去污时应做放射性废物处理。

8. 对近期使用过治疗量放射性核素的患者，其死后尸体的处理应遵循如下原则：

（1）按表 10-19 中的要求，对没有超出表 10-20 中列出的不同放射性核素上限值以下时尸体的掩埋、火化、防腐无须特殊防护。

（2）尸检应符合上文 7 中所列举的关于外科手术处理的原则。

（3）尸检样品的病理检查，如所取组织样品放射性活度比较大，应待其衰变至无显著放射性时再进行病理检查。

表 10-20 需要特殊防护措施即可处理的含放射性核素的尸体的活动上限值　　单位：MBq

放射性核素	火化	掩埋	解剖与防腐
^{131}I	400	400	10
^{198}Au（微粒）	100	400	10
^{125}I	4000	4000	40
^{90}Y	70	2000	200
^{198}Au（胶体）	100	400	400
^{32}P	30	2000	100
^{89}Sr	20	2000	50

（朱高红　洪　浩）

思　考　题

1. 核医学工作中的辐射危害因素有哪些？

2. 核医学放射性药物操作过程中的放射防护要求有哪些？

3. 核医学外照射防护的原则、内照射防护的原则及措施有哪些？

4. 核医学常见射线如何屏蔽？

第十一章　放射治疗中的放射防护

【学习要求】

记忆：放射治疗常用的放射源和放射性核素；各种放射治疗设备的基本组成；治疗机房的布局要求；放射治疗场所的防护要求；放射治疗安全操作的要求。

理解：各种放射治疗设备、设施的要求，人员的要求；远距离和近距离放射治疗过程中的防护；辐射事故的应急管理。

运用：放射治疗的照射方式；远距离放射治疗和近距离放射治疗的概念及其特点；治疗机房的布局要求；辐射屏蔽体设计的计算方法；安全联锁。

放射治疗（简称放疗）是利用一种或多种电离辐射对恶性肿瘤及一些良性病进行的治疗，放射治疗的手段是电离辐射。在伦琴发现 X 射线、居里夫人发现镭之后，放射治疗在肿瘤治疗中的作用和地位日益突出，已成为治疗恶性肿瘤的主要手段之一。在美国每年约 60% 的肿瘤患者接受过放射治疗，在中国约有 70% 以上的癌症需用放射治疗，对许多肿瘤患者而言，放射治疗是唯一必须用的治疗方法。本章将介绍放射治疗防护的特殊性、放射治疗防护的一般要求、放射治疗过程中防护与安全措施。

第一节　放射治疗防护的特殊性

一、放射源和放射治疗遵循的原则

（一）放射治疗常用的放射源

放射源通常是指那些能够释放和产生电离辐射粒子的物质和设备。电离辐射粒子按其电离作用的特点，分为直接电离辐射粒子和间接电离辐射粒子。直接电离辐射粒子通常是指带电粒子，如 α、β、质子射线等；间接电离辐射粒子是指不带电粒子，如 γ、X、中子射线等。目前，放射治疗中使用的放射源和辐射源主要有三类：

（1）放射性同位素放出的 α、β、γ、中子射线，如后装治疗使用的 ^{192}Ir 或 γ 治疗使用的 ^{60}Co。

（2）X 射线治疗机和各类加速器的产生的不同能量的 X 射线。

（3）各类加速器产生的电子束、质子束、中子束、负 π 介子束，以及其他重粒子束。

（二）放射治疗常用的放射性核素

放射治疗常用的放射性核素有：钴-60（^{60}Co）、铱-192（^{192}Ir）和碘-125（^{125}I）等，这三种放射性核素均是人工合成的放射性核素。

1. 钴-60 放射源　钴-60 放射性核素通常用符号 ^{60}Co 来表示，它是由金属 ^{59}Co 在原子核反应堆中经热中子照射轰击所产生的不稳定的放射性同位素，反应堆中子密度越高，轰击时间越长，得到的 ^{60}Co 比活度就越大，^{60}Co 比 ^{59}Co 多了一个中子，它不断地把中子转变为质子，释放出能量为 0.31 MeV 的电子射线（β 射线），核中过剩的能量通过发射两组 γ 射线（能量分别为 1.17 MeV、1.33 MeV，其平均能量为 1.25 MeV）达到稳定的基态。衰变最终产物为镍-60（^{60}Ni）稳定同位素，^{60}Co 衰变示意图见图 11-1。人们就是利用 ^{60}Co 在核衰变过程中放射出的 γ 射线，作为治疗射线束，对肿瘤进行放射治疗。^{60}Co 半衰期为 5.27 年，平均每月衰变约 1%。^{60}Co 释放出的 β 射线能量低，容易被放射源本身和外包装壳所吸收。

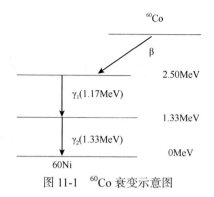

图 11-1　^{60}Co 衰变示意图

重要知识点：^{60}Co 在核反应堆中产生：$^{59}_{27}Co + ^1_0n \rightarrow ^{60}_{27}Co + \gamma$。^{60}Co 衰变示意图见图 11-1 所示，发生 β 衰变，处于激发态子核载回到基态过程中释放出不同能量的两组 γ 射线，平均能量值为 1.25 MeV。

^{60}Co 半衰期为 5.27 年，使用寿命约 7.6 年，每个月衰减约 1%，如原有钴源活度为 3700GBq（100Ci），经过一个月后剩下活度约 3663GBq（99Ci），再经过一个月变为 3626.4GBq（98.01Ci）。但是治疗时通过剂量率计算出来照射时间，不能简单地根据每个月大约衰减值来计算，应该每个月对剂量率进行一次更新，否则时间长将会出现错误。

2. 铱-192 放射源　铱-192 放射性核素通常用符号 ^{192}Ir 来表示，它是由 ^{191}Ir 在原子核反应堆中经过热中子照射轰击而生成的。^{192}Ir 放射性核素能谱比较复杂，其 γ 射线平均能量 360keV，半衰期为 74 天。^{192}Ir 放射源制作工艺相对简单，可制作成尺寸小、活度高的放射源，普遍用于高剂量率的近距离治疗，是目前近距离后装治疗机普遍所用的放射源。

3. 碘-125 放射源　碘-125 放射性核素通常用符号 ^{125}I 来表示，它是将天然氙气密封后放入原子核反应堆中经过热中子照射轰击而生成的。^{125}I 放射性核素为单能谱，其 γ 射线平均能量为 35.48 keV，半衰期是 60.14 天。其较低的 γ 射线能量，在种植体外剂量明显下降，可通过调整粒子的间距和活度改善靶区内的剂量分布，在放射治疗中广泛用于粒子植入治疗。

（三）放射治疗的照射方式

上述放射源和放射性核素通常以两种方式对患者进行辐射照射，辐射照射是指放射源（含射线装置）发出电离辐射使人或物受到照射的过程。人体受到电离辐射照射的方式，按照放射源与人体的相对位置关系来分有两种：远距离照射和近距离照射。

（1）远距离照射（也称外照射，external exposure）：指放射源位于人体外一定距离，射线束从各个方向集中照射人体某部位的治疗。它是目前临床使用的主要照射方法，可以是全身受照或局部受照。远距离照射又可以分为三种照射技术，即固定源-皮距（source-skin distance，SSD）技术、固定源-轴距（source-axis distance，SAD）和旋转照射技术。远距离照射常用的设备有 X 射线治疗机、^{60}Co 治疗机、医用电子直线加速器、重粒子加速器等。

（2）近距离照射（也称内照射，internal exposure）：指将密封放射源作为辐射源直接放入需要治疗的组织内或人体的自然空腔内，对某一部位进行照射治疗。如舌、鼻咽、食管、气管、宫颈等部位进行局部照射。内照射技术分为五类：腔内照射、管内照射、组织间插植、术中照射和敷贴治疗等。

上述三类放射源均可用于远距离照射，而体内近距离照射只能用第一类放射源。对于放射防护及自我防护很大程度取决于放射源自身特点。α 射线的穿透能力差；β 射线的穿透能力比 α 射线强一些，一般只对人体表浅部位造成损伤，对于近距离时需要考虑 β 射线的防护，而射程比较

大的 γ、X 射线，则是外照射防护的主要对象。但无论是远距离还是近距离照射技术，放射治疗的患者接受的剂量是影像诊断的几十到几百倍，对人体正常组织必然会产生一定的影响，从而造成一定的放射反应与损伤。因此在对患者进行治疗的同时其射线的防护、射线的合理应用显得尤为重要。

（四）放射治疗的基本目标

放射治疗是利用辐射产生的电离和自由基，进而导致细胞 DNA 受损和其他生物学变化，从而达到治疗肿瘤的目的。在临床放射治疗过程中，其治疗的根本目的：①增加肿瘤照射剂量，提高局部控制率和生存率；②减少正常组织及危及器官的照射剂量，降低并发症及毒副作用，达到保护重要器官的作用。根据临床的要求及临床剂量学实践，一个好的放射治疗计划应满足临床剂量学四原则：肿瘤剂量要求精确；治疗的肿瘤区域内，剂量分布要均匀，剂量变化不超过 ±5%，即要达到90%的剂量分布；照射野设计应尽量增加治疗区域内剂量，减少照射区正常组织受量范围；保护肿瘤周围重要器官免受照射，至少不能使它们接受超过其允许耐受剂量范围的照射。因此在放射治疗发展史上，主要任务是更新治疗设备和技术，提高设备精度，实现将正常组织和危及器官的损伤降到最低，最大化的提高肿瘤的控制率。同时可靠的高性能设备，联锁保护装置，符合标准的附属设施、专业人员、合理的知识结构团队等将是放射治疗防护的重点和必要条件。

二、远距离放射治疗设备和设施的要求

肿瘤放射治疗中涉及的辐射源最常见的是各类型的射线装置。这类射线装置在通电运行的情况下能产生不同能量的电子束或 X 射线束；在断电的情况下辐射源能被迅速关闭或终止。根据《放射性同位素与射线装置安全和防护条例》（国务院令第 449 号）关于射线装置实行分类管理的规定，和国家环境保护总局公告 2006 年第 26 号，根据射线装置对人体健康和环境的潜在危害程度，从高到低，将射线装置分为 Ⅰ 类、Ⅱ 类、Ⅲ 类。按照使用用途分为医用射线装置和非医用射线装置。射线装置，是指 X 射线机、加速器、中子发生器及含放射源的装置。射线装置分类表如表 11-1 所示。放射治疗涉及的射线装置主要是 Ⅱ 类。

（1）Ⅰ类：高危险射线装置，事故时可以在短时间内使受照射人员产生严重放射损伤，甚至死亡，或对环境造成严重影响。

（2）Ⅱ类：中危险射线装置，事故时可以使受照射人员产生较严重放射损伤，大剂量照射甚至导致死亡。

（3）Ⅲ类：低危险射线装置，事故时一般不会造成受照射人员的放射损伤。

表 11-1 射线装置分类表

装置类别	医用射线装置	非医用射线装置
Ⅰ类射线装置	能量大于 100MeV 的	生产放射性同位素的加速器（不含制备 PET 用放射性药物的加速器）
	医用加速器	能量大于 100MeV 的加速器
Ⅱ类射线装置	放射治疗用 X 射线、电子束加速器	工业探伤加速器
	重粒子治疗加速器	安全检查用加速器
	质子治疗装备	辐照装置用加速器
	制备正电子发射计算机体层装置用放射性药物的加速器	其他非医用加速器
	其他医用加速器	中子发生器
	X 射线深部治疗机	工业用 X 射线 CT 机
	数字减影血管造影装置	X 射线探伤机

续表

装置类别	医用射线装置	非医用射线装置
Ⅲ类射线装置	医用 X 射线 CT 机	X 射线行李包检查装置
	放射诊断用普通 X 射线机	X 射线衍射仪
	X 射线摄影装置	兽医用 X 射线机

　　射线装置的特点为可人为控制，不开机时无射线放出，其防护重点在于使用中外照射的防护，防止设备故障和操作失误带来的潜在照射。而密封的放射源(如 ^{60}Co 治疗机，后装治疗使用的 ^{192}Ir)的特点则是自发地、不间断地放出射线，不受人为控制，就是不使用也需要防护，其防护重点是防止包壳破损，防止放射源脱落和丢失等。放射源和射线装置的分类，为放射防护最优化的安全管理提供了科学的依据。

　　放射治疗中，大多数肿瘤都位于患者体内，对这些肿瘤的照射需要具有足够穿透力的高能粒子束，通常远距离放射治疗所使用的射线为 X 射线、γ 射线和电子束。常规使用的放射治疗设备有 X 射线治疗机、^{60}Co 治疗机、γ 刀、后装治疗机及电子直线加速器。目前还有一批新型、功能更强大的现代放射治疗设备出现，如射波刀（cyberknife）、螺旋体层治疗设备（tomotherapy）、医用质子加速器、重粒子回旋加速器等。这些放射治疗设备所使用的放射源来源于射线装置和密封的放射源。

（一）X 射线治疗机

　　1. X 射线治疗机的结构及工作原理　X 射线在放射诊断学中用于诊断疾患，在放射肿瘤学（放射治疗）中则用于治疗疾患。其主要组成部分包括 X 射线球管、天花式或落地式的 X 射线球管安装机座、射线靶冷却系统、控制台及 X 射线高压发生器。

　　千伏级 X 射线治疗机的工作原理：当给灯丝通电加热以后，就在阴极形成局部电子云团，它们就是等待发射的"电子源"。这时，如果在阳极与阴极之间施加正向高电压（管电压），就会在钨靶和灯丝之间形成正向强电场。在正向强电场的作用下，"电子源"就会向着钨靶高速运动，当电子撞击钨靶时，会产生用于治疗病灶的千伏级 X 射线。其工作原理示意图见图 11-2。高速运动的电子轰击靶产生特征 X 射线和轫致辐射 X 射线。轫致辐射 X 射线是机器产生的主要成分，但需要过滤除去低能射线，才能用于治疗。

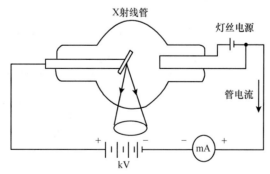

图 11-2　千伏级 X 射线治疗机工作原理示意图

　　2. 设施要求

　　（1）X 射线治疗机控制台应具有下列安全控制设施：主电源锁；预置和确认照射条件的装置；在确认照射条件无误后启动照射的装置；在紧急情况下中断照射的装置；辐射安全与联锁装置显示。

　　（2）计时器和剂量监测仪，应能防止意外故障并具有自动终止照射的功能，其要求如下：①当治疗机同时设有计时器（两台）或剂量监测仪（两台）时，应以并列或主/次组合方式配置，其中每一台应能独立终止照射。②当达到预置值时，并列组合的两套系统或主/次组合的主系统应终止照射。因主次组合的主系统故障未终止照射并超过了预置值的 10%，或计时器超过 0.1min，或剂量监测仪在相应标称距离处的吸收剂量超过 0.1Gy 时，次级系统应立即终止照射。

报告中对"辐射安全与联锁要求、辐射束发射的启动与终止"也做了具体的规定。

放射治疗用的 X 射线治疗机分为浅层和深部 X 射线治疗机，主要用于体表肿瘤或浅表淋巴结转移性肿瘤的治疗或预防照射。其具有深度剂量低、能量低、易散射、剂量分布差等特点，目前在临床应用中已经基本不用。

（二）^{60}Co 治疗机

世界上第一台 ^{60}Co 治疗机自 1950 年在加拿大制成以来，人们发现，放射性核素 ^{60}Co 发射出的 γ 射线可以达到兆伏级能量，具有比 X 射线治疗机更强的穿透能力，不仅适用于浅表病变同时也适用于较深处病灶，而且结构简单，自 20 世纪 60 年代起，其逐步取代了 X 射线治疗机，得到了迅速发展和广泛的应用。

1. 基本结构　^{60}Co 治疗机的主要组成部分：治疗机头、治疗机架、治疗床、防护平衡锤、控制系统等。^{60}Co 治疗机通常为等中心安装，射线束能够以固定源-轴距完成等中心弧形照射，源-轴距可为 80cm 或 100cm。^{60}Co 治疗机的基本结构示意图如图 11-3 所示。

（1）治疗机头：^{60}Co 治疗机的关键部件，它包括 ^{60}Co 放射源、遮线器、射线准直器和辐射源驱动机构的源容。放射源的直径通常为 10～20mm，其通常被双层焊接封装在圆柱状不锈钢封壳中，以防止放射性物质泄漏。遮线器装置的作用是决定治疗

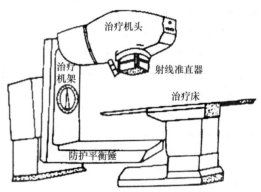

图 11-3　^{60}Co 治疗机的基本结构示意图

机在治疗状态还是非治疗状态。即当遮线器处于开位时，射线束从机头射出，处于治疗状态；当遮线器处于关位时，射线束被遮挡，治疗机处于安全状态。准直器是限制线束的范围，即限定一定的照射野大小以适应治疗需要。有钨门式、旋转式、水银柱式和抽屉式等几种类型的遮线器，目前最为常用的且最有代表性的是抽屉式遮线器。

（2）治疗机架：机器的支撑装置，整个机器的所有部件都由机架将其连为一体。可做等中心旋转的机架与支座或单纯升降式的机架与支座。

（3）治疗床：要能够承载足够体重的患者，而且当射线通过时，其吸收剂量小、散射少。同时，床面能垂直升降，既满足治疗需要，患者上下床方便，左右移动灵活，又可保持稳定。纵向移动也须具有相同的要求。床座和床面都可旋转角度为±90°。

（4）防护平衡锤：^{60}Co 治疗机装置上的一个部件，在治疗装置机架旋转时，起平衡机头重量的作用。它既可以起平衡作用，也能衰减治疗线束对治疗机房的直接照射。

（5）控制系统：由电气控制、机械控制和安全保护控制等部分组成。控制台配有总电源开关、源位指示灯、双道计时系统、治疗机控制钥匙开关、门联锁指示、气源压力系统、机头与机架角度指示、电视监控和对讲机等。

2. 设施要求　^{60}Co 治疗机以放射性核素为辐射源，相比于 X 射线治疗机，其射线穿透力强，且需要定期换源，不治疗时亦有少量放射线释放，对工作人员具有较大的潜在放射危险，所以对其设施应有特殊要求。在非治疗期间的储源位置，及放射源处于治疗位置时其治疗机头漏射线不能超过规定标准，放射源所形成的治疗设备的 β 射线污染水平必须控制在合理范围。为防止照射野外区域受到不必要的照射，其射线准直器透射线强度也必须符合规定。推动放射源开启、关闭的气路系统必须提供充足气压，保证放射源抽屉或者旋转方式送源过程中，不出现卡刹或中途停留现象。治

疗机头和射线准直器必须能在任何需要的位置锁紧，并有防止治疗机头压迫患者的保护措施，当停电或意外事故中断治疗时，放射源也能自动恢复到储存位置。

靶区处方剂量照射时由两个治疗计时器控制执行：主计时器与辅助计时器。

主计时器用于控制治疗的照射时间，辅助计时器作为主计时器失效时的后备计时器。设定的照射时间必须包括辐射源的开关时间，即需要考虑开始照射时放射源由停止出束位置到达治疗出束位置所需要的时间，以及结束照射时返回所需要的时间。

（三）多源γ射线立体定向放射治疗的装置（俗称γ刀装置）

随着设备的更新、技术的发展，^{60}Co 治疗机在常规外照射放射治疗中的应用逐步被淘汰，但应用 ^{60}Co 放射源开展立体定向放射治疗用的γ刀装置仍然活跃在放射治疗领域。γ刀是γ射线立体定向放射治疗系统的简称，是指配合使用立体定向装置、CT、磁共振或X射线数字减影等影像设备及三维重建技术，确定病变组织和邻近重要器官的准确位置及范围，采用多源γ射线束几何聚焦方式照射靶点，进行大剂量三维立体定向照射的技术。因等剂量曲线在靶区之外急剧下降，治疗照射范围和正常组织分界明显，效果如同外科手术刀切除病灶一样，故称为γ刀。用于头部肿瘤等疾病治疗的γ刀，称头部γ刀，用于头部以外的肿瘤治疗的γ刀，称体部γ刀。

γ刀装置由 ^{60}Co 放射源（源数量有 18 个、30 个、179 个、192 个、201 个不等）、准直器、移动手术床、治疗控制系统、头部和体部立体定向仪（有创、无创两种类型）、治疗计划系统及测量器具等组成。

全部γ刀工作均由治疗控制系统控制，启动后整个治疗程序联动，并由定时、计时器自动控制照射过程及关闭机门。治疗过程中配有专用摄像系统监视患者情况，并通过双通道对讲系统与患者保持联系。γ刀屏蔽设备主要包括屏蔽半球、屏蔽门、屏蔽棒和屏蔽地基等，以确保辐射防护安全。由于γ刀结构的特殊性和完善的防护措施，在离源 1m 处屏蔽体表面γ射线的漏射线剂量率最大不超过 20μSv/h。

与常规的γ射线放射治疗相比，立体定向γ刀主要采用小野照射，当射野逐渐变小时，由于射线束的准直，单个小野的离轴剂量分布逐渐接近高斯分布形状，具有以下特点：①小野集束照射，剂量分布集中；②靶区周边剂量变化梯度较大；③靶区内及其附近的剂量分布不均匀；④靶周边的正常组织剂量很小。这种剂量分布就要求有较好的靶区定位精度和摆位精度。准确的靶区定位和摆位是γ刀成功治疗的关键，若采用单次大剂量γ射线照射，必须采用刚性有创固定，来保证治疗时靶位置和靶体积的精确。

（四）医用电子直线加速器

为适应现代肿瘤放射治疗的需要，目前，放射治疗设备最常用的是医用电子直线加速器。与 ^{60}Co 治疗机相比，电子直线加速器可以产生能量更高、强度更大的X射线和电子线，其射线输出剂量率一般可以达到 2～6Gy/min。产生能量在 4～22 MeV 范围的电子线与组织作用时具有明显的射程，且射程随能量的增加而加深，使用电子线治疗肿瘤时，可以根据肿瘤深度，选择不同能量的电子线，使其射程恰好超过肿瘤的范围，电子线的大部分能量消耗在肿瘤组织内，而病灶后面及表层正常组织受到较小损伤。另外医用电子直线加速器无需永久放源，设备在不加高压时无射线产生，而且其X射线靶点非常小，配合球面准直器在照射野边缘形成的半影也较 ^{60}Co 治疗机小。本节中将详细介绍医用电子直线加速器基本结构及工作原理。

1. 医用电子直线加速器的基本结构　医用电子直线加速器专用于远距离放射治疗，是采用微波电场将电子沿直线轨道加速到高能的一种射线装置。通常按能量的不同可分为低能、中能和高能电子直线加速器。为区分X射线能量和电子射线能量，一般医用直线加速器X射线能量单位用MV 来表示，电子线能量单位用 MeV 来表示。按产生X射线的种类可分为单光子、双光子和多光子电子直线加速器。根据加速电子的微波电场不同，形成了不同的加速原理和加速器结构，可分为行波电子直线加速器和驻波电子直线加速器。

　　行波电子直线加速器和驻波电子直线加速器,这两种类型的加速器的构成各有特点,示意图如图 11-4、图 11-5 所示,从图我们可以看出这两种类型的加速器其结构与组成基本一致,主要由加速管、微波功率源、微波传输系统、电子枪束流系统、脉冲调制系统、束流系统、真空系统、恒温水冷却系统、电源分配控制系统和辅助治疗系统等组成。

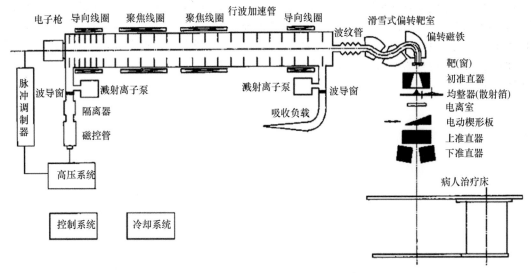

图 11-4　行波电子直线加速器结构示意图

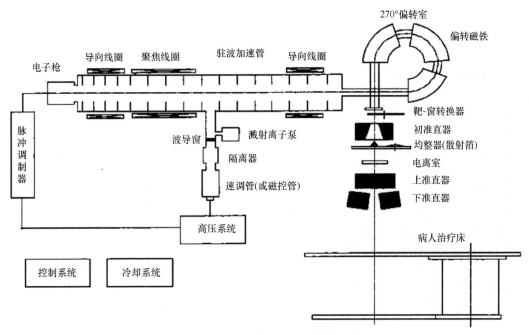

图 11-5　驻波电子直线加速器结构示意图

　　(1)行波加速:医用行波电子直线加速器用于加速电子的装置为加速管,加速管采用盘荷波导,微波功率在盘荷波导内激起高频振荡,建立轴向电场,轴向电场在各个盘荷波导内是不断变化的,并以波的形式沿加速管轴向传播,到达加速管末端也不反射回来。电子源产生的脉冲电子,按照一定的相位关系注入加速管,电子在轴向电场作用下不断加速,最终获得高能电子束,高能电子束引出后与靶作用产生高能 X 射线。

（2）驻波加速：医用驻波电子直线加速管是由一系列以一定方式耦合起来的微波谐振腔链组成，微波功率馈入谐振腔内，到达加速波导管末端后反射回来，经在波导管内两端来回反射形成驻波电磁场，并在各个腔内建立起轴向电场，其幅值不断变化，但不向前传播。如果电子在适当的相位条件下注入加速管，电子在通过每个谐振腔时，轴向电场会对电子加速，最终得到高能电子束。

由于医用行波电子直线加速器与医用驻波电子直线加速器在微波利用形式上的区别，行波加速管的微波电磁场只有前进波，没有反射波，而驻波加速管内既有前进波也有反射波，共同形成驻波，所以医用驻波电子直线加速器加速管长度要小于医用行波电子直线加速器加速管。医用行波电子直线加速器整机一般设计为滚筒式结构（图 11-6），而医用驻波电子直线加速器一般设计为支臂形结构（图 11-7）。

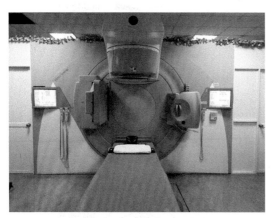 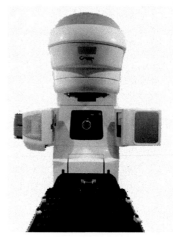

图 11-6　行波电子直线加速器滚筒式结构整机外形图　图 11-7　驻波电子直线加速器支臂形结构整机外形图

2. 医用电子直线加速器工作原理　医用电子直线加速器有高能 X 射线及高能电子束两种射线束模式。

（1）X 射线治疗模式：加速管中电子束引出后，打靶之后输出高能 X 射线。X 射线经初级、次级准直器，并由均整器对射线强度进行补偿吸收，在患者体内形成射线强度基本均匀一致和一定照射面积的照射野。加速器机头内部设有灯光野指示系统，该系统由光源到反射镜片组成，光源产生的可见光通过反射镜反射经次级准直器出射后照射到患者体表，用以指示照射野大小。线束均整器与次级准直器之间设有射线输出剂量监督电离室，监测射线强度及照射野内射线剂量的对称性。

（2）电子束治疗模式：加速器高能电子束经偏转后经出射窗直接引出。电子束具有易于散射的特性，临床中应用需采用散射箔技术将射线束展宽。散射箔采用金属薄片，一般用铅制成，其厚度要达到能够使电子束形成完全散射，同时轫致辐射少量发生。散射箔设置在 X 射线均整器位置处，在选用电子束治疗模式时，均整器自动移开。电子束经散射箔扩展后，经次级准直器，电子束限光筒形成治疗用照射野。现代医用电子直线加速器电子束治疗模式均采用次级准直器跟随系统，根据所选择的不同电子束限光筒，次级准直器的张口不同，以改善电子束照射野边缘剂量分布，减轻电子束限光筒重量。

3. 设施要求　医用电子直线加速器涉及高压、高真空、微波传输、治疗床及机架的精密转动，因此设备结构复杂，技术要求高，对加速器的设施要求，需要从对源的辐射安全、运行辐射安全和应急自动终止照射及防止超剂量照射等方面考虑，国家标准《医用电气设备第 2 部分：能量为 1～50MeV 医用电子加速器专用安全要求》（GB9706.5—2008）和《医用电子直线加速器质量控制检测规范》（WS674—2020）均有具体要求。

用户在设备安装之后，需请求省级具有资质的防护监测机构进行验收检测，以鉴定加速器的性能指标是否符合要求。同时加速器制造商所提供的产品亦必须满足相应要求。

（五）射波刀

另一种立体定向放射治疗的设备是放射外科手术治疗系统，俗称射波刀。它是一种以图像为引导的，新型的全身肿瘤立体定向放射外科系统，在治疗过程中采用巡航导弹卫星定位技术，具有对目标实时跟踪的能力，即可以实时追踪肿瘤在不同时间点的运动轨迹，然后指令机械手臂追随肿瘤进行照射，确保治疗的精确度和一致性。射波刀研究思路源于 Lars Leksell 提出的放射外科手术概念。与传统框架结构为基础的立体定向放射治疗不同，射波刀采用非侵入性的图像引导的靶区定位方法；同时射波刀不同于传统等中心型加速器，治疗时大多采用非等中心治疗模式。

1. 射波刀的基本结构　射波刀设备由目标定位系统、靶区追踪系统、数据管理系统、MultiPlan 治疗计划系统、微型直线加速器机械手系统、治疗床等主要部件组成，其结构示意图见图 11-8。

（1）目标定位系统：也称 X 射线成像系统，提供有关治疗过程中治疗目标的位置信息，位置信息由组装在治疗室天花板上的两个千伏级 X 射线成像源和两个与之对应的嵌入地板的 X 射线平板探测器来执行。X 射线成像源是添加了 2.5mm 或更厚铝滤过的传统旋转阳极管。两组 X 射线互相垂直，每组 X 射线与水平面成 45°角，每次成像获取患者一对正交影像。正交影像经过数字重建后与从患者 CT 影像重建的参考数字重建图像进行比较。

（2）靶区追踪系统：有 6D 颅骨追踪系统、金标追踪系统、脊柱追踪系统、呼吸追踪系统、肺部追踪系统等。

（3）数据管理系统：操作简单的单一数据库，能为临床医生提供系统支持、数据管理及用户权力管理。

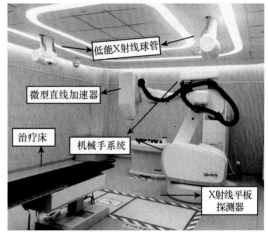

图 11-8　射波刀结构示意图

（4）MultiPlan 治疗计划系统：用于放射治疗计划的设计。该系统可以进行影像的融合、靶区的勾画、方案的设计等。

（5）微型直线加速器：为紧凑型直线加速器，没有均整器，系统可安装固定式准直器或者可变孔径准直器和多叶准直器。

（6）机械手系统：机械手具有 6 个自由度，可以携带加速器精准到达设定位置。在患者治疗中，治疗靶区的移动和变位可以通过 X 射线成像系统对目标实时跟踪，产生的偏差可以通过移动机械手及时调整治疗放射束的方向和位置。其带来的最大好处是入射方向多且灵活。

（7）治疗床。

2. 射波刀特点　射波刀与传统立体定向放射手术治疗系统相比，具有以下优点：

（1）射波刀采用无框架结构放射手术治疗，免除了传统的使用刚性、侵入性立体定位框架的需求；可以通过人体骨骼或手术预置的金属标记点作为靶区定位的参照点。无框架结构的射波刀便于颅外疾病的治疗，如脊髓、肺及前列腺等。

（2）射波刀运用图像引导技术对目标可以连续监测，实时追踪患者的治疗体位，确定靶区在治疗室坐标系中的准确位置，可以实现靶区剂量照射的定位精度在 1mm 以内。

（3）可以同时治疗多个肿瘤靶区，也可以在同一治疗计划中对不同部位不相邻的肿瘤进行治疗。

3. 设施要求　射波刀与 γ 刀一样，属于立体定向放射治疗的设备，但射波刀最大的特点是拥有精密灵活的机械手臂，以及可以实时追踪高精度的治疗。除需要满足加速器的设施要求，还需确保计划系统能够对所需的复杂计划进行精密计算，能够进行多种图像配准及融合并且能够应用图像引导技术。治疗实施还需要有患者安全区，该区域用于确定患者的安全范围，保证在治疗期间患者的安全。安全区域由接近探测程序（program development plan，PDP）设置。PDP 软件用于探测机械手臂及治疗床的运动，防止治疗过程中发生碰撞。MultiPlan 治疗计划系统也将考虑患者安全区域，如果射束可能导致 PDP 错误，将禁用该射束。

（六）重粒子回旋加速器

重粒子通常是指那些质量较大的电离辐射粒子，像中子、质子、π 介子及氦、碳、氧离子等。产生和加速这些重粒子的装置通常为回旋加速器。回旋加速器是一种带电粒子加速器，它是在真空磁场中通过交流高频高压电场的作用将带电粒子沿环形轨道加速到高能的一种射线装置。由于重粒子具有较好的物理特性和较高的生物效应，所以重粒子回旋加速器逐步在放射治疗中得到应用。然而由于这些设备及技术复杂、规模庞大、造价昂贵，因而发展缓慢。但近几年来，随着 CT 和磁共振成像的普及，以及可变调器及束流扫描等质子束流配送技术的迅速发展，质子治疗的优越性进一步被人们所认知。目前医用质子治疗加速器已取得较好的治疗效果。

1. 质子治疗加速器的基本构造　质子治疗加速器的能量比电子直线加速器的输出能量要高出几十倍，且质子的质量比电子大千倍以上，质子束流的传输需要有专门的束流传输和配送系统，因此质子治疗加速器的体积很庞大。Loma Linda 大学质子治疗中心的质子治疗装备是目前比较典型的质子装备，其平面布局示例见图 11-9。

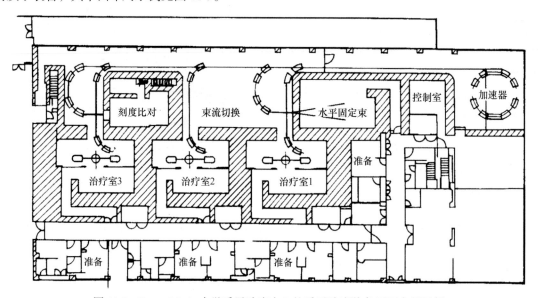

图 11-9　Loma Linda 大学质子治疗中心的质子治疗装备平面布局示例

质子治疗加速器主要由以下几部分组成：束流输送系统、质子束流配送系统、治疗照射系统及其他的辅助系统，如机械系统、计算机控制系统、真空系统、冷却系统、辐射系统等。

2. 质子的放射物理、生物学特点　质子为带电粒子，其与组织的相互作用主要是和原子核外轨道电子的碰撞损失能量。质子进入人体后，在行进的过程中由于电离作用，转移给人体组织的能量（质子能量损失）反比于质子运动速度的平方，直至接近射程末端，能量骤然释放，形成一个尖锐的剂量峰，即布拉格峰。布拉格峰对肿瘤组织产生有效的杀伤力。质子治疗的主要原理和优势与质子的物理特性——布拉格峰剂量分布密切相关。但是布拉格峰的宽度只有几毫米，因此，这些"未处理"的质子射束只适用于一些小病灶的治疗。对于相对大的病灶，需要通过把不同能量的质子束产生的不同深度剂量曲线叠加在一起，得到一个扩展布拉格峰。质子的射程取决于其能量。单能质子的射程分散很小，可以通过调节质子能量使布拉格峰置于肿瘤处，亦可通过调节质子能量使布拉格峰扩展到肿瘤的厚度，不同能量射束的数量可以调整，以适应靶区的范围（深度）。物体表面至

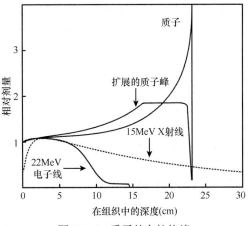

图 11-10 质子的布拉格峰

峰之间的区域称坪（图 11-10）。

质子束能量的调整，有两种方法：一种是在辐射源和患者之间放置可变厚度的滤过器，通过滤过器改变射束能量；另一种方法是通过电子电路的方式改变射束能量。随着距离的变化，剂量按照平方反比定律下降。光子的深度剂量下降迅速，峰后面的尾巴很小。

该设备精细高，需要先进的自动化技术及高精度的定位设施。同时质子束能量大，在治疗过程中会与物质相互作用产生放射性及非放射性的有害物质，这就需要有独特的屏蔽防护和防辐射的安全保障措施、安全联锁和应急设施。

三、近距离放射治疗设备和设施的要求

1892 年 12 月，居里夫妇发现了镭，1904 年用于治疗皮肤恶性肿瘤，开创了近距离放射治疗的先河。由于放射防护比较困难，近距离放射治疗发展缓慢。1980 年以来，随着放射源、后装治疗机及治疗计划系统的发展和完善，近距离照射技术得到了长足的进步，被广泛应用于宫颈癌、前列腺癌、乳腺癌、皮肤癌的治疗及其他部位肿瘤的治疗。

（一）近距离放射治疗

1. 近距离放射治疗的定义　近距离放射治疗（brachytherapy，简称近距离放疗）就是指把放射源（封装的放射性核素）经人体腔道放在肿瘤体附近或插植于肿瘤体内，或放置于肿瘤体表面实施照射的一类放射治疗手段的总称。近距离放射治疗有以下几种划分方式。

（1）按照放射源在人体放置时间可以划分为：

1）暂时性植入：放射源在植入位置放置特定的时间，达到所需的处方剂量后将放射源及施源器移除。腔内近距离治疗通常为暂时性植入。暂时性植入使用的放射源一般半衰期较长，可以减少换源的频率、工作人员受到的辐射。常用的有 ^{192}Ir 和 ^{137}Cs。^{192}Ir 核素半衰期为 74 天，在后装治疗使用时，建议每年更换 4 次放射源。

2）永久性植入：放射源植入到特定肿瘤部位后持续给予剂量直至完全衰变，永远保留在人体，常用的核素有 ^{125}I、^{103}Pd 和 ^{131}Cs。这些放射源的半衰期相对较短，且要求永久植入的粒子源所释放的光子能量较低，使得患者表面的剂量足够低，便于屏蔽，减少对公众的辐射危害。临床中常用于前列腺肿瘤治疗。

（2）按照射技术主要分为：

1）腔内照射：指用一个或几个密封放射源，通过特殊施源器放入人体自身空腔内，贴近肿瘤组织从而实施照射。目前腔内近距离放射治疗最广泛应用于妇科恶性肿瘤，如阴道癌和宫颈癌等。腔内照射一般采用暂时性植入，即放射源在患者体内时间不长，从几分钟到几天时间不等。

2）管内照射：指将放射源放入人体管腔内去治疗其表面或邻近组织，如肺支气管、食管。一般通过内镜将导管插入管腔内，后再将放射源放置于导管内。

3）组织间插植：指将放射源直接植入到肿瘤组织，对其进行高剂量照射。在临床中广泛应用，如前列腺癌、头颈部肿瘤、乳腺癌等。放射源可以是短暂性的，也可以是永久性的。放射性粒子组织间插值必须具备四个基本条件：放射性粒子；粒子种植三维治疗计划系统和质量验证系统；种植治疗时所需要的辅助设备；影像引导设备，如 CT 或超声引导等。

4）表面敷贴照射：指将带有放射源阵列的施源器放置在皮肤或黏膜表面，通过设计放射源的排列方式来得到均匀的剂量分布，用于表浅病灶的放射治疗。

5）术中照射：一项特殊的放射治疗技术，用以对在手术过程中，暴露出的内部器官、肿瘤或瘤床进行单次大剂量 10～20Gy 的照射，术中放射治疗有三种不同剂量的投照方式：深部 X 射线、兆伏级电子线、高剂量率 ^{192}Ir 后装放射源。如果术中照射在手术室进行，那么在实施前必须考虑室内的屏蔽及辐射安全。

（3）按照放射源剂量率划分为：

1）低剂量率（LDR）：国际辐射单位和测量委员会（ICRU）提出将参考点剂量率在 0.4～2.0 Gy/h 区间定义为低剂量率。

2）中剂量率（MDR）：ICRU 提出将参考点剂量率在 2～12Gy/h 区间定义为中剂量率，但该剂量率在临床中不常用。

3）高剂量率（HDR）：ICRU 提出将参考点剂量率大于 12Gy/h 定义为高剂量率。

目前临床实际应用的高剂量率后装机在源中轴线方向 1cm 处的瞬时剂量率高达 430Gy/h。高剂量率后装治疗，治疗时间短，可减轻患者治疗过程带来的行动不便，也便于医护人员的护理，并可有效减少医护人员在治疗过程中可能接受到的照射，所以在临床中应用广泛。但对于 ICRU 38 号报告中未提及的超低剂量率 0.01～0.30Gy/h 水平也是值得关注的，如常用永久性植入的 ^{125}I 和 ^{103}Pd 粒子剂量率就属于超低剂量率的范畴。

2. 近距离治疗光子放射源及其物理特性　近距离治疗的放射源通常是使用密封的放射性源，采用密封的主要作用：便于保存放射性核素；使放射源更加坚实；密封套管可以吸收光子放射源在衰变过程中产生的 α 和 β 射线。

历史上应用于近距离治疗的放射源有十余种。从放射源的光子能量、半衰期、放射性强度及屏蔽材料的因素考虑，目前常用的放射源是 ^{60}Co、^{137}Cs、^{192}Ir、^{125}I、^{103}Pd 和 ^{90}Sr/^{90}Y，其中 ^{60}Co、微型 ^{137}Cs 主要用于腔内后装，高活度的 ^{60}Co 主要用于高剂量率的遥控后装；^{192}Ir 主要用于组织间后装；粒状 ^{125}I 源主要用于永久性组织间插值。^{198}Au、^{106}Ru 和 ^{252}Cf 为不常用的放射源，其他几种仅在特定情况下使用。从辐射安全方面考虑，^{226}Ra 和 ^{222}Rn 已不再继续使用，但它们在临床中长期使用的历史，仍然影响着现代近距离治疗的观念。表 11-2 列出了常用近距离治疗放射源的物理学特点。

表 11-2　近距离治疗使用的放射源的物理特性及有关数据

核素	半衰期	平均光子能量（MeV）	比释动能率常数 [μGy•m^2/(MBq•h)]	铅（mm）		混凝土（mm）	
				HVL	TVL	HVL	TVL
^{60}Co	5.27 年	1.250	0.308	12	41	62	218
^{137}Cs	30 年	0.662	0.077	6.5	22	48	175
^{192}Ir	74 天	0.370	0.111	6	16	43	152
^{125}I	60.1 天	0.028	0.034	0.03	0.1		
^{198}Au	64.7 小时	0.420	0.056	3.3	11	41	42

在临床长期使用过程中，需要对长半衰期的放射源，进行定期校准放射性强度随时间变化的，比较放射源的衰变值和测量值。在治疗期间内，放射源活度变化要求不超过 1%，这也意味着对于 ^{60}Co 每个月都需要进行活度的修正。对插植使用的暂时性和永久性短半衰期的放射源，在接收时需要测量其活度，并和供货商提供的值比较。同时放射源的机械特性必须定期检查，包括泄漏测试和活度测量。对于半衰期较短的 ^{192}Ir 放射源活度则需要每天进行更新，如果 HDR 系统的计算机，则每天都需要更新两次放射源活度。施源器由于在临床中反复使用、清洗和消毒，必须定期检查或用放射胶片给予评估。对于妇科所用的施源器，要做整体的结构测试，包括固定用螺丝等，以保证其功能。

（二）后装 γ 源近距离治疗

长期以来，腔内插植和组织间插植，需要医务人员手工将施源器或源导管植入靶体腔内，并将放射源送入所需要的治疗位置；治疗结束后，同样手工将放射源退出，这一过程都将使医护人员接受不必要的放射线照射。现如今主要采用后装近距离照射减少这种额外照射。所谓后装，就是先将空载的施源器插入组织内或放置于体腔内，通过影像引导设备确认源容器的位置，再利用计算机驱动将一个或者多个密封放射源通过手动或者遥控的传动方式，从储源器内传送到预先定好位置的施源器后进行腔内治疗的技术。用于后装技术的治疗设备称后装治疗机。后装 γ 源近距离治疗，即采用后装技术，依照临床要求，使 γ 放射源在人体自然腔、管道或组织间驻留而达到预定的剂量及其分布的一种放射治疗手段。后装治疗技术明显降低了医务人员的受照剂量，提高了摆位和固定的精度，放射源的活度也大大提高，并缩短了照射时间，减轻了患者的痛苦。

近距离后装治疗机系统一般由下面几部分组成：机架、放射源、施源器、储源器、通道、控制台、治疗计划系统。下面我们将详细陈述各组成及其设施要求。

（1）放射源：用于后装治疗装置的常用放射源有 ^{192}Ir、^{137}Cs 和 ^{60}Co，这些放射源均产生 γ 射线，^{192}Ir 半衰期为 74 天，目前国内 98% 后装治疗机采用 ^{192}Ir 源，这是由于该种放射性核素的 γ 射线能量适中（～400keV），拥有高放射性比活度。放射源放置在储源器内。后装放射治疗用 γ 放射源，必须符合《密封放射源 一般要求和分级》（GB4075—2009）的规定。应尽可能选择高比活度、能量合适的 γ 放射源；放射源必须有生产厂家提供的说明书及检验证书。说明书应载明放射源编号、核素名称、化学符号、等效活度与标定日期、表面污染与泄漏检测日期和生产单位名称等；放射源外观活度值与检测值的相对偏差应不超过 ±5%；放射源的更换应由专业技术人员进行，在换源过程中应加强操作人员的放射防护措施和辐射剂量监测；放射源的运输必须符合《放射性物品安全运输规程》（GB11806—2019）的规定；退役放射源必须按国家相关规定进行处理。

（2）施源器（亦称施治器）：是在近距离放射治疗中，预先放入人体腔、管道或组织间，供放射源驻留或运动，并实施治疗的特殊容器。针对不同的治疗部位、治疗目的，施源器的形状、结构设计各有不同。例如，针、管或具有其他特殊形状的施源器。治疗时放射源由计算机控制，通过施源器送入体内适当位置进行放射治疗，并由步进电机驱动将放射源移出体外。施源器的形状、结构设计及材料选择应适应靶区的解剖特点，保证放射源在其中正常驻留或运动。并且施源器应按照剂量学原则，形成各种预定的剂量分布，最大限度地防护邻近正常组织和器官。

（3）储源器：用于储存放射源的容器，包括运输（或暂存）放射治疗源用的运输储源器和供后装机配套用的工作储源器。储源器可容纳一个或多个放射源，当这些源不用时它可以提供放射源的辐射防护。放射源储源器表面应标有放射性核素名称，最大容许装载活度和牢固、醒目的符合 GB18871 要求的电离辐射警示标识；工作储源器内装载最大容许活度的放射源时，距离贮源器表面 5cm 处的任何位置，因泄漏辐射所致周围剂量当量率不大于 50μSy/h；距离储源器表面 100cm 处的球面上，任何一点的泄漏辐射所致周围剂量当量率不大于 5μSy/h；装载放射源的运输扩源器或工作储源器，应存放在限制一般人员进入的放射治疗室或专用储源库内。

（4）通道：在遥控后装设备中，专供密封放射源及其组件在其中运动的轨道。此管道与施源器和储源器相连接，其接头要衔接严密、牢固，防止放射源冲出或脱落。放射源管道及施源器应尽量平滑，具有可允许的最小曲率半径，确保放射源传输畅通无阻。

（5）控制台：后装治疗机的控制系统必须能准确地控制照射条件，应有放射源起动、传输、驻留及返回工作储源器的源位显示，以及治疗日期、通道、照射总时间及时间倒计数的显示。后装治疗设备控制系统应有安全锁等多重保护和联锁装置，必须能防止由于计时器控制、放射源传输系统失效，源通道或控制程序错误及放射源脱落等电气、机械发生故障或发生误操作的条件下造成对患者的误照射。严禁在去掉保护与联锁装置的条件下运行。实施治疗期间，当发生停电、卡源或意外中断照射时，放射源必须能自动返回工作储源器。必须同时显示和记录已照射的时间和剂量，直到下一次照射开始，同时应发出声、光报警信号，当自动回源装置功能失效时，应有手动回源措施进行应急处理。在控制台上，必须能通过 γ 射线监测显示放射源由工作储源器内输出和返回储存位置的状态，控制台上应有紧急停机开关。控制照射时间的计时误差必须小于 1%。放射源在施源器内驻留位置的偏差不得大于 1mm。后装治疗程序中放射源的输送路径应尽可能短。

（6）治疗计划系统：用于模拟放射源在体内形成的照射剂量的分布，计划靶区剂量及放射源在体内各点驻留时间的计算机模拟系统。

四、远距离和近距离治疗的特点

根据前几节介绍，我们可以知道远距离照射治疗与近距离照射治疗设备和放射源存在着多种差异，具体见表 11-3。

表 11-3　主要放射治疗设备和放射源

| 治疗类型 | 放射治疗设备 | | 放射源 | | |
	名称	源强（或线能量）	核素	射线类型	能量
远距离治疗	X 射线治疗机	10～400 kV		X	
	^{60}Co 治疗机	111～259 TBq（3000～7000 Ci）	^{60}Co	γ	平均 1.25MeV
	γ 刀	201（或 30）个源，总活度 2220～333 TBq（6000～9000 Ci）	^{60}Co	γ	平均 1.25 MeV
	医用电子直线加速器	4～25 MeV		X、电子线	4～25 mv/MeV
	射波刀	加速器产生 X 射线		X	6 MV
	质子治疗系统	回旋加速器产生的质子束		质子束	230 MeV
近距离治疗	后装治疗机	370GBq（10Ci）	^{192}Ir	γ	平均 0.37 MeV
		22.2GBq（0.6Ci）	^{137}Cs	γ	0.662 MeV
植入治疗	粒子源	296～370MBq（8～10mCi）	^{125}I	X、γ	平均 0.028 MeV
		185GBq（5Ci）	^{60}Co	γ	平均 1.25 MeV

远距离和近距离治疗采用的设备不同，不同设备产生不同类型的放射线也具有不同的放射物理特性，而同一种放色号线具有类似的放射物理特性。为了更清楚地理解各种放射治疗设备产生的射线特性，我们看以下各种射线的百分深度剂量曲线图（图 11-11，纵坐标"百分深度剂量"进行了归一化处理）。从图 11-11 中，我们可以清楚地看到，射线能量增加时，射线的穿透力增强，在射线中心轴同一深度上的百分深度剂量将增大；能量不同，最大剂量点的辐射深度也不同；带电粒子都具有明显的射程。

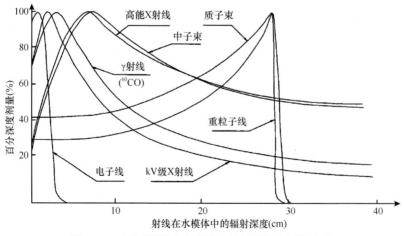

图 11-11　不同射线在水模体中的百分深度剂量曲线

> **重要知识点**：百分深度剂量（PDD）：射野中心轴上某一深度 d 处的吸收剂量率 $\dot{D}_d$ 与参考点
>
> 深度 d_0 处剂量率 $\dot{D}_{d_0}$ 的百分比：$\text{PDD} = \dfrac{\dot{D}_d}{\dot{D}_{d_0}} \times 100\%$。
>
> **参考点**：规定模体表面下射野中心轴上某一点作为剂量计算或测量参考的点，表面参考点的深度记为 d_0。400 kV 以下 X 射线，参考点取在模体表面，对于高能 X 射线或者 γ 射线参考点取在模体表面下射野中心轴上最大剂量点位置，该位置由能量确定，随着能量变化而变化。

近距离照射与远距离照射相比有四个基本区别：①近距离照射放射源活度比较小，为几十个 MBq（几个 mCi，1 Ci=3.7×10^{10}Bq）到大约 370GBq（10Ci），而且治疗距离短，在 0.5～5.0cm 之间；②射线能量大部分被组织吸收；③放射源距离肿瘤很近或直接插入瘤内，肿瘤剂量较正常组织的剂量高；④近距离照射剂量遵循距离平方反比定律。离放射源近的组织剂量相当高，距放射源远的组织剂量较低，靶区剂量分布的均匀性远比外照射差，故在取剂量归一点时必须慎重，防止部分组织剂量过高或部分组织剂量过低，在近距离照射中，一般不使用剂量均匀的概念。近距离放射治疗的优势是肿瘤组织得到有效的杀伤剂量，而周围正常组织受照剂量较低。

第二节　放射治疗防护的一般要求

> **案例 11-1**
>
> 外照射防护的基本方法是：时间防护、距离防护及屏蔽防护。
>
> **问题**：如何进行屏蔽防护体厚度计算？
>
> **分析**：屏蔽物的种类因辐射类型的不同而异，其厚度也取决于放射源的活度、射线能量等。屏蔽材料的选择主要决定于需要屏蔽的辐射类型和能量。屏蔽防护体防护厚度需通常要考虑两种类型的常规辐射屏蔽体：主屏蔽体（主防护墙）和次级屏蔽体（次级防护墙）。主屏蔽体可以通过确定主屏蔽体的透射系数（B_{pri}）或者根据加速器的能量和屏蔽材料类型的什值层又称十分之一值层（tenth-value layer，TVL）来确定屏蔽厚度。次级屏蔽体因泄漏辐射和散射辐射的能量不同，设计也不同，需要分别计算泄漏辐射和散射辐射的透射系数进行计算。如果泄漏辐射和散射辐射确定的屏蔽体厚度差不多相同时，则在其中较大的一个厚度值上加上一个吸收厚度（半值层）即得出所需厚度值。如果两个厚度的差值有一个 TVL 值或更多，就直接使用较大的那个厚度值。

放射治疗让患者获益的同时，还会对正常组织造成损伤。为了保护辐射受照群体或个人，如工作人员及公众人员，必须采取辐射安全标准进行控制和防护。本节中我们将从工作场所的布局、防护、人员要求及远、近距离放射治疗安全操作的要求进行阐述。

一、工作场所的要求

（一）治疗机房布局要求

根据《放射治疗机房的辐射屏蔽规范　第 1 部分：一般原则》要求如下：

（1）治疗装置控制室应与治疗机房分离。治疗装置辅助机械、电器、水冷设备，凡是可以与治疗装置分离的，应尽可能设置于治疗机房外。

（2）直接与治疗机房相连的宽束治疗装置的控制室和其他居留因子较大的用室，应尽可能避开有用射束可直接照射到的区域。

（3）X 射线管治疗装置的治疗机房可不设迷路。γ 刀治疗装置的治疗机房，根据场所空间和环境条件，确定是否选用迷路。除此而外，其他治疗机房应设置迷路。

（4）应根据治疗要求给定治疗装置源点的位置（它可能偏离机房的对称中心）或后装放射治疗源可能应用的源点的位置与范围。

（二）放射治疗场所的防护要求

放射治疗的治疗室选址和建筑设计必须符合相应的放射卫生防护法规和标准要求，保障周围环境的安全。区域可以分为控制区和非控制区。控制区一般在放射治疗设备附近，如治疗室和控制台，或者在需要控制辐射的区域。出于辐射防护的目的，这个区域需要采取特殊的防护措施或安全规定，工作人员需要经过专门训练和培训，人员的居住和活动都应在控制和监管下，公众人员是不允许进入控制区的，防止潜在照射。非控制区一般为相对远离辐射设备区域，不需要采取专门的防护措施，但是也需要进行定期的环境辐射监测。公众人员可以自由出入。对于多能光子直线加速器而言，屏蔽通常是依据最高光子束能量设计的。能量高于 10MV 的直线加速器会出现中子污染，需要对中子进行屏蔽设计。治疗室和控制室之间必须安装监视设备和对讲设备。治疗室应有足够的使用面积，布置治疗机时，有用线束不应朝向迷路。治疗室的入口处必须设有防护门和迷路，防护门必须与加速器联锁。治疗室外必须安装辐射照射指示灯及辐射危险标志，且需要醒目显示。治疗室应有良好的通风，治疗室通风换气次数不小于 4 次/h。

下面我们根据《放射治疗放射防护要求》（GBZ121—2020）和《核医学放射防护要求》（GBZ120—2020）相关规定，分别以电子直线加速器、γ刀作为远距离放射治疗设备的代表，以γ源后装及放射性核素敷贴治疗作为近距离放射治疗设备的代表为案例，具体描述他们对治疗室的防护要求：

1. 直线加速器治疗室防护要求

（1）治疗室选址、场所布局和防护设计应符合 GB18871—2002 的要求，保障职业场所和周围环境安全。

（2）有用线束直接投照的防护墙（包括天棚）按初级辐射屏蔽要求设计，其余墙壁按次级辐射屏蔽要求设计，辐射屏蔽设计应符合（GBZ/T 201.1）的要求。

（3）在加速器迷路门处、控制室和加速器机房墙外 30cm 处的周围剂量当量率应不大于 2.5 μSv/h。

（4）穿越防护墙的导线、导管等不得影响其屏蔽防护效果。

（5）X 射线标称能量超过 10MV 的加速器，屏蔽设计应考虑中子辐射防护。

（6）治疗室和控制室之间必须安装监视和对讲设备。

（7）治疗室应有足够的使用面积，新建治疗室应不小于 45m^2。

（8）治疗室入口处必须设置防护门和迷路，防护门应与加速器联锁。

（9）相关位置（如治疗室入口处上方等）应安装醒目的照射指示灯及辐射标志。

（10）治疗室通风换气次数应不小于 4 次/h。

2. X、γ刀对机房的防护要求

（1）γ刀或 X 刀治疗室应独立建筑或设置在建筑物底层的一端，面积应不小于 30m^2，层高应不低于 3.5m。

（2）治疗室建筑应有满足防护要求的屏蔽厚度，保证在距治疗室墙体外 30cm 可达界面处停留的医务人员（不含放射工作人员或其他公众成员所受到的平均年有效剂量不超过 1mSv，该处因透射产生的空气比释动能率一般应不大于 2.5μGy/h。必要时治疗室入口处采用迷路形式。

（3）控制室操作台的防护门至少应有两种以上安全联锁装置。治疗室内应安装紧急终止照射的应急开关。入口处应设置显示放射治疗源工作状态的信号灯。

（4）控制室与治疗室应设有观察患者状态的影像监控装置和与患者交谈的对讲装置。

（5）γ刀治疗室应配置固定式剂量监测报警装置。

（6）治疗室内应有良好的通风，机械通风换气次数一般为每小时 3～4 次。

3. 后装γ源近距离治疗治疗室的防护要求

（1）治疗室应与准备室、控制室分开设置。治疗室内有效使用面积应不小于 20m²，应将治疗室设置为控制区，在控制区进出口设立醒目的符合 GB18871—2002 规定的辐射警告标志，严格控制非相关人员进入控制区；将控制区周围的区域和场所设置为监督区，应定期对这些区域进行监督和评价。

（2）治疗室应设置机械通风装置，其通风换气能力应达到治疗期间使室内空气每小时交换不小于 4 次。

（3）治疗室入口应采用迷路形式、安装防护门并设置门-机联锁，开门状态不能出源照射，出源照射状态下若开门，放射源自动回到后装治疗设备的安全位置。治疗室外防护门上方要有工作状态显示，治疗室内适当位置应设置急停开关，按下急停开关应能使放射源自动回到后装治疗设备的安全位置。

（4）治疗室防护门应设置手动开门装置。

（5）在控制室与治疗室之间应设监视与对讲设施，如设置观察窗，其屏蔽效果应与同侧的屏蔽墙相同。

（6）设备控制台的设置应能使操作者在任何时候都能全面观察到通向治疗室的通道情况。

（7）应配备辐射监测设备或便携式测量设备，并具有报警功能。

（8）治疗室墙壁及防护门的屏蔽厚度应符合防护最优化原则，治疗室屏蔽体外 30cm 处因透射辐射所致的周围剂量当量率应不超过 2.5μSv/h。

（9）在治疗室迷路出、入口处设置固定式辐射剂量监测仪并应有报警功能，其显示单元应设置在控制室内或机房门附近。

（10）治疗室内应配有合适的储源容器、长柄镊子等应急设备。

（11）治疗室内合适的地方应张贴应急指示。

4. 敷贴治疗室的防护要求

（1）敷贴治疗室应设置专用治疗室，该治疗室应与诊断室、登记值班室和候诊室分开设置。

（2）治疗室内 1.5m 以下的墙面应有易去污的保护涂层。地面，尤其在治疗患者位置，应铺有可更换的质地较软又容易去污染的辅料。

（3）治疗室内治疗患者座位之间应保持 1.2m 的距离或设置适当材料与厚度的防护屏蔽。

（4）治疗室内应制定敷贴治疗操作规程及卫生管理制度，并配有 β 污染检测仪等检测仪器。

（三）辐射屏蔽设计的计算方法

上述为对于辐射场所治疗室的防护要求做了相关的规定。但是辐射场所的机房设计，除需要考虑适当的面积和布局外，屏蔽体的设计也是非常必要的。

因放射治疗设备装置存在着较大的差异，不同射线的屏蔽计算存在较大的差异，在本节中我们将根据 NCRP 第 151 号报告《兆伏级 X 和 γ 射线放射医疗设备结构屏蔽设计与评估》，针对兆伏级的外照射光子束的辐射防护，讨论几个主要的概念性问题。

1. 外照射的辐射类别　首先我们把外照射治疗中的辐射分为两类。

初级辐射：直接来自辐射源的主射线束，用于患者治疗的"有用"射线束。

次级射线：包括散射辐射和泄漏辐射。散射线是有用射线束经过患者或治疗床等造成的；漏射线来自有用射线束经治疗头屏蔽介质而逸出的辐射。根据要求，距离直线加速器辐射源 1m 处，泄漏辐射不得超过有用剂量率的 0.1%。泄漏辐射能量通常比有用射束的能量低。如果没有明确的说明，通常假设泄漏辐射的能量与有用射束的能量相等。

2. 屏蔽体设计　屏蔽体的设计必须能够屏蔽初级和次级射线。在进行机房墙体屏蔽设计时，通常在距离机房外表面 30cm 处，选择人员受照的周围剂量当量可能最大的位置作为关注点。所以需要选择合适厚度的屏蔽体。通常要考虑两种类型的常规辐射屏蔽体：主屏蔽体（主防护墙）和次级屏蔽体（次级防护墙）。主屏蔽用于屏蔽初级辐射的主射线束，该射束直接朝向主屏蔽体，当机架旋转时，主射线束会指向不同的主屏蔽体，如地板、天花板和侧面的墙，主射线束局限于某一个方向，受加速器在治疗室中所置方向和最大束流尺寸的限制。次级屏蔽体主要用于屏蔽次级辐射，次级辐射可以发射到各个方向并覆盖到治疗室的各个表面。一个富裕的主屏蔽设计要对于所有的次级辐射源都是一个具有足够能力的屏蔽体。下面单独讨论每种类型的屏蔽体。

（1）计算屏蔽体厚度的几个重要参数：工作负荷（W），用相应单位对产生电离辐射的设备使用程度的测定。一般由 X 射线管电流和相应接通时间的乘积在一周内总和的平均值来确定。但对于放射治疗设备的工作负荷，NCRP 第 151 号报告定义为，在距离放射源 1m 处确定的最大吸收剂量深度处，吸收剂量率的时间积分，它的单位是 Gy/周。这和用剂量当量（Sv/周）表示是等价的，因为光子的品质因子被定为统一值，即每周治疗患者的数目乘以每名患者在距离放射源 1m 处接受的吸收剂量。

案例 11-2

问题： 假设一台加速器放射治疗工作量为 50 人/天，每周工作 5 天，平均每名患者每天在等中心 1m 处接受的剂量为 2Gy，那么周工作负荷 W 为多少？

分析： $W=50 \times 2 \times 5=500$（Gy/周）

不过在实际工作中要准确计算 W 值是很困难的，因为辐射源使用的量不是永恒不变的，每天治疗还包括晨检、质控检查、设备的剂量刻度及其他的物理测量带来的剂量值部分，而且新治疗技术的出现，如调强放射治疗、旋转调强放射治疗都将带来机器的跳级（MU）数的大幅度增加。即使不是治疗主射束，累积的泄漏剂量也随工作量的增加成比例的升高。因此从辐射安全角度考虑，以选取一周或全年最大工作量为原则，而且应留有后期发展的空间。

使用因子（U），表示射束朝向主防护墙某特定位置的时间段。主防护墙的厚度取决于有用射束朝向该防护墙的时间段，表 11-4 推荐了使用因子的常用值（数据来自 NCRP 报告第 151 号）。次级防护墙的使用因子为 1.00，因为只要射束打开，就会有散射和辐射泄漏。

表 11-4　使用因子的常用值

屏蔽体	使用因子（U）
地板	0.31
墙壁	0.21
天花板	0.26

居留因子（T），为保护参考点的居留因子或者一个人暴露在屏蔽体外的周工作时间的份额，即在辐射源开启后，个体在屏蔽体外居留区内受照时间的一种评估，通常在问题中假设这个点离屏蔽体 30cm 处。其包括人们固定地或周期性地停留的区域，如治疗室周围可能有的办公室、护士值班室，病房、诊查室、走廊等，我们要特别关注这些区域的辐射水平。个人辐射暴露取决于在这些区域的居留时间，居留因子表示每天治疗中个人在该区域的居留时间。NCRP 报告第 151 号建议的居留因子值见表 11-5。

表 11-5　NCRP 报告第 151 号建议的居留因子值

场所性质	具体场所	居留因子（T）
全部居留	工作区域，如管理人员或职员办公室、治疗计划区、治疗控制室、护士站、咨询台、患者检查室等	1
部分居留	相邻的治疗室、与屏蔽室相邻的患者检查室	1/2
	走廊、工作人员休息室、其他的工作人员休息室等	1/5
偶尔居留	各治疗室房门	1/8
	公共厕所、自动售货区、无人护理的候诊室患者滞留区域、储藏室、门岗室等	1/20
	仅有来往行人车辆的户外区域、无人看管的停车场、楼梯、无人看管的电梯等	1/40

屏蔽设计目标值（P，用于剂量当量），目标值是代表防护最优化的一个剂量水平，也称剂量约束值，它是计算屏蔽厚度的重要参数，也是对辐射应用建设项目进行预评估的重要指标。辐射防护水平取决于每周允许的剂量当量（单位：Sv），通常给出每周内的剂量当量率（Sv/周），P=Sv/周或mSv/周。NCRP第151号报告建议，在控制区内，P值应为0.1mSv/周（5mSv/年）；在非控制区，P值是0.02 mSv/周（1mSv/年）。

（2）计算方法

计算某一防护墙的辐射屏蔽厚度，也即要求把辐射减弱到适合屏蔽设计目标的水平，即使穿过屏蔽体后的剂量当量与屏蔽设计目标的比值小于或等于1。

1）主屏蔽体：在进行机房屏蔽体设计时，计算主屏蔽体的厚度通常使用的方法如下。

首先需要确定主屏蔽体的透射系数（B_{pri}）。

$$B_{pri} = \frac{Pd_{pri}^2}{WUT} \tag{11-1}$$

式中，P 为屏蔽设计目标值，d_{pri} 为 X 射线靶到防护点的距离（米），W 为工作负荷，U 为使用因子，T 为居留因子。

其次是选择屏蔽材料的组成和所需厚度，所选材料取决于空间和成本。常用的材料有混凝土、重晶石（重混凝土）、铅、钢及混合材料。为了减少建筑成本，混凝土是最常用的屏蔽材料，它对光子和高能加速器产生的中子污染屏蔽十分有效。根据屏蔽材料透射系数求得所需屏蔽厚度。如果使用重混凝土，可以使屏蔽厚度比混凝土少一半，但建筑的成本也会大幅上升。

主屏蔽体厚度计算的另一方法，仍可以根据加速器的能量和屏蔽材料类型的十分之一值层（TVL）来确定，TVL 定义为当特定辐射能量或能谱的 X 射线辐射、γ 射线辐射窄束通过规定物质时，比释动能率、照射量率或吸收剂量率减少到无该物质时所测量值的十分之一的规定物质厚度。TVL 以 cm 为单位。不同材料 TVL 值和平衡时的十分之一值层厚度（TVL_e）不同，见表11-6。

TVL 个数由下式给出：

$$n = -\log(B_{pri}) \tag{11-2}$$

屏蔽体厚度 $t_{barrier}$ 计算公式：

$$t_{barrier} = TVL_1 + (n-1)TVL_e \tag{11-3}$$

如 $B_{pri}=0.1$，则 $n=-\log(B_{pri})=-\log(0.1)=1$。故屏蔽体厚度等于第一个十分之一值层（$TVL_1$）的厚度。

当一个屏蔽体的厚度 $t_{barrier}$ 远大于 TVL_1 时，总的透射因子 B_{pri} 由下式表示：

$$B_{pri} = (10^{-1})10^{-\left[\frac{t-TVL_1}{TVL_e}\right]} = 10^{-\left[1+\frac{t-TVL_1}{TVL_e}\right]} \tag{11-4}$$

通常，主屏蔽体厚度的计算应该是针对垂直入射束的，而且要整个主屏蔽体的宽度不变。当射线斜入射到屏蔽体上时，所需要的屏蔽体的厚度将小于用上述方法计算得到的屏蔽厚度。另外作为一般的规则，主屏蔽体的屏蔽宽度通过计算在最大束流的对角线尺寸再加上每边至少30cm来确定，主屏蔽体示意图见图11-12～图11-15。

加速器治疗机房中，有用线束的照射方向示意图，见图11-12～图11-14 中的 a、b 点及图11-15 的 1 点的屏蔽厚度应按有用线束估算。

案例 11-3

以一台双光子加速器（6 MV 和 10 MV 射束）为例，计算屏蔽所需混凝土的厚度。该加速器未安装射束阻挡器。辐射源到相邻房间主屏蔽墙内侧的距离为 5m，该房间为护士站。对于 10MV 射束，混凝土的 TVL 为 0.41m。假设工作负荷为 10^3Sv/周，将 P 减小到 0.1mSv/周。

问题：所需的混凝土总厚度是多少？

分析：据题意，$W=10^3$Sv/周，$d=5$m，$P=0.1$mSv/周$=1\times10^{-4}$Sv/周，查表 11-4、表 11-5 可知 $U=0.21$，

$T=1$，故根据式（11-1），$B_{\mathrm{pri}}=\dfrac{Pd_{\mathrm{pri}}^2}{WUT}=1\times10^{-4}\times5^2/\left(1000\times0.21\times1\right)=1.19\times10^{-5}$

$n=-\log\left(1.19\times10^{-5}\right)=4.92$

因此，10MV 射束所需混凝土屏蔽体厚度为 $4.92\times0.41=2.0172$m。

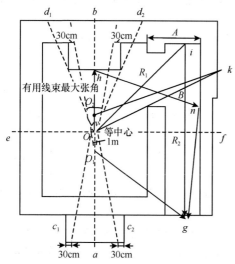

图 11-12　加速器机房的关注点和其主要照射路径示意图（直迷路，有用线束不向迷路照射）

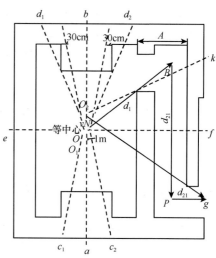

图 11-13　加速器机房的关注点和其主要照射路径示意图（L 型迷路，有用线束不向迷路照射）

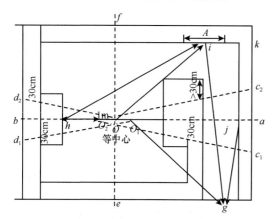

图 11-14　加速器机房的迷路散射路径示意图（直迷路，有用线束不向迷路照射）

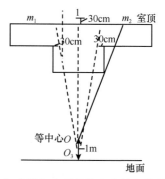

图 11-15　加速器机房顶的关注点局部纵剖面示意图

表 11-6　NCRP 报告第 151 号推荐的有用射束在混凝土（密度 2.35g/cm³）、钢（密度 7.87g/cm³）、铅（密度 11.35g/cm³）中的十分之一值层

能量（MV）	材料	TVL₁（cm）	TVLₑ（cm）
4	混凝土	35	30
	钢	9.9	9.9
	铅	5.7	5.7

续表

能量（MV）	材料	TVL₁（cm）	TVLₑ（cm）
6	混凝土	37	33
	钢	10	10
	铅	5.7	5.7
10	混凝土	41	37
	钢	11	11
	铅	5.7	5.7
15	混凝土	44	41
	钢	11	11
	铅	5.7	5.7
18	混凝土	45	43
	钢	11	11
	铅	5.7	5.7
20	混凝土	46	44
	钢	11	11
	铅	5.7	5.7
1.25 MeV（^{60}Co）	混凝土	21	21
	钢	7	7
	铅	4	4

2）次级屏蔽体（c、d、e、f点）：初级辐射束间接到达次级屏蔽体，该屏蔽体的计算要充分满足来自：泄漏辐射、患者散射辐射、墙的散射辐射、加速器机头和穿过房间的散射产生的次级辐射（包括光中子和中子俘获 γ 射线）的防护要求。次级屏蔽体因泄漏辐射和散射辐射的能量不同，设计也将不同，需要分别计算。

泄漏辐射的屏蔽透射 B_L 由下式给出：

$$B_L = \frac{Pd_L^2}{10^{-3}WT} \tag{11-5}$$

式中，使用因子取 1，10^{-3} 系数来源代表机头泄漏辐射为有用辐射束的 0.1% 的假定。d_L 为等中心点到保护参考点的距离。

患者散射辐射由下式给出：
$$B_{PS} = \frac{P}{WT\alpha}d_{sca}^2 d_{sec}^2 \frac{400}{F} \tag{11-6}$$

式中，P、W、T 与之前定义的相同；d_{sca} 为 X 射线靶到患者或者散射表面的距离（单位：m）；d_{sec} 为散射提到防护参考点的距离（单位：m）；α 为散射的比例或者主射线束中在某一特定角度从患者散射出去吸收剂量的比例；F 为在 1m 处，患者中间深度的场面积（cm²）；"400"是假定散射部分对 20cm×20cm 的场范围进行标准化，但加速器的最大照射野一般为 40cm×40cm，所以 F 取 1600cm²。

当泄漏辐射和散射辐射的次级屏蔽投射因子确定后，各种射线所需的屏蔽体材料厚度可以使用十分之一值层厚度来确定。如果泄漏辐射和散射辐射确定的屏蔽体厚度差不多相同时，则在其中较大的一个厚度值上加上一个半吸收厚度（half-value layer，HVL）即得出所需厚度值。如果两个厚度的差值有一个 TVL 值或更多，就直接使用较大的那个厚度值。

案例 11-4

一点状 γ 源外 4m 处剂量率为 200μSv/h，欲使 1m 处工作人员半小时所受剂量不超过 100μSv/h，铅的半吸收厚度为 12.5mm。

问题： 须设至少多厚的铅屏蔽层？

分析： 半吸收厚度指当特定辐射能量或能谱的 X 射线、γ 射线辐射窄束通过规定物质时，比释动能率、照射量率或吸收剂量率减小到无该物质时所测量值一半的规定物质厚度。

据电源在空气中遵循距离平方反比定律，1m 处的剂量率为：

$200 \times (4 \div 1)^2 = 3200$（$\mu Sv/h$），

屏蔽后，如要满足条件，则 1m 处的剂量率应为 $100\mu Sv/h \div 0.5h = 200\mu Sv/h$

因此屏蔽后剂量率的减弱倍数为：$3200 \div 200 = 16 = 2^4$（mm）

铅屏蔽层厚度至少需要 4 个半吸收厚度：$12.5 \times 4 = 50$（mm）

3）门和迷路：加速器房间的入口处使用一个迷路式的设计，体现了作为次级屏蔽体的特殊考虑。这是源于散射辐射的一些特性及希望使屏蔽门的重量尽量减轻。迷宫的设计要分两个单独的情况来考虑：一是低能加速器（低于 10MV），二是高能加速器（高于 10MV），因为这两种加速器的次级辐射类型和通量均有很大的差异，高能加速器迷路入口处的辐射剂量来源有 X 射线、中子的慢化、中子俘获及中子与迷路墙和门相互作用过程中产生的 γ 射线；对于低能加速器仅需考虑 X 射线。

4）直线加速器辐射防护测量：安装完直线加速器后，从产生第一束射线开始，物理师就必须进行初步地辐射防护测量，从而确保安全地继续操作加速器。

当加速器开始使用，并进行第一次校准后，就必须进行详细地辐射测量。必须对加速器周围所有工作区域进行测量，从而确保没有超过辐射暴露限值。可以使用盖格·米勒计数器进行热点定位，但最后仍需使用电离室巡检仪进行测量，这样更加精确。在主防护墙防护检测时，射束必须朝向主防护墙，并且射野必须开到最大。次级防护需要用模体在射束中进行测量，射野也需要开到最大。此时，也必须对门联锁进行检查。警示灯应该设置在治疗室的入口处，当发出射束时，警示灯必须亮起。在检测防护的同时，还应该检查警示灯，有些地区还要求在治疗室门上张贴警告标识。除了测量高能光子之外，对于能量高于 10MV 的直线加速器，还应该对中子进行测量和评估，从而确定中子剂量当量。

5）中子的屏蔽防护：前面我们提到对于 10MV 以上的加速器，需要考虑中子的屏蔽问题。中子在物质中的减弱分为两个过程：第一步是快中子通过与物质的非弹性散射与弹性散射，使中子慢化变成热中子；第二步是热中子被物质俘获吸收。所以屏蔽主要是使中子慢化，要加快中子慢化，首先用较重的物质，通过非弹性散射使中子能量快速下降到原子核第一激发能相应的能量以下；此后再利用含氢物质，通过弹性散射使中子能量进一步降低到热能区。机房和防护门可以采用使中子慢化材料。例如，防护门可采用含有硼的聚乙烯，聚乙烯含氢量很高，可以有效地减缓中子。机房各墙壁和迷路均有用混凝土作为屏蔽层材料，其中混凝土含有足够的氢原子，而且其骨料又是低原子序数材料，因此混凝土不仅适用于 X 射线和电子数的屏蔽，同时也适用于中子的屏蔽。另外如果在各防护墙体加上 20cm 含硼的聚乙烯，可以更好地使敷贴中子慢化。

二、人　员　要　求

放射治疗是临床放射肿瘤医学、放射物理学和放射生物学等多学科有机结合的学科。这些学科的快速发展，使得放射治疗技术取得了很大的进步，而放射治疗的防护和质量等，在很大程度上取决于工作人员的素质，也就是说，做好放射治疗的防护工作，提高放射治疗的质量，必须配备一支素质优良的放射治疗技术队伍。

（一）人员组成

开展放射治疗应该具备下列人员：放疗医师、医学物理师、放疗技师、设备维修工程师。

（二）人员资质要求

从业人员必须具备放射治疗专业知识与防护知识，有能胜任放射治疗工作的健康条件，根据《放射治疗质量控制基本指南》，并结合《专业技术人员继续教育规定》相关要求接受继续教育，归纳从业人员应该具有的资质要求：

1. 放疗医师应符合下列要求

（1）具有大学医学本科或以上学历。

（2）持有《医师执业证书》，并符合地点、执业类别与执业范围的要求。

（3）在省级三甲及以上医院经过一年以上的放疗医师培训，或者完成放射治疗专业住院医师规范化培训，并取得合格证书。

（4）持有《放射人员工作证》。

（5）持有《大型医用设备上岗合格证》或《全国医用设备使用人员业务能力考评合格证》。

（6）肿瘤放疗医师应熟练掌握恶性肿瘤和某些非肿瘤疾病的诊断方法，具有关于手术、化疗、内分泌治疗和其他生物治疗方法的丰富知识。在具备一般医学知识的基础上，尤其要详细了解肿瘤学、放射生物学、辐射剂量学、物理学和辐射防护学。

2. 医学物理师应符合下列要求

（1）具有医学物理或相关专业大学本科或以上学历。

（2）在省级三甲及以上医院经过半年以上的放射治疗物理专业培训，并取得合格证书。

（3）持有《放射人员工作证》。

（4）持有《大型医用设备上岗合格证》或《全国医用设备使用人员业务能力考评合格证》。

（5）从事放射医学物理师，须具有辐射的作用机制、剂量学、治疗计划设计、放射防护、放射治疗质量控制等辐射物理方面的知识，掌握人体解剖学、生理学、放射生物学和肿瘤学的基本知识。他们担负的主要责任是有关辐射剂量、治疗计划的物理方面、辐射防护、设计和质量保证措施的监督，主要从事对选择放射治疗设备、辐射屏蔽和建筑设计提出意见等方面的工作。

3. 放疗技师应符合下列要求

（1）具有放射治疗技术或相关专业大专或以上学历。

（2）经过半年以上的放疗技师岗位培训，并取得合格证书。

（3）持有《放射人员工作证》。

（4）持有《大型医用设备上岗合格证》或《全国医用设备使用人员业务能力考评合格证》。

（5）放疗技师是协助放疗医师执行治疗计划的人员。其职责包括每次放射治疗前的装置准备，为患者定位、摆位，体位验证，治疗计划的执行、治疗数据记录，治疗期间对患者的观察等。应掌握或了解解剖学、生理学、病理学、肿瘤学、放射物理学、放射生物学与辐射防护、治疗计划、正常组织的放射反应和对患者的防护等基础知识。

4. 设备维修工程师应符合下列要求

（1）具有工程相关专业本科或以上学历。

（2）持有《放射人员工作证》。

（三）人员数量配置

由于各从业机构的设备条件、开展治疗技术的复杂程度、患者构成、每天开机治疗时间、教学及科研需求等因素存在较大差异，2017年11月发布的《放射治疗质量控制基本指南》对于放射治疗部门从业人员配置数量的推荐情况如下：

（1）每年治疗患者人数在500以内，建议配置：3～6名放疗医师，2～3名医学物理师，5～7名放疗技师。

（2）每增加1000名接受常规放射治疗（二维或三维适形技术）的患者，建议增加配置：3～6

名放疗医师，2～3 名医学物理师，8～10 名放疗技师，0.5～1 名设备维修工程师。

（3）每增加 1000 名接受精确放射治疗（调强放射治疗、图像引导、立体定向、呼吸门控、实时追踪等技术）的患者，建议增加配置：8～10 名放疗医师，4～6 名医学物理师，10～12 名放疗技师，1～2 名设备维修工程师。

（4）开展精确放射治疗的从业机构，建议应配备：至少 1 名具有副高级或以上本专业技术职务的任职资格，并具有至少 5 年工作经验的放疗医师；至少 1 名具有中级或以上专业技术职务的任职资格，或者具有 3 年以上工作经验的医学物理师；至少 1 名具有 2 年以上工作经验的放疗技师。

三、放射治疗安全操作要求

（一）远距离放射治疗安全操作要求

1. 电子直线加速器安全操作要求

（1）加速器使用单位必须配备工作剂量仪、二维或者三维水箱等剂量测量设备，并应配备扫描剂量仪、模拟定位机等放射治疗质量保证设备。

（2）使用单位必须有合格的放疗医师、医学物理人员及操作技术人员；医学物理人员和操作技术人员必须经过放射卫生防护和加速器专业知识的职业卫生培训，并经过考核合格后方可上岗。

（3）操作人员应遵守各项操作规程，认真检查安全联锁，禁止任意去除安全联锁，严禁在去除可能导致人员伤亡的安全联锁的情况下开机。

（4）治疗期间，应有两名操作人员协调操作，认真做好当班记录，严格执行交接班制度。

（5）治疗期间操作人员应密切注视控制台仪表及患者状况，发现异常及时处理，禁止操作人员擅自离开岗位。如发生意外，必须立即停止治疗，及时将患者移出辐射野，并注意保护现场便于正确估算患者受照剂量，做出合理评价。

（6）加速器辐射安全、电气、机械安全技术要求及测试方法应符合 GB9706.5—2008 的有关规定。

2. X、γ 刀安全操作要求

（1）治疗单位应对患者进行影像学、病理学及其他相关检查，诊断确属是 γ 刀或 X 刀治疗的适应证，并对可能采用的各种治疗方式进行利弊分析，对应用 γ 刀或 X 刀治疗进行照射的正当性做出判断，确保拟进行的医疗照射预期效益将超过该照射可能带来的潜在危害。

（2）放射治疗医师对患者病变部位精确定位并制定治疗计划。该计划应由医学放射物理人员核定照射剂量、照射时间，并经另一位放疗医师核对确认，方可实施治疗。

（3）放射治疗工作人员在进入治疗室前，应首先检查控制台的源位显示，确认放射线束或放射源处于关闭位时，佩戴个人剂量报警器，方可进入。

（4）主管治疗医师应参加患者的摆位操作，确保摆位正确。

（5）放射治疗工作人员应严格按照质量保证方案、放射治行操作规程规定的程序和要求实施照射等治疗操作，不得擅自更改治疗计划。

（6）整个治疗过程中，治疗现场至少有两名放射治疗工作人员，工作人员必须密切注视操作台上各种显示，随时观察患者的情况，发现体位变化等紧急情况时应立即停止照射，记录已照射时间，按照应急预案规定的程序采取相应的措施。

（7）放射治疗医师应验证治疗计划的执行情况，发现偏离计划现象时，应及时采取补救措施并向主管部门报告。

3. 医用 X 射线治疗安全操作要求

（1）操作者应熟练掌握并严格执行安全操作规程。每次操作应做好使用登记。关键的安全操作要求应在治疗机控制室内醒目悬挂。

（2）每日放射治疗前应在查验照射的启动、终止及其相应的照射状态显示及治疗室门联锁的有效性。

（3）每周应对治疗机组合照射条件和紧急中断照射装置进行查验，确保其功能正常。

（4）操作者应佩带个人剂量计和个人剂量报警器。治疗过程中，操作者应始终监视控制台和患者，并及时排除意外情况。

（5）操作者不得擅自拆除辐射安全与联锁设施。进行维修时应事先经设备负责人员同意，并在控制台醒目告示治疗机正在维修。维修后应及时恢复安全与联锁设施，查验其控制功能。并经设备负责人员确认后方可继续进行放射治疗照射。

（6）50kV 以上治疗机照射时，除患者外，治疗室内不应有其他人员滞留。

（二）近距离放射治疗安全操作要求

1. 近距离放射治疗的操作程序

（1）操作近距离放射治疗源尽可能保持在防护屏后面，用镊子或相应的长柄工具操作。

（2）核对处方，从容器中取出所需源。除取出或送回源时，其余时间容器关闭。

（3）从储存位置取出放射源时，要在工作本上予以登记。

（4）迅速地将预先准备好的源放进已固定好的运输容器中并盖好容器盖。

（5）确认运输容器上有"注意：放射性物质"标志，经最快的路径送往使用地点。

（6）确认患者房间门上有一份辐射隔离护理守则和"注意：放射性物质"的标志。

（7）从患者体内取源时，核对取出源数目是否等于植入数目，并立即放回容器中。

（8）将运输容器移出房间，用剂量率仪检查房间和患者，以确认所有源都已取出。

（9）将源运回源储存室的汇存位置，并在登记本上登记送回的源。

2. 实施后装放射治疗的防护要求

（1）后装治疗应配备相应的治疗计划系统，应制订并实施质量保证计划，确保剂量准确。既能使治疗区获得合理的剂量及其分布，又能控制正常组织的受照范围，最大限度减少正常组织的受照剂量与缩小其范围。

（2）在治疗开始前对设备及相关防护措施进行检查，确保治疗设备和防护设备处于工作状态。

（3）后装治疗的质量控制检测，其内容和方法按《后装 γ 源近距离治疗质量控制检测规范》（WS262—2017）进行。

（4）每个治疗实施前，应由放疗医师和医学物理师分别核对治疗计划。

（5）首次治疗时，放疗医师应指导放射治疗技术人员正确摆位，落实治疗计划。

（6）治疗中，技术人员应密切注视控制系统的各项显示与患者状况，以便及时发现和排除异常情况。不得在去掉保护与联锁控制装置的条件下运行。

（7）实施放射治疗时，必须详细记录治疗日期、治疗方式、放射治疗源类型、活度、数目、通道、照射时间、单次照射剂量及总剂量和放射源在施源器内的驻留位置及照射长度，并绘示意图存档。

（8）实施治疗时，除患者外，治疗室内不得停留任何人员。

（9）施源器、治疗床等表面因放射性物质所造成的 β 污染水平应低于 $4Bq/cm^2$，若高于此污染水平应采取相应的去污和反射源处理措施。

（10）治疗单位应按《职业性外照射个人监测规范》（GBZ128—2019）的要求对放射工作人员进行个人剂量监测，并建立个人剂量档案；放射工作人员进入治疗室应携带个人剂量报警设备。

3. 粒子源永久性植入治疗的工作人员的放射防护

（1）操作人员应站在屏风后分装粒子源，屏风上方应有 1 mPb 的铅玻璃。

（2）操作前要穿戴好防护用品。主要操作人员应穿铅防护衣、戴铅手套、铅玻璃眼镜、铅围脖等。防衣厚度不应小于 0.25m 铅当量。对性腺敏感器官，可考虑穿含 0.5mm 铅当量防护的三角裤或三角巾。

（3）粒子源分装操作室台面和地面应无渗漏易于清洗，分装应在铺有吸水纸的托盘内完成。分装过程使用长柄镊子（30cm），轻拿轻放，避免损伤或刺破粒子源，禁止直接用手拿取粒子源。

（4）在实施粒子源手术治疗前，应制订详细可行的实施计划，并准备好所需治疗设备，如定位模板、植入枪等，尽可能缩短操作时间。

（5）拿取粒子源应使用长柄器具（如镊子），尽可能增加粒子源与操作人员之间的距离。在整个工作期间，应快速完成必要的操作程序，所有无关人员尽可能远离放射源。

（6）如粒子源破损引起泄漏而发生污染，应封闭工作场所，将源密封在屏蔽容器中，控制人员走动，以避免放射性污染扩散，并进行场所去污和人员应急处理。

第三节　放射治疗过程中防护与安全措施

案例 11-5

某位脑转移患者，因行动不便，在进入机房接受放射治疗至治疗结束，到移出治疗室的过程。

问题：工作人员或者家属在辐射防护方面需要注意几个照射来源？

分析：这个过程需要注意的照射来源有职业照射、公众照射、潜在照射、医疗照射。

1. 职业照射　主要来自两个方面：一是在治疗室摆位时来自治疗机头的漏射线及加速器产生的放射线；二是操作室工作时，接收到的穿墙而过的辐射。

2. 公众照射　在放射治疗过程中公众个人可能接收到的照射，主要来自治疗室防护门与墙体泄漏辐射。

3. 潜在照射　可以预计其出现但不能肯定其一定发生的一类照射。此类照射可能是由辐射源的事故、由具有某种或自然性质的事件或事件序列（包括设备故障和操作失误）所引起的。

4. 医疗照射　患者、陪护人员在放射治疗过程中受到的照射。

肿瘤患者接受医疗照射的目的是根治或控制肿瘤发展，要实现这一目标，需要有精确而完美的计划方案。

放射治疗是治疗恶性肿瘤的常规手段，但电离辐射对人体的照射，既可以治病也会损伤正常组织，甚至诱发某种疾病。肿瘤患者接受较大剂量电离辐射的照射，这不可避免地带来对某些组织的损伤或引起某种疾病发生的危险。也就是说，辐射防护需要贯穿整个过程，接受放射治疗的患者是以冒一定的危险为代价而获得治病利益的。伴随辐射照射的危险只能加以限制，而不能完全消除。因此为患者提供放射诊疗服务之前，放射肿瘤医师需对该患者接受放射诊疗实践的正当性，予以专业判断，只有当该患者从放射诊疗实践中的获益远大于由此产生的危害时，才能对患者实施相关放射诊疗。为了保护辐射受照个体，就必须采用有效措施和方法，避免或减少电离辐射对机体的照射，确保放射工作人员及公众接受的必要照射在可以合理达到的最低水平，以达到防止确定性效应的发生，并将随机性效应发生的概率降低到可以接受的，且尽可能低的水平。保护放射工作人员及公众的健康与安全。

放射治疗是根据治疗的目的而特定设计的治疗，不同于普通的辐射。它不仅需要考虑肿瘤的处方剂量，同时还需要保护靶体积之外的正常组织和器官。因此对患者的放射最优化处理，并不是避免辐射，而是在这治疗的相关过程中，放射治疗团队需要最恰当地应用照射和射线的防护，努力使治疗方案最优化，避免患者受到不必要的照射。

目前放射治疗内、外照射防护要求主要由国家标准《放射治疗放射防护要求》（GBZ 121—2020）和《后装 γ 源近距离治疗质量控制检测规范》（WS262—2017）进行规范。

一、远距离放射治疗的防护

（一）基本要求

电子加速器放射治疗的放射防护的基本要求应满足《放射治疗放射防护要求》（GBZ 121—2020）的所规定的加速器的基本要求。对于放射治疗，应注意逐例进行正当性判断，仅当确定为放射治疗的适应证，且不大可能引起明显的并发症的情况下才可开展放射治疗；在对计划受照的靶体积施以所需剂量的同时，应采取适当的屏蔽措施使正常组织在放射治疗期间所受到的照射保持在可合理达到尽可能低的水平，并在可行和适当时采取器官屏蔽措施；除有明显的临床指征外，避免对怀孕或可能怀孕的妇女施行腹部或骨盆部位的放射治疗，若确需治疗，应周密计划以使胚胎或胎儿所受到的照射剂量最小。对加速器治疗中患者防护要求应符合 GB18871—2002 和 GBZ121—2020 的要求；对加速器治疗中的放射工作人员应按 GBZ128—2019 的要求进行个人剂量监测，按《放射工作人员健康要求》（GBZ98—2017）的要求进行职业健康监护。开展加速器治疗的部门，应制订加速器治疗的质量保证大纲。

（二）远距离放射治疗中患者防护的基本原则

（1）开展远距离放射治疗的单位（以下简称放疗单位）应符合国家放射诊疗管理规定及其有关放射治疗的配套标准中规定的人员与设备等方面的条件和要求。

（2）放疗单位应设立放射防护和质量控制管理组织，放射肿瘤医师、医学物理人员和放疗技师等医技人员在各自的工作中实施防护和质量控制措施，并承担相应的责任。

（3）放疗单位应按照 GB18871—2002 和 GBZ121—2020 的要求，制订患者防护制度与放射治疗质量保证计划，并对从事远距治疗的工作人员进行患者防护与质量控制的定期培训，从管理制度和质量控制程序上保证放射治疗的正确实施。

（4）放疗单位应配备相应的患者防护与质量控制检测仪器，并按照规定定期进行检定或校准，取得合格证书。有效期内的检测仪器经涉及计量刻度的重大维修后，应重新进行检定或校准。

（5）在对患者实施放射治疗前，应由中级专业技术任职资格以上的放射肿瘤医师逐例进行正当性判断。仅当利大于弊时，才能进行放射治疗，并应采取相对利益最大的治疗方案，并对每一个病例治疗过程资料存档。放射肿瘤医师在放射治疗前应把可能的风险告知患者或其家属。

（6）放射治疗应严格掌握适应证，良性疾病尽量不采用放射治疗。严格控制对放射治疗敏感的良性疾病进行体外放射治疗。

（7）放射治疗装置（包括放射治疗模拟机等辅助设备）、场所和环境应符合 GB18871—2002、GBZ/T201.1—2007 等相关放射防护标准，联锁系统应保证正常工作，防护门应有防挤压及强制手动措施。

（8）放疗单位应对实施放射治疗时可能出现的故障或失误，制订应急预案，并进行培训和应急演练。

（三）远距离放射治疗患者防护要求

（1）远距治疗中患者防护的一般性要求应遵循 GBZ121—2020 中的有关规定。

（2）放射治疗前应根据临床检查结果制订详细的放射治疗计划，包括放射治疗的类型、靶组织剂量分布、分割方式、治疗周期等。对放射治疗计划单要进行核对、签名确认与存档。放射治疗计划应由中级专业技术任职资格以上的放射肿瘤医师和医学物理人员共同签名。

（3）制订放射治疗计划时，应对靶区外重要组织、器官的吸收剂量进行测算，按病变情况，采用包括器官屏蔽在内的适当技术和措施以保护正常组织与器官，在保证治疗要求的前提下，使其处于可合理达到的尽量低的水平。

（4）除非在临床上有充分理由和明显指征，对怀孕或可能怀孕的妇女及儿童应慎重采用放射治疗。在对孕妇实施任何放射治疗时应进行更为缜密的放射治疗计划，以使胚胎或胎儿所受到的照射剂量减至最小。

（5）在治疗过程中，应定期对患者进行检查与分析，根据病情变化的需要调整治疗计划，密切注意体外放射治疗中出现的辐射损伤效应与可能出现的放射损伤，必要时采取医疗保护措施。

（6）放疗技师应把接受放射治疗时的注意事项告知患者，包括接受放射治疗时的体位保持、呼吸调节、身体出现不适时示意工作人员等。

（7）首次放射治疗时，主管放射肿瘤医师应指导放疗技师正确摆位，落实治疗计划。

（8）照射过程中，特别是 X 刀、γ 刀等精确放疗过程中，应采取措施保持患者体位不变，对儿童患者可适当使用镇静剂或麻醉剂。照射过程中应密切观察患者情况，发现体位变化或其他情况，应及时停止照射，并记录已照射的时间和剂量，处理结束后，如需继续治疗，应重新摆位，完成计划治疗剂量。

（9）照射过程中，应密切观察设备运行情况，发现异常时，应立即停止照射，详细记录并查明原因，及时修正，在修正完成前不应对患者进行治疗。

（10）放射治疗完成后，若发现远距离治疗 γ 射线装置的放射源未退回储存位置应迅速将患者从治疗室内转移出去，放疗技师应详细记录完成正常照射后患者在室内的滞留时间和所处位置等信息，为估算患者受照剂量的超量保留详细记录。

（11）放射治疗装置自身防护性能应满足 GBZ121—2020 中对设备自身防护性能的要求。放射治疗装置的安全性能应在订购、安装、调试、验收检测、定期检测、常规维护和校正性维修中予以保证。

（四）治疗实施阶段

在整个患者治疗过程中为了保证治疗的质量，2017 年 11 月发布的《放射治疗质量控制基本指南》也有相应的要求：放疗医师、医学物理师及放疗技师需共同参与患者的首次治疗摆位；应用特殊技术时，放疗医师、医学物理师及放疗技师需共同参与患者的每次治疗摆位；首次治疗必须进行位置验证；每周至少一次位置验证以确保治疗精确性，特殊技术如立体定向放射治疗需要每次验证；放疗医师需要每周核对治疗单并对患者进行临床查体及相关检查，评估疾病变化，记录治疗毒副反应；治疗完成后放疗医师需评定疗效，指导患者的后续治疗及随访。

二、近距离放射治疗的防护

（一）辐射防护重点

近距离放射治疗防护应重点注意辐射源的照射、污染及丢失三个方面：

1. 辐射照射　辐射照射防护重点要考虑到照射的时间、距离及屏蔽因素。

（1）时间：后装技术减少了辐射对人员的照射时间。要求在放射源准备期间，在进行工作之前拟订计划以确保辐射照射的时间最少。应通知护理人员和探视人员在接近每个近距离治疗患者时可停留的时间。

（2）距离：不准直接用手去操作放射源，要使用长柄器具如镊子。在整个工作期间，尽可能远离源，快速完成必要的工作。

（3）屏蔽因素：除非源已在患者体中或正在插入患者体中，近距离治疗放射源应保存在屏蔽物之中。即使源已在患者体中，也需使用防护屏对工作人员和探视者提供某种程度的防护。除了 ^{125}I 只需几毫米厚的铅之外，为将剂量率减少到可接受的水平，其他源通常需要几厘米厚的铅才能达到防护要求。对埋入永久性 ^{198}Au 或 ^{125}I 的患者，当距离患者 1m 处的剂量率低于可接受水平，如 $50\mu Sv/h$ 时，可解除患者的辐射隔离或出院。

2. 放射性污染　因为存在泄漏的危险，所有密封源都应定期进行泄漏检验，如每 6 个月 1 次。

3. 放射源丢失 严格执行放射源库存登记制度，如定期检查实际库存品；当源取出或送还时，须检查容器中源的数量，认真填写使用源的记录表；每个储存位置，应有显示储存情况的标牌。治疗中，放射源植入患者体内以后，必须对治疗区域进行剂量测量，确保所有放射源全部植入，防止放射源丢失。如果是暂时性植入的放射源从体内被移除，也应立即对患者进行测量，避免放射源遗留在患者体内。

（二）近距离放射治疗患者的防护要求

在近距离治疗中患者的防护是必不可少的。放疗医师应根据临床检查结果，对患者肿瘤的诊断、分期和治疗方式的利弊进行分析，选取最佳治疗方案，制订最佳治疗计划。给予源的活度、分布、剂量等应准确。否则给予的剂量过高会使肿瘤之外的组织坏死；给予的剂量过低，则达不到治疗肿瘤的目的。治疗放射源既不能过早取出，也不能过晚取走，需要时间准确。这些对患者本身来说都是十分有益的。为对患者负责，对所用放射源要有明显的区别记号，如彩色标签等。对那些小源，如金粒或铱线源不适宜标签，但其活度可以用某仪器来测量。哪一种源用于哪位患者均应注明，以防此治疗中用错放射源。无论哪种治疗方式源种类标签都要明显，以准确用源。接受治疗的住院患者，所在的病房房门应挂上"放射物质"标识，并且接受与未接受近距离治疗的患者不能混住；患者放射治疗的相关情况应告知护理人员，包括源的形状、大小，护理人员应能识别放射源的形状，并了解源的处理和防护的相关措施等。这将有益于患者治疗和工作人员的防护。

实施近距离治疗的放疗医师应采用适当技术，准确地将施源器插入患者治疗部位。采用治疗计划系统进行规划并实施质量保证计划，确保肿瘤靶区剂量准确分布，最大限度减少正常组织的受照剂量与缩小其范围。放疗医师在每次治疗前，对患者进行检查和分析，根据病情变化需要，调整治疗计划。如放于阴道或子宫内的放射治疗源，有可能发生位置移动的情况，这将明显影响肿瘤剂量的分布，会使直肠、乙状结肠、膀胱等受到过量照射，应根据放射反应和可能出现的放射损伤，采取必要的医疗保护措施。实施放射治疗时，必须详细记录治疗日期、治疗方式、放射治疗源类型、活度、数目、通道、照射时间、单次照射剂量及总剂量和放射源在施源器内的驻留位置及照射长度，同时需密切注视控制系统的各项显示与患者状况，以便及时发现和排除异常情况。治疗中除患者外，治疗室内不得停留任何人员。

（三）近距离治疗的质量保证

近距离治疗，现今主要采用后装源法。后装技术保护了工作人员少受甚至不受照射，从某种意义上讲，就是一种积极有效的质量保证和控制措施。

（1）放射源的质量保证：放射源的质量保证包括下面几方面：①放射源必须有生产厂家提供的说明书和检测证书。说明书上应标有放射源编号、核素名称、化学符号、等效活度、表面污染与泄漏检测日期和生产单位名称等。②放射源使用前必须有法定计量机构认可的参考点空气比释动能率，其总不确定度$\leq \pm 5\%$。③放射源更换必须由合格的专业技术人员在辐射防护人员监督下进行。④退役放射源必须及时退还原生产厂家或送指定的放射性废物库统一处理或妥善保存。⑤对所有使用的后装放射源必须至少每月进行一次清点。长寿命放射源应定期修正源活度，^{60}Co每月一次，^{137}Cs每半年一次；^{192}Ir和^{125}I，因半衰期较短，使用前和使用中都必须进行衰变校正，并成为治疗计划的一部分。

（2）遥控后装机的质量保证：遥控后装机的指控包括下列几个部分：①源在施源器中的到位精度，应至少每月一次用假源检查驱动机构控制源到达施源器的到位精度及其重复性，这种检查应包括所有能使用的条件。②源在储源器内的位置，当后装机处于关闭位时，源应回到储源器的中心位置，应至少每年检查两次储源器周围的防护情况，并记录在册。③后装机一般配备一道或多道计时系统，控制源的到位和照射时间，应每月一次对计时系统进行校验。④更换新放射源后，应进行放射源活度的校正。

（3）治疗的质量控制：后装机治疗过程一般分为三步：①首先将带有定位标记的无源施源器按一定规则送入或插入治疗区域，按一定条件拍摄正侧位 X 射线片；②根据正侧位 X 射线片重建施源器或源的几何位置，并根据医生要求，做出治疗计划；③根据治疗计划设计，在假源试运行正常后，方可开始正常治疗。

（4）污染检查：如果仍然使用假源，必须每年检查一次镭源的泄漏情况，因镭针的铂金壁很薄（0.5mm 厚），容易损坏。一旦发现镭源泄漏，应立即封存，送有关部门处理。对其他类型的放射源，污染问题不会很严重，^{60}Co 和 ^{137}Cs 一般在出厂前由厂家检查表面污染情况，并在源的检测证书上加以说明。以后每两年检查一次其污染程度。污染检查还包括储源器、^{192}Ir 丝切割器（对手动后装）和后装施源器等。

（四）辐射事故应急管理

为了保证人员的安全问题，GBZ121—2020 对后装治疗应用单位的辐射事故应急计划也有相应的规定。

（1）应考虑源的脱出、卡源、污染、事故照射等潜在紧急情况。

（2）应制订后装治疗设备的应急程序，其程序应包括但不限于下述内容：①在控制台上观察错误信息或紧急指示（声、光报警信号）；②控制台上恢复源回到安全位置（如按紧急停机按钮）；③携带便携式辐射测量设备进入治疗室（打开防护门激活联锁，使放射源回到屏蔽位置）；④监测室内辐射水平；⑤后装治疗机上恢复源回到安全位置（在后装治疗机上按紧急停机按钮）；⑥手动回源（采用一个手摇柄）；⑦检测患者和后装设备（验证源处于安全位置）；⑧移出施源器，放置于应急容器内；⑨检测患者和应急容器（验证患者体内和容器内没有放射源）；⑩将患者移出治疗室（在检测后）。

（3）紧急处理后，进行如下程序：①维修工程师进行检查，必要时对设备进行维修；②医学物理师对患者剂量进行评估，并明确维修后机器投入使用；③辐射防护负责人对参与紧急处理或恢复操作的人员进行剂量评估；④记录评估结果；⑤向监督管理部门报告。

三、安 全 联 锁

医用放射治疗射线装置的安全联锁是指射线装置存在某种危险状态时能立即自动切断电源或束流的电气线路，分为两个系统：一是人身安全联锁系统，在于保障工作人员的人身安全；二是机器安全联锁系统，在于保护机器的设施和运行安全。

人身安全联锁系统：医用射线治疗装置是一个辐射源，对于诊断和治疗射束，都有可能在很短时间内对受到初级束流或者次级束流照射的人员造成很大伤害。因此，必须保证放射治疗设备运行时，避免工作人员和公众人员进入或误入机房。这就需要在机房安装可靠的人身安全联锁装置。一旦人员误入或因其他紧急情况而需要进入机房，通过保护装置的联锁机构，自动切断射线来源。对于加速器装置，就是切断束流；对于自身带有放射源装置（如 ^{60}Co 治疗机），就需要强行使源归位，从而保证人身安全。人身安全联锁装置要求简单、安全、可靠。设计中采用"即使装置出现故障，仍能保证系统安全"的准则。

机器安全联锁系统：是用于阻止机器在危险状态下运行的联锁系统，保证机器设备的安全及运行安全。这需要很多不同的安全系统和联锁装置，它应该包括下列几种：

（1）钥匙开关：射线装置控制台上装有电源钥匙开关，只有当射线装置一切都处于安全状态时，且钥匙就位后射线装置才能启动。同时，也只有用该钥匙才能打开射线机房的防护门。所以一旦钥匙被取走，射线装置将无法启动。

（2）门禁系统：随着现代化计算机的发展和普及，门禁装置已经开始得到广泛应用，即用 IC 卡和开关门控制工作人员出入。并以"零"方案设计，即工作人员从任何一扇防护门进入机房，并从另一扇门出来。在控制台上，只有工作人员出入人员之差为"零"时，认为机房内已经没有无关人员滞留（仅有患者），方可启动射线装置。

（3）防护门联锁：通往机房的门，无论是人员出入的通道，还是设备或材料输送的通道，都应设置防护门与治疗机的工作状态联锁，只有关闭治疗室防护门才能照射，一旦治疗机照射状态下意外开启防护门，则通过门上的限位联锁装置再次切断射线装置的电源。对于有辐射源的放射装置，在辐射源照射治疗中当门打开时，辐射源能自动退回至安全位置。放射治疗机房应有从室内开启治疗机房门的装置，防护门应有防挤压功能。

（4）光电监视装置：机房通道和迷路入口处安装光电监视装置，当工作人员通过系统光路时，自动切断射线装置电源。如果上述（1）、（2）措施失效时，还能发出声光报警。

（5）剂量报警系统：在机房内适当位置安装剂量报警器，当射线装置停机后剂量报警系统投入工作。若射线装置按照正常程序停机或回源正常，则机房内剂量水平应该处于正常水平，剂量报警系统不会发出报警信号。若射线装置停机或回源异常，此时机房内的剂量水平应仍然保持在高水平，这时剂量报警装置发送报警信号，告诫人员严禁进入，同时强制射线装置停机或回源。

（6）个人剂量报警器：每个进入机房的工作人员，必须佩戴个人剂量报警器。以防以上（1）～（5）项同时失效而造成误照射。

（7）紧急停机开关：射线装置的关键部位应装有紧急停机开关，并标以明显的标识，供紧急情况下停机使用。

（8）实时摄像监视系统、对讲交流系统：在机房内安装实时摄像监视器，使控制台上的工作人员能清楚地观察到整个放射治疗过程中机房内的具体情况，发现异常可及时处理。此外，还应设置对讲交流系统，以便操作者和患者之间进行双向交流。

（9）信号指示系统：机房防护门门外设置信号装置。用三种颜色的灯配以适当文字显示射线装置的工作状态：①红色（运行），射线装置正在工作，人员禁入。②橙色（准备），准备状态或者临时停机。③绿色（停机），射线装置停机，人员可以进入。

（10）控制台、设备间、治疗室及迷路墙壁上、治疗床、机架上也应有紧急按钮，遇到紧急情况可以随时终止射线出束。

（11）防碰撞系统联锁：防止患者治疗期间的碰撞问题。

以上是医用射线装置的安全联锁的主要内容，实际应用中也可以根据实际情况增加或减少相关措施。需要提醒的是，任何完善的联锁机构也无法完全防止人员事故，所以，必须制订严格的操作程序和安全管理制度并认真执行。

（黄妙云）

思 考 题

1. 放射治疗常用的放射源都有哪几类，它们分别具有什么特点？

2. 从事放射治疗的工作人员，特别是主要参与外照射的工作人员，受到的职业性照射主要有哪两部分的来源？

3. 射线装置和密封放射源分别具有哪些特点？

4. 防护墙的设计应考虑哪些射线？并简述这些射线。

5. 治疗室防护门的设计应考虑哪些因素？

第十二章 介入放射学的放射防护

【学习要求】

记忆：术中剂量监测；术后剂量记录和随访。

理解：介入操作室房间的要求；介入设备的配置及其参数；患者术前诊疗方案规划。

运用：各表征量的概念及物理意义；影响散射辐射的因素；防护设施的要求；介入程序中的射线分布特点；介入放射工作人员的防护措施；患者的防护要诀。

第一节 概 述

一、介入放射学的特点

介入放射学（interventional radiology，IR），是以影像诊断为基础，在 X 射线透视、CT、超声、MRI 等医学影像设备的引导下，经过穿刺插管技术对患者进行疾病相关检查和治疗的一门新兴科学。目前介入放射学已成为与内科、外科并驾齐驱的三大学科之一。

与传统的开放性手术相比，介入放射学相关操作技术具有创伤小、疼痛轻、操作简便有效、并发症少、住院时间短、费用相对较低等优势，促使介入放射学的应用日益广泛。

目前 X 射线透视引导介入（fluoroscopically guided intervention，FGI）操作被广泛应用于各临床科室，包括心血管内科、血管外科、脑血管外科、神经内科、消化科、妇科等，其中以在心血管内科的应用最为广泛。因此，许多临床科室的医生成为介入放射工作人员，不仅需要掌握临床诊断和治疗知识，也需要掌握放射防护与安全方面的知识。不断加强介入放射学的放射防护意识，增强放射防护管理，开展放射防护知识培训，建立切实有效的放射防护管理措施，把介入工作人员和患者的辐射风险降到尽可能低的水平，使介入放射学得以健康持续发展。放射防护的目的是提供保护人类的适当标准而不过分限制有益的引起辐射的实践活动。重在防止确定性效应的发生，同时将随机性效应限制在可接受的合理水平。

二、剂量学表征量

案例 12-1

介入放射学操作中，不论患者还是操作者都受到一定剂量的照射，因此对于患者和操作者的剂量监测就尤为重要。在实际工作中通常用比释动能-面积乘积和参考点比释动能测量值来对患者所受剂量进行监测，用个人剂量仪测量值 H_p（10）、H_p（0.07）、H_p（3）对操作者进行剂量监测。

问题：

1. 外照射剂量检测中个人剂量限值常用到哪两个表征量？

2. 不同深度的 H_p（d）值具有什么表征意义？

3. 用于患者剂量监测的 P_{KA} 和 $K_{a,r}$ 分别具有什么表征意义？

分析：在外照射剂量检测中，与人体相关的两个防护量是当量剂量和有效剂量。当量剂量是组织或器官所受剂量的量度，有效剂量是全身所受剂量的量度。防护量在实际工作中是不能直接测量的，因此引入了可测量的实用量 H_p（d）、P_{KA}、$K_{a,r}$。H_p（10）用于对有效剂量的评价，H_p（3）用于晶状体的剂量监测，H_p（0.07）用于对操作者皮肤、手和足的剂量监测。P_{KA} 值是评价患者随机性效应风险（有效剂量）的一个良好的指标。$K_{a,r}$ 的测量数据可作为患者所有受照皮肤区域累积受到的总吸收剂量的近似值。

在对辐射危害性的评价中，与人体相关的防护量（protection quantity）包括当量剂量和有效剂量。防护量主要用于确定剂量限值，以保证随机性效应的发生率保持在可接受的水平以下，同时避免确定性效应的发生。

在电离辐射中，吸收剂量 D 是可测量的。电离辐射的效应不仅取决于吸收剂量，而且还与辐射的类型和能量相关，因而要考虑到辐射权重因子 W 以及由吸收剂量用辐射权重因子加权而得到组织和器官的当量剂量 H_T。单位吸收剂量引起的生物学效应的发生概率不仅与辐射的种类有关，还与受照的组织和器官的辐射敏感性相关，因此还要考虑到组织权重因子 W_T，由当量剂量用组织权重因子加权并对各组织器官求和就得到有效剂量 E。

对于辐射危害性的评价，其先决条件就是对辐射剂量进行量化测量。但是防护量在实际工作中是不能直接测量的，因此在评价体系中还要包括一些可测量的实用量（如剂量当量、空气比释动能-面积乘积、参考点空气比释动能等），以此为基础，对防护量（当量剂量和有效剂量）进行评估。

（一）吸收剂量

吸收剂量（absorbed dose，D）是电离辐射给予单位质量物质的能量，是一个基本的剂量学物理量，严格的定义是电离辐射给予质量为 dm 的物质的平均授予能量 $d\varepsilon$ 被 dm 除所得的商，用 D 表示。

$$D=d\varepsilon/dm \tag{12-1}$$

它的国际单位制单位是焦每千克（$J \cdot kg^{-1}$），专用名称为戈瑞（Gy），$1Gy=1J \cdot kg^{-1}$。吸收剂量是对某一质量单元求平均获得的，因而是对物质的很多原子核分子求平均而获得的一个平均值。它不能反映出组织中相互作用事件的随机概率。

（二）当量剂量

当量剂量（equivalent dose，H），$H_{T,R}$ 定义为：

$$H_{T,R}=W_R \cdot D_{T,R} \tag{12-2}$$

式中，$D_{T,R}$ 是辐射种类 R 在某组织或器官 T 上产生的平均吸收剂量，W_R 是辐射种类 R 的辐射权重因子。因为 W_R 是无量纲，当量剂量的单位与吸收剂量相同，为焦每千克（$J \cdot kg^{-1}$），专用名称为希沃特（Sv），$1Sv=1J \cdot kg^{-1}$。当量剂量是组织或器官所受剂量的量度，用以反映所造成损害的大小。任何辐射类型对组织或器官产生的当量剂量值均可进行比较。

（三）有效剂量

为了反映身体所有器官或组织的当量剂量所致随机效应的合并危害，将各组织和器官的当量剂量 H_T 乘以相应的组织权重因子 W_T，并对全身的结果求和，便得出有效剂量（effective dose，E）。其定义为：

$$E=\sum W_T \cdot H_T \tag{12-3}$$

组织权重因子 W_T 是无量纲，用以说明不同组织或器官对辐射的不同敏感性。有效剂量的单位与当量剂量相同，为焦每千克（$J \cdot kg^{-1}$），专用名称为希沃特（Sv）。有效剂量是在非均匀性照射的情况下全身所受剂量的量度，任何辐射类型和照射模式所产生的有效剂量值均可进行比较。

（四）剂量当量

为了比较不同类型辐射引起的不同生物学效应和统一表示各射线对机体的危害效应，在放射防护中引进了一些系数，当吸收剂量乘上这些系数后成为一个新的物理量，我们称之为剂量当量（dose equivalent，H），包括周围剂量当量，个人剂量当量和定向剂量当量，前两者较为常用。剂量当量就是用来比较不同类型辐射照射所造成的生物学效应的严重程度或产生概率的同一尺度。

剂量当量用符号 H 表示，只限于防护中应用。组织或器官中某点处的 H 是组织或器官中该点

的吸收剂量 D 与品质因数 Q（或称线质系数）及 N（其他修正因子）的积：

$$H=D \cdot Q \cdot N \tag{12-4}$$

式中，D 是该点处的吸收剂量；Q 在放射生物学中称为相对生物学效应系数，是表示吸收剂量的微观分布对危害的影响所用的系数，它的值是根据水中的线性能量传递值而定的。它的国际单位制单位是希沃特（Sv），$1Sv=1J \cdot kg^{-1}$。

辐射场中某点处的周围剂量当量 $H^*(d)$ 定义为相应于测量点处的扩展齐向场在 ICRU 球内、逆扩展齐向场的半径上深度 d 处产生的剂量当量。对强贯穿辐射场测量，推荐 $d=10mm$，此时 $H^*(d)$ 记为 $H^*(10)$，用作该点处有效剂量的可直接测量的替代值。对弱贯穿辐射场测量，推荐皮肤深度为 $d=0.07mm$，晶状体深度为 $d=3mm$，分别表示为 $H^*(0.07)$ 和 $H^*(3)$。

辐射场中某点处的周围剂量当量 $H'(d, \Omega)$ 定义为相应的扩展齐向场在 ICRU 球内，沿指定 Ω 方向的半径上，深度 d 处产生的剂量当量。对弱贯穿辐射场测量，推荐皮肤深度为 $d=0.07mm$，晶状体深度为 $d=3mm$，分别表示为 $H'(0.07, \Omega)$ 和 $H'(3, \Omega)$。对强贯穿辐射场测量，推荐 $d=10mm$，此时 $H'(d, \Omega)$ 记为 $H'(10, \Omega)$。

外照射的个人剂量监测是由在人体上佩戴个人剂量仪来进行的。个人剂量当量 $H_p(d)$ 定义为人体某一指定点下面适当深度 d 处的软组织内的剂量当量。指定点是指个人剂量仪佩戴的位置，"软组织"被解释为 ICRU 球。个人剂量在外照射的个人监测中用作当量剂量和有效剂量的可直接测量的代替量。用于全身监测时，对强贯穿辐射，取 d 值为 10mm，记作 $H_p(10)$，用于对有效剂量的评价。对于弱贯穿辐射，d 值取为 0.07mm，记作 $H_p(0.07)$，用于皮肤、手和足的剂量监测。d 值取为 3mm，记作 $H_p(3)$，用于晶状体的剂量监测。

（五）空气比释动能-面积乘积

空气比释动能（air kerma）是 X 射线光子在单位质量的空气中释放出来的全部电子的初始动能之和，其单位为戈瑞（Gy）。

空气比释动能-面积乘积（kerma-area product，P_{KA}）是 X 射线束的横截面积与该横截面积上的平均空气比释动能的乘积，常用单位为 $Gy \cdot cm^2$，可作为 X 射线束授予患者总能量的代替表征量。可使用安装在 X 射线管组件出口上的大面积透射电离室进行测量。P_{KA} 值是评价患者随机性效应风险的一个良好指标。

（六）参考点空气比释动能

参考点空气比释动能（reference point air kerma，$K_{a,r}$）为介入操作中与透视设备机架有关的空间中某个特定点的累积空气比释动能。$K_{a,r}$ 的测量数据可作为介入操作中患者所有受照皮肤区域累积受到的总吸收剂量的近似值。特定点是指患者的入射参考点，对于床下型 X 射线管布局的介入 X 射线设备，参考点位于床上 1cm 处。

第二节　设备与设施配置要求

案例 12-2

某医院介入室购置一台介入设备，由于考虑到多学科用途最后选购了一台公用型介入设备。其主要相关配置参数如下：①大功率高散热型 X 射线球管；②探测器面积大小为 40cm×40cm；③床下型 X 射线管，两焦点尺寸分别为 0.6mm 和 1.0mm；④具备自动附加滤过插入功能，滤过不能手动拆除；⑤具备床旁防护系统；⑥具备脉冲曝光功能；⑦具备虚拟准直功能；⑧具备透视存储及图像冻结功能。

问题：

1. 如果该设备用于心脏介入其缺点在哪里？说明原因。

2. 如果该设备用于儿科介入其缺点在哪里？说明原因。

分析： 公用型介入设备其优点是能满足多科室需求，但是在实际应用中也存在其不足之处。在心脏介入中需要各种投照体位，如果运用大尺寸探测器（40cm×40cm），则会使患者心脏血管的观察受到限制，影响心血管操作的临床性能。在儿科应用中要十分注重患者的剂量问题，防散射滤线栅可使患者组织吸收剂量显著增加，移除滤线栅可有效减少儿童的辐射剂量。

介入放射学中所涉及的临床操作类型其目的和复杂程度不同，对图像质量的要求千差万别。因此对透视介入设备及相应设施配置的要求就不尽相同。同时各类操作过程给患者和医务人员带来的辐射剂量和潜在风险也存在显著的差异。为了确定介入放射学中所需要的透视介入设备的要求，现将操作类型分为"潜在高辐射剂量类型"和"非潜在高辐射剂量类型"。对于某一临床操作中，如果有5%以上的病例参考点空气比释动能超过 3000Gy 或空气比释动能-面积乘积超过 $300Gy \cdot cm^2$，则将该操作归类为"潜在高辐射剂量类型"，如果低于 5%的病例，则将该操作归类为"非潜在高辐射剂量类型"。临床上这种伴有高皮肤剂量的操作类型主要包括：经颈静脉肝内门体静脉内支架分流术、栓塞治疗术、脑卒中治疗术、胆管引流术、血管成形术、支架植入术、化疗栓塞术、消化道出血的血管造影及介入治疗、心脏介入治疗、颈动脉支架植入术等。

鉴于介入操作的分类特点，相应的透视介入设备可分为：适用于潜在高辐射剂量类型设备和非适用于潜在高辐射剂量类型设备。国际电工委员会标准和我国国家标准都对透视介入设备做出了明确的规定，在实际工作中要使用符合这些标准的设备来实施有潜在高辐射剂量的临床操作（图 12-1）。

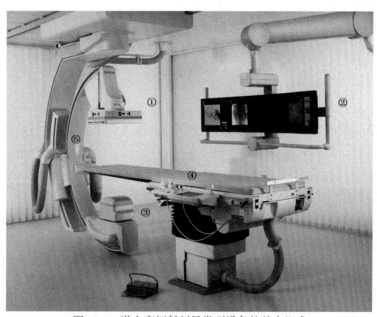

图 12-1　潜在高辐射剂量类型设备的基本组成
①平板探测器；②显示器；③X 射线管；④导管床；⑤C 形臂

一些介入操作可用简单的透视介入设备，在任何地点都可以实施，同时其辐射剂量较小。而有一些介入操作可能需要高度专业化的设备在介入室或手术室内完成，其操作复杂，辐射剂量较大。大多数临床介入操作类型属于潜在高辐射剂量类型，通常需要特定的操作环境和专门设计的设备设施。合理设计、配置完善的介入室，可为有效实施患者诊疗和放射防护提供优化的环境条件。介入室的设施条件应包括符合介入操作要求的清洁无菌环境，影像设备和防护设备所需的空间条件，配备适当的辅助设备（如除颤仪、麻醉机、高压注射器、多导电生理仪、血管内超声机等）。同时在介入室设备和设施的规划中，要认真分析临床需求和放射防护性能的要求，并考虑到以后可能发生的变化，提供合理长远的介入室建设方案。

一、设备的要求

目前市场上透视介入设备种类繁多，型号各异。不同用途设备的硬件、软件及相关设置各不相同。如果介入操作类型和使用的设备与配置不相匹配，就可能对患者和操作者产生潜在的危害。同时设备供应方应与用户方的技师或工程师密切协作，使设备及其配置与操作类型相匹配。临床工作中我们要使用符合国际电工委员会标准和我国国家标准规定的介入设备。对于潜在高辐射剂量类型设备的性能参数要求如下：

（一）影像探测器及其选择

介入设备应具备不同尺寸的影像探测器，以满足不同操作需求。例如，心血管介入专用介入设备的平板探测器尺寸相对较小，以满足多角度、大角度投射的临床需求；普通介入放射学设备则配有较大尺寸的探测器，以适应较大身体面积成像的需要。如果在四肢血管或腹部介入操作中使用心血管专用机，为满足大解剖范围的成像需求，往往需要多次透视和采集成像，这样会导致患者和操作者所受的辐射剂量增加。反之，如果心血管介入操作中运用大尺寸探测器，则会使对患者心脏血管的观察受到限制，影响心血管操作的临床性能。

（二）X射线管及相关参数

大多数介入设备和移动式C形臂系统的X射线管相对于影像探测器而言更靠近地面，如床下型血管机。这样的配置可避免操作者头颈部遭受较强的散射线辐射照射，同样可使仰卧位患者乳腺组织避免入射线的照射。介入设备要求配备高热容量X射线管，以满足高负荷连续运作的需求，还应配备准直器、防散射线滤线栅和附加滤过板。附加滤过板能根据实际需求自动切换。

（三）高压发生器及其参数

介入设备的高压发生器功率一般不低于80kW，需能提供较大动态范围的管电流（mA）水平，以及不同成像体层厚度所需的不同电压峰值。透视曝光开关应为常断开状态，并配有透视曝光限时提醒装置。在机房内应安装工作人员在不变换操作位置的情况下就能成功切换透视和采集功能的控制开关。

（四）机械几何结构特点

介入设备的机架、X射线管和影像探测器三者可共同围绕几何空间中的某一固定点做等中心旋转运动，这一固定点就是等中心点，而移动C形臂系统或其他透视设备就没有等中心点。

（五）透视模式

在透视引导介入（FGI）操作过程中，X射线的产生可以是连续的也可以是脉冲式的。操作者可以通过设备参数的选择来实现不同脉冲频率的切换。虽然在剂量较低的FGI操作过程中持续透视模式也是可以实施的，但是建议所有新购FGI设备都能具备可调频率脉冲透视功能。同时设备还应具备末帧图像冻结（last image hold，LIH）功能，即松开透视脚闸开关之后，还能在显示器上持续显示最后一帧影像。另外，设备还应具备透视存储功能，即操作者可以选择性地存储松开透视脚闸开关之前的一定帧数的动态透视影像或一定时间内的动态透视影像。

（六）数字化采集

非数字化成像系统的图像处理功能非常有限，图像采集及显示的动态范围小，操作时间相对较长，而且辐射剂量大，大多数情况下无法满足FGI操作过程的需求。因此建议介入设备应具备数字采集功能。

（七）附加滤过

介入设备应具备自动能谱滤过插入功能，即设备能提供不同厚度的原子序数高于铝的滤过板（一般是铜滤过板），并且滤过板的厚度随着患者成像部位的厚度、密度及 C 形臂机架角度的变化而自动进行切换。移动式 C 形臂设备一般不具备自动能谱滤过功能，建议具备楔形滤过补偿功能，楔形滤过板可自动移入视野内，对曝光过度或不需要成像的区域进行遮挡，如心脏介入中对肺野的遮挡。

（八）准直调节功能

虚拟准直（virtual collimation）调节功能，在无射线的情况下，影像显示器以图形的方式显示准直器叶片的位置，通过调整图形边线的位置来调节叶片的位置，以实现在探测器上获得一个无射线的边界。这一功能可减少准直器调整过程中患者和操作者所受的剂量。

（九）辐射剂量管理

介入设备应该是具备了整合现代化降低辐射剂量和剂量测量技术的设备。具备显示透视时间、累积的参考点空气比释动能（$K_{a,r}$）、累积的空气比释动能-面积乘积（P_{KA}）的功能，便于操作者在术中实时评估患者所受的辐射风险。在设备控制面板上应当提供一个附加的安全开关，安全开关激活后可防止 X 射线辐射，同时在控制面板上应有该安全开关激活状态的清晰指示，以免系统意外产生辐射。

（十）床旁防护体系

FGI 设备的床旁防护系统包括床旁固定铅裙和悬吊防护屏。其中床旁固定铅裙包括上下两部分，上部分为向上延伸的侧向屏蔽板，下部分为床下铅裙。悬吊防护屏固定于天花板上，根据实际需求可以调整其位置和方向。悬吊防护屏的铅当量不应小于 0.5mmPb。床旁防护系统可有效降低操作者的所受剂量，而移动式 C 形臂设备一般没有放射防护屏蔽。

（十一）辐射预警提示

介入设备应具备辐射预警提示功能。在 X 射线产生的任何时刻，不论是透视还是采集曝光，设备都应该给出相应的辐射警示信号。警示信号包括指示灯和音频，即射线产生时通过警示信号告诉工作人员有辐射产生。

（十二）儿童介入设备配置

儿童介入设备的相关配置和参数与成人介入设备迥异，应合理设计、选择有关设备的部件及技术配置。采用脉冲曝光模式，理想脉冲宽度应不超过 5ms，以减少辐射剂量；影像采集帧率应能扩展到不低于每秒 60 帧，来控制儿童更显著的运动性模糊。防散射滤线栅可使患者组织吸收剂量增加 1~4 倍，移除滤线栅可有效减少辐射剂量，因此保证不用工具即可便利拆卸滤线栅的配置，这在儿科应用中非常重要。对婴幼儿细小的解剖结构和精细的介入器材的成像，需要良好的高对比分辨力。使用更小尺寸的焦点，可以显著改善影像质量。因此，用于儿科介入的发生器应支持至少三种焦点（0.3mm、0.6mm 和 1.0mm）的 X 射线管。儿童介入操作中建议使用双 X 射线管系统，其优点是既可以减少对比剂的用量，又可以降低对儿童的辐射剂量，但是双 X 射线管系统操作烦琐，购置和维护费用相对较高。

二、机房的要求

案例 12-3

某医院欲新增一个介入室，由于之前没有预留，现将原有的辅助用房改造为介入操作室，医院工程部进行现场测量：装修天花板高度 2.9m，去除房屋中间一块天花板后测得天花板往上至建筑楼板 0.47m（有效高度 3.37m），房间宽度 5.8m，房间长度 8.9m（面积为 51.6m^2）。与设备厂家协商后认为此房间可以满足任何机型需求（悬吊式要求：有效高度 3.3m，地面无需抬高；落地式要求：有效高度 2.95m，地面抬高 0.13m）。后来考虑到地面抬高会影响到患者推送转运，欲购置悬吊式介入设备。施工过程中拆除装饰天花板时，发现紧贴天花板上方有很多新风设备、管道、设备线和水管，这些设备及管线无法拆除或改建，致使设备安装无法正常进行。

问题：

    1. 从以上案例我们得到什么经验教训？

    2. 该辅助用房面积是否满足介入操作室的面积要求？

    3. 给出你的解决方案。

分析：对于原有用房的改造，在规划阶段就应该确认整个房间的有效高度，至少要确认悬吊机架轨道范围内的有效高度，这样才能保证后续安装工作的顺利进行。该辅助用房面积为 51.6m^2，已大于相关标准推荐的介入操作室的面积要求。对于上述案例中的情况可以考虑重新招标购置落地式介入设备，或者更换场地。

    介入放射学场所（即介入室）的选址和设计时，要以外防护基本原则为根本出发点，同时还要考虑辐射发生器的安全管理和控制因素，以及辐射发生器引起的职业照射和公众照射因素。在工程设计和施工中要确保上述因素的可靠实施。在选址和布局时应综合考虑操作类型、工作负荷、场所内外的人员及设备的流动。与综合运用和降低剂量相关的三个因素（时间、距离和屏蔽），优化职业和公众照射的防护，使辐射剂量降到尽可能低的水平。介入室主要包括操作室和控制室（图 12-2、图 12-3）。

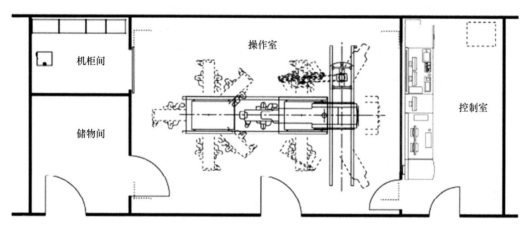

图 12-2　介入室俯面观

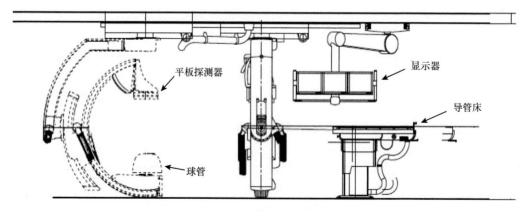

图 12-3　介入操作室侧面观

（一）介入操作室

介入操作室是开展介入放射学各项操作的场所，其间要容纳介入放射学设备和相关辅助设备，以及操作人员和辅助人员。因此操作室就要具备充足的使用面积和足够的天花板高度（对于悬吊式介入设备更为重要）。

一个使用面积充足的介入操作室具有以下几方面的优点：①使可能到达工作人员驻留区和公共区域的次级辐射（泄漏和散射辐射）水平降低，因而建筑物所需屏蔽厚度也会减少；②方便坐轮椅或躺在平车上的患者的出入，为辅助设备提供更为充裕的空间；③便于设备和人员在操作中的移动，有助于减少照射时间；④可以使诊疗室内的工作人员尽可能远离患者（散射辐射源），站在较安全的位置进行操作。

不同厂商的介入设备对天花板高度要求也不同，一般情况下落地式介入设备对天花板高度要求比悬吊式介入设备低一些。同时为满足天花板悬吊式设备（例如监视器、无影灯和防护屏）的安装和操作需求，介入操作室应当有足够的天花板高度（2.99～3.05m）。

成像设备厂家、型号不同，介入操作室面积的需求也有差别。例如，双 X 射线管系统需要更大的空间。美国心脏病学院（ACC）和美国心脏协会（AHA）推荐介入操作室使用面积约为 47m^2（大于 56m^2 更佳），不小于 37 m^2。世界卫生组织（WHO）建议介入操作室使用面积应不低于 40m^2。国际放射防护委员会（ICRP）第 120 号出版物建议介入操作室面积不低于 50m^2。在规划阶段，需要综合考虑设备类型、操作类型、工作负荷、人流物流、放射防护、感染控制、辅助设备等多种因素及可能的变化。以下列举几种介入操作室的基本构成条件：

开展心血管疾病介入诊疗的介入操作室应满足以下基本条件：①满足放射防护及无菌操作条件（有菌区、缓冲区及无菌区分界清晰，有单独的更衣、洗手区域）。②配备 800mA，120kV 以上的血管造影系统，具备透视和电影采集功能，影像质量和放射防护条件良好；具备医学影像存储与传输系统（PACS）。③能够进行心、肺、脑抢救复苏，有供氧系统、麻醉机、除颤器、吸引器等必要的急救设备和抢救药品。④有存放导管、导丝、球囊、支架、对比剂、栓塞剂等耗材以及药品的存放柜，并有专人负责登记管理。⑤开展冠心病介入治疗还必须配备主动脉内球囊反搏仪，以及心电监护仪（具备有创压力、血氧饱和度监测及心排血量测量功能）；开展心内电生理检查和心律失常介入治疗还必须配备八导联以上（含八导联）的多导电生理仪。

开展神经血管介入诊疗的介入操作室应满足以下基本条件：①满足放射防护及无菌操作条件（有菌区、缓冲区及无菌区分界清晰，有单独的更衣、洗手区域）。②配备 800mA，120kV 以上的血管造影系统，具透视和数字减影血管造影（DSA）功能，具有"路图"功能，影像质量和放射防护条件良好；具备医学影像存储与传输系统。③具备气管插管和全身麻醉条件，能够进行心、肺、脑抢救复苏，具备供氧系统、麻醉机、除颤器、吸引器、心电监护仪等必要的急救设备和抢救药品。④具备存放导管、导丝、球囊、支架、弹簧圈、对比剂、栓塞剂等耗材以及药品的存放柜，并有专人负责登记管理。

开展外周血管或综合介入诊疗的介入操作室应满足以下基本要求：①满足放射防护及无菌操作条件（有菌区、缓冲区及无菌区分界清晰，有单独的更衣、洗手区域）。②配备有数字减影功能的血管造影系统，配备心电监护仪。③具备存放导管、导丝、球囊、支架、栓塞剂、对比剂等耗材及药品的存放柜，并有专人负责登记管理。

禁止对介入操作室的任何入口设置中断 X 射线产生的门机联动开关。门机联动开关固然消除了 X 射线辐射状态下室外人员开门时的意外受照，但是导致的介入成像过程的中断可能对患者造成严重后果。同时透视过程中，介入操作室门口的空气比释动能率一般低于 0.1μGy/s，在这样低的照射水平，安装门机联动开关的放射防护利益与患者潜在风险相比，是得不偿失的。但是，在介入操作过程中，除非紧急情况下，应当保持闭门状态。介入诊疗室每一个入口的门外均应设置醒目的工作状态指示灯，灯箱处应设警示语句。对工作状态指示灯应定期测试和保养，以避免在 X 射线照射状态时人员的误入。同时应当在介入操作室内多个位置安装射线警示灯，在 X 射线产生期间保持常亮，使介入操作室内任意位置的工作人员都能明显地看到警示灯的显示状态，以提醒工作人员采取必要的个人防护措施。

（二）介入控制室

介入控制室与操作室毗邻且有观察窗和出入通道，分别安装有防辐射铅玻璃和铅门。介入控制室有效使用面积建议不小于 9m²，最好能达到 14m² 以上，天花板高度 2.44m 即可。介入控制室内主要放置控制台、显示器、影像工作站、心电监护仪和计算机等不需要介入操作人员直接操作的设备。同时可容许无须靠近患者直接实施或辅助介入操作的人员在不受到辐射照射的环境中对患者进行监护和设备操作，这一设计特性对教学医院尤其有用。介入控制室与操作室之间配备顺畅的通信联络系统，便于操作者和辅助人员进行交流与沟通。

三、防护设施的要求

案例 12-4

某医院新建介入室临近完工，在安装观察窗铅玻璃时发现铅玻璃大小与窗口大小不匹配，铅玻璃大小为 1m×1.5m，窗口大小为 1m×2m。于是找来本单位泥水工对窗口两边墙体进行加宽，最后完成铅玻璃的固定和安装工作，如期完成介入室的建设任务。工程验收时经监督部门检测发现，观察窗两边剂量严重超标，并勒令限期整改。

问题：

1. 出现上述后果的原因是什么？
2. 介入操作室各方向上的防护铅当量是多少？
3. 给出你的整改方案。

分析： 介入 X 射线设备机房所有方向的屏蔽防护铅当量厚度均不应小于 2mm。介入操作室的观察窗应与同侧墙具有同等的屏蔽防护当量。观察窗铅玻璃的面积应略大于窗口的面积，防止窗与墙体接壤缝隙泄漏辐射。结合案例更换更大的铅玻璃或对两边加宽的墙体进行防护处理，以防止接壤缝隙处泄漏辐射。

介入操作室的四周墙壁、天花板、地板（不含下方无建筑物的）、门和窗（含观察窗）应有足够的屏蔽厚度，确保机房外（含控制室）人员可能受到照射的年有效剂量不大于 0.25mSv（相应的周有效剂量不大于 5μSv），距机房屏蔽体外表面 0.3m 处空气比释动能率不大于 2.5μSv/h（透视条件下检测，连续曝光时间应大于仪器响应时间）。

介入操作室内经常需要进行较长时间的透视和大量影像采集，工作负荷较大，有用线束的照射方向经常改变。根据《放射诊断放射防护要求》（GBZ130—2020）规定，介入 X 射线设备机房所有方向的屏蔽防护铅当量厚度均不应小于 2mm。在屏蔽厚度设计和施工时，应在满足《放射诊断放射防护要求》（GBZ130—2020）中规定的屏蔽防护铅当量厚度基础上，依据机房结构、X 射线设备技术参数、工作负荷和建设单位的年有效剂量管理目标值进行具体核算。如屏蔽防护核算值大于标准规定的屏蔽防护铅当量厚度，则应按照核算值进行施工。在双管头或多管头的场合，需要对每一 X 射线管分别评估，对放射防护屏障的设计应当保证所有 X 射线管的总空气比释动能率不超过屏蔽设计目标值。

应合理设置介入操作室的门、窗和管线口位置，介入操作室的出入门和观察窗应与同侧墙具有同等的屏蔽防护当量。观察窗铅玻璃的面积应略大于窗口的面积，防止窗与墙体接壤缝隙泄漏辐射。通往操作室的电器和通风管道应避开人员驻留的位置，并采取弧式或多折式设计模式。

在介入操作中，操作者常需要靠近患者和 X 射线源进行操作，因此除了建筑屏蔽之外，悬吊防护屏、床旁固定铅裙和防护垫等辅助防护屏障也是不可或缺的（图 12-4）。这些辅助防护设施的设计和安装应保证在不妨碍医疗活动（如手术操作、无菌操作要求）的前提下，尽可能降低操作者所受剂量。在临床操作中，X 射线设备在确保悬吊防护屏和床旁固定铅裙等防护设施正常使用的情况下，按《医用 X 射线诊断放射防护要求》要求，透视防护区测试平面上的空气比释动能率应不大于 400μGy/h（图 12-5）。

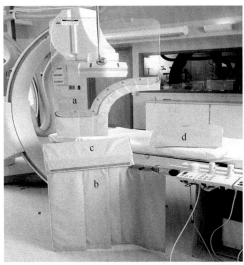

图 12-4　悬吊防护屏（a）、床旁固定铅裙（b、c）和防护垫（d）

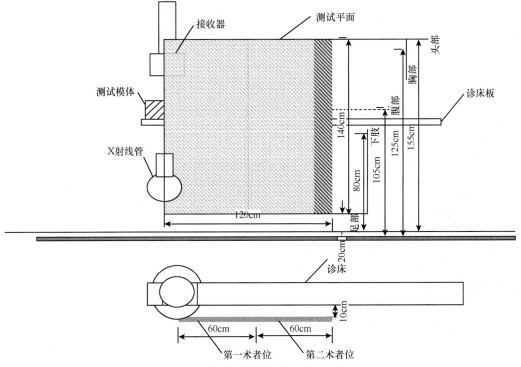

图 12-5　介入操作室透视防护区测试平面示意图

在介入操作中的任何时期，介入辅助人员（负责患者临床监护的人员）应该尽可能地留在控制室。然而，操作中也可能需要护士、技师、麻醉师或其他相关人员进入介入操作室履行工作职责。对这部分人员，应考虑提供固定式或移动式落地铅屏风，铅屏风可以全透明或半透明，高度至少

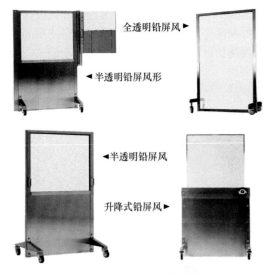

全透明铅屏风 ►

◄ 半透明铅屏风形

◄ 半透明铅屏风

升降式铅屏风 ►

图 12-6 移动式落地铅屏风

2m（图 12-6）。铅屏风的设计和摆位应在确保不妨碍临床操作的前提下，使处在屏风之后不穿戴防护衣具的任何个人所受的年有效剂量不大于 1mSv。需要注意的是，这些主要在铅屏风之后工作的人员，也应接受个人剂量监测，以确认铅屏风的防护效能。在影像采集模式时介入操作者也可以站在铅屏风之后，以尽可能减少辐射剂量。

第三节 工作人员的放射防护

介入程序中，操作者与患者同在操作室内，且始终位于患者身旁进行手术操作，属于同室近床操作，所受辐射剂量较大，而且介入程序中所用的 X 射线强度较大，高于普通放射诊断中所观测到的辐射强度。随着技术的不断发展，病变复杂程度的不断加大，操作者的工作负荷和所受剂量都不断增加。如果考虑相对工作位置、屏蔽和工作时间等条件的差异，操作者所受照射显著高于在控制室的工作人员。控制室内工作人员受到更为充分的距离防护和结构屏蔽防护。在合理设计的介入放射设施中，控制室内的辐射强度可能仅为操作者工作位置的辐射强度的几万分之一。在介入程序中，辐射风险并非仅限于患者，操作者和相关工作人员也会受到显著的医疗照射。在工作负荷较重、不良操作习惯或者未合理使用放射防护工具的情况下，操作者手部、下肢和晶状体所受剂量都可能超过相应的当量剂量限值。这些问题表明了介入放射工作人员的放射防护的重要性，尤其是对铅防护用品未覆盖的身体部位的防护。

一、介入程序中的射线分布特点

案例 12-5

某医院个人剂量监测结果显示，一名心内科医生第三季度个人剂量严重超标，经询问发现该医生近两个月开展了一项新的手术项目（动脉导管未闭伞堵术）。观察发现术中该医生都在使用左侧位（即探测器位于患者的左侧）投照体位，同时观察影像资料发现每个患者的图像中都有患者的双上肢骨骼影像。监督部门查明原因后给出了相应的整改建议。第四季度监测结果显示该医生的个人剂量恢复到正常水平。

问题：

1. 该医生个人剂量超标的原因是什么？
2. 对于规范操作降低个人剂量的建议有什么？

分析： 介入操作者主要受到由初始 X 射线照射到患者身体中所引起的散射辐射。在侧位投照时，靠近 X 射线管的区域散射辐射水平最高，而影像探测器一侧散射辐射显著降低。在侧位投照时，如果双侧上肢处于照射野中，会使辐射剂量增加，因此应当在方案设计时小心留意术中的上肢位置。除非上肢是作为程序中计划成像任务的一部分，患者双上肢应全程处于照射野之外。

介入程序中，辐射照射主要来源于以下三个方面：初始 X 射线束，X 射线管的漏射线，来自患者的散射线（图 12-7）。

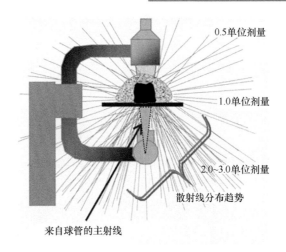

图 12-7　主射线和散射线的分布及相对强度

透视过程中患者出射表面空气比释动能率范围为 5～20mGy/h，出射 X 射线束的强度为入射 X 射线束强度的 1%～5%（图 12-8）。在某些临床操作过程中，如透视引导下的脊椎注射治疗、椎体成形术、胆道引流和支架植入、中心静脉置管术、心脏起搏器安置术过程中，可能需要操作者的手短时间接近甚至进入初始 X 射线束的照射路径中，应当注意避免手部的直接照射。在绝大多数操作过程中，操作者不会受到初始 X 射线束的直接照射。

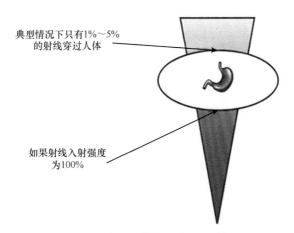

图 12-8　患者入射和出射侧 X 射线辐射相对强度

在典型介入透视条件下，X 射线管的漏射线空气比释动能率在操作者位置处仅为 0.001～0.01mGy/h，比初始 X 射线束、散射线的空气比释动能率低几个数量级。

操作者主要受到由初始 X 射线束照射到患者身体中所引起的散射辐射。介入透视条件下，操作者位置处的散射辐射空气比释动能率范围为 1～10mGy/h。随着与患者受照部位距离的增加，散射辐射水平大体上遵循距离平方反比定律急剧下降。床下管配置的 C 形臂透视系统前向（后前位，PA）投照时的散射辐射等剂量曲线分布如图 12-9 示。应注意到使用床下管配置的 C 形臂透视系统时，操作者下肢的辐射强度非常高，这是由 X 射线入射患者一侧较高的散射辐射水平所致。最初几厘米的深度组织产生的前向散射辐射被患者其余组织显著衰减，导致较强的散射辐射指向地面和 X 射线管方向，因此操作者头颈部受到的辐射水平较低。如果使用床上管配置的 C 形臂透视系统，操作者头颈部将遭受最强的散射辐射照射。在侧位投照时，靠近 X 射线管的区域散射辐射水平最高，而影像探测器一侧散射辐射显著降低如图 12-10 示。

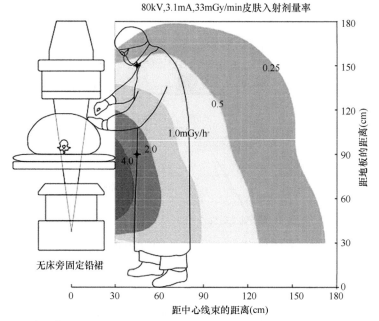

图 12-9　床下管配置的 C 形臂透视系统前向投照时的散射辐射等剂量曲线分布图

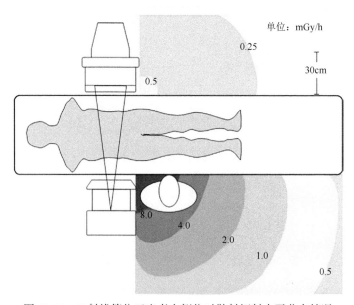

图 12-10　X 射线管位于患者右侧位时散射辐射水平分布情况

　　散射辐射的水平及分布受到诸多因素的影响，这些因素主要包括患者体型（图 12-11）、机架角度、射线束视野（图 12-12）、滤过厚度（图 12-13）、受照部位（图 12-14）、透视设置、影像采集设置、屏蔽的使用情况等。一般而言，在未提供屏蔽的环境中，后前位（PA）投照过程中，散射辐射在床下最高，操作者腰部水平有所降低，眼部水平最低（图 12-9）。然而，如果患者成像部位身体厚度较大，使用高剂量透视模式，使用高剂量影像采集或使用过度倾斜的机架角度，也可能导致操作者眼部受到显著剂量的辐射。

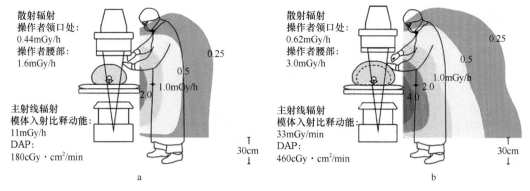

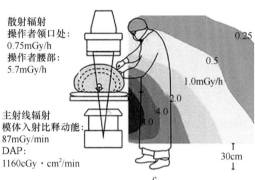

图 12-11　不同患者体型对散射辐射的影响

随着模体厚度的增加 24cm（a）、29cm（b）、34cm（c），操作者所受散射辐射在增加

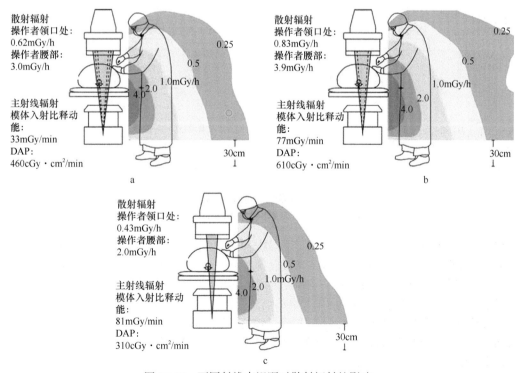

图 12-12　不同射线束视野对散射辐射的影响

FOV=20cm（b）时散射辐射最大，FOV=28cm（a）时散射辐射次之，FOV=14cm（c）时散射辐射最小

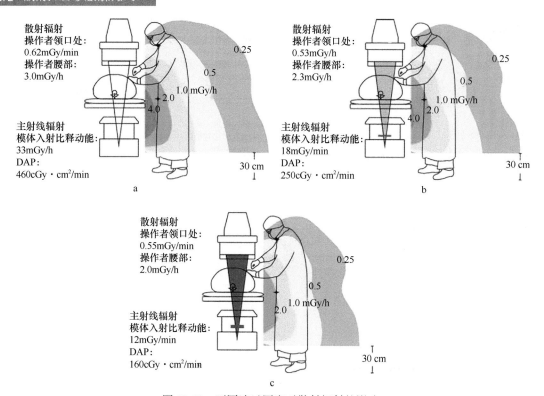

图 12-13　不同滤过厚度对散射辐射的影响
随着滤过厚度的增加无滤过（a）、0.2mm 铜滤过（b）、0.5mm 铜滤过（c），操作者所受散射辐射在降低

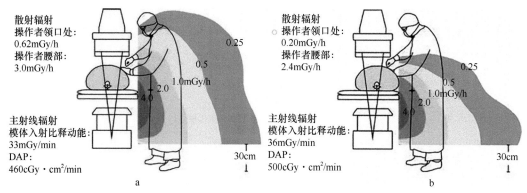

图 12-14　受照部位不同对散射辐射的影响
受照部位靠近操作者（a）时的散射辐射高于远离操作者（b）时的散射辐射

与成人介入程序相比，儿童介入程序可能需要操作者更靠近患儿身体（散射辐射来源）进行操作，也可能需要使用双面（双 C 形臂）透视设备。由于儿童身体厚度较小，使用较小的照射野尺寸，产生的散射辐射总量也较少，在一定程度上可抵消与操作者靠近患儿身体所导致的高散射剂量率。但是，如果不使用防护工具，操作者眼部也会受到较高剂量的散射辐射。

在心脏介入操作中，动脉介入路径（股动脉或桡动脉）的选择，也可影响操作者所受到的散射辐射剂量。在介入路径更接近患者受照部位（如桡动脉入路）时，操作者需要站在更靠近散射源的位置，将会使操作者所受剂量相对增加。

在介入放射学工作中应当认识到，仅在 X 射线发生器加载状态才会有上述三种类型的辐射。加载状态停止后，就不会存在初始 X 射线、散射辐射和泄漏辐射。工作中，众多因素会影响到介入工作人员所受的辐射剂量，只有充分了解工作环境中的射线分布特点，才能做到有的放矢，从而更有效地降低工作人员所受到的辐射剂量。

二、介入操作的防护最优化要求

（一）防护优化总则

时间防护、距离防护和屏蔽防护，是外照射防护的基本方法和重要原则。工作人员与患者两者之间在放射防护等许多方面密切关联，不可简单分割处理，降低患者剂量的同时，将导致操作者和其他工作人员所受的散射辐射剂量成比例降低。因此，使用降低患者剂量的技术也有助于降低介入诊疗工作人员的职业照射剂量。

1. 时间防护 是放射防护的一个重要方法。应尽可能缩短使用 X 射线的曝光时间，透视时间和影像采集帧数应与临床目标相符。缩短透视时间和降低透视剂量率，可导致患者所受的辐射剂量降低。患者所受的辐射剂量降低导致散射辐射减少，因而操作者受到的辐射剂量也将减少。

2. 距离防护 工作人员应当在临床允许范围内尽可能地增大自己与 X 射线源的距离。平方反比定律认为，在一个无吸收的介质中，点源发射的辐射强度与离辐射源的距离的平方成反比。随着与辐射源之间距离的增加，辐射剂量率急剧下降。距离加倍，剂量率降低至1/4。操作者身体后退一脚之余，剂量率就可能减半。在介入程序中，介入医师进行操作时通常与患者之间的距离不超过一臂，这将导致较高的受照剂量，尤其是在血管造影过程中手动注射对比剂时。如果必须进行手动注射，应考虑使用长导管，尽可能增加与患者之间的距离；如果使用高压注射器注射对比剂，操作者应尽可能远离患者，躲到落地铅屏风之后更为理想。在经皮椎体成形术中，操作者站在距离 X 射线管 4m 之外的铅屏风之后，使用遥控骨水泥（黏合剂）输送装置进行骨水泥（黏合剂）注射，受照剂量显著低于常规人工注射。

一般而言，X 射线入射患者身体一侧的散射辐射强度最大。入射到患者身体的辐射仅有1%～5%到达人体另一侧。站在出射 X 射线束方向一侧（影像探测器），仅剩1%～5%的入射辐射及其散射辐射。如果射线束为水平方向或接近水平方向，操作者应尽可能站在影像探测器一侧。如果射线束为垂直方向或接近垂直方向，应保持 X 射线管在诊疗床（导管床）之下，可使较强的散射辐射指向地面，操作者头颈部受照剂量较低。

> **案例 12-6**
>
> 某医院个人剂量检测发现，心内科一医生的各季度剂量检测结果都高于其他医生。经观察发现，该医生在心脏介入操作过程中（需要各种投照体位），经常在完成右肝位造影后（探测器位于患者的右侧肝脏位置处，由于机架位置的原因使得悬吊防护屏偏离正常防护位置），未经任何操作就继续进行其他操作。基于以上调查，监督部门给出整改建议，并在随后的检测中显示该医生的剂量与其他医生的剂量水平。
>
> **问题：**
>
> 1. 该医生个人剂量高于其他医生的原因是什么？
> 2. 给出你的整改方案。
>
> **分析：** 介入操作中天花板悬吊式防护铅屏可提供附加的剂量显著降低，尤其是对操作者上半身及防护衣具未覆盖的头部（眼）和颈部。在各个体位操作中都规范摆放使用悬吊防护铅屏可有效降低操作者的所受剂量。

3. 屏蔽防护 辐射屏蔽主要有三种类型：结构屏蔽，辅助防护设施（室内防护装置），个人防护用品。结构屏蔽是能达到放射防护目的，纳入建筑结构整体设计的一种屏蔽方式。室内防护装置包括床下铅帘、床侧屏蔽板、天花板悬吊式铅屏风、一次性辐射吸收垫（帘）和落地铅屏风等。固定式或移动式落地透明铅屏风可对操作者和其他工作人员提供附加屏蔽防护，尤其适合技师、护士和麻醉师使用（图 12-15）。

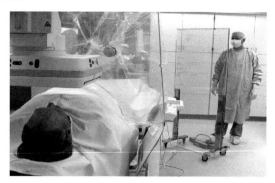

图 12-15　移动式落地透明铅屏风对操作者和其他工作人员提供附加屏蔽防护

个人防护用品包括防护铅衣（图 12-16）、防护铅眼镜（图 12-17）、甲状腺铅领和防护手套等。根据基本安全标准要求，如果单靠结构屏蔽和行政管理控制措施无法满足所需的职业放射防护水平，用人单位必须确保向工作人员提供符合相关标准和技术规格合适且足够的个人防护用品和室内防护装置，并确保工作人员合理有效地使用这些个人防护用品和室内防护装置。在需要工作人员接近 X 射线源和患者（散射辐射源）进行操作的介入程序中，个人防护用品和室内防护装置对于职业放射防护尤为重要。

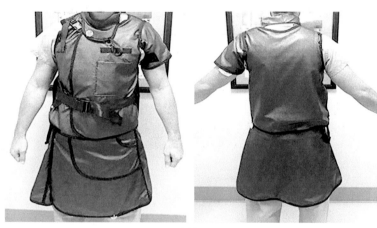

图 12-16　分体式防护铅衣

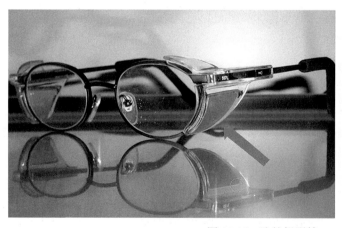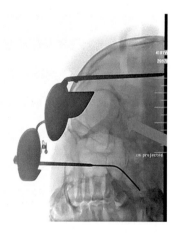

图 12-17　防护铅眼镜

案例 12-7

一位介入医生在查看自己的个人剂量检测结果时发现,在过去的几个季度里他的个人剂量值呈递增趋势。在其要求下,医院监督部门及设备厂家对机器及床旁防护装置进行了检测,结果未发现明显异常情况。为进一步查明原因,监督部门对其日常工作进行了调查:发现该医生在手术接台期间,其铅衣随意堆放在座椅上,并且有其他人员坐在铅衣上休息和查看电脑。术后该医生又将其铅衣折叠整齐放于其个人更衣柜中。

问题:

1. 该医生个人剂量呈上升趋势的原因是什么?
2. 对于该医生的工作习惯你的整改建议是什么?
3. 铅衣如何存放保管?

分析: 在介入程序中,应当穿戴包裹型防护围裙和甲状腺铅领。铅衣不能折叠及随意堆放,以防止出现裂痕。术后铅衣应悬挂于衣架上,以避免发生折损。

(二)术中操作相关防护优化建议

手术操作过程中一些简单的措施,如尽可能增加操作者与患者和床之间的距离、限制照射野尺寸(准直)和熟练迅速地实施操作以缩短照射时间等,都可以有效降低职业照射剂量。现将介入放射学中优化工作人员放射防护的几点建议如下。

1. 利用所有可用信息来规划介入程序 应尽可能利用患者术前影像检查资料(如超声、MRI、CT)确定相关解剖病变信息,规划介入操作方案。如果使用得当,术前的诊断性成像将有助于缩短介入程序的时间,减少并发症发生率,减少透视时间和影像采集的数量。

2. 尽可能减少透视时间 应当仅在进行实时导管、导丝操作和需要观察运动现象时进行曝光透视。透视前,将目标区置于照射野中央,在调整患者成像位置和视野大小时,应尽量使用虚拟准直功能,避免在透视状态下进行。除非操作者正在观察监视器,其余操作时段不应进行曝光透视。尽可能使用短促间歇透视,避免持续透视。使用末帧图像冻结功能可代替额外的透视曝光,供术中分析、测量、对比之用。利用虚拟准直功能,可以提前调整准直器叶片的位置,降低准直调节过程中的透视的必要性。

3. 尽可能减少图像采集帧数 图像采集过程中的剂量率显著高于透视的剂量率,图像采集帧数也会显著影响患者和操作者的辐射剂量。图像采集总帧数取决于采集时间及采集帧率。在临床可接受水平下应尽可能减少运行序列数量和每次运行的时间。许多介入透视设备的采集帧率是可调的。一般而言,帧率越低,给定运行时间内患者剂量也就越低。但是,帧率的选择应满足具体临床操作所需的影像质量要求。例如,若所用设备在 7 帧/秒或 15 帧/秒时的影像质量能够满足临床要求,则可以使用这样较低的帧率,而不使用 25 帧/秒或 30 帧/秒的帧率。冠心病介入治疗中,电影的标准帧率是 25 帧/秒,虽然这符合我们的视觉习惯,但一般情况下 12.5~15 帧/秒就足够看清楚。在有些情况下,可以通过机器参数的设定来使用变化帧率采集(而不用固定帧率)方式,在图像采集帧数最小的同时不遗漏重要信息(如动脉期采集帧率为 10~15 帧/秒,静脉期采集帧率为 3~7 帧/秒)。关于特定设备不同采集选项对剂量、图像质量的影响,应寻求资深技师的意见。

4. 尽可能使用降低患者剂量的技术 降低患者所受剂量的技术主要包括:低剂量率透视模式、低脉冲频率透视选项、采集时低剂量采集设置、低帧率影像采集选项、X 射线束谱滤过、增加 X 射线束能量、使用辐射准直、使 X 射线管远离患者和使探测器靠近患者等。以上大多数技术都可以通过设置机器参数和设备来实现。介入室内影像技师是连接介入设备和临床操作者的桥梁,其对设备的掌握和对临床操作的理解可使介入设备得到更合理使用,同时降低患者和操作者所受剂量。因此,有必要寻求资深影像技师咨询,以准确全面地了解可用的选项和模式及其对剂量率和影像质量的潜在影响。在此基础上,针对特定设备和特定临床需求,作出恰当的选择。尖端不透 X 射线的导管更易于观察。对较小的儿童（体重低于 20kg，X 射线路径长度小于 15cm），或较大儿童及成人的较小部位（如肢体，X 射线路径长度小于 15cm），可以考虑卸除散射滤线栅；但是，应当注意到卸除滤线栅在减少剂量的同时，可能会在一定程度上降低影像质量。

5. 合理使用成像链几何布局　单向系统或双 C 形臂系统的每一成像平面，影像探测器应当尽可能靠近患者身体，X 射线管尽可能远离患者身体。在后前（PA 位）投照时应尽可能升高导管床，使患者背部（X 射线束入射面）尽可能远离 X 射线管。在侧位或斜位投照时，应特别注意成像链几何布局，使影像探测器尽可能靠近患者身体，而 X 射线管尽可能远离患者身体。如果没有严格意义上的必要性，应避免使用需要高剂量率的 C 形臂角度。

6. 合理使用准直器　应当使用准直器，将 X 射线束限制到目标区。严格的准直有多种益处：由于受照组织体积的减少，降低了患者随机性效应的风险；减少了到达影像探测器的散射辐射，改善了影像对比度；减少了工作人员受到的散射辐射；降低了 X 射线束方向改变时或使用双 X 射线管系统成像时照射野重叠的可能性。一些心血管造影设备配置了结合有圆形和椭圆形叶片的双形准直器，可以提供对心脏轮廓的适形照射野准直。使用半透明或楔形滤过板也有助于改善影像质量，降低患者所受剂量和散射剂量。如有虚拟准直选项，应当使用。

7. 尽可能站在低散射辐射区域　站在距离 X 射线束尽可能远的位置，牢记平方反比定律。不要将手置于 X 射线束路径中，使用延长管或持针器，使手保持在照射野之外。在可行时，使用高压注射器注射对比剂。在影像采集运行时，应尽可能后退，最好站在铅屏风之后，如可行尽可能离开介入室。在进行较大角度斜位或侧位投照时，X 射线束在患者入射侧的散射辐射强度最高。左前斜头位或左前斜脚位投照，可使操作者受到较高水平的散射辐射。在进行这些投照时，操作者应尽可能站在 X 射线管的对侧（即影像探测器一侧）。

8. 使用防护屏蔽　使用所有可能用到的个人防护用品。在透视引导介入程序中，应当穿戴包裹型防护围裙和甲状腺铅领。术后铅衣应悬挂于衣架上，以避免发生折损。天花板悬吊式铅屏可显著降低剂量，尤其是对防护衣具未覆盖的头部（眼）和颈部。如果不能保证在术中全程持续使用天花板悬吊式铅屏，建议佩戴有侧屏蔽的铅眼镜。床下铅帘可显著降低下肢所受剂量，应当尽可能使用。

9. 选择合适的成像设备　透视设备可能外观很相似，然而，不同用途所需的硬件、软件和配置设定常存在显著差距。如果在特定介入程序中使用配置不当的设备，可能对患者或者操作者产生潜在危害。例如，心血管介入设备则通常配有尺寸相对较小的影像探测器，具备透视和电影摄影功能。外周介入设备应配备尺寸较大的探测器，具有透视和数字减影血管造影（DSA）功能。如果在腹部介入操作中使用心血管设备，为满足大范围解剖成像的需要，往往需要更多的透视或影像采集运行，导致患者和操作者辐射剂量的增加。反之，应用大尺寸影像探测器设备观察心脏，则会使对患者心脏的观察受限，损害心血管程序的临床性能。设备厂家的应用工程师和介入室技师应当密切协作，使设备及其配置与拟操作的类型相匹配。大多数介入影像系统的配置是，X 射线管相对于影像探测器而言更靠近地面（即床下管系统），这样的配置可避免操作者头颈部遭受最强的散射辐射照射，使仰卧位患者的乳腺组织也很少受到入射 X 射线束的照射。如果在介入操作中使用床上管系统，会显著增加患者和工作人员的辐射风险，应引起充分警惕，因此不提倡使用床上管系统来实施介入操作。潜在高辐射剂量程序应当使用符合 IEC60601-2-43—2010 标准要求透视设备。

10. 使用性能受控于质量保证计划的成像设备　所使用的设备应当有完善的质量保证计划。应当由有资质的介入室技师验证临床各种操作模式中剂量率和剂量测量的准确性，合理配置透视和采集模式的剂量参数。在设备首次用于临床之前应进行这一性能测试，随后至少每年进行一次定期测试，以确保患者辐射剂量率与临床所需的影像质量水平相称和设备的性能持续保持在合理可接受的水平。必要时，应在技师或服务工程师的共同协助下，对一些技术条件进行校准，这些因素包括：脉冲频率、脉冲宽度、透视和摄影过程中的脉冲峰值电压、线束滤过、透视和数字采集时影像探测器入射面的剂量设置和各种影像处理参数等。

11. 接受必要的培训 参与介入诊疗工作的所有专业技术人员，包括临床医师、放射医师、放射技师、麻醉师和护士等，上岗前皆应接受放射防护和有关法规知识培训，考核合格后方可参加相应工作。上岗后需要接受定期的再培训，培训的时间间隔不超过 2 年。如果工作人员拟进行不同技能的操作而出现在不同辐射损害的区域，或者工作条件、程序或政策发生了变化，或者引进了新的设备、新的技术或操作类型的情况下，工作人员需接受必要的再培训，这种再培训应具有针对性。任何一项介入诊疗程序应由具备该程序相应放射学和临床资质要求的医师实施，或在其监督指导下实施。操作或监督使用介入设备的每一个人，都应接受安全使用特定设备的实时培训和再培训。如有可用的医学模拟器材，应当考虑在开始临床实际操作之前，利用这些模拟器材进行新技能的训练。

12. 佩戴个人剂量计，了解自己的剂量 为确保工作安全，工作人员需要了解自己的职业照射剂量。应当在辐射工作期间全程、正确佩戴个人剂量计。如果工作时经常不戴剂量计，或未按要求正确佩戴剂量计，就无法保证剂量数据的准确性。

介入放射学中工作人员的适用剂量限值包括有效剂量、晶状体当量剂量、皮肤和手足的当量剂量。工作人员实际工作中佩戴的剂量计可能会用于估算其中一个或多个量，根据被监测者具体工作类型和受照方式的不同，需要在体表能代表受照情况的位置上佩戴一个或两个剂量计。

对于在介入放射学实践中仅利用一个剂量计进行个人监测的场合，国际原子能委员会建议：①如果工作人员从不穿着防护服，剂量计应佩戴在躯体前面肩与腰之间的位置；②如果工作人员有时穿着防护服，在穿防护服时，剂量计应佩戴在防护服之内躯体前面肩与腰之间的位置；③如果工作人员经常穿着防护服，剂量计应佩戴在防护服之外躯体前面肩部或领部；④在辐射经常或主要来自人员身体某一侧的场合如介入放射学程序（主要来自左侧），则除了上述①～③的指南之外，还应使剂量计佩戴在躯体前面最靠近辐射源的一侧。

对于在介入放射学实践中使用两个剂量计进行个人监测的情况下，对于介入放射学操作时经常穿防护服的工作人员，一个剂量计应佩戴在防护服（包括甲状腺屏蔽）之外躯体前肩部或颈部最靠近辐射源的一侧，另一个剂量计应佩戴在防护服之内躯体前面肩与腰之间的位置，最好戴在最靠近辐射源的一侧。

专用剂量计，如用于监测手指剂量的指环式剂量计，应该遵循专门的佩戴指南。

当使用防护服时，根据不同情况估算其有效剂量：①佩戴在防护服之内的单个剂量计报告的 $H_p(10)$，可提供防护服覆盖的身体部分对有效剂量贡献的良好估算，但会低估未被防护服覆盖的身体部分（甲状腺、头颈部、四肢）的贡献。②佩戴在防护服之外的单个剂量计报告的 $H_p(10)$，可能会显著高估有效剂量，应当用合适的算法，对防护服所提供的防护进行校正。③佩戴两个剂量计（一个剂量计在防护服之内，另一个在防护服之外）时，应当使用合适的算法，由所报告的两个 $H_p(10)$ 数值得到有效剂量的估计值。

由于 $H_p(3)$ 剂量计尚未普遍可及，利用佩戴在衣领或颈部的一个能报告 $H_p(0.07)$ 或 $H_p(10)$ 的剂量计，可提供对晶状体当量剂量的近似估算。在解释剂量估算值时，应当考虑是否佩戴铅眼镜这一重要因素。

第四节 患者的放射防护和剂量管理

介入放射学中，患者是医疗行为健康利益的受益者，也是辐射危害的承担者。当接受复杂的介入诊疗操作时，受照剂量可能导致辐射损伤。一些患者可能出现皮肤辐射损伤，而儿童和较年轻患者将来罹患癌症的风险相对增加。对患者辐射效应的可能性和严重程度的预评估需要考虑人口因素（年龄、体重和人种等）、医学史、辐射照射史和操作类型。当预期患者会受到相对较高剂量时，这一预评估过程就尤为重要。对绝大多数患者来说，受照剂量最高、辐射损伤风险最大的组织是 X 射线束入射部位的皮肤。在涉及头颈部的一些操作中，需要关注晶状体剂量。怀孕的患者需要特殊考虑。因此，作为一项高辐射剂量的医学影像手段，需要高度重视介入放射学相关操作的正当性判断（justification）、防护最优化和患者剂量管理。

一、术前诊疗方案规划

（一）患者辐射风险的影响因素

1. 人口因素　年龄越小，辐射致癌的风险越高，反之亦然。胎儿、儿童和青少年的风险超过平均水平 2～3 倍。对年龄在 60 岁以上的人，大约降低到平均水平的 1/5。据估计，接受一次介入操作，儿童患致死性癌症的概率为 0.07%～0.08%，但这一危险估计值可能因患者年龄、预期寿命和操作类型具体情况不同而存在很大的差异。儿童对辐射随机性效应的敏感度是成人的 2～3 倍，他们也比成人有更长的预期存活时间，有更长的时间显现出辐射相关的后果。辐射诱发儿童和青少年甲状腺癌、乳腺癌、皮肤癌、脑癌和白血病的风险显著高于成人。另一方面，体型较小的儿童在介入操作中受到的辐射剂量一般不足以诱发皮肤损伤或脱发。因此，对于儿童的介入操作，更应关注其潜在的随机性效应的风险。但是，对体型接近成人的儿童或青少年，应当同时关注组织反应的风险。对于较年长患者而言，由于辐射诱发癌症的潜伏期较长（一般在 10 年以上），而这些患者的预期存活时间相对较短，随机性效应风险不构成重大关系，通常视为一个较小的风险因子。对于成人患者，应着重考虑组织反应（皮肤损伤、脱发）的风险。

肥胖患者辐射诱发皮肤损伤的风险较高，这是由所受辐射剂量较大和距离 X 射线管的距离较近所致。肥胖患者入射皮肤部位的吸收剂量可达非肥胖患者的 10 倍，如图 12-18 示。已报道的介入操作诱发的皮肤损伤病例中，绝大多数是肥胖患者。另外，不同人种的肤色和发色差异也会影响辐射敏感性，肤色和发色浅的人更为敏感。

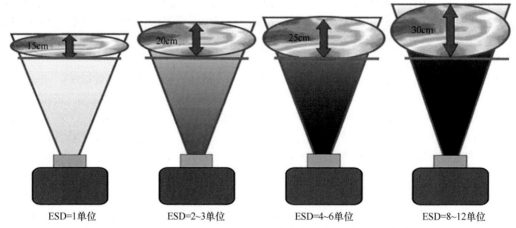

图 12-18　体层厚度的增加所引起的患者入射体表剂量（ESD）的增加

2. 医学及辐射照射史　患者的医学史方面，应考虑遗传因素、共存疾病、用药史和妊娠。共济失调毛细血管扩张症、Nijmegen 断裂综合征、重度联合免疫缺陷病、连接酶Ⅳ综合征和塞克尔综合征都是表现出超高辐射敏感性的疾病；而着色性干皮病的变种、范科尼贫血、人类早衰综合征和先天性角化不良都已被证实在较小的范围内增加辐射敏感性。可能是因为这些患者异常的 DNA 修复和细胞死亡调节会导致较高的辐射易损性。在自身免疫性疾病（系统性红斑狼疮、幼年型类风湿关节炎、系统性硬化病和皮肌炎等）患者中发现，辐射诱导的 DNA 损伤修复延迟和淋巴细胞辐射敏感性增加。淋巴细胞处于活跃状态的患者比处于这些疾病的缓解期阶段的患者更具辐射敏感性。甲状腺功能亢进也可能导致辐射敏感性增加。糖尿病并不导致辐射敏感性增加，但是由于存在小血管病变，可能会使已发生的辐射损伤不易愈合。放线菌素 D、多柔比星、平阳霉素、5-氟尿嘧啶和甲氨蝶呤等许多药物会增加辐射敏感性。

胚胎或胎儿的宫内受照导致附加风险增加。50～100mGy 的剂量可能引起临床上无法检出的发育状态变化；当剂量超过 100mGy 时，随着剂量增加，可能会出现从细微至明显的发育状态变化。胎儿对辐射致癌更为敏感，当胎儿受到 10mGy 及以上剂量的辐射时，出生后患癌风险上升。

吸烟、营养不良和皮肤完整性受损等相关因素也会增加辐射损伤的易感性。

如果临床计划的介入操作过程照射到以前受过辐射照射的（介入操作或放射治疗）皮肤部位，视先前的受照剂量和间隔时间不同，可能增加皮肤组织反应的风险。因此，在介入操作过程中，应充分考虑以前放射活动所致皮肤损伤的影响。

3. 操作类型 由于介入操作类型的不同，临床目的和复杂程度就各不相同，导致患者所受剂量就相差几倍、几十倍乃至几百倍。即使同一介入操作类型，由于患者因素、设备、操作技术、防护措施、监督和质量保证等诸多差异的存在，不同国家和地区、不同医院乃至同一医院的不同操作者之间所产生的患者所受剂量水平可能存在非常显著的差异。特别是在潜在高辐射剂量操作过程中，如果涉及长时间透视和（或）大量影像采集，使用高剂量模式，患者皮肤入射野很少变化，则更容易导致皮肤损伤。

（二）术前介入诊疗的正当性判断

对于介入术前规划，其实践的正当性判断主要在于总体是否有益，也就是说，执行该诊疗方案对个人和社会的预期益处是否超过该实践带来的危害（包括辐射危害）。医疗照射（ medical exposure ）是指患者（包括不一定患病的受检者）因自身医学诊断或治疗目的所受的照射、知情但自愿照料和抚慰患者的人员（不包括施行诊断或治疗的医务人员）所受的照射，以及生物医学研究计划中的志愿者所受的照射。医疗照射在本质上是患者在不同程度知情同意情况下自愿接受的，患者个人是直接健康利益的受益者，同时也是辐射危害的承受者。确保对患者利大于弊，净效益为正，是医疗照射的首要目标，同时应恰当地考虑对放射工作人员和其他人员的辐射照射危害。由于医用辐射实践的特性，对患者的医疗照射，需要采取与其他照射不同的且更细致的正当性判断方法。

1. 正当性原则的三个层次 通常是以经验、专业判断和常识作为依据来分析一项医用辐射实践的正当性。国际放射防护委员会（ICRP）第 73 号出版物提出，在辐射的医学应用中，正当性原则适用于三个层次。

（1）第一个层次，也是最基本的层次上，医疗活动中恰当地应用电离辐射被普遍认为益处大于危害，当前已将其正当性视为理所当然的，无须赘述。

（2）第二个层次，针对特定对象的特定医疗程序已被认为是正当的。例如，对已有症状的患者或者对某一疾病的高危人群所做的胸部 X 射线摄影。本层次的正当性，旨在判断某种放射诊疗程序是否有助于明确诊断和改善治疗效果，是否可以提供受照者的必要医学信息。放射诊疗程序的一般正当性的确认，是国家专业机构的职责，需与国家卫生和放射防护监管部门、相关国际组织配合进行。医疗程序的总利益，不仅包括对患者带来的直接健康利益，而且包含对患者家庭和社会的受益。对于现有医疗程序和新技术的风险和效能要进行适时的评价和审议。新型介入操作技术应当经过适当的、客观的试验（通常是正式研究项目的一部分）且证明确实有效之后方可用于常规临床工作，每一项新技术的评估都应包括辐射剂量及其后果。

（3）第三个层次，应证明应用于患者个体的特定放射诊疗程序是正当的（利大于弊）。因此，应当由执业医师在考虑照射的具体医疗目的和受照者个人特征的基础上，事先对每个人的医疗照射的正当性作出明确判断。对每一例患者开具介入放射学程序申请单前都应进行正当性判断，依次考虑如下：拟议程序应有足够的净利益；在能取得相同净利益的情况下，应尽可能采用非电离辐射的替代方法（超声、磁共振或内镜），在无替代方法时，应权衡利弊，仅当拟议程序给受诊疗的个人带来的利益大于可能引起的辐射危害时才是正当的。

必要时，必须通过介入医师和申请医师之间的协商来确定对个体患者进行拟议介入程序的正当性，尤其是对于孕妇和儿童，要考虑到：请求的适当性、程序的紧迫性、拟议介入程序的特性、个体患者的特征和患者以往接受放射诊疗程序的相关信息。对于复杂病例，应当通过多学科团队或联合会诊机制，共同讨论和确定恰当的治疗方式。

对育龄妇女进行介入诊疗前，应明确是否怀孕，并了解月经情况，诊疗应控制在月经来潮后的10天以内进行，或在诊疗前进行妊娠试验。除非在临床上有充分理由，要避免对怀孕或可能怀孕的妇女进行会引起下腹部或骨盆受到直接照射的介入程序；在临床情况允许的前提下，可考虑将介入程序推迟到分娩之后。如确需实施介入程序，应尽可能在医学物理师的帮助下，对程序可能导致的胚胎或胎儿剂量及其潜在辐射风险作出预评估，进行恰当的利益-风险分析，探讨如何对程序进行必要调整可使得胚胎或胎儿很少或不会直接受照。当临床上可行时，可通过使用低剂量透视模式、限制摄影数量、线束准直等降低剂量的措施，确保胚胎或胎儿剂量最小化。ICRP已声明，一般情况下，在胎儿吸收剂量小于100mGy时因考虑辐射风险而作出终止妊娠的决定是不具有正当性的。

2. 透视引导介入程序的利益-风险评估　在对X射线透视引导介入（FGI）程序进行利益-风险评估时，应综合权衡预期患者的健康利益（延长寿命、缓解疼痛、减轻焦虑、改善功能、相对于开放性手术的优势等）、程序本身的风险（并发症、发病率、死亡率、在接受程序时经历的焦虑和疼痛、漏诊或误诊、工作时间的损失等）及辐射风险（个人和社会的随机性效应风险、个人的确定性效应风险、妊娠风险），仅在预期临床利益大于包括辐射风险在内的全部风险的情况下，才认为该程序具有正当性。利益-风险评估应当贯穿整个介入程序的始终，从初步考虑对特定患者安排程序开始，直到程序已完成或终止。

初始分析将确定是否对患者实施某一程序，不仅应考虑拟议程序的利害，还应考虑不实施该程序的固有利害和替代程序的利害。如果预期利益小于估计的风险，一般情况下不应实施该程序。但是，如果不存在替代方法或不实施该介入程序预后会很差的情况下，仍可实施该程序。

在术前，如果患者情况发生变化，或出现新的信息，则应重新进行利益-风险评估。

术中应继续进行利益-风险评估。一些不利因素（包括对比剂用量，患者或病变的解剖特征，患者的耐受性和合作能力，临床情况的变化，与导丝、导管和支架操作相关的技术因素等）可能会迫使程序调整或中断。辐射风险应作为术中持续评估的一部分，但绝对不能视为最重要的一部分。如果在达成临床目的之前终止手术，则所有已受到的剂量只会增加辐射风险而不带来任何临床利益。对于辐射风险的管理，可参照当前临床上用于对比剂负荷所致肾衰竭风险管理的类似方式，相应措施包括：术前预估风险水平；术中监测辐射剂量；受照剂量增加时如有可能限制所用辐射剂量；如需在手术成功前调整或终止程序，应慎重权衡与临床风险相比较的高辐射剂量的相对风险。

3. 患者医疗照射正当性转诊指南　2014年版《国际电离辐射防护与辐射源安全基本安全标准》要求，在确定放射学程序中具体患者医疗照射的正当性时，必须考虑到相关的国家或国际层面的转诊指南（referral guideline）。

二十多年来，有关区域和国家组织已经发表了一系列关于合理使用医学影像检查的指南。英国皇家放射学会（RCR）出版了《临床放射学服务的最佳应用指南》；欧盟2000年发表的指南名为《医学影像转诊指南》等。这些指南大多基于循证医学的原理和方法，进行标准化的文献综述和证据表的汇总，由相关专业人士构成的专家组对每一指征的适合性进行评分，对包括各种诊断放射学程序、介入程序、核医学程序、超声、磁共振等方式在内的医学影像检查的临床指征进行了详细、全面的描述，可作为临床决策辅助工具，帮助执业医师针对特定临床问题，从众多可供使用的检查类型中快速选择最恰当的影像检查方式，从而获得更高的合理应用层次和选择更低的剂量。在无辐射成像方法也能得到同等的临床价值时，这些指南建议不采用电离辐射成像程序。

为诊断放射学制定的转诊指南中通常包括了介入放射学程序。意大利和法国的指南中有专门的"介入放射学"部分，列出35～50种常用的介入放射学程序，针对每一种临床情况及相关的介入程序，分别给出推荐类别、涉及的相对辐射水平及必要的解释。在其他绝大多数转诊指南中，介入程序是作为特定诊断问题的一部分而给出。例如，RCR指南中，"经皮经肝胆管造影"是作为"胃肠系统"中"黄疸"这一具体诊断问题的一个选项予以讨论和分析,对每一种介入程序也给出了推荐类别、涉及的相对辐射水平及必要的解释。

在许多针对特定疾病的多学科指南中,也推荐了相应介入诊疗程序的转诊指南或适应证。这些指南大多凝聚了业界共识,旨在指导医生、患者、医疗机构和卫生局基于循证医学原则进行临床决策。主要包括以下几个类别,① I 类:指已证实和(或)公认有益、有用和有效的操作或治疗,推荐使用;② II 类:指有用/有效的证据尚存矛盾或存在不同观点的操作或治疗;③ II a 类:有关证据/观点倾向于有用/有效,应用这些操作或治疗是合理的;④ II b 类:有关证据/观点尚不能被充分证明有用/有效,可以考虑应用;⑤ III 类:指已证实和(或)公认无用和(或)无效,并对一些病例可能有害的操作或治疗,不推荐使用。其中对以上几类中的证据来源的水平(力度)表述如下,①证据水平 A:资料来源于多项随机临床试验或荟萃分析;②证据水平 B:资料来源于单项随机临床试验或多项非随机对照研究;③证据水平 C:仅为专家共识意见和(或)小规模研究、回顾性研究、注册研究。

需要强调的是,这些多学科指南并非尽善尽美,只覆盖了部分程序,多数未提及辐射安全风险,也不一定适合具体患者的临床情况,不能替代医生的专业判断和逐例分析。应用时也应当考虑本地医疗服务的可及性、技术和实践的现状及成本费用等具体因素。对于具体患者应结合临床经验逐例具体分析,对于复杂病例应进行多学科团队或联合会诊讨论。随着新技术的发展、临床研究的深入和证据的变化,应适时复审和修订现有指南;在发表新的指南之前,宜征求放射防护领域学术团体的专业意见。

国际原子能机构和世界卫生组织发起的《波恩行动倡议书》中,对于加强全球范围内医疗照射正当性原则的实施提出以下倡议:①引入和推广 3A 行动:认知(awareness)、适当性(appropriateness)和核查(audit),3A 行动可作为促进和强化实践正当性的一个工具;②在所有利益相关方的参与下,制定协调一致的循证标准,以增进临床影像技术(包括放射学、核医学诊断和非电离辐射程序)的合理应用;③在充分考量当地具体情况和地区差异的基础上,在全球实施临床影像转诊指南,并确保这些指南的定期更新、可持续性和可利用性;④加强与正当性相关的临床核查的应用,确保正当性成为放射学日常实践的一个有效的、透明的和可问责的组成部分;⑤引入信息技术解决方案,如临床影像决策支持工具,并确保在医疗实践中能方便获取和免费使用这些方案;⑥进一步制定无症状人群健康筛查计划的正当性标准,制定并不作为健康筛查参与者的无症状的个人接受医学影像检查的正当性标准。

■ (三)介入诊疗的人员要求

任何一项 FGI 诊疗程序都应由具备适合该程序相应放射学和临床资格要求的医师实施,或在其监督指导下实施。操作或监督使用 FGI 设备的每一个人,都应当接受安全使用特定设备的适时培训和再培训。

依据所从事介入诊疗科目的不同,介入医师应在卫生行政部门认定的培训基地接受一定期限的系统培训(如综合或外周血管介入的培训时间应不少于 6 个月;心血管疾病或神经血管介入的培训时间应不少于 12 个月)。培训期间,应在上级医师指导下,独立完成规定数量的诊疗科目病例,并经考核合格。在上级医师指导下,参加对相应介入诊疗科目患者的全过程管理,包括术前评估、诊断性检查结果解释、与其他学科共同会诊、介入诊疗操作、介入诊疗操作过程记录、围术期处理、重症监护治疗和术后随访等。参与介入诊疗程序的专业护士及其他技术人员应经过相关专业系统培训并考核合格。

参与介入诊疗的所有专业技术人员,包括临床医师、放射医师和技师、麻醉师和护士等,上岗前皆应接受放射防护和有关法规知识培训,考核合格后方可参加相应的工作。上岗后需接受定期的再培训。必须强调,不得以临床经验或专业培训抵消或代替正式的放射防护培训,反之亦然。放射防护培训内容至少包括电离辐射生物效应、影响患者剂量的因素、减少患者剂量的措施、患者峰值皮肤剂量的估算方法及职业照射防护的实用方法。

（四）诊疗方案的制订

案例 12-8

一患者于 2017 年 6 月 5 日行冠状动脉造影检查,发现右冠状动脉慢性闭塞性病变(CTO),当即行经皮腔内冠状动脉成形术(PTCA)欲血运重建,但未成功。一周后再次尝试行 PTCA,经 3 小时尝试,最终宣告失败。随后该患者由于 2017 年 7 月 2 日由外请专家行 PTCA,最后经 2 小时努力成功进行血运重建。经记录 3 次手术的 K_a 分别为:2149.9mGy、2623.8 mGy、1749.2mGy;P_{KA} 分别为:119.9Gy·cm^2、139.6 Gy·cm^2、93.06Gy·cm^2。该患者于术后 4 周在左肩胛骨下缘出现局部红斑,8 周左右出现局部溃疡,并且不断加重。遂来医院就诊,皮肤科医生诊断为放射性皮肤损伤。

问题:

1. 该患者的治疗方案是否符合介入操作的正当性原则?
2. 请给出你的冠状动脉介入治疗方案修改建议。

分析: 在制订当前的临床诊疗方案时,应将患者以前接受的辐射照射考虑在内。如果先前的程序已导致很高的 PSD,则应考虑在后续程序规划时作出必要的策略调整,尽可能减少皮肤剂量。如果程序是重复进行的,在临床条件允许的情况下,可以考虑适当延长程序之间的时间间隔。

1. 根据前期资料选择不同的引导方式　介入医师应审阅患者以前所做过的相关影像检查,尽量查阅其原始影像。术前的医学影像检查,建议使用非介入的体层成像方式(如超声、MRI、血管造影、MDCT 血管造影等),优先选择非电离辐射的成像方式。如果使用得当,术前的诊断性成像可能有助于缩短介入程序的时间,减少并发症发生率,减少透视时间和影像采集的数量。由 MRI 或 MDCT 血管造影得到的重建影像有助于更为精准地解剖定位和确定治疗计划。对于外周动脉疾病的评估,可用 MDCT 血管造影代替数字减影血管造影(DSA)作为初始检查。对于胃肠道出血的评估,MDCT 血管造影可作为一线检查,为指导患者治疗规划提供了省时高效的方式。使用 CT 时,应注意减少诊断检查的剂量,从而减少患者所受的总辐射剂量。MR 胆道造影在确定梗阻的部位和性质方面得到越来越多的应用,对计划胆道介入操作尤其是对于有肝门病变的患者行胆道引流有重要价值。

应根据临床目的选择恰当的影像引导方式,如 X 射线透视引导 PCI,在活检时使用 CT 引导。有时可以在操作中使用两种以上的影像方式来改善效能和提高安全,结合使用非电离辐射成像方式可以降低辐射剂量,如在经皮肾造瘘术中先用超声对肾盂定位,再用透视引导插管。正确选择有合适尺寸和形状的影像探测器(平板探测器或影像增强器)的设备将进一步改善诊断影像质量。

2. 针对患者所受剂量采取的方案　诊疗方案应包括患者所受的皮肤剂量的相关内容,综合考虑下列因素来减少患者所受的辐射剂量:检查的部位、观察的次数和每次透视的时间;防散射滤线栅的使用;动态成像中相应的影像存储技术(如每秒帧数)等。

不同投照方位的皮肤入射剂量率差异很大。侧位或角度过大的斜位投照时,与前后位(AP)或后前位(PA)投照相比,由于光子穿透的身体厚度增加,需要更高的辐射剂量率。现代透视设备在透视和影像采集过程中,能够自动调整辐射输出量以适应成像部位身体厚度的变化,维持预设的影像质量水平。此外,X 射线管至皮肤距离的减少也将进一步增加皮肤剂量。侧位或角度过大的斜位投照时的辐射强度可能是 AP 或 PA 投照时的几倍甚至十几倍,如图 12-19 示。在便于手术的情况下,设计诊疗方案时应考虑投照方位对皮肤入射剂量的影响。在任何合理可行的情况下,应当避免使用侧位或角度过大的斜位投照。在有必要使用这类机架角度时,必须认识到辐射剂量相对较高。

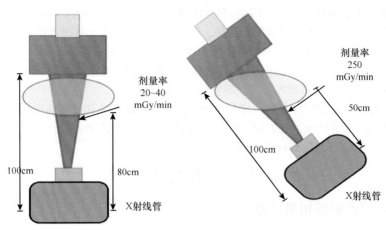

图 12-19　投照角度变化引起的患者入射体表剂量率的变化

　　在照射野内的乳腺组织将增加成像部位的厚度，导致曝光参数（kV，mA）和射束强度增加。因此，应避免将乳房作为 X 射线束的入射面。出射 X 射线束的强度仅为入射 X 射线束强度的 1%～5%。因此，在可行且不干扰临床操作时，选择 PA 投照而不用 AP 投照，有助于减少胸部介入程序中乳房部位皮肤损伤的概率，降低乳腺组织吸收剂量及辐射诱发乳腺癌的风险（尤其是年轻患者）。在侧位或斜位投照时，应注意通过调节准直或机架角度变化，尽可能避免乳腺组织受照。

　　照射野应当仅限于必须成像的身体部位。当辐射束路径中包括了其他不需要成像的身体部位时，图像中会增加骨骼或其他组织的伪影，干扰对目标解剖结构或导管等介入器械的观察，可能导致辐射强度增加及操作时间的延长。在侧位或斜位投照时，如果双侧上肢处于照射野中，其中一侧上肢可能会非常靠近 X 射线管，在长时间操作中，该侧上肢可能会受到足以导致皮肤损伤的高吸收剂量，如图 12-20 示。因此，应当在方案设计时小心留意上肢的术中位置。除非上肢是作为程序中计划成像任务的一部分，患者双上肢应全程处于辐射野之外。

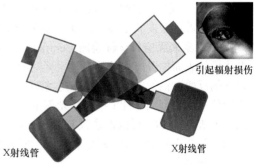

引起辐射损伤

X射线管　　　　　　X射线管

图 12-20　侧位或斜位投照
双侧上肢处于照射野中引起辐射剂量增加，导致皮肤损伤

　　肥胖患者身体厚度较大，因而成像需要较高的辐射输出量，而且身体距离 X 射线管的距离较近，入射皮肤部位的吸收剂量可达非肥胖患者的 10 倍，如图 12-18 示。肥胖患者皮肤辐射损伤的风险较高，已报道的 FGI 程序诱发的皮肤损伤病例中，绝大多数是肥胖患者。有可能通过升高诊疗床和采用非等中心成像来降低剂量。对于肥胖患者也经常需要作出其他的程序性调整来降低剂量。

　　在制订临床诊疗方案时，应将患者以前接受的辐射照射（包括放射治疗和介入程序）考虑在内。介入医师应尽可能地了解患者是否已接受过介入诊疗操作，包括操作者情况、透视时间、影像采集帧数、受照部位及大概的 PSD 等内容。如果先前的程序已导致很高的 PSD，则应在后续程序规划时考虑作出必要的策略调整，尽可能减少皮肤剂量。如果程序是重复进行的，在临床条件允许的情况下，可以考虑适当延长程序之间的时间间隔。皮肤受照后，DNA 修复过程基本上在 1 天内完成；视辐射剂量不同，需要几个月的时间完成再增殖过程。

　　对儿童患者进行介入诊疗时，应注意非诊疗部位的防护，特别应加强对性腺、晶状体、甲状腺、乳腺及儿童骨骺等辐射敏感器官的防护。准直是减少与成像任务无关剂量的最佳方法。在有无菌操作要求的手术室使用患者屏蔽存在一定困难,有人认为使用患者屏蔽实际上可能会增加患者体内的反散射。因此,通常不建议对患者提供屏蔽防护。但是,由于屏蔽会导致患者体内反散射增加的证据不足,如果患者或其家属要求,在不妨碍操作的前提下,可以为其提供屏蔽。

术前应当指定专人(技师、护士或其他人员)负责密切监控术中辐射剂量,监测仪表的累积读数,并在达到首次通知或后续通知水平时立即通知介入医师。

必须强调,辐射仅是方案设计需要考虑的一个方面,应同时考虑其他非辐射风险因素,如碘或钆对比剂的不利影响,术前影像检查的可靠性,进行多项检查的费用和时间代价。对每一位患者及每一特定临床情况,都应仔细权衡这些问题。

二、术中患者剂量监测

(一)患者所受剂量的相关指标

1. 空气比释动能(air kerma) 是 X 射线光子在单位质量空气中释放出来的全部电子的初始动能之和,其单位为戈瑞(Gy)或毫戈瑞(mGy)。对于介入放射学中应用的光子能量,除了次级电子未平衡的位置(如在交界面附近的空气中),空气比释动能的数值与自由空气吸收剂量数值是相同的。实际上,量值传递及测量的物理量是空气比释动能,而不是空气吸收剂量。因此,ICRU 推荐使用空气比释动能(不用空气吸收剂量),也推荐其应用于在空气中所测量的其他量,如入射表面空气比释动能及比释动能-面积乘积。

2. 入射空气比释动能(incident air kerma,K_i) 是指在患者或模体不存在的情况下,在入射 X 射线束中心轴与患者或模体表面所占空间位置交点处的空气比释动能,单位是戈瑞(Gy)或毫戈瑞(mGy)。它仅包含初始入射 X 射线的贡献,不包含患者或模体表面的反散射辐射的贡献。K_i 的数值随着焦点皮肤距离(FSD)的减小而增大。

3. 入射表面空气比释动能(entrance surface air kerma,K_e) 是指在入射 X 射线束中心轴与患者或模体表面位置交点处的空气比释动能。它不仅包含初始入射 X 射线的贡献还包含患者或模体表面的反散射辐射的贡献,单位是戈瑞(Gy)或毫戈瑞(mGy)。K_e 可以通过放置在患者体表有代表性位点的小型剂量计(如热释光剂量计)来直接测量,或者通过 K_i 与反散射系数(B)的乘积得出,即 $K_e = K_i \cdot B$。反散射系数取决于 X 射线能谱、照射野大小、患者(或模体)的厚度和组成。在诊断与介入放射学中,反散射系数的典型值范围为 1.2~1.6。K_e 的数值也随着焦点皮肤距离(FSD)的减小而增大。

对于 X 射线透视的模体剂量测量,可用水模体,最好用聚甲基丙烯酸甲酯(PMMA)模体,测量入射表面空气比释动能率 K_e。要求探测器对直接辐射和反散射辐射均有响应(如电离室)。如果探测器对反散射辐射无响应(如固体探测器),则可用测入射空气比释动能率 K_i 乘以适当的反散射系数 B 计算出 K_e。通常某些半导体探测器对反散射辐射没有响应,在使用前应予以确认。

4. 峰值皮肤剂量(peak skin dose,PSD) 是指介入放射学中患者任何部位的皮肤累积受到的最高吸收剂量值。PSD 主要包括初始入射 X 射线的贡献,也会有一些散射线的贡献。自动曝光控制(AEC)系统通过对到达影像探测器的 X 射线强度的采样来自动决定曝光量,从而获得预定的图像质量。由于投照方向的不断改变,受主 X 射线束照射的患者解剖区域也在不断变化,不同组织的衰减系数各异,导致管电流和管电压的持续变化。事先可能无法准确预计最大入射皮肤剂量发生的解剖位置,因此,很难实现对 PSD 的直接监测。在一些程序中(如心血管介入),放置在患者皮肤上的剂量计可能并不处于所有投照方向的初始 X 射线束中。

5. 空气比释动能-面积乘积(air kerma-area product,P_{KA}) 是 X 射线束的横截面积与该横截面积上的平均空气比释动能的乘积,常用单位为 Gy·cm²,可作为 X 射线束授予患者总能量(与辐射的随机性效应相关)的代替表征量。其测量结果通常不包括散射线。可使用安装在 X 射线管组件出口上的大面积透射电离室进行 P_{KA} 测定。P_{KA} 测量仪不会干扰检查过程,可提供实时剂量信息。

由于剂量随测量位置与 X 射线源距离的增加呈反平方比减少，同时照射野面积随距离增加成正平方比增加，使得在任何距离测出的 P_{KA} 数值保持恒定，在 X 射线源与患者之间的任何指定位置进行测量所得 P_{KA} 是相同的。电离室的结构中经常包含高原子序数的元素，其校准依赖于射束能量，因此，对于使用附加铜滤过的透视设备，仪器校准尤为重要。

P_{KA} 易于测量，作为评估随机性效应风险的一个良好指标，可结合使用有效剂量转换系数（dose conversion coefficient，DCCE）推导有效剂量 E。DCCE 取决于患者的受照部位和介入程序类型，是对拟人数字模体实施模拟介入程序做蒙特卡罗器官剂量计算导出的。已有研究表明，儿童的 DCCE 取决于年龄和程序类型，年龄越小，DCCE 越大，总体而言儿童的 DCCE 为成人的 1.33～16.4 倍。

6. 参考点空气比释动能（reference point air kerma，$K_{a,r}$） 为介入操作中与透视设备机架有关的空间中某个特定点（如患者入射参考点）的累积空气比释动能，不包括反散射。$K_{a,r}$ 可作为在介入操作中所有受照皮肤区域累计受到的总吸收剂量的近似值。患者入射参考点（patient entrance reference point，PERP）经常接近患者皮肤，但很少位于入射皮肤表面。在绝大多数的介入操作过程中，X 射线束相对于患者进行周期移动，使患者不同部位的皮肤受到的照射剂量得以分散。因此，基于 $K_{a,r}$ 的测量数据，一般情况下可能会过高估计皮肤损伤的风险。然而，如果机架移动减少乃至不变，则会增加皮肤损伤的风险。已报道的皮肤损伤，绝大多数有清晰的病变边界，提示在术中绝大部分的透视或影像采集期间射束移动有限，应引起高度重视。

皮肤损伤与 PSD 有关，目前尚无很好的实时测量或计算 PSD 的方法。规定的 PERP 的空气比释动能测量结果可用于 PSD 的估算。对于床下 X 射线管布局的介入设备，PERP 在床上 1cm 处；对于床上 X 射线管布局的介入设备，PERP 在床上 30cm 处；对于等中心透视 C 形臂介入设备，PERP 位于 X 射线束基准轴上，距等中心向焦点方向 15cm 处。由于 PERP 是相对于介入设备机架的固定空间位置而不是患者位置定义的，当机架运动时，PERP 相对于患者的位置就会发生改变。这取决于患者成像部位的身体厚度、检查床的高度和射束角度，PERP 可能在患者体外，或与患者皮肤重合，或者位于患者体内。

如果 $K_{a,r}>500$mGy，可利用 $K_{a,r}$ 测量数据和公式（12-5）估算峰值皮肤剂量 PSD：

$$PSD（mGy）=206+0.513×K_{a,r}（mGy） \tag{12-5}$$

式中，PSD 为峰值皮肤剂量；$K_{a,r}$ 为参考点空气比释动能。皮肤剂量的合理估算应考虑机架移动、患者身材及患者相对于机架的位置。

一般认为，P_{KA} 不能直接用于组织反应（确定性效应）的评估，在介入程序中 P_{KA} 与患者个人的 PSD 相关性很差，小照射野高剂量情况下 P_{KA} 值可能与大照射野低剂量情况下的 P_{KA} 值相同，利用 P_{KA} 数据估计皮肤剂量的潜在误差为 30%～40%。但是，如果无法测量 $K_{a,r}$，在一定条件下（$P_{KA}>$ 50Gy·cm^2），可利用测得的 P_{KA} 估算 PSD 的近似值，见公式（12-6）：

$$PSD（mGy）=249+5.2×P_{KA}（Gy·cm^2） \tag{12-6}$$

式中，PSD 为峰值皮肤剂量；P_{KA} 为假定患者体表 100cm^2 的照射野面积时比释动能与面积乘积。应根据实际照射野的大小进行修正。

P_{KA} 和 $K_{a,r}$ 均忽略了来自患者的反散射影响。反散射依赖于射束能量、照射野面积和患者厚度等因素，可使皮肤剂量增加 20%～60%。透视引导介入程序中的患者剂量测量规程，包括剂量学量的选择、使用模体测量和患者测量的具体方法。过去要求 P_{KA}、$K_{a,r}$ 显示值与真值的偏差不超过 ±50%，对于新的介入设备，有关标准要求显示值与真值的偏差不超过 ±35%。符合 IEC 60601-2-43-2010 标准要求的一些新介入设备可提供包括 $K_{a,r}$、P_{KA} 增量、每次照射水平等信息的辐射剂量结构报告，有助于实时创建皮肤剂量分布图。

7. 剂量测量胶片 如放疗的慢速胶片，是一种大面积剂量计，可提供大范围皮肤剂量分布情况的信息。但是，由于需要冲洗处理，无法用于介入操作过程中的实时监测，只能用于操作结束后的评估，应用价值受限。辐射变色胶片（如 Gafchromic 介质）可铺设于床上患者体表，它对 X 射线照射迅速响应，无须冲洗自动变暗，可在正常周围光线条件下观察；如果在介入操作过程中疑有高皮肤剂量，则可以从患者身下取出胶片，与校准的标准剂量条带比较即可迅速进行剂量评价。

8. 透视时间 透视时间无法提供关于患者皮肤剂量率、照射野尺寸和分布及影像采集模式剂量贡献的任何信息，与 $K_{a,r}$ 之间的相关性很差。因此，在可能会产生高辐射剂量的介入操作中，不应将透视时间作为唯一的患者剂量评估指标。

针对以上指标的叙述，另外必须强调的是不应将有效剂量 E 用于单个患者或一组患者随机性风险的定量评估。但是，如果一个 FGI 程序 E 可能超过 100mSv，则应仔细评估总体利益风险比，仅当可预期获得非常显著的个人利益时，方可判定该程序具有正当性。

（二）术中患者剂量监测

案例 12-8（续）

若术中已指定专门人员对患者的辐射剂量进行监测，并进行相应的提醒和后续通知。

问题：

1. 在首次提醒时医生应作出什么判断？

2. 该医生应采取哪些措施来减少患者的剂量？

3. 术后导致患者皮肤损伤不断加重的原因是什么？

分析： 介入医师在接到相位辐射水平的通知时，应分析患者已受到的辐射剂量，综合考虑为完成手术还应接受的附加辐射剂量，以及其他因素，作出进一步的利益-风险评估。介入医师可以通过限制电影采集序列的数量和长度、降低电影或透视的剂量率、使用准直或微调机架角度等方法来减少进一步应用的辐射剂量和控制皮肤剂量。如果患者剂量超过显著辐射剂量水平（significant radiation dose level，SRDL），应在出院前告知患者本人（及其家属）可能会出现的皮肤组织反应，并安排随访，以早期发现和处理潜在的皮肤辐射损伤。

术中应全程监测患者的辐射剂量，事先指定的专人（技师、护士或其他符合要求的人员）应密切观察和记录辐射剂量监测仪表的累积读数，在达到表 12-1 所列数值的情况下，应立即通知介入医师。不同设备显示的 P_{KA} 单位可能有差异，应注意其换算关系：1Gy=1000mGy、1mGy=1000μGy。应通知介入医师有关数值的进一步说明如下。

表 12-1 辐射剂量监测首次和后续通知阈值及显著辐射剂量水平的建议

参数	首次通知阈值	后续通知阈值（每增加）	显著辐射剂量水平（SRDL）
峰值皮肤剂量（mGy）	2000	500	3000
参考点空气比释动能（mGy）	3000	1000	5000
比释动能-面积乘积（Gy）	300[a]	100[a]	500[a]
透视时间（min）	30	15	60

a.假定患者皮肤照射面积为 100cm^2，对于其他照射野面积，应当按照程序中的实际照射野面等比例地调整 P_{KA} 值，如当实际照射野面积为 50cm^2 或 25cm^2 时，以 P_{KA} 值表示的通知阈值和 SRDL 应分别调整为表中所列数值的 1/2 或 1/4。

1. 设备显示 PSD 首次达到 2000mGy，后续每增加 500mGy。

2. 设备显示 $K_{a,r}$ 首次达到 3000mGy，后续每增加 1000mGy（依据公式 12-5，对应的 PSD 值分别约为 1800mGy 和 500mGy）。

3. 设备显示 P_{KA}，与患者体表照射野的关系 对于 100cm^2 照射野：首次达到 300Gy·cm^2，后续每增加 100Gy·cm^2（依据公式 12-6，对应的 PSD 值分别约为 1800mGy 和 500mGy）；应当按照程序中的实际照射野面积等比例地调整 P_{KA} 值，例如，当实际照射野面积为 50cm^2 或 25cm^2 时，应通知的 P_{KA} 值应分别调整为表中所列数值的 1/2 或 1/4。

4. 设备只能显示透视时间 首次达到 30 分钟，后续每增加 15 分钟。当程序中大量使用摄影功能（包括 DSA 和电影血管造影）时，通知时间间隔应缩短，由于透视时间与其他剂量参数的相关性很差，用于监控患者辐射照射时应慎用透视时间，尤其是潜在高辐射剂量程序中不得将透视时间作为唯一的剂量指标。

5. 照射野的重叠对剂量的影响　对于双 X 射线管系统，如果照射野不重叠，每个成像面照射野的剂量应单独考虑；如果照射野重叠，或不清楚是否有照射野重叠，两个成像面的剂量应相加。

6. 本次计划进行前的辐射照射　在程序前后 60 天内进行的辐射照射，应视其为已受照剂量的叠加。

介入医师需要在术中全程持续监控辐射剂量，如果已经使用了较多的辐射剂量，则应尝试做出努力，确保进一步的辐射剂量与临床需要相称且尽可能地低。随着患者辐射剂量的增加，介入医师在接到相位辐射水平的通知时，应分析患者已受到的辐射剂量，综合考虑为完成手术还应接受的附加辐射剂量，以及其他因素（包括对比剂用量，患者或病变的解剖特征，患者的耐受性和合作能力，临床情况的变化，与导丝、导管和支架操作相关的技术因素等），作出进一步的利益-风险评估。一个程序不可能仅因为对辐射剂量的关系而终止，因为成功完成介入操作的临床利益几乎总是远远超过对患者的辐射危害，而且如果在达成临床目标之前终止程序，则患者已经遭受的辐射风险不会换来相应的临床利益。介入医师可以通过限制电影采集序列的数量和长度、降低电影或透视的剂量率、使用准直或微调机架角度等方法来减少进一步应用所受的辐射剂量和控制皮肤剂量。

三、术后剂量记录和随访

（一）剂量记录

符合国际电工委员会要求的透视系统可在介入程序结束时提供患者剂量结构报告，有些设备生成的剂量报告中包括皮肤剂量分布信息。在介入手术结束时应形成患者辐射剂量报告并存档。术后推荐及时将辐射剂量数据记载到介入手术记录单和患者病历中。所有已获得的剂量信息都应当记录，包括 PSD、$K_{a,r}$、P_{KA}、皮肤剂量分布、总透视时间和图像采集帧数等。

如果设备无法显示其他剂量参数，只能显示透视时间，则应记录总透视时间和图像采集帧数。透视时间不能反映透视剂量率的影响，也不能反映电影采集产生的剂量，辐射剂量之间的相关度很差。如果任何其他参数可提供，不应将透视时间作为估算剂量的唯一指标使用，尤其是对潜在高辐射剂量程序。

孕妇介入诊疗术后，应评估和记录胎儿剂量。必要时，可请医学物理师协助分析剂量监测数据，分别估算母体和胎儿受到的辐射剂量和风险。

如果手术结束时出现下列任何一种情况，负责监控剂量的人员均应立即通知介入医师（表12-2）：①PSD 超过 3000mGy；②$K_{a,r}$ 超过 5000mGy；③P_{KA} 超过 500Gy·cm²（假定照射野面积为100cm²，对于其他照射野面积，应当按照程序中的实际照射野面积等比例地调整 P_{KA} 值，例如，当实际照射野面积为 50cm² 或 25cm² 时，以 P_{KA} 表示的 SRDL 应分别调整为表中所列数值的 1/2 或1/4），对于心血管介入程序而言，取决于照射野面积和特定方案，P_{KA} 取 125～250Gy·cm² 更为恰当；④透视时间超过 60 分钟。

这些 SRDL 值是基于剂量转换方程[公式（12-5）和公式（12-6）]和皮肤剂量-效应关系，在单次介入程序中可能提示最大皮肤剂量超过 2000mGy。介入诊疗科室可能需要考虑选择确定较低的SRDL 值，特别是在患者皮肤先前受过辐射照射或具有较高辐射敏感性的情形下。介入医师应当在术后立即在患者病历中记录剂量数据并作出合适的注解，声明患者辐射剂量已达到或超过 SRDL，并说明原因。对于涉及正在进行其他辐射照射程序规划的患者，或 60 天内已经接受过涉及辐射照射规划的患者，即使本次剂量未超过 SRDL，也应在病历中注明其接受的辐射剂量。

（二）患者随访

如果患者剂量超过 SRDL，应在出院前告知患者本人（及其家属）可能会出现的皮肤组织反应，并安排随访，以早期发现和处理潜在的皮肤辐射损伤。在某些特殊情况时，较低的辐射剂量也需要进行随访，如相同的部位近期接受过辐射照射或患者有较高的辐射敏感性。如果仅透视时间超过SRDL，但其他剂量参数未超过 SRDL，则可能不需要随访。

对不需要随访的患者，应在出院时告知其在介入程序中未受到超过 SRDL 的辐射，由于极不可能发生皮肤辐射损伤，不必进行特别随访。

对需要随访的患者，应在出院指导书中说明由于组织反应所致皮肤损伤的可能性，让患者本人或其家属检查 X 射线束入射部位的皮肤，注意有无红斑、皮疹、脱毛、脱发、脱皮、溃疡、坏死等征象。嘱咐患者在术后第 10～14 天及术后 1 个月时（至少 2 次），将受照射部位的自我检查结果（无论是阳性或还是阴性）通过电话通知介入医师和（或）合格的医学物理师。如果患者未将自我检查通知相应医务人员，介入医师应在术后 1 个月时电话联系患者，以确保有没有漏诊皮肤损伤。如果自我检查结果是阳性，介入医师应安排患者门诊检查和进一步的医学追踪观察。医学物理师应从辐射剂量学角度提出阳性患者评估报告，及时与介入医师交流评估结果，并协助介入医师进行随访。为便于操作，建议基于估算剂量的高低程度进行随访，①$K_{a,r}$ 超过 5Gy 或 P_{KA} 超过 500Gy·cm² ：教育患者关注可能的皮肤改变。如果发现异常应及时电话通知介入医师，且在术后 1 个月联系患者。如果 $K_{a,r}$ 低于 10Gy，电话联系即可。如果患者报告了疑似辐射损伤的相关症状或体征，应安排患者回医院复查。②$K_{a,r}$ 超过 10 Gy 或 P_{KA} 超过 1000 Gy·cm² ：鉴于美国医疗机构评审联合委员会（Review the Joint Committee on Medical Institution in the United States，JCAHO）规定，将 6 个月至1 年期间累积 PSD 超过 15Gy 的情形归类于警讯事件，应当请物理师及时进行仔细分析，计算 PSD。应安排患者在术后第 2～4 周回医院复查可能的皮肤效应。③PSD 超过 15Gy：应在 24 小时内通知医院风险管理人员，按有关规定向审管机构报告。

介入医师负责在患者术后至少 1 年内随访可能的皮肤组织反应。介入医师也可委托其他医务人员（如熟悉放射损伤的放疗医师）对患者进行随访，并与其保持联系。所有相关症状和体征应首先假设为辐射照射所致，除非已有明确的其他诊断。如果出现疑似皮肤损伤，应安排患者到有放射性皮肤损伤临床诊疗经验的放疗科或皮肤科就诊，并提供介入操作及皮肤剂量方面的详细情况。活检的"伤口"有可能引起更为严重的继发性损伤，因此，应当尽可能避免皮肤活检。

旨在发现低剂量辐射诱发白内障的临床随访是不可行的，因为潜伏期是剂量依赖的（剂量越高，潜伏期越短，反之亦然），由受照至出现晶状体混浊的间隔时间从数年到数十年不等。

四、放射防护要诀

（一）成人患者放射防护

介入放射学操作中影响患者剂量的因素有多种，可分为操作相关因素及设备相关因素两方面。一些剂量控制措施是专为介入放射学设计的，而程序性的剂量控制措施则与如何施行介入操作有关。介入医师和技术人员在临床介入操作中，要能理解并控制相关因素，从而使患者及自身的辐射剂量达到尽可能低的水平。

平方反比定律认为，在一个无吸收的介质中，点源发射的辐射强度与受照体-辐射源的距离的平方成反比。增加 X 射线管与患者身体之间的距离，意味着患者皮肤剂量率呈平方反比关系大幅度降低；反之，减少 X 射线管与患者身体之间的距离，患者皮肤剂量率则成平方反比关系急剧增高，如图 12-21 示。减少患者身体与影像探测器（影像增强器或平板探测器）之间的距离则会使影像探测器截获的辐射强度最大化，导致 X 射线源产生的辐射强度降低，也会导致更有效的影像采集和总透视时间的减少，从而使患者剂量降低，如图 12-22 示。因此，在实践上可行的情况下，作为预防皮肤损伤的一个重要措施，应尽可能增加 X 射线管与患者之间的距离，减少患者身体与影像探测器之间的距离，如图 12-23 示。

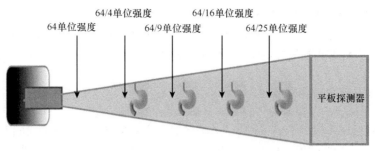

图 12-21 患者皮肤剂量与 X 射线管至患者身体距离之间的关系

应使焦皮距保持在实际可行的最大值

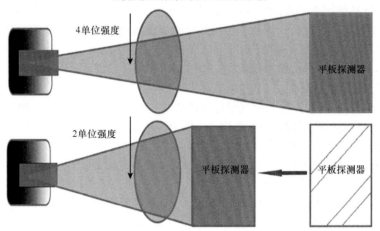

图 12-22 患者皮肤剂量与探测器至患者身体距离之间的关系

缩小影像探测器与患者之间的距离可减少射线量和患者皮肤剂量

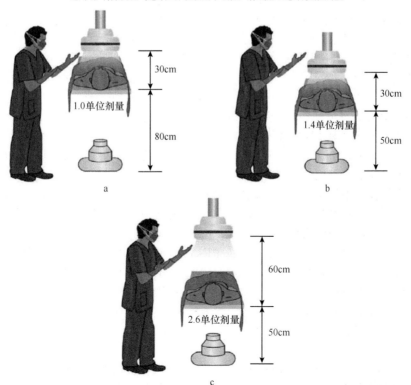

图 12-23 X 射线管、探测器、患者三者之间距离与患者剂量的关系

许多设备在介入透视操作中的剂量率不断变化。透视时间只是估计是否会出现辐射损伤的一个大概指标。当某项操作总的透视时间不变时，患者体重及相关操作等因素如投照位置、角度、使用的剂量率、患者与 X 射线管间的距离及影像采集帧数等因素，都可以使患者皮肤最大剂量数十倍地增加。

透视时间是最易于理解和控制的一个参数。许多设备在介入透视操作中的剂量率不断变化。透视时间只是估计是否会出现辐射损伤的一个大概指标。尽可能限制透视时间可见已被证明是降低患者和工作人员剂量最有效的方法之一，但非唯一方法。当某项操作总的透视时间不变时，患者体重及相关操作等因素如投照位置、角度、使用的剂量率、患者与 X 射线管间的距离及影像采集帧数等因素，都可以使患者皮肤最大剂量数十倍地增加。有些情况下，透视和帧采集的剂量贡献可能几乎相等。可通过选择使用下列方法实现透视时间最小化：间歇透视；末帧图像冻结（LIH）；虚拟准直，如有，应当仅在需要实时成像体内引导装置和观察运动现象时进行透视。只有介入医师正在观察监视器的情况下，才应进行透视。而在介入医师并未观察监视器的时间进行透视的情况是一个不可忽视的问题，估计这个时间占到总透视时间的 10%以上，这种情形下的透视实际上是无用的，而且会使患者受到不必要的辐射。

术中浏览时可利用 LIH 图像或透视循环回放替代实时透视或电影采集，则在审阅期间患者不会受到额外的辐射照射。当成像目的仅是记录 LIH 图像上的图像信息时，如果 LIH 图像满足临床要求且可以储存，就没有必要进行附加的影像采集。在透视循环足以提供诊断或记录所需信息且可储存时，储存该透视循环而不进行附加的影像采集，也可以显著减少辐射剂量。

应尽量通过保持较高的管电压以降低管电流，以便在影像质量和辐射剂量之间达到适当的平衡。在可能的情况下，应全程使用临床上可接受的最低剂量率透视模式，仅在必要时使用高剂量率模式。与连续透视相比，脉冲透视可通过使用短脉冲辐射而降低患者和工作人员的剂量。在能够获取可接受影像质量的情况下，使用最低采集帧率或最低脉冲频率的脉冲透视模式。

照射野重叠可导致某些区域皮肤剂量显著增加。当需要多次不同的投照或介入操作时间必须延长时，在不影响程序进行的前提下，应考虑采取适当的剂量分散技术，使机架的角度尽量多样化，尽可能想办法微调机架或床的位置，通过旋转 X 射线管围绕患者运动改变入射点或者使用其他措施改变 X 射线投照角度，以避免患者同一部位皮肤持续受照。适当的剂量分散措施既可以降低 PSD，也可以减少受到 PSD 的皮肤面积。然而，即使采用剂量分散技术，不同照射野在皮肤表面也可能重叠，重叠区域将受到较高剂量的辐射。严格准直可以最大限度地防止发生照射野重叠，尤其是在使用双 X 射线管系统时，可进一步改善剂量分散技术的有效性。

除非上肢是作为程序中计划成像任务的一部分，患者双上肢应全程保持在辐射野之外。需要注意，体型较大患者或较厚的身体部位可引起入射体表剂量的显著增加，斜位或侧位透视也可引起入射体表剂量增加。应尽量避免过分倾斜角度的投照。

一些透视系统在使用放大模式时，皮肤剂量率会有增大，随着视野面积（FOV）的减少，皮肤入射剂量率不断增加，如图 12-12 示。因此，只有在临床上确有必要时才使用影像放大模式，放大倍数应限制在临床可接受的最低水平。

影像采集模式中剂量率可达常规透视剂量率的 10～60 倍。绝对不应当用影像采集模式代替透视。仅在需要获取较高质量图像供审阅或记录的情况下，方可进行影像采集。在临床可接受水平下应尽可能减少电影序列数量、每个电影序列的运行时间和帧率，使用与所需影像质量相称的最低剂量模式。在多数情况下，通过预先编程使用变化帧率采集（而不用固定帧率），可以在图像采集帧数最小化的同时不遗漏重要信息。应尽可能随时使用 LIH 图像或透视循环回放技术，而不用电影采集图像。

准直（collimation）旨在将 X 射线束限定在操作者所选择的区域。应使用准直器，将 X 射线束对准目标区，患者体表实际照射野不应大于关注区域的 10%。严格的准直有多重益处：由于受照组织体积的减少，降低了随机性效应的风险；减少到达影像探测器的散射辐射，改善了影像对比度；

减少了工作人员受到的散射辐射；降低了射束方向改变时或使用双面系统成像时可能的照射野重叠。一些心血管造影设备配置了结合有圆形和椭圆形叶片的双形准直器，可以提供对心脏轮廓的适形照射野准直。利用虚拟准直（virtual collimation）功能，可以在调节准直器叶片时，在临床图像以图形显示准直器叶片的位置。这一特征消除了准直调节过程中的患者受照。

在满足临床要求的前提下，应尽可能减少患者晶状体剂量。在头面部成像时，采用 PA 投照时，眼剂量显著小于 AP 投照。在侧位或斜位投照时，可通过严格的线束准直尽可能避免将眼球纳入照射野。经皮腔内泪道系统球囊扩张术中，合理选择侧斜位、侧位投照最少化和严格准直可减少健侧眼的剂量，其他合理控制剂量的措施，如避免不必要的透视和影像采集、限制透视时间和采集帧数、低脉冲频率透视等，都有助于减少晶状体剂量。

对孕妇实施 FGI 程序时，应制订优化的技术方案，尽一切合理的努力将胎儿剂量降低到与临床目的相称的最低水平。减少胎儿受照剂量最常用的方法：将 X 射线束准直到一个非常特定的目标区；在可能时去掉滤线栅；如果不会对获取影像造成干扰，使用屏蔽用具；减少透视时间和影像采集帧数；增加管电压（kV）也可降低胎儿剂量，特别是胎儿直接受照的情况下。但是，如果技术上的任何变更过度影响必须的影像质量或妨碍临床目标的达成，将是得不偿失的。一些程序可以在不直接照射胎儿或很少直接照射胎儿的条件下实施，如果胎儿仅受到散射辐射照射，则胎儿通常受到的剂量极低，风险水平也是可以接受的。

综上所述，对于介入放射学中成人患者放射防护可得出如表 12-2 所示的放射防护要诀。

表 12-2 介入放射学中成人患者放射防护要诀

序号	建议
1	尽可能增加 X 射线管与患者之间的距离
2	减少患者与影像探测器之间的距离
3	缩短透视时间。记录并保存每个患者的透视时间、P_{KA} 和总 $K_{a,r}$（如可获得）
4	在能够获得可接受影像质量的情况下，使用最低采集帧率的脉冲透视
5	采用多角度投照以避免皮肤同一区域重复受照。通过旋转 X 射线管围绕患者运动，改变射线束的入射点
6	体型较大患者或较厚的身体部位可引起入射体表剂量的增加
7	斜位透视也可增加入射体表剂量。注意入射体表剂量的增加会增大皮肤损伤的可能性
8	避免使用放大模式。视野面积减少一半可能使剂量率增加至 4 倍
9	在满足临床需求条件下减少采集图像帧数和电影次数。避免将采集模式作为透视使用。尽可能随时使用末帧图像保持回放技术，而不用电影采集图像
10	使用准直器，将 X 射线束限定在目标区域内

（二）儿童患者的放射防护

与成人相比，儿童患者的辐射敏感性更高，预期寿命较长，因而更有可能显现出辐射的随机性效应。年龄较大、体重接近成人的儿童，在接受复杂的、需要长时间透视或大量影像采集的介入程序时也有皮肤辐射损伤的风险。一些患有先天性心脏病的儿童，经常需要接受多次诊断性和治疗性导管插管，其单次介入程序的有效剂量相当于一次后前位胸部 X 射线摄影有效剂量的几百倍，多次介入程序的累积剂量诱发远期辐射效应的风险不容忽视。

避免不必要的辐射照射，是儿童患者最为有效的放射防护方法。对儿童实施的介入程序，应逐例进行正当性分析。除非绝对必要，不应对儿童实施任何缺乏正当性的介入程序。对于复杂病例，应当通过多学科团队或联合会诊机制，共同讨论和确定恰当的治疗方式。

与成人相比，由于儿童身躯及内部器官尺寸较小、解剖变异较多、心率较快，介入操作（如先天性心脏病）的技术难度大，耗时较长，而且可能需要多次程序才可完成，可能导致较高辐射剂量。因此，难度较高的儿童（尤其是新生儿和婴幼儿）介入程序，应当由临床和放射防护两方面都训练有素的儿科介入操作者来实施。

先天性和（或）结构性心脏病复杂的三维解剖特征往往需要多次电影记录，在导管插管过程中结合应用其他恰当的成像方式（如经食管和心内超声心动图）尽可能减少辐射照射。在复杂的经导管介入治疗（如瓣周泄漏闭合）术中可结合使用 CT 三维重建。旋转血管造影也越来越多地应用于先天性心脏病的临床治疗中，虽然采集通常最多需要四五秒，但所获信息经三维重建，可能会消除数次双向电影采集运行的必要性，对接受复杂的肺动脉修复的患者尤其有用，可精准地确定需经导管介入治疗中每个病灶的最佳角度。旋转血管造影的剂量分散在更大的皮肤面积上，也有利于降低皮肤损伤的风险。

辐射安全需要整个介入团队的努力，积极使用介入程序安全核对表有助于增强团队成员的安全意识，周密计划手术方案，从而避免不当手术或手术中断，以及其他一些重复性照射，有效降低患者和医务人员的辐射风险。

应当合理设计、制造、配置和调试常规应用于儿童介入程序的设备，使其能满足年龄、体重变化范围很大的患者及不同程序的临床需求。由于儿童可耐受的碘对比剂负荷严重受限（320～350mg/ml，每千克体重 4～6mg），许多儿童介入程序需要使用双 X 射线管系统。发生器应能提供大动态范围的管电流（mA）水平，以尽可能使补偿不同厚度所需的管电压峰值（kV）和曝光时间的变化幅度最小化。对于新生儿和婴幼儿，影像采集帧率应能扩展到不低于每秒 60 帧，以适应其更快的心率；发生器应当支持至少三焦点的 X 射线管；防散射滤线栅应可不用借助工具即可卸除。应在有经验的医学物理师的协助下，合理设定不同操作模式的影像探测器入射表面空气比释动能范围。为适应非常用角度投照之需，对导管床设计的必要修改，可能会降低患者的总剂量。

必须在减少辐射剂量与安全、准确、有效进行操作之间取得恰当的平衡。在每一例实际应用中完全遵循这些步骤可能并不可行，需要结合患者体型、技术挑战和程序制约因素具体分析，目标是在提供必要且充分的医疗服务的前提下尽可能使患者剂量最小化。

影像增强器或平板探测器的尺寸往往大于新生儿和婴幼儿的身体尺寸，如果不进行准直，照射野可能覆盖儿童患者整个身体从而增加不必要的辐射照射，这种情形是不可接受的。应当进行严格准直限束，使照射野仅限于目标区。鼓励使用虚拟准直。与成人相比，儿童患者更需要使用放大，将进一步增加剂量。应当仅在临床确实需要时使用几何放大和电子放大，放大倍数应限制在临床可接受的最低水平，在可行时尽量使用数字放大或后处理放大。

采集模式（电影摄影、数字血管造影等）的剂量率显著高于透视模式，因此，仅在诊断或结果评估必需时进行影像采集运行，帧率、运行长度和序列数量应当保持在与实现临床目标相称的尽可能低的水平。末帧图像冻结、图像捕获、视频记录和数字透视运行可存档于 PACS，供随后审阅之用。

在使用 C 形臂设备时应当注意，侧位和斜位投照过程中焦皮距相对较短，会导致患者皮肤剂量增加。除非上肢是作为程序中计划成像任务的一部分，患者双上肢应全程保持在辐射野之外。在耗时较长的操作中，应采取适当的制动措施，防止患者上肢向主射束路径移动。应尽可能减少不同投照时的照射野重叠。

术中应全程监测儿童患者的辐射剂量，术后及时评估和记录儿童患者受到的辐射剂量，对达到 SRDL 的儿童患者应当安排必要的随访。

对于介入放射学中儿童患者放射防护可得出如表 12-3 所示的放射防护要诀。

表 12-3　介入放射学中儿童患者放射防护要诀

序号	建议
1	更为严格的正当性判断
2	由临床和放射防护两方面都训练有素的操作者来实施
3	尽可能地结合应用其他恰当的成像方式来减少辐射照射
4	使用合理设计、制造、配置和调试过的常规应用于儿童介入程序的设备

续表

序号	建议
5	如条件允许，尽可能使用双 X 射线管系统
6	防散射滤线栅应容易卸除
7	严格准直限束
8	尽量使用数字放大或后处理放大
9	影像采集参数要调整到与目标相称的最低剂量水平，考虑到患者体型、帧率、运行长度和序列数量
10	使用末帧图像保持、透视存储功能
11	患者双上肢应全程保持在辐射野之外
12	尽可能减少不同投照时的照射野重叠
13	尽可能增加 X 射线管与患者之间的距离，减少患者与影像探测器之间的距离
14	做好儿童患者的辐射剂量管理

（曹国全　王智廷）

思 考 题

1. 放射防护的目的是什么？
2. 简述影响散射辐射的因素。
3. 试述介入程序中的射线分布特点。
4. 介入诊疗工作人员的放射防护优化措施有哪些？
5. 介入放射学中患者放射防护要诀有哪些？

第十三章 放射防护法规与标准

【学习要求】

记忆： 放射防护的基本原则；放射防护标准中规定的职业照射和公众照射的剂量限值；放射工作人员的从业条件。

理解： 放射防护组织及职能；电离防护体系及放射防护法规和标准；放射性工作申请许可制度的基本要求；放射工作人员的职业健康标准和个人剂量档案。

运用： 放射防护法规与标准的贯彻实施；放射防护管理的基本内容。

案例 13-1

《放射诊疗管理规定》中规定新建、扩建、改建放射诊疗建设项目，医疗机构应当在建设项目施工前向相应的卫生行政部门提交职业病危害放射防护预评价报告，申请进行建设项目卫生审查。

问题： 某医院 CT 机房新建项目放射防护预评价项目包含哪些内容？

分析： ①建设项目概况，该新建 CT 机房项目位置、面积及布局；工作人员数量及是否持有执业医师证（医学影像和放射治疗专业）和放射工作人员证；辐射源项，有用线束朝向等。②屏蔽设计及拟采取的防护措施，评价院方屏蔽体和设计屏蔽厚度、工作场所及周围环境的辐射剂量水平是否符合《放射诊断放射防护要求》（GBZ130—2020）要求。③放射防护管理，根据国家有关规定，评价该医院放射防护领导组建立及管理制度制定情况，能够保障放射工作人员、受检者、公众及周围环境的安全；以及是否组织放射工作人员参加放射防护和有关法律知识培训，按《放射工作人员职业健康管理办法》要求完成职业健康检查工作，并为放射工作人员佩戴个人剂量计。

第一节 放射防护组织

人类的生存环境，自古以来始终处于由宇宙射线、宇生与原生放射性核素等地球固有的天然电离辐射源的照射之中。发现电离辐射现象至今，人工电离辐射源的应用日益广泛。与此同时，人们也逐渐认识到所有的电离辐射技术均是一把利与害并存的"双刃剑"。于是，在充分利用电离辐射技术获益的同时，迫切需要防范其潜在的风险。随着核科学和电离辐射技术在各行各业应用的不断深入和广泛普及，电离辐射防护与安全问题不断得到重视，辐射防护组织的应运而生是历史发展的必然。

一、国际放射防护组织

（一）联合国原子辐射效应科学委员会

1955 年第十届联合国大会通过了第 913 号决议，决定设立联合国原子辐射效应科学委员会（UNSCEAR），授权这个委员会专门负责收集各国及各相关组织提供的有关报告，和有关电离辐射照射水平与生物效应的可引用科技文献，并将这些大量资料加工汇编而进行分析评述。委员会据此得出主要结论的正文，向联合国大会报告，并作为联合国大会正式文件印发；同时再加上汇编整理大批宝贵的"科学附件"，以可销售的联合国出版物 UNSCEAR 报告书不定期地公开出版发行，成为研究各种电离辐射照射水平与效应的重要文献。

UNSCEAR 收集和研究电离辐射照射水平与生物效应的综合评述，为联合国及有关国际机构和世界各国提供了评估各种电离辐射危险和采取相应防护对策的科学基础。UNSCEAR 所研究评估电离辐射水平与效应的范围很广泛，涉及各种天然的电离辐射及人工电离辐射，包括用于军事目的电离辐射及其他各领域广泛和平利用的电离辐射。不但系统评估所有电离辐射来源所致全球和区域性的公众照射、职业照射、医疗照射的水平和发展变化趋势；同时，特别针对各个历史时期社会关注的重点问题和事件不断展开研讨分析，如陆续评述核武器试验及其落下灰中残存物的长期辐射影响；1945 年投在日本的两颗原子弹爆炸中幸存者的辐射流行病学调查研究资料；切尔诺贝利核电站事故对人体健康和环境的影响；以及各种类型的放射生物学效应与分子机制等。内容十分丰富的 UNSCEAR 报告书，为放射防护法规与标准的研究制定和安全防护审管，为电离辐射的危害评估和发展诸多相关学科的科学研究，提供了很有价值的科学依据和重要基础。

（二）国际原子能机构

国际原子能机构（IAEA）是一个同联合国建立关系，并由世界各国政府在原子能领域进行科学技术合作的专门致力于和平利用原子能的官方国际机构。基于《国际原子能机构规约》的授权，IAEA 组织制定的许多电离辐射防护与安全标准一直受到世界各国的高度重视和采纳使用。从保护人类和环境免受电离辐射的有害影响出发，IAEA 组织制定了基本安全原则、安全要求和安全措施，用以控制对人类的电离辐射照射和放射性物质向环境的释放，限制可能导致核反应堆堆芯、核链式反应、任何辐射源失控事件发生的可能性，并在发生这类事件时减轻其后果。这些标准适用于引起电离辐射危险的设施和活动，其中包括核装置、各类电离辐射和辐射源利用、放射性物质运输及放射性废物管理。这些安全标准反映了有关保护人类和环境免受电离辐射有害影响的高水平安全国际共识。

（三）国际放射防护委员会

国际放射防护委员会（ICRP）前身是国际放射学大会于 1928 年设立的国际 X 射线和镭防护委员会，1950 年改用现名。其任务是了解放射防护领域内的进展，研究放射防护基本原理、定量方法和据此确定的防护措施，制定放射防护标准建议，指导放射源的广泛运用。

ICRP 是一个咨询性学术团体，它向国际、区域和国家水平的审管和顾问机构提供建议书，主要是提供可以用于制定适当辐射防护的基本原则的导则。ICRP 希望它的建议书对负责辐射防护的管理部门、职业性人员及必须在应用电离辐射中做出决策的人是有帮助的。ICRP 推荐书的主要目的是为人类提供一个适宜的防护标准而不致过分的限制产生辐射照射的有益的实践。

ICRP 通过其权威性的出版物，具体阐述了放射防护的指导方针、原则与方法，为 IAEA、WHO 等有关国际组织和世界各国制定放射防护法规与标准，提供了基本依据。ICRP 不仅有大批针对具体放射防护问题的专题出版物，更加受到关注的是其关于放射防护的基本建议书，系统地阐述了放射防护总指导思想和原则。ICRP 不定期用新出版物取代旧的出版物，以适应相关科学技术和各领域放射防护不断发展的实际需要。

（四）国际辐射单位与测量委员会

计量电离辐射的基础是基于电离辐射与受照物质的相互作用所产生的效应。电离辐射剂量学主要研究电离辐射的能量在物质中的转移、吸收规律，受照射物质里的剂量分布及其与辐射场的关系，照射剂量与有关辐射效应的关系，各类电离辐射量的测量及计算方法等。这些是各个领域广泛利用核科学技术和电离辐射技术，研究制定放射防护标准，监测评价放射防护效果，以及解决放射损伤的预防与治疗问题的前提。

早在 1925 年于伦敦召开的第一届国际放射学大会上，就决定先于放射防护，成立"国际 X 射线单位委员会"，后来改名为国际辐射单位与测量委员会（ICRU）。ICRU 是国际放射学大会领导下的一个国际性非官方的学术咨询机构，主要由从事辐射剂量学研究的专家组成。ICRU 的主要任务：一是确定辐射量和单位；二是研究辐射量的应用与测量计算方法；三是统一辐射量的应用及测量方法中的物理参数。为了有利于辐射量和测量方面的深入研究，ICRU 将业务技术领域划分为许多部门，如放射治疗诊断、核医学、辐射生物学、辐射强度、放射物理学、辐射防护、辐射化学、有关辐射防护的剂量学及各种与数值、辐射量、单位有关的理论研究。ICRU 在业务技术领域中设有不同专题组，根据他们的研究成果和经验，经常不断地提出报告与建议。国际辐射防护委员会和国际辐射单位与测量委员会是国际上颇有影响力的两个学术咨询机构，两者之间有着十分密切的关系。

（五）国际非电离辐射防护委员会

随着非电离辐射在日常生活和生产工作中的应用日渐增加，人们有必要了解非电离辐射照射可能造成的健康后果。1977 年，国际辐射防护协会在巴黎大会上决定设置专门机构以从事非电离辐射领域的工作，建立了国际非电离辐射委员会负责起草非电离辐射防护导则。1992 年，其成为独立的国际机构，称作国际非电离辐射防护委员会(International Commission on Non-Ionizing Radiation Protection，ICNIRP)。该委员会在非电离辐射领域的工作情况与国际放射防护委员会在电离辐射领域的工作方式极为相似。

该委员会的宗旨是更好地进行非电离辐射防护，有益于人类健康和保护环境。该委员会依据现有研究成果，推荐可供各国参考的非电离辐射照射限值，并为制订适合国际与各国的非电离辐射防护提供导则。

（六）国际辐射防护协会

国际辐射防护协会（International Radiation Protection Association，IRPA）是辐射防护领域的一个学术性、非营利性的国际组织。国际辐射防护协会的主要目的是为从事辐射防护工作的人员提供促进国际交流与合作的园地，包括科学、医药、工程、技术及法律等科学分支的相关学科，努力保护人类及其环境免受电离辐射和非电离辐射的危害，从而推动辐射能和核能的开发和利用，造福人类。国际辐射防护协会的主要任务是提供和支持国际辐射防护协会的讨论会议。对于其他许多相关行业，国际辐射防护协会是一个交流辐射防护知识、科研成果和操作经验的极好平台。

二、国内放射防护组织

（一）中国疾病预防控制中心辐射防护与核安全医学所

中国疾病预防控制中心辐射防护与核安全医学所（国家卫生健康委员会核事故医学应急中心）（以下简称辐射安全所）是在国家卫生健康委员会和中国疾病预防控制中心领导下的国家级放射医学与辐射防护专业技术机构，是全国放射医学与辐射防护业务技术指导中心，履行和承担着对国家进行技术支撑，对地方进行技术指导与培训的职责和任务。辐射安全所主要从事辐射防护、辐射监测与评价、人群辐射危险评价、放射诊疗设备质量控制及辐射剂量学、放射生物学和毒理学等研究工作。同时还承担国家核事故与放射事故医学应急准备与响应，放射工作人员健康管理，射线防护器材防护质量监测与管理，放射卫生防护标准管理，放射医学与防护科技信息等相关专业技术管理任务。

（二）中国辐射防护学会

中国辐射防护学会是辐射防护工作者和从事辐射防护科学技术研究、生产、教学、应用、管理的企事业单位自愿结成并依法登记的，具有独立法人地位的全国性、非营利性社会组织，是国际辐射防护协会（IRPA）的成员国学术团体。2013 年 7 月 12 日经民政部批准筹备成立，由工业和信息化部作为业务主管单位，国家国防科技工业局作为业务指导单位承担日常监管工作。中国辐射防护学会的前身是成立于 1980 年的中国核学会辐射防护分会。

学会的宗旨：遵守中华人民共和国宪法、法律、法规和国家各项方针政策，遵守社会道德风尚。充分发扬学术民主、实事求是的科学态度和严谨的学术作风；倡导奉献、创新、协作精神，团结广大辐射防护科技工作者和其他相关学科科技工作者，促进辐射防护科学与技术的繁荣和发展，促进辐射防护科学与技术的普及和推广，促进辐射防护科技人才的成长和素质的提高，为经济社会和生态环境可持续发展贡献力量。

学会的业务范围：开展辐射防护及相关学科的学术交流活动，促进辐射防护科学技术的发展和应用；为会员与团体会员单位提供技术咨询和技术服务，推广先进技术；开展同国外相关学术团体和科技工作者的友好交往；维护会员权益，促进科学道德和学风建设；开展科普宣传，促进公众信息沟通；依照有关规定，经批准举办科技展览会；向政府有关部门提出辐射防护建议，经政府有关部门授权进行科技项目论证、规划、评估、咨询、鉴定和专业技术职称评定等活动；开展专业技术培训，培养、发现并举荐人才；接受相关业务单位委托的其他任务。

（三）中华医学会放射医学与防护学分会

中华医学会成立于 1915 年，是中国医学科技工作者自愿组成并依法登记的学术性、非营利性社会组织，是发展我国医学科学技术和卫生事业的重要社会力量。中华医学会放射医学与防护学分会自 1980 年成立，为放射医学与防护学术交流和科技信息传递提供了良好的条件。通过组织学术会议、出版高质量的学术期刊、开展科普活动、发展网络媒体和开辟医生论坛等形式，传播并普及医学科学知识；通过组织医学科学技术评审和重大临床专项等工作，促进医学科学技术进步和成果转化；通过学术培训、远程授课等开展继续医学教育；通过组织双边互访和学术论坛开展国际合作项目，促进国际多边或双边医学交流。同时增加了各部门、各地区和会员之间的凝聚力，促进了学科的蓬勃发展。

（四）中华预防医学会放射卫生专业委员会

中华预防医学会是公共卫生与预防医学领域科技工作者自愿组成的全国性学术团体，是国家卫生健康委员会的直属联系单位、中国科学技术协会的组成部分。学会宗旨：团结和组织全国广大预防医学工作者，促进公共卫生和预防医学科学、技术的繁荣、发展、普及和提高，促进预防医学科技人才的成长，为提高中华民族的健康水平作出贡献。中国政府始终重视贯彻"预防为主"方针，将做好卫生防病工作和提高全民族健康作为各级政府的职责。放射专业委员会为广大放射工作者提供学术交流、加强合作、促进学科发展与人才建设的舞台。学会内容：涵盖放射医学基础与临床，放射卫生学基础，辐射流行病学，辐射剂量学及其检测与防护、安全与评价，放射防护、核安全法规标准及安全文化等。

第二节 国际放射防护标准

标准是对重复性事物和概念所作的统一规定。它以科学技术和实践经验的综合成果为基础，经有关方面协商一致，由主管机构批准，以特定形式发布，作为共同遵守的准则和依据。

放射防护标准属于一种技术性规范，它包括基本标准和派生的次级标准，它是人类为限制电离辐射危害而制定的科学规范，旨在通过标准的实施，保护放射工作人员和公众及其后代免受电离辐射的危害，促进放射事业的发展。

放射防护基本标准是为保护放射工作人员和公众免受电离辐射的危害，而阐述放射防护的基本原则，并规定出各类人员接受天然本底辐射以外的照射的基本限值。随着科学的发展，人们对辐射效应认识的不断加深，以及对剂量与效应关系的研究逐步深入，而基本标准也随之不断变化。与早年相比，剂量限值（dose limit）逐渐降低，引用概念、防护目的、防护原则和剂量限值的办法等日趋准确、完善、合理。

一、国际电离辐射防护体系

国际放射防护委员会（ICRP）是专门研究并推荐放射防护指导原则与方针的权威国际组织，其陆续发布的顺序编号系列出版物，是全世界公认的提供放射防护准则的宝贵文献，尤其关于放射防护的基本建议书，是国际机构和世界各国制定放射防护标准的基本依据。ICRP 在总结了历年来发表的建议书，并在吸收了当时新资料的基础上，于 1990 年发布了 ICRP 第 60 号建议书（以下简称 ICRP 1990 年建议书），这是一部国际性的放射防护基本标准，它已成为各国修订放射卫生防护标准的基本依据。

而 IAEA 在其以"保护人类与环境"为宗旨的不断健全电离辐射防护与安全的系列标准中，从 1958 年就开始实施制定安全标准计划。在 ICRP 1990 年建议书发布后，由国际原子能机构（IAEA）、国际劳工组织（ILO）、世界卫生组织（WHO）、经济合作与发展组织核能机构（OECD/NEA）、联合国粮农组织（FAO）、泛美卫生组织（PAHO）欧洲委员会和联合国环境规划署，组织各成员国数百名专家，主要依据 ICRP 1990 年建议书的基本原则，制定了《国际电离辐射防护与辐射源安全基本安全标准》（缩写名为 IBSS）。把 ICRP 所推荐的放射防护基本建议，转化为具有法定约束力并可操作的国际标准，则在规范国际社会的电离辐射防护与安全行为方面，具有联合国所属官方国际机构制定技术法规的强制性。该标准于 1994 年问世，1996 年正式出版（IAEA 安全丛书 115 号）。IBSS 的建立代替了国际原来的相应法规与标准，并以此为基础，审定和建立其他的国际法规与标准。

制定国际基本安全标准相对而言要滞后于作为其主要依据的相应 ICRP 基本建议书，而且二者进展不同步。ICRP 不定期用新出版物取代旧的出版物，以适应相关科学技术和各领域放射防护不断发展的实际需要。2007 年底出版的 ICRP 第 103 号出版物——《国际放射防护委员会 2007 年建议书》取代了沿用的第 60 号出版物。新建议书集中反映了当前放射防护的最新研究进展，对放射防护及相关学科与领域的发展具有重要影响。以 2007 年 ICRP 第 103 号出版物为基本依据，同时遵循 IAEA 安全标准丛书 SF-1《基本安全原则》（2006 年），并及时采纳了近些年来 UNSCEAR、ICRP、WHO 等机构与组织有关报告的相关新进展，IBSS 新版本于 2014 年 7 月正式问世。

二、国际电离辐射防护基本安全标准

（一）《国际放射防护委员会 2007 年建议书》简介

1. 目的   该建议书的基本目的是防止辐射照射对人和环境的有害效应提出一个适当的防护水平，但不过分限制可能与照射有关的有益的人类活动。委员会放射防护体系的目的主要是保护人类健康。其健康目标是较明确的，对电离辐射进行管理和控制，以防止确定性效应，并使随机性效应的危害降低到可合理达到的程度。

2. 放射防护体系的基本组成

（1）可能存在的辐射照射的可能情况的特征（计划的、应急的和现存的情况）。

（2）照射类型的分类（一定存在的和可能存在的照射，以及职业照射、患者医学照射和公众照射）。

（3）被照射人员的鉴明（工作人员，患者和公众成员）。

（4）评价类型的分类，即源相关和个人相关。

（5）防护原则的准确阐述：正当性、最优化和剂量限值的应用。

（6）需要防护行动或评价的个人剂量水平的描述（剂量限值、剂量约束和参考水平）。

（7）辐射源安全状态的描述，包括它们的安保、应急准备及响应的要求。

3. 排除和豁免   该建议书涉及所有水平和类型的辐射照射，这一事实绝不意味着在建立对其应用的法律和法规体系时能够或需要同样地考虑所有照射、所有源和所有人类活动。相反，必须按照监管控制特定源或照射情况的责任大小和与源或情况相关的照射（危险）水平确定不同层次和水平的责任。

存在描述放射防护控制程度的两个不同概念，即从放射防护法规中排除（exclusion）的一些照射情况，通常是基于这种情况用监管方法是无法控制的（不可能监管的）；对控制被认为不合理的情况，需要部分或完全从放射防护监管要求中豁免（exemption），这常常是基于控制的努力与相关危害比较被认为是多余的（不需要监管）。排除和豁免的区别不是绝对的；关于是否豁免或排除某一特定源的情况，不同国家的监管机构可以作出不同的决定。

4. 放射防护的生物学方面 辐射照射的大多数有害健康效应可以分为两种类型：高剂量照射后由于大部分细胞被杀死或功能丧失而产生的确定性效应（有害的组织反应）；随机性效应，即癌症和遗传效应，包括由于体细胞突变而在受照个体内形成的癌症和由于生殖细胞突变而在其后代身上发生的遗传疾病。还考虑了对胚胎和胎儿的效应，以及非癌症疾病。

放射防护为了避免确定性效应的发生，应把限值设置在其阈值以下。而随机性效应即使在小剂量以下也会发生，所以在所有剂量下均需加以考虑。

5. 放射防护中使用的量 ICRP认为放射防护中使用的主要剂量量为：吸收剂量 D，适用于所有类型的电离辐射和任何一种照射几何条件；组织或器官的平均剂量 D_T，它是单位质量中所吸收的剂量；组织或器官中的当量剂量 H_T，它是用辐射权重因子 w_R 对吸收剂量加权而得；有效剂量 E，它是用组织权重因子 w_T 对当量剂量加权而得；待积有效剂量 E，是在射入放射性核素后，有效剂量率对时间的积分；集体有效剂量，一个群组的平均有效剂量与该群组中个人数目的乘积。

6. 人类放射防护体系

（1）照射情况类型：所有照射分为计划照射情形（planned exposure situation）、应急照射情形（emergency exposure situation）、现存照射情形（existing exposure situation）3类。

计划照射情形指慎重地引入和操作源的情况。计划照射情形既可以引起预期会发生的照射（正常照射），也可以引起预期不会发生的照射，即潜在照射（potential exposure）。

应急照射情形是指在一个计划照射情况的运行期间可能发生的，或来自一个恶意行为的，或其他意外的情形，并需要采取紧急行动以避免或降低有害后果。

现存照射情况是指在不得不做出控制决策时照射就已经存在的照射情形，包括紧急事件发生后的持续照射。

关于计划照射情形，保持采用关于从所有受管制源所导致的有效剂量和当量剂量的个人剂量限值。对于受管制源在计划照射情形下，所致放射职业工作人员和公众成员的剂量限值保持不变。这些个人剂量限值是针对任何有计划的照射情形下，监管部门可以接受的最高剂量。对计划照射情形，在规划防护的过程中，应考虑到可能偏离正常运行的作业程序，包括意外事故和恶性事件。这种潜在照射不是计划的，但可以被预测。因此，各种产生电离辐射的"源"的设计者和用户，必须采取相关保障行动和相应的工程安全措施，以减少可能的潜在照射发生概率。

（2）照射的分类

1）职业照射（occupational exposure）：定义为工作人员由于他们的工作所受到的辐射照射，仅限于在正常场合下能合理地视作受运营管理者负有责任的那些情形下工作中受到的照射。排除照射及来自豁免实践或豁免源的照射通常不必计入职业照射。

2）公众照射（public exposure）：包括职业照射和患者的医疗照射之外的其他公众的所有照射。公众照射来源于一系列辐射源。来自天然源的照射是公众照射组分中远在其他组分之上的最大一项，但不能因此认为对较小但较容易控制的人工源的照射给予较少的关注是正当的。怀孕工作人员的胚胎和胎儿的照射作为公众照射管理。

3）患者的医疗照射（medical exposure）：患者的辐射照射发生在诊断、介入和治疗程序中。医疗放射实践具有一些独特的性质，需要有与其他计划照射情形不同的放射防护方案。

（3）受照射个人的鉴明

1）工作人员：定义为任何专职、兼职或临时性受雇于雇主的人员，而且这些人员清楚关于职业放射防护的权利和义务。自主经营者既是雇主又是工作人员。从事涉及辐射的医疗职业工作人员属职业性受照。为了保护胚胎或胎儿，或者婴儿，声明已怀孕或处于哺乳期的妇女不应介入高辐射剂量的应急行动。在商用喷气式飞机的运行和宇航中受到宇宙射线的照射对于机组人员属于职业照射的一部分。有些特殊的宇宙射线照射情形，应当单独处理。

2）公众成员：定义为所接受到的照射既不属于职业照射，又不属于医疗照射的任何个人。各种各样的天然和人工辐射源造成公众成员的照射。通常，特别是对于公众照射，每个源可能对多个受照射个人造成噪声照射。为了达到保护公众的目的，引入"关键人群组"的概念，表征代表人群中所受高端照射人员中接受剂量的个人，现在推荐使用"代表人"替代"关键人群组"概念。代表人可以是假定的，重要的是用以表征代表人的习性是代表人群中受到高端辐射照射的那些人员中少数个人的典型习性，而不是人群中某一个人的极端习性。

3）患者：定义为接受与诊断、介入或治疗程序相关的照射人员。不推荐单个患者的剂量限值和剂量约束，因为若加以限制可能会降低患者诊断或治疗的有效性，那样反而弊大于利。重点是医学程序的正当性和防护的最优化，以及对诊断程序应用诊断参考水平。

（4）放射防护原则

1）正当性原则：任何改变照射情况的决定都应当是利大于弊。对于辐射照射的实践，须保证对受照个人或社会能产生足够的利益可以抵挡它所引起的辐射危害，否则就不得采用。

2）防护最优化原则：在考虑了经济和社会因素后，遭受照射的可能性、受照射人员数目及个人所受剂量的大小均应保持在可合理达到的尽可能低的水平。

3）剂量限值的应用原则：除了患者的医疗照射之外，任何个人受到来自监管源的计划照射的剂量之和不能超过委员会推荐的相应限值。

（5）剂量限值：仅适用于计划照射情况，不包括患者的医疗照射。对于计划照射情况下的职业照射，仍然建议剂量限值表述为：在限定的 5 年内平均年有效剂量 20mSv（5 年内 100mSv），且进一步的规定是，任何一年的有效剂量不得超过 50mSv。

对于计划照射情况下的公众照射，建议剂量限值表述为：年有效剂量 1mSv。在特殊情况下，假如在限定的 5 年内平均每年不超过 1 mSv，在单个的一年内可以允许有效剂量的数值大一些（表 13-1）。

表 13-1　计划照射情况下推荐的剂量限值　　　　　　　　　　　　　单位：mSv/年

限制类型	职业	公众
有效剂量	20 在规定的 5 年内平均	1
年当量剂量		
眼晶状体	150	15
皮肤	500	50
手足	500	—

注：2012 年 ICRP 第 118 号报告中将职业照射眼晶状体当量剂量限值从 150 mSv/年调整为连续 5 年内平均不得超过 20 mSv/年，且任一年内不得超过 50mSv，并说明更改限值的原因是近期的研究表明，白内障剂量阈值不是以前认为的 5Gy，而是可能低至 0.5Gy。IAEA 随即采纳了 ICRP 的观点，在其新的基本安全标准中对眼晶状体剂量限值做了同样的更改。

有效剂量限值适用于由外照射引起的剂量和由摄入放射性核素的内照射引起的待积剂量之和。剂量限值不适用于应急照射情况。在这种情况下，知情的受照射个人从事自愿抢救生命的行动或试图阻止灾难势态。对于承担紧急救援作业的知情志愿者，可以放宽对正常情况的剂量限值。然而，在应急照射情况的后期，承担恢复和重建作业的响应人员应视为职业受照射人员，并应按照正常的职业放射防护标准进行防护，所受到的照射不应超过 ICRP 推荐的职业剂量限值。

7. 建议的实施

（1）计划照射情况：计划照射情况下的职业照射应当应用低于源相关约束值的最优化程序和应用指令性的剂量限值进行控制。在一个计划照射情况的设计阶段就应当对其运行规定一个约束值。对于计划照射情况下许多类型的操作，常常可以得出在管理良好的操作中大致会受到的个人剂量水平。于是这些信息就可以用来建立这类工作的剂量约束值。

计划照射情况下的公众照射应当应用低于源相关约束值的最优化程序和应用指令性的剂量限值进行控制。对于公众照射，一般每个源将在许多个人中产生一个剂量分布，应当采用代表人概念来描述受到高端照射的个人。在计划照射情况下，公众成员的约束值必须小于公众剂量限值，并且典型地要由国家监管机构规定。在长寿命放射性核素有计划排放到环境中的情况下，考虑到照射任何合理的组合和累积，计划评价应当考虑环境中的累积是否可能会导致约束值被超过。

在计划照射情况下，可以合理地预计存在某一确定水平的照射。由于偏离计划的操作和事故，包括辐射源的失控和恶意事件，引起的较高照射称为潜在照射。需要特殊的方法对偏离计划的操作程序和事故进行详细的预测。

（2）应急照射情况：ICRP 强调适用于应急照射情况的防护策略正当性和最优化的重要性，最优化过程受参考水平的支配。应急照射情况，在短时间内剂量可能会达到高水平时，应对严重确定健康效应的预防给予特别关注。在重大应急情况下，基于健康效应的评价是不充分的，必须对社会、经济和其他后果给予应有的考虑。另外一个重要的目标是，在实际可行的范围内，准备恢复被认为是"正常"的社会和经济活动。

在应急情况的计划中，最优化过程应当应用参考水平。计划应当产生一组行动，一旦一个应急照射情况已经发生，如果实际情况要求这些紧急行动，就可以自动地投入实施。

（3）现存照射情况：是指那些不得不采取控制决策时就已经存在的照射情况。有许多类型的现存照射情况可能会产生足够高的照射，对此理应采取放射防护行动，或至少理应考虑这些行动。住宅和工作场所中的氡，以及天然存在的放射性物质是众所周知的例子。对涉及现存的人工照射情况做出放射防护决策可能也是必要的。

8. 医疗照射　目标是医疗程序的正当性和防护的最优化要符合医疗目的。放射防护体系在医疗领域中的实施与在其他两类照射（职业照射和公众照射）中的实施之间有重要差异。

医疗照射程序的正当性：对每一项诊断和治疗有逐一进行正当性判断的机会，这对复杂的检查及治疗可能更重要。

医疗照射防护的最优化：利用防护最优化的技术，在诊断放射学中，获得满足需求的影像质量的前提下，尽可能减低受检者辐射剂量。

医疗照射的剂量限值：医疗照射通常是意图给受照个人以直接利益。如果此项实践具有正当性，而且防护是最优化的，患者的剂量将会是符合于医学目的尽量低的水平。所以 ICRP 建议不应对医疗照射施用限值。

妊娠患者的医疗照射：对于可能已怀孕的妇女，除非临床上有强有力的指征，应当避免施行引起妇女腹部照射的治疗和诊断程序。

9. 环境保护　ICRP 赞成全球为保持生物的多样性，确保物种的保护，保护自然栖息地、群落和生态系统的健康与现实的需求和努力。

为了提供一个在所有照射情况下环境保护的框架，ICRP 建议采用参考动物和植物，并为了建立可以接受的基础，计算所得的这些参考生物的附加剂量应能够与已知特定生物效应的剂量及在天然环境中正常所受剂量进行比较。但尚不准备制定对环境保护的任何形式的剂量限值。

案例 13-2

1988 年 1 月，某单位采用低能 X 射线机（10～15kV）开展 X 射线成像试验，工作人员对低能 X 射线的认识严重错误，用自己的左手指在距低能 X 射线管 25mm、70mm、100mm、200mm 处，在低能 X 射线机管电压 20kV、30kV、40kV、50kV，管电流 0.1mA、0.2mA、5mA、10mA 的曝光条件下，进行了 20 多次观察左手指成像试验。累计透照达 1.5h 左右。引发该工作人员左手示指、中指、无名指皮肤相继出现发痒、红肿、变黑、起水疱、溃烂，并伴有严重紧缩感疼痛。后诊断为左手指皮肤 Ⅱ 至 Ⅲ 度急性放射性烧伤，估算其左手指局部受到近 12Gy 照射。受照射部位久治不愈形成溃疡，后来进行植皮治疗。

问题： 职业照射中手足的剂量限值是多少？这起误伤事故暴露出哪些问题？

（二）《国际电离辐射防护与辐射源安全基本安全标准》（2014）简介

1. 宗旨　放射性是一种自然现象，天然辐射源的存在是环境的特征。电离辐射和放射性物质也可能是人工来源，而且它们具有许多有益应用，包括用于医学、工业、农业和研究及核电生产等。但这些广泛应用可能对人类和环境造成的电离辐射危险必须进行评价，而且必须通过适用安全标准来进行控制。因此，IBSS 在保护人类和环境免于电离辐射的有害影响和促进实现辐射源安全的要求等方面具有重要作用。

2. 重要的原则性要求　IBSS 强调其仅适用于电离辐射防护，明确了防止非电离辐射的有害影响不属于此标准的范围；也不涉及安保措施。此标准适用于涉及易于控制的电离辐射照射的所有情况；被认为不易控制的电离辐射照射则排除在标准范围之外。

IBSS 在实质性的条文中，分别用加粗字体突出地穿插安排了 52 条重要的原则性要求，用于提纲挈领引导各章相关部分的具体条款。

（1）对防护与安全负有责任的各方必须确保将电离辐射防护原则适用于所有照射情况。

（2）政府必须建立和维持一个促进防护与安全的法律和监管框架，而且必须建立一个实质上独立的、责任和职能明确的监管机构。

（3）监管机构必须制定或通过防护和安全条例导则，并且必须建立确保其得到执行的制度。

（4）对产生辐射危险的设施和活动负有责任的人员或组织必须对防护和安全负主要责任。其他各方必须对防护和安全负所规定的责任。

（5）主要责任方必须确保将防护与安全有效地纳入其所负责的组织的综合管理体系。

（6）本标准计划照射情况方面要求的适用必须与实践或实践中的源的特性相称，并与受照射的可能性和受照射程度相称。

（7）任何拟运行的设施或开展活动的人员或组织，都必须向监管机构提交申报书，并酌情提交批准申请书。

（8）政府或监管机构必须确定哪些实践或实践中的源将被本标准的一些要求或全部要求豁免。监管机构必须核准已申报的实践或已获批准的实践中的哪些源（包括材料和物体）可以被解除监管控制。

（9）注册者和许可证持有者必须负责计划照射情况下的防护与安全。

（10）政府或监管机构必须确保只有正当的实践才能获得批准。

（11）政府或监管机构必须制定并强制执行防护与安全最优化的要求，注册者和许可证持有者必须确保防护与安全达到最优化。

（12）政府或监管机构必须制定职业照射和公众照射的剂量限值，而且注册者和许可证持有者必须遵守这些限值。

（13）监管机构必须制定并强制执行安全评价要求，对产生电离辐射危险的设施或活动负有责任的人员或组织必须对该设施或活动进行适当的安全评价。

（14）注册者和许可证持有者及业主必须进行监测以核实防护与安全要求的遵守情况。

（15）注册者和许可证持有者必须采用良好的工程实践，并且必须采取一切切实可行的措施来预防事故和缓解已发生事故的后果。

（16）注册者和许可证持有者必须对设施运行或活动开展时发生的异常情况进行正式调查，并且必须宣传对防护与安全有重要意义的信息。

（17）注册者和许可证持有者必须确保辐射发生器和放射源的安全。

（18）政府必须确保除了以医学诊断、治疗或生物医学研究为目的利用电离辐射进行的人体成像，须受到防护与安全体系的约束。

（19）政府或监管机构必须制定并强制执行确保防护与安全达到最优化的要求，并且监管机构必须强制遵守职业照射的剂量限值。

（20）监管机构必须制定并强制执行关于对计划照射情况下的职业照射进行监测和记录的要求。

（21）业主、注册者和许可证持有者必须负责放射工作人员的职业照射防护。业主、注册者和许可证持有者必须确保防护与安全达到最优化，并确保职业照射不超过剂量限值。

（22）放射工作人员必须履行其义务并执行其防护与安全职责。

（23）业主、注册者和许可证持有者必须进行必要的合作，以使所有责任方遵守防护与安全要求。

（24）业主、注册者和许可证持有者，必须在职业照射的电离辐射防护大纲中，制定并维持相应的组织、程序和技术上的安排，以做好控制区和监督区的划分、本地规则的完善及工作场所的监测。

（25）业主、注册者和许可证持有者，必须负责为评价和记录职业照射及工作人员的健康监护做出安排。

（26）业主、注册者和许可证持有者必须向工作人员提供有关防护与安全的充分信息、指导和培训。

（27）业主、注册者和许可证持有者不得以提供福利来代替防护与安全措施。

（28）业主、注册者和许可证持有者必须为女性工作人员，在必要时为保护胚胎或胎儿和母乳喂养婴儿作出特殊安排。同时，也必须为正在接受培训的 18 岁以下人员的防护与安全作出特殊安排。

（29）政府或监管机构必须制定有关各方对公众照射的责任，必须制定并强制执行关于最优化的要求，同时必须制定公众照射的剂量限值，监管机构则必须强制要求遵守这些剂量限值。

（30）有关各方必须运用防护与安全体系以保护公众成员免受照射。

（31）有关各方必须确保按照批准书对放射性废物和放射性物质向环境的排放进行管理。

（32）监管机构和有关各方必须确保源的监测计划和环境监测计划落实到位，并确保记录和提供监测结果。

（33）除非消费品为公众成员使用已被证明是正当的，而且它们的使用已被豁免或者已被批准向公众提供，否则消费品供应商必须确保不向公众提供此类消费品。

（34）政府必须确保授权有关各方发挥其作用和承担责任，并确保制定诊断参考水平、剂量约束及患者出院准则和导则。

（35）监管机构必须要求对医疗照射负有责任的卫生专业人员具有适当领域的专长，并且要求他们满足相关专业的教育、培训和能力的要求。

（36）注册者和许可证持有者必须确保任何人员，除非经过适当的转诊、已承担确保防护与安全的责任，并且接受照射的人员已被酌情告知预期的好处和危险，否则不应接受医疗照射。

（37）有关各方必须确保医疗照射是正当的。

（38）注册者和许可证持有者及放射从业医师必须确保对每次医疗照射实现防护与安全的最优化。

（39）注册者和许可证持有者必须确保在女性患者已怀孕或可能怀孕或正处在哺乳期情况下，实施适当的电离辐射防护安排。

（40）注册者和许可证持有者必须作好有关安排，以确保在患者接受放射性核素治疗后出院之前对公众成员和家庭成员进行适当的电离辐射防护。

（41）注册者和许可证持有者必须确保采取一切切实可行的措施，以最大限度地减少意外医疗照射或事故性医疗照射的可能性。注册者和许可证持有者必须及时调查任何这类照射，并在适当时必须实施纠正行动。

（42）注册者和许可证持有者必须确保对医疗照射设施定期进行放射防护审查并保存记录。

（43）政府必须确保建立和维护一个综合和协调的应急管理体系。

（44）政府必须确保在规划阶段制定防护战略并使其正当性和最优化，确保通过及时实施该战略以作出应急响应。

（45）政府必须制定关于管理、控制和记录应急工作人员在紧急情况下所受剂量的计划。

（46）政府必须确保落实并在适当时实施关于从应急照射情况向现存照射情况转变的安排。

（47）政府必须确保对已认定的既存照射情况进行评价，以便从电离辐射防护的角度确定哪些职业照射和公众照射应予以关切。

（48）政府和监管机构或其他有关主管部门必须确保补救行动和防护行动是正当的，并确保防护与安全达到最优化。

（49）对确定负责残留放射性物质区域的人员或组织，负责在适当时制定与实施治理计划和治理后控制措施的人员或组织，以及负责落实适当的放射性废物管理战略的人员或组织，政府必须确保作出相应的规定。

（50）政府必须提供关于室内氡水平和相关健康危险的信息，并且在适当时必须制定和实施控制室内氡引起的公众照射的行动计划。

（51）监管机构或其他有关主管部门必须制定商品中放射性核素引起照射的参考水平。

（52）监管机构必须制定并强制执行关于在现存照射情况下工作人员的防护要求。

3. 个人剂量限值　在各种计划照射情况下，颇受关注的职业照射年个人剂量限值，如表 13-2 所归纳展示。至于计划照射情况下的公众照射剂量限值，一般执行年有效剂量 1mSv；特殊情况下单一年份可适用更高的有效剂量值，但必须保证连续 5 年平均不超过 1 mSv。针对公众晶状体接受的年剂量当量限值为 15 mSv；而皮肤年剂量当量限值则为 50mSv。

表13-2　计划照射情况下的职业照射年个人剂量限值

应用目的	所用剂量类别	放射工作人员的年剂量限值	16～18 岁实习人员年剂量限值
尽可能合理降低随机性效应的发生概率	全身有效剂量	连续 5 年平均不超过 20mSv；其中任何单一年内最多 50mSv	6mSv
有效防止发生确定性效应	晶状体当量剂量、器官当量剂量	连续 5 年平均不超过 20mSv；其中任何单一年内最多 50mSv	20mSv
	四肢（手和足）、皮肤当量剂量	500mSv	150mSv

注：①连续 5 年的期限以标准生效日后的年度周期计，不作任何追溯性平均。②表中规定的年有效剂量限值，适用于在规定期限内的外照射相关剂量同同一期限内摄入产生的相关待积剂量之和；而计算待积剂量的期限，通常对成年人的摄入必须取 50 年，而对儿童的摄入必须取至 70 岁。③对于职业照射，个人剂量当量 $H_p(10)$ 可用作外照射中贯穿辐射产生的有效剂量的近似值。④皮肤的当量剂量限值适用于皮肤最强受照部位 $1cm^2$ 的平均剂量。⑤孕妇或哺乳期的女性工作人员，相应的额外限制按照标准第三章的相应条款控制。

第三节　国内放射防护法规和标准

随着科技的进步和社会的发展，放射性核素与射线装置作为先进科学技术已广泛应用于工业、农业、医药卫生、文化科技等各个领域。由于放射性核素与射线的固有特性决定了它既能造福人类，也有可能对人体健康带来危害，为了保障放射工作人员和公众的健康与安全，保护环境，促进射线和核技术的应用，国家发布了一系列法规和标准，以规范、管理放射性核素和射线装置的应用。

一、我国电离辐射防护标准体系

法规泛指国家机关制定的一切规范性文件，包括法律、法令、条例、规定、规则、章程等。标准是对重复性事物和概念所作的统一规定。它以科学技术和实践经验的综合成果为基础，经有关方面协商一致，由主管机构批准，以特定形式发布，作为共同遵守的准则和依据。

放射防护法规是国务院及有关部委颁布的监督管理放射安全的行政法规。放射防护法规是放射卫生防护机构执法监督的法律依据，同时也是放射防护标准制定的依据，并赋予相应标准以法律效力。放射防护标准属于一种技术性规范，它包括基本标准和派生的次级标准，它是人类为限制电离辐射危害而制定的科学规范，旨在通过标准的实施，保护放射工作人员和公众及其后代免受电离辐射的危害，促进放射事业的发展。放射防护标准是开展放射防护监督与评价的科学依据。

按法规标准的渊源分为以下 4 个层次：

1. 全国人民代表大会通过，以主席令发布的有关法律，如《中华人民共和国放射性污染防治法》《中华人民共和国职业病防治法》。

2. 中华人民共和国国务院颁发的行政法规，通常称为条例，经国务院常务会议审议通过后，由国务院总理以国务院令发布。迄今，直接与放射防护有关的行政法规主要是《放射性同位素与射线装置安全和防护条例》；此外还有《中华人民共和国民用核设施安全监督管理条例》《中华人民共和国核材料管理条例》《核电厂核事故应急管理条例》，以及《突发公共卫生事件应急条例》等。为有效防范包括核与放射性事件在内的突发公共事件，我国国务院已经建立了"国家突发公共事件应急预案体系"，并于 2006 年 1 月颁发了国务院规范性文件《国家突发公共事件总体应急预案》，其后还颁布了《国家核应急预案》和《国家突发公共卫生事件应急预案》等。

3. 国务院所属各有关部、委、局，为了具体贯彻执行国家法律和国务院发布的行政法规，依照各自职责制定的部门规章，主管各种放射实践与放射防护的有国家卫生健康委员会、生态环境部、国家国防科技工业局，以及公安部等部门。这些相关部、委、局先后制定并颁发了一批有关放射工作许可制度及放射防护管理办法、核与放射事故管理规定、放射工作人员健康管理规定、放射防护器材与含放射性产品管理办法、核动力厂设计及运行安全规定、城市放射性废物管理办法、放射环境管理办法、放射性物质运输管理办法等，如《放射性同位素与射线装置安全许可管理办法》和《放射诊疗管理规定》。

4. 以上三个层次均属于法规范畴。而贯彻执行这些法规所需要的大量有关放射防护与安全的具体技术规范和要求，都在第四个层次技术标准中。在现行相关法律法规中，也都明确规定具体的放射防护与安全技术要求应遵照相关的国家标准或行业标准执行。技术标准是放射防护监督执法和监测评价的基本依据。

就放射防护工作而言，放射防护法规标准是放射防护工作的纲。核科学与电离辐射技术的应用已经覆盖国民经济各个领域乃至日常生活，放射防护的标准化对象繁多，各不相同，但其根本宗旨在于趋利避害，以有效保护人体的健康与安全，因此必须针对各种各样放射性物质与射线装置（即各种辐射源）对人体可能造成的电离辐射照射危险，确定统一的放射防护总指导思想和防护原则，这就是集核科学技术及其应用、电离辐射剂量学、放射生物学、放射防护学、放射损伤防治、放射生态学等诸多相关领域科研成果和放射防护监督管理经验而形成的放射防护基本标准。然后在放射防护基本标准总原则的指引下，针对形式各异、情况不同的各类放射实践分别派生出一系列次级专项放射防护标准，分别在各分支领域中具体发挥作用，为放射防护监督管理和放射防护监测评价等技术服务提供技术依据。掌握放射防护基本标准，不仅是放射防护专业人员，而且是所有与放射性工作有关的管理与技术人员都必须具备的最基本条件。

ICRP 1990 年建议书的发表和 IBSS 的问世促使我国研制新的统一的辐射防护基本标准。2002年 10 月 8 日中华人民共和国国家质量监督检验检疫总局批准发布《电离辐射防护与辐射源安全基本标准》（GB18871—2002），自 2003 年 4 月 1 日起实施。该标准是根据 IBSS 及 ICRP 1990 年建议书的内容，结合国情，对我国当时使用的辐射防护基本标准进行修订的，其技术内容与 IBSS 标准等效。它是我国放射卫生防护领域中最重要、最基本的标准。

二、我国放射卫生防护法规和标准

（一）我国现行放射卫生法律法规

随着我国核科学技术的发展，放射性核素与射线装置的应用日趋广泛，我国的放射卫生法规体系逐渐形成并日臻完善。从 1960 年开始，国务院及卫生部/国家卫生健康委员会等发布的有关放射卫生防护法规及规范性文件多达数十项，部分与医学影像学科有关的部分法律法规见表 13-3。

表 13-3　我国部分现行辐射防护与安全法律、法规、规章

名称	颁发部门	实施日期	修改
中华人民共和国放射性污染防治法	全国人大	2003-10-01	
中华人民共和国职业病防治法	全国人大	2002-05-01	2018-12-29
放射性同位素与射线装置安全许可管理办法	国家环境保护总局/生态环境部	2006-03-01	2017-12-12
放射性同位素与射线装置安全和防护条例	国务院	2005-12-01	2019-03-02
放射性同位素与射线装置安全和防护管理办法	环境保护部/生态环境部	2011-05-01	
放射性物品运输安全管理条例	国务院	2010-01-01	
放射性物品运输安全许可管理办法	环境保护部/生态环境部	2021-01-04	
放射性废物安全管理条例	国务院	2012-03-01	
放射性药品管理办法	国务院	1989-01-13	2017-03-01
放射诊疗管理规定	卫生部/国家卫生健康委员会	2006-03-01	2016-01-19
医疗器械监督管理条例	国务院	2000-01-04	2020-12-21
放射工作人员职业健康管理办法	卫生部	2007-11-01	

（二）相关法规及条款

1. 《中华人民共和国职业病防治法》

（1）宗旨与框架：《中华人民共和国职业病防治法》其立法宗旨是：为了预防、控制和消除职业病危害，防治职业病，保护劳动者健康及相关权益，促进经济社会发展。因此，"职业病防治工作坚持预防为主、防治结合的方针，建立用人单位负责、行政机关监督、行业自律、职工参与和社会监督的机制，实行分类管理、综合治理"。凡在中华人民共和国领域内的职业病防治活动均必须遵照执行。《中华人民共和国职业病防治法》所称职业病的界定，是指企业、事业单位和个体经济组织（用人单位）的劳动者在职业活动中，因接触粉尘、放射性物质和其他有毒、有害因素而引起的疾病。而职业病的具体分类和目录由国家卫生行政部门会同劳动保障行政部门制定、调整和发布。

《中华人民共和国职业病防治法》共 7 章 88 条。第一章总则（13 条）、第二章前期预防（6 条）、第三章劳动过程中的防护与管理（23 条）、第四章职业病诊断与职业病病人保障（19 条）、第五章监督检查（7 条）、第六章法律责任（16 条）、第七章附则（4 条）。

（2）若干要点：职业病危害是指对从事职业活动的劳动者可能导致职业病的各种危害。《中华人民共和国职业病防治法》把放射性物质作为三大职业危害因素之一，体现了国家对放射性职业工作人员的充分关注，包括医疗、工业、农业、能源、科研、地质、军事等各行各业在内的各种放射实践中的职业照射及放射性职业病的诊断均属于《中华人民共和国职业病防治法》的管理范畴。《中华人民共和国职业病防治法》规定的职业病防治措施、劳动者的权利、用人单位的责任、对职业卫生技术服务机构的管理及监督检查和处罚条款等内容，均适用于放射性职业病的防治管理。

国家实行职业卫生监督制度。国务院卫生行政部门统一负责全国职业病防治的监督管理工作。职业病防治必须从致害源头抓起，实施全过程监督。职业病防治法按前期预防、劳动过程中的防护与管理、职业病发生后的诊断治疗与职业病患者保障三个阶段，分别规定了相应管理制度和防治措施。开展各种各样放射实践的单位必须认真贯彻执行，保障各类放射工作人员的身体健康与放射安全。

1）前期预防阶段：重点是，从源头加强管理，对建设项目（可能产生职业危害的新、改、扩建项目和技术改造、技术引进项目的统称）实行职业危害预评价制度；强调建设项目的职业卫生防护措施，应当与主体工程同时设计、同时施工、同时运行或使用；竣工验收前应进行建设项目职业危害控制效果评价。第十九条规定：国家对从事放射性、高毒、高危粉尘等作业实行特殊管理。

2）劳动过程中防护与管理：关键是，用人单位必须认真承担明确的责任，建立、健全职业病防治法规定的有关制度，采取一系列有效的防治措施。第二十五条规定，对放射工作场所和放射性同位素的运输、贮存，用人单位必须配置防护设备和报警装置，保证接触放射线的工作人员佩戴个人剂量计。第二十九条规定，向用人单位提供可能产生职业病危害的化学品、放射性同位素和含有放射性物质的材料的，应当提供中文说明书。说明书应当载明产品特性、主要成分、存在的有害因素、可能产生的危害后果、安全使用注意事项、职业病防护以及应急救治措施等内容。产品包装应当有醒目的警示标识和中文警示说明。贮存上述材料的场所应当在规定的部位设置危险物品标识或者放射性警示标识。进口放射性同位素、射线装置和含有放射性物质的物品的，应按照国家有关规定办理。

用人单位应当告知劳动者有关职业危害以及职业卫生防护等方面内容，必须重视对放射工作人员的上岗前和在岗期间定期的放射防护培训，为工作人员提供必要的放射防护设施与用品，认真按照职业病防治法要求做好职业健康监护，并建立与保存相应的职业健康监护档案。

3）职业病发生后的诊断治疗与职业病患者保障：职业健康检查和职业病诊断必须由省级以上人民政府卫生行政部门批准的医疗卫生机构承担。职业病诊断标准和职业病诊断、鉴定办法由国务院卫生行政部门制定。职业病伤残等级的鉴定办法由国务院劳动保障行政部门会同国务院卫生行政部门制定。职业病患者依法享受国家规定的职业病的相关待遇。

2.《中华人民共和国放射性污染防治法》

（1）宗旨与框架：其宗旨是防治放射性污染，保护环境，保障人体健康，促进核能、核技术的开发与和平利用。放射性污染防治法适用于中华人民共和国领域和管辖的其他海域在核设施选址、建造、运行、退役和核技术、铀（钍）矿、伴生放射性矿开发利用过程中发生的放射性污染的防治活动。

国家对放射性污染的防治，实行预防为主、防治结合、严格管理、安全第一的方针。建立严格的放射性污染防治的法律制度，必须明确法律责任，从严查处违法行为。同时，既要防治放射性污染，又要促进核能和核技术的开发利用。此法对"放射性污染"的定义：由于人类活动造成物料、人体、场所、环境介质表面或者内部出现超过国家标准的放射性物质或者射线。而"核技术利用"则是指密封放射源、非密封放射源和射线装置在医疗、工业、农业、地质调查、科学研究和教学等领域的使用。

《中华人民共和国放射性污染防治法》共8章63条。第一章总则（8条）、第二章放射性污染防治的监督管理（9条）、第三章核设施的放射性污染防治（10条）、第四章核技术利用的放射性污染防治（6条）、第五章铀（钍）矿和伴生放射性矿开发利用的放射性污染防治（5条）、第六章放射性废物管理（9条）、第七章法律责任（12条）、第八章附则（4条）。

（2）若干要点：《中华人民共和国放射性污染防治法》规定，国务院环境保护行政主管部门对全国放射性污染防治工作依法实施统一监督管理。国务院卫生行政部门和其他有关部门依据国务院规定的职责，对有关的放射性污染防治工作依法实施监督管理。核设施、核技术应用单位、铀（钍）矿和伴生放射性矿开发利用单位，负责本单位的放射性污染防治，接受监督管理，并依法对其造成的放射性污染及其后果承担责任。

为对可能造成放射性污染的活动进行严格的全过程监督管理，《中华人民共和国放射性污染防治法》规定建立一系列放射性污染防治的有关制度，如选址、建造、装料调试、运行、退役安全许可制度，选址、建造、运行、退役环境影响评价与三同时验收制度，放射性污染监测制度，有关机构、人员实行考核与资格认定制度，核事故应急制度，对放射源实行全过程监督管理和放射性同位素备案制度，放射性固体废物专营和许可制度，核设施退役和放射性废物处置费用实行预提管理等。这八类主要的监督管理制度在放射性污染防治法各章中均有具体明确的规定，这些是确保有效治理各种各样放射性污染的关键。

在放射性污染防治法中，第七章法律责任的条数最多。体现出强化依法行政和执法必严，才能确保取得污染防治效果；权利与责任并存，违法必须适用于各方，除核设施营运单位、核技术利用单位及各类涉源单位外，也包括污染防治的监督管理执法方及相关方。

一般说来，核设施营运、铀（钍）矿和伴生放射性矿的开发利用等所可能产生的放射性污染的防治，以及放射性三废管理等比较引人注目。然而，根据《中华人民共和国放射性污染防治法》关于"核技术利用"和"放射性污染"的定义，各种放射性物质与射线装置的生产、销售、使用中所可能产生的放射性污染都属于此法管理范畴。除第一章总则规定的基本原则和第七章法律责任外，第四章专门针对核技术利用的放射性污染防治有六条规定。其中第三十三条要求：生产、销售、使用、贮存放射源的单位，应当建立健全安全保卫制度，指定专人负责，落实安全责任制，制定必要的事故应急措施。发生放射源丢失、被盗和放射性污染事故时，有关单位和个人必须立即采取应急措施，并向公安部门、卫生行政部门和环境保护行政主管部门报告。因此，包括电离辐射医学应用在内的各行各业的放射实践均应认真贯彻执行《中华人民共和国放射性污染防治法》。

3.《放射性同位素与射线装置安全和防护条例》

（1）宗旨与框架：宗旨是为加强对放射性同位素、射线装置的安全和防护的监督管理，促进放射性同位素、射线装置的安全应用，保障人体健康，保护环境。凡在中华人民共和国境内生产、销售、使用放射性同位素和射线装置，以及转让、进出口放射性同位素的均应遵守此条例规定。新条例所称放射性同位素包括放射源和非密封放射性物质，而射线装置是指 X 射线机、加速器、中子发生器及含放射源的装置。共 7 章 69 条，第一章总则（4 条）、第二章许可和备案（22 条）、第三章安全和防护（13 条）、第四章辐射事故应急处理（6 条）、第五章监督检查（4 条）、第六章法律责任（15 条）、第七章附则（5 条）。

（2）若干要点：国家对放射源和射线装置实行分类管理。根据对人体健康和环境的潜在危害程度，从高到低将放射源分为 Ⅰ、Ⅱ、Ⅲ、Ⅳ、Ⅴ类，射线装置分为 Ⅰ、Ⅱ、Ⅲ类。对不同类放射源与射线装置分别采取相应不同的管理措施（包括分级审批颁发许可证与监管等）。规定应建立生产放射性产品的台账，对生产的放射源实行统一编码的身份管理。强化了从生产、销售、使用，以及转让、进出口，直至退役或废弃处理与回收等各个有关活动环节的全过程监管。通过建立产品台账和编码的身份管理，并加强生产和进口两方面源头的监管控制，加强转让活动的监管，加强闲置废旧源收储及有关退役管理等，确实保证所有相关活动的放射防护与安全，做到防患于未然。把辐射事故分为特别重大、重大、较大、一般四级，强化建立辐射事故应急预案和事故的应急处理要求。

明确规定，生产、销售、使用放射性同位素和射线装置的单位，应依法取得许可证。许可证有效期为 5 年。涉源单位取得许可证所需具备的 5 方面条件包括：应有与其工作相适应的、具备相应资质的专业技术人员；有符合国家有关放射防护标准要求的场所、设施和设备；有安全和防护管理机构或者专职、兼职管理人员，并配备必要的防护用品和监测仪器；有健全的安全和防护管理规章制度、辐射应急措施；如产生放射性废气、废液、固体废物的，应有相应达标的处理能力或可行处理方案。生产、销售、使用放射性同位素和射线装置的单位，事先向有审批权的生态环境主管部门提出许可申请时，需提交符合规定条件的证明材料。使用放射性同位素和射线装置进行放射诊疗的医疗卫生机构，还应当获得放射源诊疗技术和医用辐射机构许可。使用放射性同位素和射线装置进行放射诊疗的医疗卫生机构，应当依据国务院卫生主管部门有关规定和国家标准，制定与本单位从事的诊疗项目相适应的质量保证方案，遵守质量保证检测规范，按照医疗照射正当性和辐射防护最优化的原则，避免一切不必要的照射，并事先告知患者和受检者辐射对健康的潜在影响。

4.《放射诊疗管理规定》 依据《中华人民共和国职业病防治法》《放射性同位素与射线装置安全和防护条例》和《医疗机构管理条例》（国务院 1994 年第 149 号令），2006 年卫生部第 46 号令新颁发了《放射诊疗管理规定》，自 2006 年 3 月 1 日起施行。《放射诊疗管理规定》共 7 章 46 条。第一章总则（5 条）、第二章执业条件（5 条）、第三章放射诊疗的设置与批准（8 条）、第四章安全防护与质量保证（14 条）、第五章监督管理（5 条）、第六章法律责任（5 条）、第七章附则（4 条）。其宗旨是为了加强放射诊疗工作的管理，保证医疗质量和医疗安全，保障放射诊疗工作人员、患者和公众的健康权益。

《放射诊疗管理规定》适用于开展放射诊疗工作的医疗机构。此规定所称放射诊疗工作，是指使用放射性同位素、射线装置进行临床医学诊断、治疗和健康检查的活动。卫生部负责全国放射诊疗工作的监督管理。县级以上地方人民政府卫生行政部门负责本行政区域内放射诊疗工作的监督管理。《放射诊疗管理规定》具体规定了从事放射治疗、核医学、介入放射学、X 射线诊断的医疗机构分别应具备的执业条件（包括核准诊疗科目、相应各种专业人员、诊疗设备、配套防护设施与用品、应急处理预案等具体要求）。详细规定了各种放射诊疗的安全防护与质量保证要求，以及监督管理要求，提出了各种放射诊疗的设置与审批程序。医疗机构设置放射诊疗项目，应当按照其开展的放射诊疗工作的类别，分别向相应的卫生行政部门提出建设项目卫生审查、竣工验收和设置放射诊疗项目申请：开展放射治疗、核医学工作的，向省级卫生行政部门申请办理；开展介入放射学工作的，向设区的市级卫生行政部门申请办理；开展 X 射线影像诊断工作的，向县级卫生行政部门申请办理。同时开展不同类别放射诊疗工作的，向具有高类别审批权的卫生行政部门申请办理。

5.《放射工作人员职业健康管理办法》 为了保障放射工作人员的职业健康与安全，根据《中华人民共和国职业病防治法》和《放射性同位素与射线装置安全和防护条例》，制定本办法。

中华人民共和国境内的放射工作单位及其放射工作人员，应当遵守本办法。本办法所称放射工作单位，是指开展下列活动的企事业单位和个体经济组织：

（1）放射性同位素（非密封放射性物质和放射源）的生产、使用、运输、储存和废弃处理；

（2）射线装置的生产、使用和维修；

（3）核燃料循环中的铀矿开采、铀矿水冶、铀的浓缩和转化、燃料制造、反应堆运行、燃料后处理和核燃料循环中的研究活动；

（4）放射性同位素、射线装置和放射工作场所的辐射监测；

（5）卫生部规定的与电离辐射有关的其他活动。

本办法所称放射工作人员，是指在放射工作单位从事放射职业活动中受到电离辐射照射的人员。

国家卫生健康委员会主管全国放射工作人员职业健康的监督管理工作。县级以上地方人民政府卫生行政部门负责本行政区域内放射工作人员职业健康的监督管理。放射工作单位应当采取有效措施，使本单位放射工作人员职业健康的管理符合本办法和有关标准及规范的要求。

（三）《电离辐射防护与辐射源安全基本标准》内容介绍

《电离辐射防护与辐射源安全基本标准》主要内容见表 13-4。

表 13-4　《电离辐射防护与辐射源安全基本标准》主要内容

序号	内容
前言	
1	范围
2	定义
3	一般要求
4	对实践的主要要求
5	对干预的主要要求
6	职业照射的控制
7	医疗照射的控制
8	公众照射的控制
9	潜在照射的控制——源的安全
10	应急照射情况的干预
11	持续照射情况的干预
附录 A（标准的附录）	豁免
附录 B（标准的附录）	剂量限值和表面污染控制水平
附录 C（标准的附录）	非密封源工作场所的分级
附录 D（标准的附录）	放射性核素的毒性分组
附录 E（标准的附录）	任何情况下预期应进行干预的剂量水平和应急照射情况的干预水平与行动水平
附录 F（标准的附录）	电离辐射的标志和警告标志
附录 G（提示的附录）	放射诊断和核医学诊断的医疗照射指导水平
附录 H（提示的附录）	持续照射情况下的行动水平
附录 J（标准的附录）	术语和定义

以下就《电离辐射防护与辐射源安全基本标准》中的一些内容做简要介绍。

1. 辐射防护要求　《电离辐射防护与辐射源安全基本标准》提出，对使用电离辐射源或产生电离辐射的一切实践活动，必须遵守以下防护基本原则：

（1）实践的正当性：对于一项实践，只有在考虑了社会、经济和其他有关因素之后，其对受照个人或社会所带来的利益足以弥补其可能引起的辐射危害时，该实践才是正当的。对于不具正当性的实践及该实践中的源，不应予以批准。

医疗照射正当性判断的一般原则：在考虑了可供采用的不涉及医疗照射的替代方法的利益和危险之后，证明医疗照射给个人或社会所带来的利益大于可能引起的辐射危害时，该医疗照射才是正当的。

对于复杂的诊断与治疗，应注意逐例进行正当性判断。还应注意根据医疗技术与水平的发展，对过去认为是正当的医疗照射重新进行正当性判断。

1）诊断检查的正当性判断：在判断放射学或核医学检查的正当性时，应掌握好适应证，正确合理地使用医疗照射，并应避免不必要的重复检查；对妇女及儿童实施放射学或核医学检查的正当性更应慎重进行判断。

2）群体检查的正当性判断：涉及医疗照射的群体检查的正当性判断，应考虑通过普查可能查出的疾病进行有效治疗的可能性和由于某种疾病得到控制而使公众所获得的利益，只有这些受益足以补偿在经济和社会方面所付出的代价（包括辐射危害）时，这种检查才是正当的。X 射线诊断的筛选性普查还应避免使用透视方法。

（2）剂量限制和潜在照射危险限制：应对个人所受到的正常照射加以限制，以保证个人总有效剂量不超过相应剂量限值。

应对个人所受到的潜在照射危险加以限制，使来自各项获准实践的所有潜在照射所致的个人危险与正常照射剂量限值所相应的健康危险处于同一数量级水平。

（3）防护与安全的最优化：对于来自一项实践中的任一特定源的照射，应使防护与安全最优化，使得在考虑了经济和社会因素之后，个人受照剂量的大小、受照射的人数及受照射的可能性均保持在可合理达到的尽量低的水平；这种最优化应以该源所致个人剂量、潜在照射危险分别低于剂量约束和潜在照射危险约束为前提条件（治疗性医疗照射除外）。

2. 职业照射工作条件

（1）工作待遇：用人单位不得以特殊补偿、缩短工作时间或以休假、退休金或特种保险等方面的优待安排代替为符合本标准的要求所需要采取的防护与安全措施。

（2）孕妇的工作条件：女性工作人员发现自己怀孕后要及时通知用人单位，以便必要时改善其工作条件。孕妇和授乳妇女应避免受到内照射。

用人单位不得把怀孕作为拒绝女性工作人员继续工作的理由。用人单位有责任改善怀孕女性工作人员的工作条件，以保证为胚胎和胎儿提供与公众相同的防护水平。

（3）未成年人工作条件：年龄小于 16 周岁的人员不得接受职业照射。年龄小于 18 岁的人员除非为了进行培训并受到监督，否则不得在控制区工作，他们所受的剂量按下面第 3 条第（2）项中的规定进行控制。

（4）工作岗位的调换：审管部门或健康监护机构认定某一工作人员由于健康原因不再适于从事涉及职业照射的工作时，用人单位应为该工作人员调换合适的工作岗位。

3. 职业照射剂量限值

（1）应对任何工作人员的职业照射水平进行控制，使之不超过下述限值：

1）由审管部门决定的连续 5 年的年平均有效剂量（但不可作任何追溯性平均），20mSv；

2）任何一年中的有效剂量，50mSv。

3）眼晶状体的年当量剂量，150mSv。

4）四肢（手和足）或皮肤的年当量剂量，500mSv。

（2）对于年龄为 16～18 岁接受涉及辐射照射就业培训的徒工和年龄为 16～18 岁在学习过程中需要使用放射源的学生，应控制其职业照射使之不超过下述限值：

1）年有效剂量，6mSv。

2）眼晶状体的年当量剂量，50mSv。

3）四肢（手和足）或皮肤的年当量剂量，150mSv。

4. 公众照射剂量限值 实践使公众中有关关键人群组的成员所受到的平均剂量估计值不应超过下述限值：

（1）年有效剂量，1mSv。

（2）特殊情况下，如果 5 个连续年的年平均剂量不超过 1mSv，则某一单一年份的有效剂量可提高到 5mSv。

（3）晶状体的年当量剂量，15mSv。

（4）皮肤的年当量剂量，50mSv。

以上剂量限值不适用于患者的慰问者。应对患者的慰问者所受的照射加以约束，使他们在患者诊断或治疗期间所受的剂量不超过 5mSv。应将探视摄入放射性物质的患儿所受的剂量限制于 1mSv以下。

（四）其他医用放射防护标准

除《电离辐射防护与辐射源安全基本标准》外，我国现行的与医用放射线有关的防护标准目录见表 13-5。

表 13-5 与医用放射线有关的防护标准

序号	名称	编号
1	内照射放射病诊断标准	GBZ96—2011
2	放射工作人员健康要求及监护规范	GBZ98—2020
3	职业性放射性甲状腺疾病诊断	GBZ101—2020
4	职业性外照射慢性放射病诊断	GBZ105—2017
5	职业性放射性疾病诊断总则	GBZ112—2017

续表

序号	名称	编号
6	核医学放射防护要求	GBZ120—2020
7	放射治疗放射防护要求	GBZ121—2020
8	职业性内照射个人监测规范	GBZ129—2016
9	放射诊断放射防护要求	GBZ130—2020
10	职业性放射性疾病诊断程序和要求	GBZ169—2020
11	医学放射工作人员放射防护培训规范	GBZ/T149—2015
12	放射治疗机房的辐射屏蔽规范第 1 部分：一般原则	GBZ/T201.1—2007
13	电离辐射防护与辐射源安全基本标准	GB18871—2002
14	医用 X 射线诊断设备质量控制检测规范	WS76—2020
15	后装 γ 源近距离治疗质量控制检测规范	WS262—2020
16	X 射线计算机体层摄影质量控制检测规范	WS519—2019
17	核和辐射事故医学应急演练导则	WS/T636—2018
18	X 射线计算机断层摄影成年人诊断参考水平	WS/T637—2018

三、放射卫生防护法规和标准的实施

放射防护标准与法规的贯彻实施，既有放射工作单位知法、守法、加强自主管理的问题，也有卫生行政部门和放射防护机构执法监督和宣传贯彻指导的责任。

（一）放射工作单位自主管理

自主管理指放射工作单位及其主管部门根据法规对自身的放射防护管理，是贯彻实施法规的主要方面。

1. 法定权力 放射工作单位负责人，对本单位的放射防护工作负直接责任，应采取有效措施，使本单位的放射防护工作符合国家有关规定和标准，做到知法守法。放射工作单位的主管部门，负责管理本系统的放射防护工作，并监督检查下属单位认真贯彻国家放射防护法规和标准。

2. 职责

（1）为使法规和标准得以贯彻落实，要结合实际情况，分别制定适用于本单位或本系统的规章制度、实施办法（细则）及有关的管理标准等。

（2）负责组织对放射工作人员进行放射操作技术与防护知识的培训，组织有关人员学习法规与标准，提高认识，增强执行法规、标准的自觉性。

（3）结合本单位的实际情况，负责研究选择执行法规、标准的适宜技术途径和措施。标准中的基本限值或导出限值，可通过许多种技术途径来达到限值的要求。

（4）与放射卫生防护机构密切配合，贯彻落实法规与标准。法规与标准中有些要求，由于放射工作单位技术、设备等条件的限制，自身难以解决，这就需要求助于放射防护机构的技术指导、技术咨询和技术服务。例如，放射工作人员的个人剂量监测，许多放射工作单位本身无力开展，即可求助于放射卫生防护机构或由执法机构认可的技术部门开展统一的个人剂量监测服务。

（二）卫生行政部门监督管理

1. 法定权力 国家法规、标准在贯彻执行过程中，监督机构及监督员的责任是对放射工作单位进行督促检查，做到依法监督，据法处置；并依据法规监督检查对标准的贯彻执行情况，而根据标准进行监督检测与卫生学评价，从而实施有效的防护措施，这属于国家执法监督性质。

省、市（地）、县各级卫生行政部门应根据国家有关的放射防护管理条例所规定的职责范围行使监督权。

2. 职责 监督的目的是促进法规、标准的贯彻落实，确保放射工作的安全。因此，监督部门必须坚持现场与实验室相结合、监督与指导相结合和以教育为主、处罚为辅的原则。

为实施正确有效的监督管理，监督机构应组织监督、监测人员认真学习国家颁发的放射卫生防护法规、标准及其编制说明，领会精神，掌握标准，进行技术培训和方法对比，研究讨论贯彻措施。

为有利于法规、标准的贯彻执行，实施有效的监督管理，监督和监测应有分工，监督员根据法规、标准和监测结果行使执法监督，而监测工作可由防护机构的技术人员承担，或由执法机构认可的技术部门承担。放射防护监督机构，对贯彻实施法规和标准应履行下列职责：

（1）根据国家法规和标准，负责起草制定本地区的行政规章、实施办法及监测规定、规范等。

（2）宣传法规和标准，如举办由放射工作单位及其主管部门负责人和防护人员参加的法规、标准知识讲座，或召开法规、标准宣讲会，及时把有关法规、标准传达贯彻到具体应用单位。

（3）举办以法规、标准为基本内容的学习班，协助放射工作单位培训放射工作人员。

（4）根据我国的国情和多年的实践经验，在贯彻法规、标准中必须重视解决技术问题。因此，在履行上述职责的同时，要研究提供符合放射防护最优化的原则、切实可行的技术措施。主动进行现场技术指导，积极开展技术咨询和技术服务。对贯彻实施法规、标准中遇到的新问题，及时进行调查研究，提出解决办法，探讨实用防护技术，通过试点，推广应用，以保证法规标准的贯彻落实。

（5）根据法规与标准实施预防性和经常性放射卫生监督，及时监督检查法规、标准在放射工作单位的贯彻落实情况。

第四节　医疗辐射事故应急处理

为迅速、有效、规范地开展核事故和辐射事故（radiation accident）卫生应急工作，最大限度地减少事故造成的人员伤亡和社会影响，保障公众身体健康，维护社会稳定，依据《中华人民共和国突发事件应对法》《放射性同位素与射线装置安全和防护条例》《核电厂核事故应急管理条例》《国家突发公共事件医疗卫生救援应急预案》《国家核应急预案》等有关法律、法规和规范性文件而制定《卫生部核事故和辐射事故卫生应急预案》（2009 年修订），主要适用于卫生部门开展核事故和辐射事故卫生应急工作，卫生部门开展其他核和辐射突发事件卫生应急工作参照该预案执行。

一、辐射事故分级

根据辐射事故的性质、严重程度、可控性和影响范围等因素，将辐射事故的卫生应急响应分为特别重大辐射事故、重大辐射事故、较大辐射事故和一般辐射事故四个等级。

1. 特别重大辐射事故　是指Ⅰ类、Ⅱ类放射源丢失、被盗、失控造成大范围严重辐射污染后果，或者放射性同位素和射线装置失控导致 3 人以上（含 3 人）受到全身照射剂量大于 8Gy。

2. 重大辐射事故　是指Ⅰ类、Ⅱ类放射源丢失、被盗、失控，或者放射性同位素和射线装置失控导致 2 人以下（含 2 人）受到全身照射剂量大于 8Gy 或者 10 人以上（含 10 人）急性重度放射病、局部器官残疾。

3. 较大辐射事故　是指Ⅲ类放射源丢失、被盗、失控，或者放射性同位素和射线装置失控导致 9 人以下（含 9 人）急性重度放射病、局部器官残疾。

4. 一般辐射事故　是指Ⅳ类、Ⅴ类放射源丢失、被盗、失控，或者放射性同位素和射线装置失控导致人员受到超过年剂量限值的照射。

二、卫生应急准备及响应

（一）辐射事故的报告

医疗机构或医生发现有病人出现典型急性放射病或放射性皮肤损伤症状时，医疗机构应在 2 小时内向当地卫生行政部门报告。

接到辐射事故报告的卫生行政部门，应在 2 小时内向上一级卫生行政部门报告，直至省级卫生行政部门，同时向同级生态环境部门和公安部门通报，并将辐射事故信息报告同级人民政府；发生特别重大辐射事故时，应同时向国家卫生健康委员会报告。省级卫生行政部门接到辐射事故报告后，经初步判断，认为该辐射事故可能属特别重大辐射事故和重大辐射事故时，应在 2 小时内将辐射事故信息报告省级人民政府和国家卫生健康委员会，并及时通报省级生态环境部门和公安部门。

（二）辐射事故的卫生应急响应

辐射事故的卫生应急响应坚持属地为主的原则。特别重大辐射事故的卫生应急响应由国家卫生健康委员会组织实施，重大辐射事故、较大辐射事故和一般辐射事故的卫生应急响应由省级卫生行政部门组织实施。

1. 特别重大辐射事故的卫生应急响应　国家卫生健康委员会接到特别重大辐射事故的通报或报告中有人员受到放射损伤时，立即启动特别重大辐射事故卫生应急响应工作，并上报国务院应急管理部，同时通报生态环境部。国家卫生健康委员会核事故和辐射事故卫生应急领导小组组织专家组对损伤人员和救治情况进行综合评估，根据需要及时派专家或应急队伍赴事故现场开展卫生应急，开展医疗救治和公众防护工作。

辐射事故发生地的省、自治区、直辖市卫生行政部门在国家卫生健康委员会的指挥下，组织实施辐射事故卫生应急响应工作。

2. 重大辐射事故、较大辐射事故和一般辐射事故的卫生应急响应　省、自治区、直辖市卫生行政部门接到重大辐射事故、较大辐射事故和一般辐射事故的通报、报告或指令，并存在人员受到超剂量照射时，组织实施辖区内的卫生应急工作，立即派遣卫生应急队伍赴事故现场开展现场处理和人员救护，必要时可请求国家卫生健康委员会支援。

国家卫生健康委员会在接到支援请求后，卫生应急办公室组织实施卫生应急工作，根据需要及时派遣专家或应急队伍赴事故现场开展卫生应急。

辐射事故发生地的市（地）、州和县级卫生行政部门在省、自治区、直辖市卫生行政部门的指导下，组织实施辐射事故卫生应急工作。

（1）伤员分类：根据伤情、放射性污染和辐射照射情况对伤员进行初步分类。

（2）伤员救护：对危重伤病员进行紧急救护，非放射损伤人员和中度以下放射损伤人员送当地卫生行政部门指定的医疗机构救治，中度及以上放射损伤人员送省级卫生行政部门指定的医疗机构救治。为避免继续受到辐射照射，应尽快将伤员撤离事故现场。

（3）受污染人员处理：放射性污染事件中，对可能和已经受到放射性污染的人员进行放射性污染检测，对受污染人员进行去污处理，防止污染扩散。

（4）受照剂量估算：收集可供估算人员受照剂量的生物样品和物品，对可能受到超过年剂量限值照射的人员进行辐射剂量估算。

（5）公众防护：指导公众做好个人防护，开展心理效应防治；根据情况提出保护公众健康的措施建议。

（6）饮用水和食品的放射性监测：放射性污染事件中，参与饮用水和食品的放射性监测，提出饮用水和食品能否饮用和食用的建议。

（7）卫生应急人员防护：卫生应急人员要做好个体防护，尽量减少受辐射照射剂量。

（三）卫生应急响应终止

辐射事故的卫生应急工作完成，伤病员在医疗机构得到救治，核事故和辐射事故卫生应急领导小组可宣布特别重大辐射事故的卫生应急响应终止，并报国务院应急管理部备案，同时通报生态环境部；省、自治区、直辖市卫生行政部门可宣布重大辐射事故、较大辐射事故和一般辐射事故的卫生应急响应终止，并报当地政府应急办公室备案，同时通报当地政府环保部门。

辐射事故卫生应急响应终止后，组织和参与卫生应急响应的地方卫生行政部门在一个月内提交书面总结报告，报送上级卫生行政部门，抄送同级生态环境部门和公安部门。重大辐射事故和较大辐射事故的卫生应急响应总结报告上报国家卫生健康委员会。

（四）卫生应急响应评估

1. 进程评估 针对辐射事故卫生应急响应过程的各个环节、处理措施的有效性和负面效应进行评估，对伤员和公众健康的危害影响进行评估和预测，及时总结经验与教训，修订技术方案。

2. 终结评估 辐射事故卫生应急响应完成后，各相关部门应对卫生应急响应过程中的成功经验及时进行总结，针对出现的问题及薄弱环节进行改进，及时修改、完善辐射事故卫生应急预案，完善人才队伍和体系建设，不断提高辐射事故卫生应急能力。评估报告上报本级人民政府应急办公室和上级卫生行政部门。

三、应 急 预 案

医院辐射突发事件应急计划应当符合相关的法律、法规、规章和标准的要求，所规定和明确的组织、程序、资源、措施等应当具有针对性、科学性和可操作性，满足辐射突发事件医学应急救援的需要。

（一）医学应急组织与职责

1. 应急组织体系框架描述 以医学应急响应全过程为主线，明确本医院突发事件医学应急各环节的责任部门与协作部门；以应急准备及保障机构为支线，明确各参与部门的职责。要体现应急联动机制要求，最好附图表说明。

2. 应急组织的职责 明确描述本医院、与本医院在医学应急响应中涉及的协作关系（如运输服务、清理废物）的组织的职责、权利和义务。

（二）预案的技术基础和应急准备

1. 威胁类型 描述医学响应预案中重要辐射威胁的特征。

2. 可能的应急情景及其相关后果 类型、严重度和量级（患者数，损伤类型等）。

3. 响应设施、设备和药品 提供用于应急响应的医院设施的清单，并作简要描述。说明用于应急的必备设备和器材，如放射性污染和辐射剂量监测仪器、应急药品、防止放射性污染扩散的措施等。

4. 响应通信 明确参与应急活动所有部门的通信方式、分级联系方式及备用方案。

5. 后勤/资源保证 应急所需的后勤、资源准备与调用，经费保障。

6. 培训、演习和应急响应能力的保持 按照国家规定描述对应急培训和演习的安排。培训应包括各级领导、应急管理和救援人员的上岗前培训、常规性培训。演习应包括演习的类型、频次、范围、内容要求、组织等。保持随时具备应有的应急响应能力，除了定期进行培训和演练外，还应做到应急响应的人力、物力与日常工作"积极兼容"；对用于应急响应的设备、器材和用品经常进行检查和维护；定期修改或更新应急预案或程序等。

7. 操作理念 简要描述事件整体应急中本医院的优化的响应模式，单独描述对大规模伤亡事件的应急准备与响应安排。

（三）医学应急响应

1. 应急启动、通知和报告 说明应急启动的实施程序，应急响应启动的水平（常规模式、待命、启动和恢复模式）和启动的标准；说明通知有关应急响应人员的程序；说明医师（首先识别和启动整体响应）识别的应急如何报告政府有关主管部门，报告的内容和要求。应明确规定用于启动、通知和报告的电话号码。

2. 医学响应的应急管理 介绍医院内用于管理医学响应的指挥和控制系统及其与国家医学指挥控制系统之间的关系。

3. 采取紧急防护行动预案 应包括应急防护标准（在附录中给出）和负责实施（或建议）稳定预防的组织机构。描述与其他相关组织协调的制度安排。

4. 向公众提供信息、警告和指导　按照国家有关应急信息的规定，描述向有关方面和社会公众提供有关信息的安排。

5. 保护应急医疗人员　描述一般原则、个人监测和控制安排、剂量记录和随访等。

6. 提供医学救援和减轻非辐射后果　描述一般原则，并为伤员分类、筛查、监测和撤离人员去污提供标准。描述伤员治疗、转诊、出院及设定应急区域、污染控制、人员监测、剂量估算、心理学支持的一般原则。

7. 应急响应终结　描述应急响应行动的终止程序，应急情况上报事项，需向事故调查处理小组移交的相关事项，应急情况工作报告，善后处理安排。

8. 资料管理　保持医疗记录和数据管理的安排。

案例 13-3

某医院放疗科工作人员在用钴-60远距离治疗机对一名乳腺癌患者术后进行治疗结束回源时发生故障报警，机器显示放射源不在储位、在中位，设备报警。

处理经过：

1. 工作人员立即起用应急开关，将患者撤离，关闭门窗，向医院有关部门报告。

2. 医院处理医院相关部门接到事故报告后，医院放射事故处置小组立即采取清仓封闭，贴"禁止入内""防护隔离区"等警示标语，禁止一切人员及车辆进入放疗科工作区域。与设备生产厂家联系，马上派专业技术人员赶到事故现场进行抢修。同时医院电话报告当地环保、卫生等相关部门。

3. 市级相关部门接到卫生监督部门的电话报告之后，立即启动放射事故应急预案，会同当地卫生局和疾病预防控制中心等部门对事故进行进一步了解，对现场环境辐射情况进行辐射泄漏剂量水平检测。在厂方技术人员维修后对钴-60远距离治疗机进行质量性能检测。

4. 事故判定，厂家工程师对设备进行了专业检查，发现本次事件系治疗机源储位检测点固定结构架发生约 1cm 位移，造成仪器无法检测到源的正常位置，属于一般机械故障，源处于未释放状态。

问题： 如何提高医院面对放射事故的应急响应能力？

（四）应急演练导则

核和辐射事故医学应急演练应明确演练目的，制订全面、系统、规范的演练计划。依据演练目的制订其目标，演练目标要贯穿于演练的设计、准备、实施、评估和改进的各个环节。

核和辐射事故医学应急演练类型包括桌面演练、单项演练、综合演练和联合演练四种类型。演练应明确演练的类型，根据演练类型制订演练计划，按计划进行准备。演练准备和实施应符合核和辐射事故医学应急预案及其管理、技术程序的要求。演练过程应设置监控点，监控点的设置需与演练目的、目标相一致。演练结束后应进行演练总结和评估，提出改进意见和建议，追踪落实。

演练目标分布设计应与预期的核和辐射事故医学应急响应行动相一致，主要的预期医学应急响应行动都应设置目标。演练类型设计时应考虑该应急组织的职能，进行职能分析，保证设计的演练内容、演练类型和应急组织的职能相一致。演练类型设计应进行应急组织的需求分析，优先安排最需要的演练项目。演练需要模拟真实的场景，设计虚拟的核和辐射事故，提供事故信息，控制演练节奏，创造现场氛围，培育参加人员的心理反应机制和意识。演练行动设计应围绕实现演练目的和目标进行设计，包括演练指挥人员、参加演练人员、模拟伤害人员、监控人员、后勤保障人员等。行动设计时除应考虑响应行动外，还要考虑报告、信息传递等内容。

核和辐射医学应急演练工作计划应包括演练目的、演练目标、演练类型、演练情景、演练日程、演练准备、演练实施、演练监控、演练总结和评估。应根据演练工作计划确定参加演练的单位和人员，明确演练指挥、管理、控制、受练、模拟和评估人员。所有参加演练的人员都应给予培训。演练装备准备应根据应急演练方案明确准备单位和人员，装备的种类、数量和状态。

核和辐射事故医学应急演练组织单位应根据评估报告中提出的问题和不足，制订整改计划，跟踪监督，落实整改措施，实现整改目标。

第五节 放射工作人员的职业管理

一、放射工作人员的从业要求

（一）放射工作人员的从业条件

《放射工作人员职业健康管理办法》要求，放射工作人员应当具备下列基本条件：

1. 年满 18 周岁。
2. 经职业健康检查，符合放射工作人员的职业健康要求。
3. 放射防护和有关法律知识培训考核合格。
4. 遵守放射防护法规和规章制度，接受职业健康监护和个人剂量监测管理。
5. 持有《放射工作人员证》。

（二）放射工作人员证的办理

放射工作人员上岗前，放射工作单位负责向所在地县级以上地方人民政府卫生行政部门为其申请办理《放射工作人员证》。开展放射诊疗工作的医疗机构，向为其发放《放射诊疗许可证》的卫生行政部门申请办理《放射工作人员证》。办理依据：《中华人民共和国职业病防治法》《放射诊疗管理规定》《放射工作人员职业健康管理办法》。

申请条件：放射工作人员居民身份证（正反面复印件）；放射工作人员 2 寸免冠正面半身彩色照片 1 张；职业健康检查机构出具的放射工作人员 2 年内符合放射工作人员职业健康要求的证明材料；放射工作人员经卫生行政部门指定单位组织的 2 年内放射防护和相关法律法规知识培训合格的证明材料；具有相应资质的职业卫生技术服务机构出具的放射工作人员 1 年以内接受个人剂量监测的证明材料；医用辐射机构须提交《医疗机构执业许可证》正本复印件；非医用辐射机构须提交法人营业执照或事业单位法人代码证书复印件；授权委托书（法定代表人或负责人签字，加盖公章）。

（三）放射工作人员职业健康要求

1. **职业健康标准** 放射工作人员就业前及就业后全部医学检查的基础资料。放射工作人员必须具备正常、异常和紧急情况下，都能准确无误、安全地履行其职责的健康条件。健康标准的基本要求：健康良好，具有正常的呼吸、循环、消化、内分泌、免疫、泌尿生殖系统，以及正常的皮肤黏膜毛发、物质代谢功能、神经系统功能、精神状态和稳定的情绪；具有正常的造血功能，如红细胞系、粒细胞系、巨核细胞系等均在正常范围内；具有正常的视觉、听觉、嗅觉和触觉，以及正常的语言表达和书写能力；外周血淋巴细胞染色体畸变率和微核率正常；尿和精液常规检查正常。

2. **职业禁忌证** 指不应（或不宜）从事放射工作的健康状况和其他有关条件。放射工作人员职业禁忌证：血象低于指标下限值；严重的内科呼吸、循环、消化、血液、内分泌、泌尿、免疫系统疾病；严重的精神和神经系统疾病；严重的皮肤疾病和视听障碍；未能控制的细菌性或病毒性感染；有碍于工作的巨大的、复发性良性肿瘤；严重的有碍于工作的残疾、先天畸形和遗传性疾病；其他器质性或功能性疾病；有吸毒、酗酒或其他恶习而不能改正者。

从事放射性工作的哺乳期妇女和妊娠初期 3 个月孕妇应尽量避免接受照射，在妊娠或哺乳期间不得参与造成内照射的工作，并不得接受事先计划的特殊照射。

3. **职业健康检查** 放射工作人员的职业健康检查包括上岗前、在岗期间、离岗时和应急的健康检查。放射工作人员上岗前，应当进行上岗前的职业健康检查，符合放射工作人员标准的，方可参加相应的放射工作。

放射工作单位不得安排未经职业健康检查或者不符合放射工作人员职业健康标准的人员从事放射工作。对接受外照射的职业人员，应有内科常规检查，眼、耳、鼻、喉检查，手部皮肤、指甲检查，胸部 X 射线摄片、心电图、B 超、血常规、血小板、淋巴细胞染色体畸变率、微核率、尿常规、血肌酐、尿素氮和肝功能、HBsAg、甲胎蛋白（AFP）等常规项目。内照射职业人员，还要增加心肺功能检查、肾功能检查和肝、胆、脾、肾的 B 超检查。

在岗期间检查项目与上岗前相同，只是将色觉、HBsAg、AFP、淋巴细胞染色体畸变率和微核率作为选检项目，即根据职业危害严重程度和劳动者健康损害状况而定。放射工作单位应当组织上岗后的人员定期进行职业健康检查，两次检查的时间间隔不应超过 2 年，必要时可增加临时性检查。因故调离放射工作岗位时，应做离岗健康检查，未进行离岗职业健康检查者，不得解除或终止与其订立的劳动合同。

对接受计划照射和事故所致异常照射的工作人员，应当及时组织进行健康检查和医学观察，并根据估计的受照剂量和受照人员的临床症状决定就地诊治或送专门医疗机构治疗，并应将诊治情况记入本人的健康和剂量档案中。

放射工作单位不得安排怀孕的妇女参与应急处理和有可能造成职业性内照射的工作。哺乳期妇女在其哺乳期间应避免接受职业性内照射。

4. 职业健康监护档案　放射工作单位必须为所有放射工作人员建立并终生保存职业健康监护档案，放射工作人员有权查阅、复印本人的职业健康监护档案，放射工作单位应当如实、无偿提供。职业健康监护档案内容：放射工作者职业史、既往史和射线接触史；相应作业场所放射性危害因素监测结果；历次职业健康检查结果及评价处理意见；职业性放射病诊断治疗等放射工作者健康资料。

二、放射防护培训

临床放射工作中，放射工作人员既要对患者做好防护，又要对陪同人员加强防护，同时也要加强对自身的防护，这就需要提高各类医学放射工作人员对放射安全重要性的认识，增强防护意识，掌握防护技术，最大限度地减少不必要的照射，杜绝不必要的事故和医疗纠纷。

（一）培训的目的和要求

放射防护培训的目的是提高各类医学放射工作人员对放射安全重要性的认识，增强防护意识，掌握防护技术，最大限度地减少不必要的照射，避免事故发生，保障工作人员、被检者与患者及公众的健康与安全，确保电离辐射的医学应用获取最佳效益。

防护培训的基本要求：对电离辐射医学应用的利与害有正确的认识，防止麻痹思想和恐惧心理；了解有关辐射防护法规和标准的主要内容，掌握辐射防护基本原则；了解、掌握减少工作人员和被检者所受照射剂量的原理和方法，以及有关防护设施与防护用品的正确使用方法；了解可能发生的异常照射及其应急措施。

（二）培训知识和内容

放射防护培训包括上岗前和在岗期间的培训。医学放射工作人员上岗前必须接受辐射防护培训，并经考核合格之后才有资格参加相应的工作；医学院校学生进入与放射工作有关的专业实习前应接受辐射防护知识培训；各类医学放射工作人员在岗期间应定期接受再培训；放射工作单位应当建立并按照规定的期限妥善保存培训档案。培训档案应当包括每次培训的课程名称、培训时间、考试或考核成绩等资料；培训单位可会同放射工作单位共同制定培训计划，并按照培训计划和有关规范或标准实施和考核。放射工作单位应当将每次培训的情况及时记录在《放射工作人员证》中。

三、个人剂量管理

（一）个人剂量监测的目的

国家规定，所有从事或涉及放射工作的单位或个人，必须接受个人剂量监测；建立并终生保存个人剂量档案，并按规定交纳监测费；允许放射工作人员查阅、复印本人的个人剂量监测档案。

（二）个人剂量监测的要求

放射工作单位应当按照国家有关标准、规范的要求，安排本单位的放射工作人员接受个人剂量监测，并遵守下列规定：

1. 外照射个人剂量监测周期一般为 30 天，最长不应超过 90 天；内照射个人剂量监测周期按照有关标准执行。

2. 建立并终生保存个人剂量监测档案。

3. 允许放射工作人员查阅、复印本人的个人剂量监测档案。个人剂量监测档案应当包括：常规监测的方法和结果等相关资料；应急或者事故中受到照射的剂量和调查报告等相关资料。放射工作单位应当将个人剂量监测结果及时记录在《放射工作人员证》中。

放射工作人员进入放射工作场所，应当遵守下列规定：

1. 正确佩戴个人剂量计。

2. 操作结束离开非密封放射性物质工作场所时，按要求进行个人体表、衣物及防护用品的放射性表面污染监测，发现污染要及时处理，做好记录并存档。

3. 进入辐照装置、工业探伤、放射治疗等强辐射工作场所时，除佩戴常规个人剂量计外，还应当携带报警式剂量计。

个人剂量监测工作应当由具备资质的个人剂量监测技术服务机构承担。

（王晓敏　何玉圣）

思 考 题

1. 放射防护的原则是什么？
2. 照射分类有哪些？
3. 放射防护法规和标准应如何贯彻实施？
4. 根据《放射工作人员职业健康管理办法》相关规定放射工作人员应当具备哪些基本条件？
5. 放射工作人员的从业要求有哪些？

参 考 文 献

陈义雄，陈勇，2016. 介入放射学（案例版）. 北京：科学出版社

丁洪林，2010. 核辐射探测器. 哈尔滨：哈尔滨工程大学出版社

宫良平，2010. 放射治疗设备学. 北京：人民军医出版社

国际放射防护委员会，2008. 国际放射防护委员会2007年建议书，国际放射防护委员会第103号出版物.潘自强，周永增，周平坤，
    等译. 北京：原子能出版社

洪洋，谢晋东，2018. 医用放射防护学. 2版. 北京：人民卫生出版社

刘长安，2016. 介入诊疗防护与安全指南. 北京：北京大学医学出版社

刘长安，陈肖华，2014. 放射诊断中的医疗照射防护. 北京：军事医学科学出版社

刘树铮，2006. 医学放射生物学. 3版. 北京：原子能出版社

潘志达，2017. 医学物理学. 北京：科学出版社

强永刚，2013. 医学辐射防护学. 2版. 北京：高等教育出版社

仇惠，王亚平，2017. 医学物理学. 2版. 北京：科学出版社

汤彬，2011. 核辐射测量原理. 哈尔滨：哈尔滨工程大学出版社

汪晓莲，2009. 粒子探测技术. 合肥：中国科学技术大学出版社

王鹏程，2016. 放射物理与辐射防护. 北京：人民卫生出版社

吴宜灿，2017. 辐射安全与防护. 合肥：中国科学技术大学出版社

徐慧军，段学章，2018. 现代肿瘤放射物理与技术. 北京：中国原子能出版社

杨绍洲，陈龙华，张树军，2004. 医用电子直线加速器. 北京：人民军医出版社

余建明，2015. 实用医学影像技术. 北京：人民卫生出版社

张晓康，张卫萍，2014. 医学影像成像原理. 3版. 北京：人民卫生出版社

赵兰才，张丹枫，2009. 放射防护实用手册. 济南：济南出版社

郑钧正，李君利，2008.ICRP辐射防护基本建议书的演进及其启示. 辐射防护通讯，28（6）：1-8

朱国英，陈红红，2016. 电离辐射防护基础与应用. 上海：上海交通大学出版社